护理学理论指导与临床实践

主编 温华丽　杨玉玲
　　　沙涟漪　肖巧娜
　　　安会云　刘　敏
　　　李元红

黑龙江科学技术出版社
HEILONGJIANG SCIENCE AND TECHNOLOGY PRESS

图书在版编目（CIP）数据

护理学理论指导与临床实践 / 温华丽等主编. -- 哈
尔滨：黑龙江科学技术出版社，2023.2
ISBN 978-7-5719-1779-1

Ⅰ．①护… Ⅱ．①温… Ⅲ．①护理学 Ⅳ．①R47

中国国家版本馆CIP数据核字（2023）第029017号

护理学理论指导与临床实践

HULIXUE LILUN ZHIDAO YU LINCHANG SHIJIAN

主 编	温华丽　杨玉玲　沙涟漪　肖巧娜　安会云　刘　敏　李元红
责任编辑	陈兆红
封面设计	宗　宁
出　版	黑龙江科学技术出版社
	地址：哈尔滨市南岗区公安街70-2号　邮编：150007
	电话：（0451）53642106　传真：（0451）53642143
	网址：www.lkcbs.cn
发　行	全国新华书店
印　刷	黑龙江龙江传媒有限责任公司
开　本	787 mm×1092 mm　1/16
印　张	31
字　数	787千字
版　次	2023年2月第1版
印　次	2023年2月第1次印刷
书　号	ISBN 978-7-5719-1779-1
定　价	238.00元

编 委 会

◎ **主 编**

温华丽　杨玉玲　沙涟漪　肖巧娜

安会云　刘　敏　李元红

◎ **副主编**

冯　晨　魏小雨　王　庆　丁红红

朱蕊彦　于　爽　姜孟祺　宋德花

◎ **编　委**（按姓氏笔画排序）

丁红红（潍坊市脑科医院）

于　爽（河南中医药大学人民医院/郑州人民医院）

王　庆（河北省胸科医院）

冯　晨（山东省新泰市中医医院）

朱蕊彦（河南中医药大学人民医院/郑州人民医院）

刘　敏（聊城市茌平区人民医院）

安会云（潍坊市第二人民医院）

李元红（潍坊市人民医院）

杨　丹（十堰市人民医院/湖北医药学院附属人民医院）

杨玉玲（高唐县人民医院）

肖巧娜（菏泽市第六人民医院）

沙涟漪（德州市妇女儿童医院）

宋德花（烟台毓璜顶医院）

姜孟祺（烟台桃村中心医院）

温华丽（济南市中西医结合医院）

魏小雨（河北省胸科医院）

前 言
FOREWORD

护理工作是卫生健康事业的重要组成部分,护士队伍是卫生健康战线的重要力量,对实施健康中国战略和积极应对人口老龄化国家战略,发挥着非常重要的作用。目前,我国护理事业发展迅速,取得了显著成效,主要体现在护士队伍的持续发展壮大、护理服务能力的持续提高、护理服务领域的不断拓展,护士队伍工作的积极性得到进一步调动。《全国护理事业发展规划》提出,要坚持护理工作服务于人民健康;坚持高质量发展,把提高护理服务质量和水平作为核心任务。为了壮大护士队伍、提高护理服务水平,我们组织编写了《护理学理论指导与临床实践》一书。

本书重点介绍了心内科、神经内科、结直肠外科、妇科等临床各科室常见病的护理要点,对疾病的概述、临床表现、护理诊断、护理评估、护理措施等方面均作了介绍。在病种的取舍方面,本书遵照面向基层、突出实用的精神,以临床护理工作的实际需求为基点,以常见病、多发病的护理为重点,使体系更加规范和完善。本书充分反映了护理领域的新理论、新观点、新技术,具有极高的参考价值,适合各级医院护理人员、医学院校学生学习使用。希望本书的出版能为指引和规范临床护理行为提供帮助,切实体现"以患者为中心"的服务理念,更好地为患者服务。

在编写本书时,各位编者融入了自己在临床及教学工作中的诸多心得与体会,反复推敲以精益求精。但由于护理学涉及面广,其理论和实践在不断发展和变化着,加之编者水平和经验有限,书中不妥之处在所难免,敬请读者及同仁指正。

《护理学理论指导与临床实践》编委会

2022 年 8 月

目录
CONTENTS

第一章

护理理论与护理原则

第一节 系统理论

一、系统理论的产生

系统,作为一种思想,早在古代就已萌芽,但作为科学术语使用,还是在现代。系统论的观点起源于 20 世纪 20 年代,由美籍奥地利理论生物学家路德维希·冯·贝塔朗菲提出,1932—1934 年,他先后发表了《理论生物学》和《现代发展理论》,提出用数学和模型来研究生物学的方法和机体系统论概念,可视为系统论的萌芽。1937 年,贝塔朗菲第一次提出一般系统论的概念。1954 年,以贝塔朗菲为首的科学家们创办了"一般系统论学会"。1968 年,贝塔朗菲发表了《一般系统论——基础、发展与应用》。系统论主要解释了事物整体及其组成部分间的关系以及这些组成部分在整体中的相互作用。其理论框架被广泛应用到许多科学领域,如物理、工程、管理及护理等,并日益发挥重大而深远的影响。

二、系统的基本概念

(一)系统的概念

系统是由相互联系、相互依赖、相互制约、相互作用的事物和过程所组成的,具有整体功能和综合行为的统一体。各种系统,尽管要素有多有少,具体构成千差万别,但总由两部分组成:一部分是要素的集合;另一部分是各要素间相互关系的集合。

(二)系统的基本属性

系统是多种多样的,但都具有共同的属性。

1.整体性

组成系统的每个部分都具有各自独特的功能,但这些组成部分不具有或不能代表系统总体的特性。系统整体并不是由各组成部分简单罗列和相加构成的,各部分必须相互作用、相互融合才能构成系统整体。因此,系统整体的功能大于并且不同于各组成部分的总和。

2.相关性

系统的各个要素之间都是相互联系、相互制约的,若任何要素的性质或行为发生变化,都会影响其他要素,甚至系统整体的性质或行为。人是一个系统,作为一个有机体,由生理、心理、社会文化等各部分组成,其整体生理机能又由血液循环、呼吸、消化、泌尿、神经、肌肉和内分泌等不同系统和组织器官组成。当一个人的神经系统受到干扰,就会影响他的消化系统、心血管系统的功能。

3.层次性

对于一个系统来说,它既是由某些要素组成,同时,它自身又是组成更大系统的一个要素。系统的层次间存在着支配与服从的关系。高层次支配低层次,决定系统的性质,低层次往往是基础结构。

4.动态性

系统是随时间的变化而变化的。系统进行活动,必须通过内部各要素的相互作用,能量、信息、物质的转换,内部结构的不断调整以达到最佳功能状态。此外,系统为适应环境,维持自身的生存与发展,需要与环境进行物质、能量、信息的交换。

5.预决性

系统具有自组织、自调节能力,可通过反馈适应环境,保持系统稳态,这样就呈现某种预决性。预决性程度标志系统组织水平高低。

三、系统的分类

自然界或人类社会可存在千差万别的各种系统,可从不同角度对它们进行分类。分类方法如下。

(一)按组成系统的要素性质分类

系统可分成自然系统与人造系统。自然系统如生态系统、人体系统等;人造系统如机械系统、计算机软件系统等。自然系统与人造系统的结合,称复合系统,如医疗系统、教育系统。

(二)按组成系统的内容分类

系统可分为物质系统与概念系统。物质系统如动物、仪器等;概念系统如科学理论系统、计算机程序软件等。多数情况下,物质系统与概念系统是相互结合、密不可分的。

(三)按系统与环境的关系分类

系统可分为开放系统与封闭系统。封闭系统是指与环境间不发生相互作用的系统,即与环境没有物质、信息或能量的交换,事实上绝对的封闭系统是不存在的。与封闭系统相反,开放系统是指通过与环境间的持续相互作用,不断进行物质、能量和信息交换的系统,如生命系统、医院系统等。在开放系统中,按系统有无反馈可分为开环系统与闭环系统。没有反馈的系统称开环系统,有反馈的系统称闭环系统。

(四)按系统运动的属性分类

系统可分为动态系统与静态系统。动态系统如生物系统、生态系统;静态系统如一个建筑群、基因分析图谱等。

四、系统理论的基本原则及在护理实践中的应用

(一)整体性原则

整体性原则是系统理论最基本的原则,也是系统理论的核心。

1.从整体出发,认识、研究和处理问题

护理人员在处理患者健康问题时,要以整体为基本出发点,深入了解,把握整体,找出解决问题的有效方法。

2.注重整体与部分、部分与部分之间的相互关系

从整体着眼,从部分入手,把护理工作的重点放在系统要素的各种联系、关系上。如医院的护理系统从护理部到病区助理护士,任何一个要素薄弱,都会影响医院护理的整体效应。

3.注重整体与环境的关系

整体性原则要求护理人员在护理患者时,要考虑系统对环境的适应性,通过调整人体系统内部结构,使其适应周围环境,或是改变周围环境,使其适应系统发展的需要。

(二)优化原则

系统的优化原则是通过系统的组织和调节活动,达到系统在一定环境下的最佳状态,发挥最好功能。

1.局部效应服从整体效应

系统的优化是与系统整体性紧密联系的,当系统的整体效应与局部效应不一致时,局部效应须服从整体效应。护理人员在实施计划护理中,都要善于抓主要矛盾,追求整体效应,实现护理质量、效率的最优化。

2.坚持多极优化

优化应贯穿系统运动全过程。护理人员在护理患者时,为追求最佳护理活动效果,对确定患者健康问题、确定护理目标、制定护理措施、实施护理计划、建立评价标准等都要进行优化抉择。

3.优化的绝对性与相对性相结合

优化本身的"优"是绝对的,但优化的程度是相对的。护理人员在工作中选择优化方案时,应从实际出发、科学分析、择优而从,如工作中常会遇到一些牵涉多方面的复杂病情的患者或复杂的研究问题,往往会出现这方面问题解决较好,而那方面问题却未能很好解决,且难找到完善的方案。这就要在相互矛盾的需求之中,选择一个各方面都较满意的相对优化方案。

(三)模型化原则

预先设计一个与真实系统相似的模型,通过对模型的研究来描述和掌握真实系统的特征和规律的方法称模型化。在模型化过程中须遵循的原则称模型化原则。在护理研究领域中应用的模型有多种,如形态上可分为具体模型与抽象模型;从性质上可分为结构模型与功能模型。在设计模型进行护理研究时,必须遵循模型化原则。模型化原则有以下3个方面。

1.相似性原则

模型必须与原型相似,这样建立的模型才能真正反映原型的某些属性、特征和运动规律。

2.简化原则

模型既应真实,又应是原型的简化,若无简化性,模型就失去它存在的意义。

3.客观性原则

任何模型总是真实系统某一方面的属性、特征、规律的模仿,因此建模时,要以原型作为检验模型的真实性的客观依据。

(肖巧娜)

第二节 需要理论

一、需要概述

每个人都有一些基本的需要,包括生理的、心理的和社会的。这些需要的满足使人类得以生存和繁衍发展。

(一)需要的概念

需要是人脑对生理与社会要求的反应。人类的基本需要具有共性,在不同年代、不同地区或不同人群,为了自身与社会的生存与发展,必须对一定的事物产生需求,例如食物、睡眠、情爱、交往等,这些需求反映在个体的头脑中,就形成了他的需要。当个体的需要得到满足时,人体就处于一种平衡状态,这种平衡状态有助于个体保持健康。反之,当个体的需要得不到满足时,个体则可能陷入紧张、焦虑、愤怒等负性情绪中,严重者可导致疾病的发生。

(二)需要的特征

1.需要的对象性

人的任何需要都是指向一定对象的。这种对象既可以是物质性的,也可以是精神性的。无论是物质性的还是精神性的需要,都需有一定的外部物质条件才可获得满足。

2.需要的发展性

需要是个体生存发展的必要条件,如婴儿期的主要需要是生理需要,少年期则产生了尊重的需要。

3.需要的无限性

需要不会因暂时满足而终止,当某些需要满足后,还可产生新的需要,新的需要就会促使人们去从事新的满足需要的活动。

4.需要的社会历史制约性

人的各种需要的产生及满足均会受到所处环境条件与社会发展水平的制约。

5.需要的独特性

人与人之间的需要既有相同,也有不同,其需要的独特性是由个体的遗传因素、环境因素所决定的。在临床工作中,护理人员应细心观察患者需要的独特性,及时给予合理的满足。

(三)需要的分类

常见的分类有两种。

1.按需要的起源分类

需要可分生理性需要与社会性需要。生理性需要如饮食、排泄等;社会性需要如劳动、娱乐、交往等。生理性需要的主要作用是维持机体代谢的平衡;社会性需要的主要作用是维持个体心理与精神的平衡。

2.按需要的对象分类

需要可分物质需要与精神需要。物质需要如衣、食、住、行等;精神需要如认识的需要、交往的需要等。物质需要既包括生理性需要,也包括社会性需要;精神需要是指个体对精神文化方面的需要。

（四）需要的作用

需要是个体从事活动的基本动力，是个体行为积极性的源泉。根据需要的作用，护理人员在护理患者时，既要满足患者的基本需要，又要激发患者依靠自己的力量恢复健康的需要。

二、需要层次理论

许多哲学家和心理学家试图将人的需要这一概念发展成理论，并用以解释人的行为。心理学家亚伯拉罕·马斯洛于 1943 年提出了人类基本需要层次论，这一理论已被广泛应用于心理学、社会学和护理学等许多学科领域。

（一）需要层次论的主要内容

马斯洛将人类的基本需要分为 5 个层次，并按照先后次序，由低向高依次排列，包括生理的需要、安全的需要、爱与归属的需要、尊敬的需要和自我实现的需要。

1.生理的需要

生理的需要是人类最基本的需要，包括食物、空气、水、温度（衣服和住所）、排泄、休息和避免疼痛。

2.安全的需要

人需要一个安全、有秩序、可预知、有组织的世界，以使其感到有所依靠，不被意外的、危险的事情所困扰。

3.爱与归属的需要

人渴望归属于某一群体并参与群体的活动和交往，希望在群体或家庭中有一个适当的位置，并与他人有深厚的情感，即包括爱他人、被爱和有所归属的需要，以免遭受遗弃、拒绝、举目无亲等痛苦。

4.尊敬的需要

尊敬的需要是个体对自己的尊严和价值的追求，包括自尊和被尊两方面。尊敬的需要的满足可使人感到自己有价值、有能力、有力量和必不可少，使人产生自信心。

5.自我实现的需要

自我实现的需要是指一个人要充分发挥自己才能与潜力的要求，是力求实现自己可能之事的要求。

马斯洛在晚年时，又把人的需要概括为三大层次：基本需要、心理需要和自我实现需要。

（二）各需要层次之间的关系

马斯洛不仅将人的需要按照不同层次进行了划分，而且十分强调各层次之间的关系。他指出如下几点。

（1）必须首先满足较低层次的需要，然后再考虑满足较高层次的需要。生理需求是最低层次的，也是最重要的，人在最基本的生理需要满足后，才得以维持生命。

（2）通常一个层次的需要被满足后，更高一层的需要才会出现，并逐渐明显和强烈。例如，人的生理需要得到满足后，会争取满足安全的需要；同样，在安全的需要满足之后，才会提出爱和更高层次的需要。但是，有些人在追求满足不同层次的需要时会出现重叠，甚至颠倒。例如，有的科研工作者为探求科学真理（自我实现），不顾试验场所可能存在危害生命的因素（安全的需要）；有的运动员为夺冠军，为祖国争光（自我实现），不考虑自己可能会受伤甚至致残（生理和安全的需要),也要勇往直前。

(3)维持生存所必需的低层次需要是要求立即和持续予以满足的,如氧气;越高层次的需要越可被较长久地延后,如性的需要、尊敬的需要等。但是,这些可被暂时延缓或在不同时期有所变化的需要是始终存在的,不可被忽视。

(4)人们满足较低层次需要的活动基本相同,如对氧气的需要,都是通过呼吸运动来满足。而越是高层次的需要越为人类所特有,人们采用的满足方式越具有差异性,如满足自我实现的需要时,作家从事写作,科学家做研究,运动员参加竞赛等。同时,低层次需要比高层次需要更易确认、更易观测、更有限度,如人只吃有限食物,而友爱、尊重和自我实现需要的满足则是无限的。

(5)随着需要层次向高层次移动,各种需要满足的意义对每个人来说越具有差异性。这是由个人的愿望、社会文化背景以及身心发展水平所决定的。例如,有的人对有一个稳定的职业、受他人尊敬的职位就很满意了,而有的人还要继续学习,获得更高的学位,不断改革和创新。

(6)各需要层次之间可相互影响。例如,有些较高层次需要并非生存所必需,但它能促进生理机能更旺盛,使人的健康状态更佳、生活质量更高,如果不被满足,则会引起焦虑、恐惧、抑郁等情绪,导致疾病发生,甚至危及生命。

(7)人的需要满足程度与健康成正比。当所有的需要被满足后,就可达到最佳的健康状态。反之,基本需要的满足遭受破坏,会导致疾病。人若生活在高层次需要被满足的基础上,就意味着有更好的食欲和睡眠、更少的疾病、更好的心理健康和更长的寿命。

(三)需要层次论对护理的意义

需要层次论为护理学提供了理论框架,它是护理程序的理论基础,可指导护理实践有效进行。

(1)帮助护理人员识别患者未满足的需要的性质及其对患者所造成的影响。

(2)帮助护理人员根据需要层次和优势需要,确定需要优先解决的健康问题。

(3)帮助护理人员观察、判断患者未感觉到或未意识到的需要,并给予满足,以达到预防疾病的目的。

(4)帮助护理人员对患者的需要进行科学指导,合理调整需要间的关系,消除焦虑与压力。

三、影响需要满足的因素

当人的需要大部分被满足时,人就能处于一种相对平衡的健康状态。反之,会造成机体环境的失衡,导致疾病的发生。因此,了解可能引起人的需要满足的障碍因素十分必要。

(一)生理的障碍

生理的障碍包括生病、疲劳、疼痛、躯体活动有障碍等,如因腹泻而影响水、电解质的平衡以及食物摄入的需要。

(二)心理的障碍

人处于焦虑、恐惧、愤怒、兴奋或抑郁等状态时会影响基本需要的满足,如引起食欲改变、失眠、精力不集中等。

(三)认知的障碍和知识缺乏

人要满足自身的基本需要是要具备相关知识的,如营养知识、体育锻炼知识和安全知识等。人的认知水平较低时会影响对有关信息的接收、理解和应用。

（四）能力障碍

一个人具备多方面能力,如交往能力、动手能力、创造能力等。当个体某方面能力较差,就会导致相应的需要难以满足。

（五）性格障碍

一个人性格与他的需要的产生与满足有密切关系。

（六）环境的障碍

如空气污染、光线不足、通风不良、温度不适宜、噪声等都会影响某些需要的满足。

（七）社会的障碍

缺乏有效的沟通技巧、社交能力差、人际关系紧张、与亲人分离等会导致缺乏归属感和爱,也可影响其他需要的满足。

（八）物质的障碍

需要的满足需要一定的物质条件,当物质条件不具备时,以这些条件为支撑的需要就无法满足。如生理需要的满足需要食物、水等;自我实现的需要的满足需要书籍、实验设备等。

（九）文化的障碍

如地域习俗的影响,信仰、观念的不同,教育的差别等,都会影响某些需要的满足。

四、患者的基本需要

一个人在健康状态下能够由自己来满足各类需要,但在患病时,情况就发生了变化,许多需要不能自行满足。这就需要护理人员作为一种外在的支持力量,帮助患者满足需要。

（一）生理的需要

1.氧气

缺氧、呼吸道阻塞、呼吸道感染等。

2.水

脱水、水肿、电解质紊乱、酸碱失衡等。

3.营养

肥胖、消瘦、各种营养缺乏、不同疾病(如糖尿病、肾脏疾病)的特殊饮食需要。

4.体温

体温过高、过低、失调。

5.排泄

便秘、腹泻、大小便失禁等。

6.休息和睡眠

疲劳、各种睡眠形态紊乱。

7.避免疼痛

各种类型的疼痛。

（二）刺激的需要

患者在患病的急性期,对刺激的需要往往不是很明显,当处于恢复期时,此需要的满足日趋重要。如长期卧床的患者,如果他心理上刺激的需要、生活上活动的需要不满足,那就意味着其心理上、生理上都在退化。因此,卧床患者需要翻身、肢体活动,以减轻或避免皮肤受损、肌肉萎缩等。

长期单调的生活不但引起体力衰退、情绪低落,智力也会受到影响。故应注意环境的美化,安排适当的社交和娱乐活动。长期住院的患者更应注意满足刺激的需要,如布置优美、具有健康教育性的住院环境,病友之间的交流和娱乐等。

(三)安全的需要

患者患病时由于环境的变化、舒适感的改变,安全感会明显降低,如担心自己的健康没有保障;寂寞和无助感;怕被人遗忘和得不到良好的治疗和护理;对各种检查和治疗产生恐惧和疑虑;对医护人员的技术不信任;担心经济负担问题等。具体护理内容包括以下两点。

1.避免身体伤害

应注意防止发生意外,如地板过滑、床位过高或没有护栏、病室内噪声、院内交叉感染等均会对患者造成伤害。

2.避免心理威胁

应进行入院介绍和健康教育,增强患者自信心和安全感,使患者对医护人员产生信任感和可信赖感,促进治疗和康复。

(四)爱与归属的需要

患病住院期间,由于与亲人的分离和生活方式的变化,这种需要的满足受到影响,就变得更加强烈。患者常常希望得到亲人、朋友和周围人的亲切关怀、理解和支持。护理人员要通过细微、全面的护理,与患者建立良好的护患关系,允许家属探视,鼓励亲人参与护理患者的活动,帮助患者之间建立友谊。

(五)自尊与被尊敬的需要

在爱和归属的需要被满足后,患者也会感到被尊敬和被重视,因而这两种需要是相关的。患病会影响自尊需要的满足,患者会觉得因生病而失去自身价值或成为他人的负担,护理人员在与患者交往中,应始终保持尊重的态度、礼貌的举止。

注意帮助患者感到自己是重要的、是被他人接受的,如礼貌称呼患者的名字,而不是床号;初次与患者见面时,护士应介绍自己的名字;重视、听取患者的意见;让患者做力所能及的事,使患者感到自身的价值。

在进行护理操作时,应注意尊重患者的隐私,减少暴露;为患者保密;理解和尊重患者的个人习惯、价值观、宗教信仰等,不要把护士自己的观念强加给患者,以增加其自尊和被尊感。

(六)自我实现的需要

个体在患病期间最受影响而且最难满足的需要是自我实现的需要。特别是有严重的能力丧失时,如失明、失聪、失语、瘫痪、截肢等对人的打击更大。但是,疾病也会对某些人的成长起到促进作用,从而对自我实现有所帮助。此需要的满足因人而异,护理的功能是切实保证低层次需要的满足,使患者意识到自己有能力、有潜力,并加强学习,为自我实现创造条件。

五、满足患者需要的方式

护理人员满足患者需要的方式有3种。

(一)直接满足患者的需要

对于暂时或永久丧失自我满足某方面需要能力的患者,护理人员应采取有效措施来满足患者的基本需要,以减轻痛苦,维持生存。

（二）协助患者满足需要

对于具有或恢复一定自我满足需要能力的患者,护理人员应有针对性地给予必要的帮助和支持,提高患者自护能力,促进早日康复。

（三）间接满足患者的需要

可通过卫生宣教、健康咨询等多种形式为护理对象提供卫生保健知识,避免健康问题的发生或恶化。

（肖巧娜）

第三节 自理理论

奥瑞姆是美国著名的护理理论学家之一。她在长期的临床护理、教育和护理管理以及研究中,形成和完善了自理模式。强调护理的最终目标是恢复和增强人的自护能力,对护理实践有着重要的指导作用。

一、自理理论概述

奥瑞姆的自理模式主要包括自理理论、自理缺陷理论和护理系统理论。

（一）自理理论

每个人都有自理需要,而且因不同的健康状况和生长发育的阶段而不同。自理理论包括自我护理、自理能力、自理的主体、治疗性自理需要和自理需要等五个主要概念。

(1)自我护理是个体为维持自身的结构完整和功能正常,维持正常的生长发育过程,所采取的一系列自发的调节行为。人的自我护理活动是连续的、有意义的。完成自我护理活动需要智慧、经验和他人的指导与帮助。正常成人一般可以进行自我护理活动,但是婴幼儿和那些不能完成自我护理的成人则需要不同程度的帮助。

(2)自理能力是指人进行自我护理活动的能力,也就是从事自我照顾的能力。自理能力是人为了维护和促进健康及身心发展进行自理的能力,是一个趋于成熟或已成熟的人的综合能力。人为了维持其整体功能正常,根据生长发育的特点和健康状况,确定并详细叙述自理需要,进行相应的自理行为,满足其特殊需要,比如人有预防疾病和避免损伤的需要,在患病或受损伤后,有减轻疾病或损伤对身心损害的需要。奥瑞姆认为自理能力包括十个主要方面。①重视和警惕危害因素的能力:关注身心健康,有能力对危害健康的因素引起重视,建立自理的生活方式。②控制和利用体能的能力:人往往有足够的能量进行工作和日常生活,但疾病会不同程度地降低此能力,患病时人会感到乏力,无足够的能量进行肢体活动。③控制体位的能力:当感到不适时,有改变体位或减轻不适的能力。④认识疾病和预防复发的能力:患者知道引发疾病的原因、过程、治疗方法以及预后,有能力采取与疾病康复和预防复发相关的自理行为,如改善或调整原有的生活方式,避免诱发因素、遵医嘱服药等。⑤动机:指对疾病的态度。若积极对待疾病,患者有避免各种危险因素的意向或对恢复工作回归社会有信心。⑥对健康问题的判断能力:当身体健康出现问题时,能做出决定,及时就医。⑦学习和运用与疾病治疗和康复相关的知识和技能的能力。⑧与医护人员有效沟通,配合各项治疗和护理的能力。⑨安排自我照顾行为的能力,能解释自理活动的内容和益处,并合理安排自理活动。⑩从个人、家庭和社会各方面寻求支持和帮助的能力。

(3)自理的主体:指完成自我护理活动的人。在正常情况下,成人的自理主体是本身,但是儿童、患者或残疾人等的自理主体部分是自己、部分为健康服务者或是健康照顾者如护士等。

(4)治疗性自理需要:指在特定时间内,以有效的方式进行一系列相关行为以满足自理需要,包括一般生长发育的和健康不佳时的自理需要。

(5)自理需要:为了满足自理需要而采取的所有活动,包括一般的自理需要,成长发展的自理需要和健康不佳的自理需要。

一般的自理需求:与生命过程和维持人体结构和功能的整体性相关联的需求。①摄取足够的空气、水和食物。②提供与排泄有关的照料。③维持活动与休息的平衡。④维持孤独及社会交往的平衡。⑤避免对生命和健康有害的因素。⑥按正常规律发展。

发展的自理需求:①与人的成长发展相关的需求;②不同的发展时期有不同的需求;③预防和处理在成长过程中遇到不利情况的需求。

健康不佳时的自理需求:个体在身体结构和功能、行为和日常生活习惯发生变化时出现的自理需求。包括:①及时得到治疗。②发现和照顾疾病造成的影响。③有效地执行诊断、治疗和康复方法。④发现和照顾因医护措施引起的不适和不良反应。⑤接受并适应患病的事实。⑥学习新的生活方式。

(6)基本条件因素:反映个体特征及生活状况的一些因素。包括:年龄、健康状况、发展水平、社会文化背景、健康照顾系统、家庭、生活方式、环境和资源等。

(二)自理缺陷理论

自理缺陷是奥瑞姆理论的核心,是指人在满足其自理需要方面,在质或量上出现不足。当自理需要小于或等于自理主体的自理能力时,人就能进行自理活动。当自理主体的自理能力小于自理需要时,就会出现自理缺陷。这种现象可以是现存的,也可以是潜在的。自理缺陷包括两种情况:一种是当自理能力无法全部满足治疗性自理需求时,即出现自理缺陷;另一种是照顾者的自理能力无法满足被照顾者的自理需要。自理缺陷是护理工作的重心,护理人员应与患者及其家属进行有效沟通,保持良好的护患关系,以确定如何帮助患者,与其他医疗保健专业人士和社会教育性服务机构配合,形成一个帮助性整体,为患者及其家属提供直接帮助。

(三)护理系统理论

护理系统是在人出现自理缺陷时护理活动的体现,是依据患者的自理需要和自理主体的自理能力制订的。

护理力量是受过专业教育或培训的护士所具有的护理能力。即了解患者的自理需求及自理力量,并做出行动、帮助患者,通过执行或提高患者的自理力量来满足治疗性自理需求。

护理系统也是护士在护理实践中产生的动态的行为系统。奥瑞姆将其分为三个系统:全补偿护理系统、部分补偿系统、辅助教育系统。各护理系统的适用范围、护士和患者在各系统中所承担的职责如下所述。

1.全补偿护理系统

患者没有能力进行自理活动;患者神志和体力上均没有能力;患者神志清楚,知道自己的自理需求,但体力上不能完成;患者体力上具备,但存在精神障碍,无法对自己的自理需求做出判断和决定,对于这些患者需要护理给予全面的帮助。

2.部分补偿护理系统

这是满足治疗性自理需求,既需要护士提供护理照顾,也需要患者采取自理行动。

3.辅助-教育系统

患者能够完成自理活动,同时也要求其完成;需要学习才能完成自理,没有帮助就不能完成。护士通过对患者提供教育、支持、指导,提高患者的自理能力。

这三个系统类似于我国临床护理中一直沿用至今的分级护理制度,即特级护理、一级护理、二级护理和三级护理。

奥瑞姆理论的特征:其理论结构比较完善而有新意;相对简单而且易于推广;奥瑞姆的理论与其他已被证实的理论、法律和原则也是一致的;奥瑞姆还强调了护理的艺术性以及护士应具有的素质和技术。

二、自理理论在护理实践中的应用

奥瑞姆的自理理论被广泛应用在护理实践中,她将自理理论与护理程序有机地联系在一起,通过设计好的评估方法和工具评估患者的自理能力及自理缺陷,以帮助患者更好地达到自理。她将护理程序分为以下三步。

(一)评估患者的自理能力和自理需要

在这一步中,护士可以通过收集资料来确定病种存在哪些自理缺陷,以及引起自理缺陷的原因,评估患者的自理能力与自理需要,从而确定患者是否需要护理帮助。

1.收集资料

护士收集的资料包括患者的健康状况,患者对自身健康的认识,医师对患者健康的意见,患者的自理能力,患者的自理需要等。

2.分析与判断

在收集自理能力资料的基础上,确定以下问题:①患者的治疗性自理需要是什么。②为满足患者的治疗性自理需求,其在自理方面存在的缺陷有哪些。③如果有缺陷,由什么原因引起的。④患者在完成自理活动时具备的能力有哪些。⑤在未来一段时间内,患者参与自理时具备哪些潜在能力以及如何制定护理目标。

(二)设计合适的护理系统

根据患者的自理需要和能力,在完全补偿系统、部分补偿系统和辅助教育系统中选择一个合适的护理系统,并依据患者智力性自理需求的内容制订出详细的护理计划,给患者提供生理和心理支持及适合于个人发展的环境,明确护士和患者的角色功能,以达到促进健康、恢复健康、提高自理能力的目的。

(三)实施护理措施

根据护理计划提供适当的护理措施,帮助和协调患者恢复和提高自理能力,满足患者的自理需求。

(肖巧娜)

第四节　健康系统理论

贝蒂·纽曼(Betty Neuman)1970年提出了健康系统模式,后经两年的完善于1972年在《护理研究》杂志上发表了《纽曼健康系统模式》一文。经过多次修改,于1988年再版的《纽曼系统模式在护理教育与实践中的应用》完善地阐述了纽曼的护理观点,并被广泛地应用于临床护理及社区护理实践中。

一、健康系统理论概述

纽曼健康系统模式主要以格式塔特心理学为基础,并应用了贝塔朗菲的系统理论、席尔压力与适应理论及凯普兰三级预防理论。

(一)个体

个体是指个体的人,也可为家庭、群体或社区。它是与环境持续互动的开放系统,称为服务对象系统。

1.正常防御线

正常防御线是指每个个体经过一定时间逐渐形成的对外界反应的正常范围,即通常的健康/稳定状态,是由生理的、心理的、社会文化的、发展的、精神的技能所组成,用来对付应激原的。这条防御线是动态的,与个体随时需要保持稳定有关。一旦压力源入侵正常防线,个体发生压力反应,表现为稳定性减低和产生疾病。

2.抵抗线

抵抗线是防御应激原的一些内部因素,其功能是使个体稳定并恢复到健康状态(正常防御线)。它是保护基本结构,并且当环境中的应激原侵入或破坏正常防御线时,抵抗线被激活,例如:免疫机制,如果抵抗线的作用(反应)是有效的,系统可以重建;但如果抵抗线的作用(反应)是无效的,其结果是能量耗尽,系统灭亡。

3.弹性防御线

弹性防御线为外层的虚线,也是动态的,能在短期内迅速发生变化。当环境施加压力时,它是正常防御线的缓冲剂,而当环境给予支持并有助于成长和发展时,它是正常防御线的过滤器。其功能会因一些变化如失眠、营养不良或其他日常生活变化而降低。

当这个防御线的弹性作用不能再保护个体对抗应激原时,应激原就会破坏正常防御线而导致疾病。当弹性防御线与正常防御线之间的距离增加,表明系统保障程度增强。

以上三种防御机制,既有先天赋予的,又有后天习得的,抵抗效能取决于心理、生理、社会文化、生长发育、精神等五个变量的相互作用。三条防御线的相互关系:弹性防御线保护正常防御线,抵抗线保护基本结构。当个体遇到压力源时,弹性防御线首先激活以防止压力源入侵。若弹性防御线抵抗无效,压力源侵入正常防御线,人体发生反应,出现症状。此时,抵抗线被激活。当抵抗有效,个体又恢复到正常防御线未遭受入侵时的健康状态。

(二)应激原

纽曼将应激原定义为能够产生紧张及潜在地引起系统失衡的刺激。系统需要应对一个或多个刺激。纽曼系统模式中强调的是确定应激原的类型、本质和强度。

1.个体外的

这是发生在个体以外的力量。如失业,常受同事是否接受(社会文化力量)、个人对失业的感受(心理的)以及完成工作的能力(生理的、发展的、心理的)所影响。

2.个体间的

这是发生在一个或多个个体之间的力量。如夫妻关系,常受不同地区和时代(社会文化)、双方的年龄和发展水平(生理和发展的)和对夫妻的角色感觉和期望(心理的)所影响。

3.个体内的

这是发生在个体内部的力量。如生气,是一种个体内部力量,其表达方式常受年龄(发展的)、体力(生理的)、同伴们的接受情况(社会文化的)以及既往应对生气的经历(心理的)所影响。

应激原可以对此个体有害,但对另一个体无害。因而仔细评估应激原的数量、强度、相持时间的长度以及对该系统的意义和既往的应对能力等,对护理干预是非常重要的。

(三)反应

纽曼认为保健人员应根据个体对应激原反应情况进行以下不同的干预。

1.初级预防

初级预防是指在怀疑有或已确定有应激原而尚未发生反应的情况下就开始进行的干预。初级预防的目的是预防应激原侵入正常防御线或通过减少与应激原相遇的可能性和增强防御线来降低反应的程度。如减轻空气污染、预防免疫注射等。

2.二级预防

如果反应已发生,干预就从二级预防开始。主要是早期发现病例、早期治疗症状以增强内部抵抗线来减少反应。如进行各种治疗和护理。

3.三级预防

三级预防是指在上述治疗计划后,已出现重建和相当程度的稳定时进行的干预。其目的是通过增强抵抗线维持其适应性以防止复发。如进行患者教育、提供康复条件等。

二、纽曼系统模式在护理中的应用

纽曼系统模式自正式发表以来得到了护理学术界的一致认同,已被广泛用于护理教育、科研和临床护理实践中。

纽曼系统模式的整体观、三级预防概念以及对于个人、家庭、群体、社区护理的广泛适应性,为中专、大专、本科、硕士等不同层次护理专业学生的培养提供了有效的概念框架。除了用于课程设置,此系统模式还可作为理论框架设计护理评估、干预措施和评价工具供学生在临床实习使用,且具有可操作性。

在护理科研方面,纽曼系统模式既已用于指导对相关护理现象的定性研究,又已作为对不同服务对象预防性干预效果的定量研究理论框架,而此方面报道最多的是应用纽曼系统模式改善面对特定生理、心理、社会、环境性压力源患者的护理效果研究。

在临床护理实践方面,大量文献报道,纽曼系统模式可用于从新生儿到老年处于不同生长发育阶段人的护理。它不仅在精神科使用,也在内外科、重症监护室、急诊、康复病房、老年护理院等使用。纽曼系统模式已被用于对多种患者的护理,如慢性阻塞性肺病、多发性硬化、高血压、肾脏疾病、癌症、急慢性脊髓损伤、矫形整容手术等患者,甚至也用于对艾滋病和一些病情非常危重复杂的患者,如多器官衰竭、心肌梗死患者的护理。

(杨玉玲)

第五节　应激与适应理论

一、应激及其相关内容

(一)应激

应激又称压力或紧张,是指内、外环境中的刺激物作用于个体而使个体产生的一种身心紧张的状态。应激可降低个体的抵抗力、判断力和决策力,例如面对突如其来的意外事件或长期处于应激状态,可影响个体的健康甚至致病。但应激也可促使个体积极寻找应对方法、解决问题,如面临高考时紧张复习;护士护理患者时遇到疑难问题设法查阅资料、请教他人等。人在生活中随时会受到各种刺激物的影响,因此应激贯穿于人的一生。

(二)应激原

应激原又称压力原或紧张原,任何对个体内环境的平衡造成威胁的因素都称为应激原。应激原可引起应激反应,但并非所有的应激原对人体均引起同样程度的反应。常见的应激原分为以下 3 类。

1.一般性应激原

(1)生物性:各种细菌、病毒、寄生虫等。

(2)物理性:温度、空气、声、光、电、外力、放射线等。

(3)化学性:酸、碱、化学药品等。

2.生理和病理性应激原

(1)正常的生理功能变化:如月经期、妊娠期、更年期,或基本需要没有得到满足,如饮食、性欲、活动等。

(2)病理性变化:各种疾病引起的改变,如缺氧、疼痛、电解质紊乱、乏力等,以及手术、外伤等。

3.社会性和心理应激原

(1)一般性社会因素:如生离死别、搬迁、旅行、人际关系纠葛及角色改变,如结婚、生育、毕业等。

(2)灾难性社会因素:如地震、水灾、战争、社会动荡等。

(3)心理因素:如应付考试、参加竞赛、理想自我与现实自我冲突等。

(三)应激反应

应激反应是对应激原的反应,可分为两大类。

1.生理反应

应激状态下身体主要器官系统产生的反应,包括心率加快、血压增高、呼吸深快、恶心、呕吐、腹泻、尿频、血糖增加、伤口愈合延迟等。

2.心理反应

如焦虑,抑郁,使用否认、压抑等心理防卫机制等。

一般来说,生理和心理反应经常是同时出现的,因为身心是持续互相作用的。应激状态下出现的应激反应常具有以下规律:①一个应激原可引起多种应激反应的出现,如当贵重物品被窃后,个体可能出现心悸、头晕,同时感觉愤怒、绝望,此时,头脑混乱无法做出正确决定。②多种应激原可引起同一种应激反应。③对极端的应激原如灾难性事件,大部分人都会以类似的方式反应。

二、有关应激学说

汉斯·塞尔耶是加拿大的生理学家和内分泌学家,也是最早研究应激的学者之一。早在1950年,塞尔耶在《应激》一书中就阐述了他的应激学说。他的一般理论对全世界的应激研究产生了影响。他认为应激是身体对任何需要做出的非特异性反应,例如,不论个人是处于精神紧张、外伤、感染、冷热、X光线侵害等任何情况下,身体都要发生反应,而这些反应是非特异性的。

塞尔耶还认为,当个体面对威胁时,无论是什么性质的威胁,体内都会产生相同的反应群,他称之为全身适应综合征(general adaptation ayndrome,GAS),并提出这些症状都是通过神经内分泌途径产生的(图1-1)。

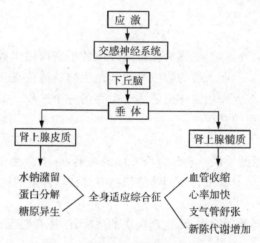

图1-1　应激反应的神经内分泌途径

全身适应综合征解释了为什么不同的应激原可以产生相同的应激反应,尤其是生理应激反应。此外,塞尔耶还提出了局部适应综合征(local adaptation syndrome,LAS)的概念,即机体对应激原产生的局部反应,这些反应常发生在某一器官或区域,如局部的炎症、血小板聚集、组织修复等。

无论GAS还是LAS,塞尔耶认为都可以分为3个独立的阶段(图1-2)。

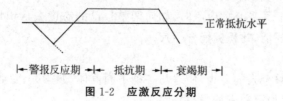

图1-2　应激反应分期

(一)警报反应期

这是应激原作用于身体的直接反应。应激原作用于人体,抵抗力开始下降,如果应激原过强,可致抵抗力进一步下降而引起死亡。但绝大多数情况下,机体开始防御,如激活体内复杂的神经内分泌系统,使抵抗水平上升,并常常高于机体正常抵抗水平。

(二)抵抗期

若应激原仍然存在,机体将保持高于正常的抵抗水平与应激原抗衡。此时机体也处于对应激适应的阶段。当机体成功地适应了应激之后,GAS将在此期结束,机体的抵抗力也相对原有的水平有所提高。相反则由此期进入衰竭期。

(三)衰竭期

发生在应激原强烈或长期存在时,机体所有的适应性资源和能力被耗失殆尽,抵抗水平下降。表现为体重减轻,肾上腺先增大,随后衰竭,淋巴结增大,淋巴系统功能紊乱,激素分泌先增加后衰竭。这时若没有外部力量如治疗、护理的帮助,机体将产生疾病甚至死亡。

由此可见,为防止应激原作用于机体产生衰竭期的后果,运用内部或外部力量及时去除应激原、调整应激原的作用强度,保护和提高机体的抵抗水平是非常重要的。

塞尔耶认为,不仅GAS分为以上三期,LAS也具有这样三期的特点,只是当LAS的衰竭期发生时,全身适应综合征的反应将开始被激活和唤起。

三、适应与应对

(一)适应

适应是指应激原作用于机体后,机体为保持内环境的平衡而做出改变的过程。适应是生物体区别于非生物体的特征之一,而人类的适应又比其他生物的适应更为复杂。适应是生物体调整自己以适应环境的能力,或促使生物体更能适于生存的一个过程。适应性是生命的最卓越特性,是内环境平衡和对抗应激的基础。

(二)应对

应对即个体对抗应激原的手段。它具有两方面的功能:一个是改变个体行为或环境条件来对抗应激原,另一个是通过应对调节自身的情绪情感并维持内环境的稳定。

(三)适应的层次

人的适应层次不同于其他生物体,除生理层次的适应外,还有心理、社会文化、知识技术层次的适应。

1.生理层次

生理适应是指发生在体内的代偿性变化。如一个从事脑力劳动的人进行跑步锻炼,开始会感到肌肉酸痛、心跳加快,但坚持一段时间后,这些感觉就会逐渐消失,这是由于体内的器官慢慢地增加了强度和功效,适应了跑步对身体所增加的需求。

2.心理层次

心理适应是指当人们经受心理应激时,如何调整自己的态度去认识情况和处理情况。如癌症患者平静接受自己的病情,并积极配合治疗。

3.社会文化层次

社会文化适应是调整个人的行为,使之与各种不同群体,如家庭、专业集体、社会集团等的信念、习俗及规范相协调。如遵守家规、校规、院规。

4.知识技术层次

知识技术适应是指对日常生活或工作中涉及的知识及使用的设备、技术的适应。例如电脑时代年轻人应学会使用电脑,护士能够掌握使用先进监护设备、护理技术的方法等。

(四)适应的特性

所有的适应机制,无论是生理的、心理的、文化的、技术的,都有共同特性。

(1)所有的适应机制都是为了维持最佳的身心状态,即内环境的平衡和稳定。

(2)适应是一种全身性的反应过程,可同时包括生理、心理、社会文化甚至技术各个层次。如护士学生在病房实习时,不仅要有充足的体力和心理上的准备,还应掌握足够的专业知识和操作技能,遵守医院、病房的规章制度,并与医师、护士、患者和其他同学做好沟通工作。

(3)适应是有一定限度的,这个限度是由个体的遗传因素如身体条件、才智及情绪的稳定性决定的。如人对冷热不可能无限制地耐受。

(4)适应与时间有关,应激原来得越突然,个体越难以适应;相反,时间越充分,个体越有可能调动更多的应对资源来抵抗应激原,适应得就越好,如急性失血时,易发生休克,而慢性失血则可以适应,一般不发生休克。

(5)适应能力有个体差异,这与个人的性格、素质、经历、防卫机能的使用有关。比较灵活和有经验的人,能及时对应激原做出反应,也会应用多种防卫机制,因而比较容易适应环境而生存。

(6)适应机能本身也具有应激性。如许多药物在帮助个体对付原有疾病时,药物产生的不良反应又成为新的应激原给个体带来危害。

(五)应对方式

个体面对应激原所使用的应对方式、策略或技巧是多种多样的。常用的应对方式如下。

1.去除应激原

避免机体与应激原的接触,如避免食用引起变态反应的食物,远离过热、过吵及不良气味的地方等。

2.增加对应激的抵抗力

适当的营养、运动、休息、睡眠,戒烟、酒,接受免疫接种,定期做疾病筛查等,以便更有效地抵抗应激原。

3.运用心理防卫机能

心理上的防卫能力取决于过去的经验、所受的教育、社会支持系统、智力水平、生活方式、经济状况以及出现焦虑的倾向等。此外,坚强度也应作为对抗应激原的一种人格特征。因为一个坚强而刻苦耐劳的人相信:人生是有意义的;人可以影响环境;变化是一种挑战。这种人在任何困境下都能知难而进,尽快适应。人的一生都在学习新的应对方法,以对抗和征服应激原。

4.采用缓解紧张的方法

缓解紧张的方法包括:①身体运动,可使注意力从担心的事情上分散开来而减轻焦虑。②按摩。③松弛术。④幽默。

5.寻求支持系统的帮助

一个人的支持系统是由那些能给予他物质上或精神上帮助的人组成的,常包括其家人、朋友、同事、邻居等。此外,曾有过与其相似经历并很好应对过的人,也是支持系统中的重要成员。当个体处于应激状态时,非常需要有人与他一起分担困难和忧愁,共同讨论解决问题的良策,支持系统在对应激的抵抗中起到了强有力的缓冲剂的作用。

6.寻求专业性帮助

专业性帮助包括医师、护士、理疗师、心理医师等专业人员的帮助。人一旦患有身心疾病,就必须及时寻找医护人员的帮助。由医护人员提供针对性的治疗和护理,如药物治疗、心理治疗、物理疗法等,并给予必要的健康咨询和教育来提高患者的应对能力,以利于疾病的痊愈。

四、应激与适应在护理中的应用

应激原作用于个体,使其处于应激状态时,个体会选择和采取一系列的应对方法对应激进行适应。若适应成功则机体达到内环境的平衡;适应失败则会导致机体产生疾病。为帮助患者提高应对能力,维持身心平衡,护理人员应协助住院患者减轻应激反应,措施如下。

(1)评估患者所受应激的程度、持续时间、过去个体应激的经验等。

(2)分析患者的具体情况,协助患者找出应激原。

(3)安排适宜的住院环境,减少不良环境因素对患者的影响。

(4)协助患者适应实际的健康状况,应对可能出现的心理问题。

(5)协助患者建立良好的人际关系,并与家属合作减轻患者的陌生、孤独感。

(于　爽)

第六节　护　理　原　则

一、协助诊断、治疗

临床医学迅速发展的同时,新的诊断检查技术和治疗方法亦不断涌现。临床护理学必须适应医学发展的需要,这对临床护理学提出了新的挑战。

(一)了解诊断、治疗技术的新进展

1.诊断检查与病情监测方面的进展

多种内镜技术通过直接观察病变、摄像,进行脱落细胞或活组织检查,为早期诊断消化道、呼吸道疾病提供了有效方法。现代诊断技术如电子计算机断层扫描(CT)、磁共振成像(MRI)已广泛用于全身器官的检查。超声诊断技术日新月异,广泛用于许多软组织器官的实时断层显像和观察脏器的三维结构。彩色和频谱多普勒超声可对心血管系统和全身脏器进行血流动力学探测和研究。心脏监护仪的不断更新,可连续监测患者的血压、心率、心律、呼吸及氧分压等而且可以设定报警范围,当某项指标超出设定范围时,监护仪会自动报警,从而可以协助早发现、早诊断、早治疗。

2.治疗技术方面的进展

急性心肌梗死患者的溶栓疗法已被广泛使用。人工心脏起搏、心脏电复律也在临床广泛开展。目前,我国使用的埋藏式自动起搏复律除颤器,可同时治疗缓慢、快速心律失常,并有除颤作用,可以有效地治疗病态窦房结综合征所致的快慢性心律失常。球囊心导管用以扩张狭窄的动脉及心脏瓣膜,经心导管的射频、激光消融术和支架置入术,可以帮助患严重冠状动脉狭窄及预激综合征的患者获得有效治疗。

近年来采用联合化疗及骨髓移植已大大提高了白血病的疗效,使患者存活时间明显延长,甚至彻底治愈。脏器移植术在国内已经蓬勃开展起来。血液净化术使急、慢性肾衰竭和某些中毒的患者获得了新生。

内镜不仅可作为检查手段,也广泛用于治疗,如止血、取结石等,并取得了满意效果。

临床护理人员必须学习新的诊断和治疗方法的基本原理和操作过程。积极与医师配合,制订出一套符合患者自身情况的检查与治疗前、中、后的完整护理计划。

(二)了解接受诊断检查、治疗患者的心理反应

1.恐惧

诊疗仪器有的很小,有的却很庞大,这些或大或小的仪器对于医护人员来说很熟悉,但对于患者而言则是恐怖的世界,常导致患者恐惧不安。检查过程中,医护人员戴着口罩,表情很严肃,这在很大程度上增加了患者的恐惧感。

2.焦虑

当患者接受检查治疗时,由于面对的是未知的事物,在内心深处往往有极强烈的不安。若医护人员在诊疗过程中有表情的变化或言语的踌躇,都会加重患者的焦虑,在诊疗过程中对于诊断结果患者会表现出焦虑。

3.预感性悲哀

一般患者都认为,简单的病只要医师看看就行了,只有复杂的疾病或难以治疗的疾病才会借助机器。因而在机器面前,患者会以为自己已经病入膏肓了,从而产生预感性悲哀。

4.疼痛

目前许多的诊断、治疗性措施都是创伤性的,这在很大程度上带给了患者身体上的伤害,一则产生疼痛,二则有日后感染的危险。

(三)诊疗过程中护士的职责

1.诊疗内容的说明

要求护士本身对于检查的目的、检查前要做的准备、检查的时间、疼痛情况以及检查中可能有的感觉有充分了解,然后才能根据患者的要求予以详细说明,并教会患者如何应对检查过程中的不适。

2.患者的指导

(1)有时间限制的检查:如患者晨起空腹抽血、晨起留尿等,首先要告诉患者该怎样做,再根据患者的要求告知为什么那样做。

(2)标本容器的使用方法及留取标本的方法:如当患者留痰液做细菌培养时,应告诉患者怎样使用容器及如何留到有效的痰液。

(3)有饮食限制的检查:有许多检查都必须在禁食以后才能进行,如空腹血糖、肝功能、B超等,因而在检查前8～10小时一定要患者禁食,以免影响检查的结果。

(4)检查所需药物的使用方法:有些检查必须有药物协助,如施行胃肠道造影时,应指导钡餐的服用法,而且也应告诉患者,检查后应多喝水,以促使钡剂尽快排出体外,预防便秘的发生。

(5)其他动作的指导:如做腹部触诊时,需要患者腹式呼吸或屏气的配合,因而要指导患者以取得合作。

(6)协助患者对检查治疗器械熟悉与了解,以减轻其陌生、恐惧感。

(7)指导患者在接受诊疗时保持乐观、轻松的情绪,并指导患者如何缓解诊疗所带来的不适,如给患者插胃管时,患者感到恶心,可嘱其深呼吸以减轻恶心感。

3.准备检查治疗所需的用物

包括诊疗全过程中所需要的器械、药物。

4.准备恰当的治疗环境并保护患者

(1)为患者准备恰当的诊疗环境,如接受一般性的诊断与治疗可在病床上进行,但如涉及患者隐私部位时,则应安排单独的环境,依检查部位准备适当的检查姿势。

(2)如果男医师检查女患者,护士可依患者要求站在旁边协助,以使患者有安全感。

(3)如果时间允许的话,协助患者以最好的状态接受诊断与治疗。

5.临时事故的预防和处理

在许多检查与治疗过程中,由于用药的关系可能会发生变态反应,此外,各种创伤性检查与治疗在其过程中或后有可能发生出血、休克等危险,应密切观察患者的反应以便采取紧急措施。

(四)对于拒绝接受检查或治疗患者的护理

这类患者,其在接受检查或治疗时的恐惧感尤为突出,或者是对检查、治疗的结果感到绝望,也或者是对于医疗费用的担心,总之,他们在检查时畏缩不前,甚至拒绝。对于这类患者,护士应给予更多、更周全、更耐心的解释与说明,给予心理上的支持,以取得他们的配合。

(五)协助检查和治疗时与其他专业人员的合作

协助检查与治疗关系到护士与医务人员之间的合作,这种合作过程中,护士不仅要在用药、器械等方面予以协助,还要与其他医务人员一起共同创造一个和谐的检查、治疗氛围,以减轻患者的心理压力。

了解接受诊断与治疗的患者的心理,不断提高自身对于检查与治疗的认识程度,并提高自己的治疗技能,以积极协助患者检查和治疗,是对临床护士的更高要求,也是临床护理的一般原则。

二、预防并发症

许多疾病在其诊断和治疗的过程中,或者由于疾病本身的发展,常会衍生出许多其他的并发症,如糖尿病患者可能并发酮症酸中毒、心血管病变、肾脏病变、眼部病变或神经病变。并发症的发生都有或长或短的过程,也有直接或间接的诱发因素。在护理过程中,护理人员加强对患者病情变化的警觉性,密切观察是否有异常情况发生,并在发现异常时作出紧急处理,对于预防并发症将起到决定性的作用。

(一)了解疾病及常见的并发症

由于每一种器官系统的疾病所并发的疾病会有较大的差异,而且由于个体的差异,同一种疾病可能会在不同的人身上出现不同的并发症,因而,预防并发症也就要求护士对于每一种疾病及其可能发生的并发症有较详尽的了解,这样在观察护理患者的过程中才能有针对性,而不是盲目的、不知所措的。

因此,对护士提出了更高的要求,要求临床护士不仅要执行医嘱,还要能主动了解病情的动态发展。

(二)加强警觉、密切观察病情变化

在临床中,与患者接触最多的是护士,进行治疗、护理、健康教育,护士始终都与患者在一起,当为患者进行护理时,不仅是手动、脚动,更重要的还要眼动、心动。不但要观察患者身体上的变化,还要观察其心理状态的变化,这样才能观测到治疗护理的效果,同时发现治疗、护理中的疏漏之处。发现异常情况要积极思考,这样护理工作才会变得主动和更有意义,而不能对异常情况听之任之,任其发展。

因而,这就要求临床护理工作者加强对病房的巡视,密切观察每一位患者的病情变化,时时刻刻保持警觉性,做到有异常情况能早发现、早诊断、早治疗。

(三)采取措施,切实预防并发症

发现患者的异常情况,根据观察所得出的结论,采取切实有效的措施,防止并发症的发生,从而帮助患者战胜疾病、恢复健康,是医务工作者的最终目的。

有些并发症是通过护理手段就能预防的,如长期卧床的患者有可能发生压疮,压疮的发生会导致患者身心的痛苦及经济负担的加重。预防压疮的发生是一项重要的任务,它由护理工作来完成,有更多的并发症是需要与医师配合共同来预防的。这就包括了对原发病的治疗和对出现异常情况时的医疗处理,但无论哪种情况都需要护士去执行,执行的结果直接影响着并发症的情况。

在预防并发症的过程中,护士起着积极、主动的作用,积极预防并发症的发生是三级预防的重点,它成为现代临床护理的一大原则,同时也对临床护士提出了更高的要求。要做好预防并发症的工作,不仅要求护士有扎实的医学知识,而且要求护士有责任心、洞察力以及判断力。

三、促进康复

康复是综合协调地应用各种措施,以减少伤残者身心功能障碍,使病伤残者能重返社会。康复针对病伤残者的功能障碍,以提高功能水平为主线,以整体的人为对象,以提高生活质量和最终回归社会为目标。护士作为促进康复者,对康复过程的参与将在很大程度上影响康复的结果。

(一)接受治疗患者的特点

康复医学的主要对象是由于损伤以及急、慢性疾病和老龄带来的功能障碍者,以及先天发育障碍的残疾者。

1.生理特点

根据疾病对个体赖以生存的主要能力的影响,可将接受康复治疗的主要对象划分为3类。

(1)残损:指生理或解剖结构上或功能上的任何丧失或异常,是生物器官系统水平上的残疾。

(2)残疾:由于残损使能力受限或缺乏,以致不能按正常的方式和范围进行活动,是个体水平上的残疾。

(3)残障:由于残损或残疾限制或阻碍一个人完成正常情况下(按年龄、性别、社会和文化因素等)应能完成的社会作用,是社会水平的残疾。

无论是这3类残疾中的哪一类,患者在其生理上都会有器官结构和功能的丧失或异常,或在语言、听力、视力方面出现异常或丧失,或是骨骼、肌肉、内脏的损坏,或是畸形。种种异常或妨碍了患者与他人的交流,或影响患者自身的活动,从而影响了患者适应社会和独立自主,进而在心理上给患者带来很大的压力。

2.心理特点

(1)功能障碍性悲哀:由健康到疾病到留下后遗症需要康复治疗,是一个或长或短的过程,当患者的功能发生障碍时,将出现功能障碍性悲哀。

(2)自我形象紊乱:个人对自我形象的认识受到干扰。

(3)无能为力:个人感到自己的行动将无法对结果产生重要影响,对当时的情境或即将发生的事情感到缺乏控制能力。

(4)绝望:个人认为选择机会受限或没有选择余地,以及不能发挥自己的力量以达到目标。

(二)康复患者的护理

美国医院协会曾对临床医疗中的康复介入过程列成一图,其中强调了护理对于促进康复的作用。护理贯穿疾病的全过程,急性期采用的是治疗护理手段,康复期除治疗护理手段外,护士还采用与日常生活活动有密切联系的运动治疗、作业治疗的方法,以及帮助患者生活自理的护理方法。如在病房中为防止肌肉萎缩和关节僵直而对患者进行被动运动、按摩;在病房中训练,患者利用自助工具进食、穿衣、梳饰、排泄等。

1.心理支持

患者因为器官或功能的异常,常担心自己成为家庭和社会的拖累,故产生悲观、焦虑、抑郁及厌倦等不良心理反应,部分患者产生依赖医护人员的帮助和其家属的照料的强化心理。为此,应为患者制定治疗方案及预后的指导,帮助其树立耐心和自立、自强的信心,督促患者主动参与诊疗和护理。帮助患者排除不利于康复的因素及有意识地学会调节自己的情绪,如鼓励患者工作之余参加一定的社交和娱乐活动,保持积极乐观的情绪,视身体状况适当地自理和料理家务,指导患者家属关心、体贴、爱护和照顾他们,建立和睦的家庭关系,以促进形成良好心境,积极完成治疗和自理,最终回归社会。

2.指导患者服药

许多患者在接受康复治疗时需要服药以控制病情的发展,护士应指导患者熟悉各种药物的性质、使用目的及不良反应,教会患者掌握所用药物的维持剂量、应用方法和时间,体验药效及观察轻微的不良反应。

3.指导和帮助患者坚持康复运动

运动疗法是治疗和预防的手段,不仅能对许多疾病起治疗作用,而且能防止一些疾病可能发生的并发症或不良后果,还能增强全身的体力和抗病能力,是广为使用的康复治疗手段。有一部分是患者的自我治疗,但要有护士的指导与评价,护士还可通过被动运动及按摩等治疗患病局部,同时也对全身脏器产生积极影响。

4.协助康复医师进行其他康复治疗

除运动疗法外,康复治疗还包括物理疗法(电疗、光疗、超声波疗、磁疗、水疗等)、作业疗法、言语矫治、心理治疗等多种疗法。这种种治疗都离不开护士的合作,有效的合作,可以为患者创造一个良好的治疗环境,促进患者进一步恢复健康。

5.鼓励并指导患者带残自立

协助鼓励患者进行康复治疗,增强其战胜残疾的信心,可以帮助残疾人获得其独特的健康,不仅有利于残疾人的身心健康,也为社会积累了一大笔物资和精神财富。

伤残并不可怕,可怕的是一个人的意志丧失,在临床护理工作中,把人当作一个整体的人,在身体上、心理上、社会上、职业上帮助伤残患者调整提高,使者恢复到尽可能高的水平,加强对这类人群的健康教育,帮助他们学会带着残疾生活在家庭、工作和社会中,也是临床护理的一般原则。

对住院患者,根据其一般情况,评估其基本需要是否获得满足,对基本需要未获得满足的患者,应设法协助其满足,对需要康复者则提供身心各方面的协助,使他们回到家庭与社会中。临床护理涉及的范围很广,护士应了解其意义,认识到未来的发展趋势,努力充实自己,以协助患者接受各种诊断、检查和治疗,并预防并发症的发生。

(朱蕊彦)

第二章

护 理 程 序

第一节 护 理 评 估

护理评估是有目的、有计划、有步骤地收集有关护理对象生理、心理、社会文化和经济等方面的资料,对此进行整理与分析,以判断服务对象的健康问题,为护理活动提供可靠的依据。具体包括收集资料、整理资料和分析资料三部分。

一、收集资料

(一)资料的来源

1.直接来源

护理对象本人,是第一资料来源也是主要来源。

2.间接来源

(1)护理对象的重要关系人,也就是社会支持性群体,包括亲属、关系亲密的朋友、同事等。

(2)医疗活动资料,如既往实验室报告、出院小结等健康记录。

(3)其他医护人员、放射医师、化验师、药剂师、营养师、康复师等。

(4)护理学及其他相关学科的文献等。

(二)资料的内容

在收集资料的过程中,各个医院均有自己设计的收集资料表,无论依据何种框架,基本内容主要包括一般资料、生活状况及自理程度、健康检查及心理社会状况等。

1.一般资料

包括患者姓名、性别、出生日期、出生地、职业、民族、婚姻、文化程度、住址等。

2.现在的健康状况

包括主诉、现病史、入院方式、医疗诊断及目前用药情况,以及目前的饮食、睡眠、排泄、活动、健康管理等日常生活形态。

3.既往健康状况

包括既往史、创伤史、手术史、家族史、有无过敏史、有无传染病,既往的日常生活形态、烟酒嗜好、女性还包括月经史和婚育史。

4.护理体检

包括体温、脉搏、呼吸、血压、身高、体重、生命体征、各系统的生理功能及有无疼痛、眩晕、麻木、瘙痒等,有无感觉(视觉、听觉、嗅觉、味觉、触觉)异常,有无思维活动、记忆能力障碍等认知感受形态。

5.实验室及其他辅助检查结果

包括最近进行的辅助检查的客观资料,如实验室检查、X线检查、病理检查等。

6.心理方面的资料

包括对疾病的认知和态度、康复的信心,病后情绪、心理感受、应对能力等变化。

7.社会方面的资料

包括就业状态、角色问题和社交状况;有无重大生活事件,支持系统状况等;有无宗教信仰;享受的医疗保健待遇等。

(三)资料的分类

1.按照资料的来源划分

包括主观资料和客观资料:主观资料指患者对自己健康问题的体验和认识。包括患者的知觉、情感、价值、信念、态度,以及对个人健康状态和生活状况的感知。主观资料的来源可以是患者本人,也可以是患者家属或对患者健康有重要影响的人。客观资料指检查者通过观察、会谈、体格检查和实验等方法得到或被检测出的有关患者健康状态的资料。客观资料获取是否全面和准确主要取决于检查者是否具有敏锐的观察能力及丰富的临床经验。

当护士收集到主观资料和客观资料后,应将两方面的资料加以比较和分析,可互相证实资料的准确性。

2.按照资料的时间划分

包括既往资料和现时资料:既往资料是指与服务对象过去健康状况有关的资料,包括既往病史、治疗史、过敏史等;现时资料是指与服务对象现在发生疾病有关的状况,如现在的体温、脉搏、呼吸、血压、睡眠状况等。

护士在收集资料时,需要将既往资料和现时资料结合起来分析。

(四)收集资料的方法

1.观察

观察是指护理人员运用视、触、叩、听、嗅等感官获得患者、家属及患者所处环境的信息并进行分析判断,是收集有关服务对象护理资料的重要方法之一。观察贯穿在整个评估过程中,可以与交谈同时进行。护士应及时、敏锐、连续地对服务对象进行观察,如患者出现面容痛苦、呈强迫体位,就提示患者有疼痛,由此进一步询问持续时间、部位、性质等。观察作为一种技能,护理人员在实践中需要不断培养和锻炼,以期得到发展和提高。

2.交谈

护患之间的交谈是一种有目的的医疗活动,使护理人员获得有关患者的资料和信息。一般可分为两种。①正式交谈:指事先通知患者,有目的、有计划地交谈,如入院后的采集病史。②非正式交谈:指护士在日常护理工作中与患者随意自然的交谈,不明确目的,不规定主题、时间,是一种"开放式交流",以便及时了解到服务对象的真实想法和心理反应。交谈时护士应注意沟通技巧的运用,对一些敏感性话题应注意保护患者的隐私。

3.护理体检

护理人员运用体检技能,为护理对象进行系统的身体评估,获取与护理有关的生命体征、身高、体重等,以便收集与护理诊断、护理计划有关的患者的资料,及时了解病情变化和发现护理对象的健康问题。

4.阅读

包括查阅护理对象的医疗病历(门诊和住院)、各种护理记录及实验室和辅助检查结果,以及有关文献等。也可以用心理测量及评定量表对服务对象进行心理社会评估。

二、整理资料

为了避免遗漏和疏忽相关和有价值的资料,得到完整全面的资料,常依据某个护理理论模式设计评估表格,护理人员依据表格全面评估,整理资料。

(一)按戈登的功能性健康形态整理分类

1.健康感知-健康管理形态

其指服务对象对自己健康状态的认识和维持健康的方法。

2.营养代谢形态

其包括食物的利用和摄入情况。如营养、液体、组织完整性、体温调节以及生长发育等的需求。

3.排泄形态

其主要指肠道、膀胱的排泄状况。

4.活动-运动形态

其包括运动、活动、休闲与娱乐状况。

5.睡眠-休息形态

其指睡眠、休息以及精神放松的状况。

6.认知-感受形态

其包括与认知有关的记忆、思维、解决问题和决策以及与感知有关的视、听、触、嗅等功能。

7.角色-关系形态

家庭关系、社会中角色任务及人际关系的互动情况。

8.自我感受-自我概念形态

其指服务对象对于自我价值与情绪状态的信念与评价。

9.性-生殖形态

其主要指性发育、生殖器官功能及对性的认识。

10.应对-压力耐受形态

其指服务对象压力程度、应对与调节压力的状况。

11.价值-信念形态

其指服务对象的思考与行为的价值取向和信念。

(二)按马斯洛需要层次进行整理分类

1.生理需要

体温 39 ℃,心率 120 次/分,呼吸 32 次/分,腹痛等。

2.安全的需要

对医院环境不熟悉,夜间睡眠需开灯,手术前精神紧张,走路易摔倒等。

3.爱与归属的需要

患者害怕孤独,希望有亲友来探望等。

4.尊重与被尊重的需要

如患者说:"我现在什么事都不能干了""你们应该征求我的意见"等。

5.自我实现的需要

担心住院会影响工作、学习,有病不能实现自己的理想等。

(三)按北美护理诊断协会的人类反应形态分类

1.交换

交换包括营养、排泄、呼吸、循环、体温、组织的完整性等。

2.沟通

沟通主要指与人沟通交往的能力。

3.关系

关系指社交活动、角色作用和性生活形态。

4.价值

价值包括个人的价值观、信念、宗教信仰、人生观及精神状况。

5.选择

选择包括应对能力、判断能力及寻求健康所表现的行为。

6.移动

移动包括活动能力、休息、睡眠、娱乐及休闲状况、日常生活自理能力等。

7.知识

知识包括自我概念,感知和意念;包括对健康的认知能力、学习状况及思考过程。

8.感觉

感觉包括个人的舒适、情感和情绪状况。

三、分析资料

(一)检查有无遗漏

将资料进行整理分类之后,应仔细检查有无遗漏,并及时补充,以保证资料的完整性及准确性。

(二)与正常值比较

收集资料的目的在于发现护理对象的健康问题。因此护士应掌握常用的正常值,将所收集到的资料与正常值进行比较,并在此基础上进行综合分析,以发现异常情况。

(三)评估危险因素

有些资料虽然目前还在正常范围,但是由于存在危险因素,若不及时采取预防措施,以后很可能会出现异常,损害服务对象的健康。因此,护士应及时收集资料评估这些危险因素。

护理评估通过收集服务对象的健康资料,对资料进行组织、核实和分析,确认服务对象对现存的或潜在的健康问题或生命过程的反应,为做出护理诊断和进一步制订护理计划奠定了基础。

四、记录资料

(一)原则

书写全面、整洁、简练、流畅,客观资料运用医学术语,避免使用笼统、模糊的词,主观资料尽量引用护理对象的原话。

(二)记录格式

根据资料的分类方法,根据各医院,甚至各病区的特点自行设计,多采用表格式记录。与患者第一次见面收集到的资料记录称入院评估,要求详细、全面,是制订护理计划的依据,一般要求入院后 24 小时内完成。住院期间根据患者病情天数,每天或每班记录,反映了患者的动态变化,用以指导护理计划的制订、实施、评价和修订。

(沙涟漪)

第二节 护理诊断

护理诊断是护理程序的第二个步骤,是在评估的基础上对所收集的健康资料进行分析,从而确定服务对象的健康问题及引起健康问题的原因。护理诊断是一个人生命过程中的生理、心理、社会文化发展及精神方面健康状况或问题的一个简洁、明确的说明,这些问题都是属于护理职责范围之内,能够用护理的方法解决的问题。

一、护理诊断的概念

1990 年,北美护理诊断协会(North America Nursing Diagnosis Association,NANDA)提出并通过了护理诊断的定义:护理诊断是关于个人、家庭、社区对现存或潜在的健康问题及生命过程反应的一种临床判断,是护士为达到预期的结果选择护理措施的基础,这些预期结果应能通过护理职能达到。

二、护理诊断的组成部分

护理诊断有四个组成部分:名称、定义、诊断依据和相关因素。

(一)名称

名称是对服务对象健康状况的概括性的描述。应尽量使用 NANDA 认可的护理诊断名称,以有利于护士之间的交流和护理教学的规范。常用改变、受损、缺陷、无效或低效等特定描述语。例如,排便异常:便秘,有皮肤完整性受损的危险。

(二)定义

定义是对名称的一种清晰的、正确的表达,并以此与其他诊断相鉴别。一个诊断的成立必须符合其定义特征。有些护理诊断的名称虽然十分相似,但仍可从定义中发现彼此的差异。例如:"压力性尿失禁"的定义是"个人在腹内压增加时立即无意识地排尿的一种状态";"反射性尿失禁"的定义是"个体在没有要排泄或膀胱满胀的感觉下可以预见地不自觉地排尿的一种状态"。虽然两者都是尿失禁,但前者的原因是腹内压增高,后者的原因是无法抑制的膀胱收缩。因此,确定诊断时必须认真区别。

(三)诊断依据

诊断依据是做出护理诊断的临床判断标准。诊断依据常常是患者所具有的一组症状和体征,以及有关病史,也可以是危险因素。对于潜在的护理诊断,其诊断依据则是原因本身(危险因素)。

诊断依据依其在特定诊断中的重要程度分为主要依据和次要依据。

1.主要依据

主要依据是指形成某一特定诊断所应具有的一组症状和体征及有关病史,是诊断成立的必要条件。

2.次要依据

次要依据是指在形成诊断时,多数情况下会出现的症状、体征及病史,对诊断的形成起支持作用,是诊断成立的辅助条件。

例如:便秘的主要依据是"粪便干硬,每周排大便不到三次",次要依据是"肠鸣音减少,自述肛门部有压力和胀满感,排大便时极度费力并感到疼痛,可触及肠内嵌塞粪块,并感觉不能排空"。

(四)相关因素

相关因素是指造成服务对象健康状况改变或引起问题产生的情况。常见的相关因素包括以下几个方面。

1.病理生理方面的因素

其指与病理生理改变有关的因素。例如,"体液过多"的相关因素可能是右心衰竭。

2.心理方面的因素

其指与服务对象的心理状况有关的因素。例如,"活动无耐力"可能是由疾病后服务对象处于较严重的抑郁状态引起。

3.治疗方面的因素

其指与治疗措施有关的因素(用药、手术创伤等)。例如,"语言沟通障碍"的相关因素可能是使用呼吸机时行气管插管。

4.情景方面的因素

其指环境、情景等方面的因素(陌生环境、压力刺激等)。例如,"睡眠形态紊乱"可能与住院后环境改变有关。

5.年龄因素

年龄因素指在生长发育或成熟过程中与年龄有关的因素。如婴儿、青少年、中年、老年各有不同的生理、心理特征。

三、护理诊断与合作性问题及医疗诊断的区别

(一)合作性问题——潜在并发症

在临床护理实践中,护士常遇到一些无法完全包含在 NANDA 制订的护理诊断中的问题,而这些问题也确实需要护士提供护理措施,因此,1983 年有学者提出了合作性问题的概念。她把护士需要解决的问题分为两类:一类经护士直接采取措施可以解决,属于护理诊断;另一类需要护士与其他健康保健人员尤其是医师共同合作解决,属于合作性问题。

合作性问题需要护士承担监测职责,以及时发现服务对象身体并发症的发生和情况的变化,

但并非所有并发症都是合作性问题。有些可通过护理措施预防和处理,属于护理诊断;只有护士不能预防和独立处理的并发症才是合作性问题。合作性问题的陈述方式是"潜在并发症:××××",如"潜在并发症:脑出血"。

(二)护理诊断与合作性问题及医疗诊断的区别

1.护理诊断与合作性问题的区别

护理诊断是护士独立采取措施能够解决的问题;合作性问题需要医师、护士共同干预处理,处理决定来自医护双方。对于合作性问题,护理措施的重点是监测。

2.护理诊断与医疗诊断的区别

明确护理诊断和医疗诊断的区别对区分护理和医疗两个专业、确定各自的工作范畴和应负的法律责任非常重要。两者主要区别见表2-1。

表 2-1　护理诊断与医疗诊断的区别

项目	护理诊断	医疗诊断
临床判断的对象	对个体、家庭、社会的健康问题/生命过程反应的一种临床判断	对个体病理生理变化的一种临床判断
描述的内容	描述的是个体对健康问题的反应	描述的是一种疾病
决策者	护士	医疗人员
职责范围	在护理职责范围内进行	在医疗职责范围内进行
适应范围	适用于个体、家庭、社会的健康问题	适用于个体的疾病
数量	往往有多个	一般情况下只有一个
是否变化	随病情的变化而变化	一旦确诊不会改变

(沙涟漪)

第三节　护理计划

制订护理计划是如何解决护理问题的一个决策过程,计划是对患者进行护理活动的指南,是针对护理诊断制订具体护理措施来预防、减轻或解决有关问题。其目的是为了确认护理对象的护理目标以及护士将要实施的护理措施,使患者得到合适的护理,保持护理工作的连续性,促进医护人员的交流,利于评价。制订计划包括四个步骤。

一、排列护理诊断的优先顺序

一般情况下,患者可以存在多个护理诊断,为了确定解决问题的优先顺序,根据问题的轻重缓急合理安排护理工作,需要对这些护理诊断包括合作性问题进行排序。

(一)排列护理诊断

一个患者可同时有多个护理问题,制订计划时应按其重要性和紧迫性排出主次,一般把威胁最大的问题放在首位,其他的依次排列,这样护士就可根据轻、重、缓、急,有计划地进行工作,通常可按如下顺序排列。

1.首优问题

首优问题是指会威胁患者生命,需立即行动去解决的问题。如清理呼吸道无效、气体交换受阻等。

2.中优问题

中优问题是指虽不会威胁患者生命,但能导致身体上的不健康或情绪变化的问题,如活动无耐力、皮肤完整性受损、便秘等。

3.次优问题

次优问题指人们在应对发展和生活中变化时所产生的问题。这些问题往往不是很紧急,如营养失调、知识缺乏等。

(二)排序时应该遵循的原则

(1)按马斯洛的人类基本需要层次论进行排列,优先解决生理需要。这是最常用的一种方法。生理需要是最低层次的需要,也是人类最重要的需要。一般来说,影响了生理需要满足的护理问题,是对生理功能的平衡状态威胁最大的护理问题,是需要优先解决的护理诊断。如与空气有关的"气体交换障碍""清理呼吸道无效"、与水有关的"体液不足"、与排泄有关的"尿失禁""尿潴留"。

具体的实施步骤可以按以下方法进行:首先列出患者的所有护理诊断,将每一诊断归入五个需要层次,然后由低到高排列出护理诊断的先后顺序。

(2)考虑患者的需求。马斯洛的理论为护理诊断的排列提供了一个普遍的原则,但由于护理对象的复杂性、个体性,相同的需求对不同的人,其重要性可能不同。因此,在无原则冲突的情况下,可与患者协商,尊重患者的意愿,考虑患者认为最重要的问题并予以优先解决。

(3)现存的问题优先处理,但不要忽视潜在的和有危险的问题。有时它们常常也被列为首要问题而需立即采取措施或严密监测。

二、制订预期目标

预期目标是指通过护理干预,护士期望患者达到的健康状态或在行为上的改变。其目的是指导护理措施的制订。预期目标不是护理行为,但能指导护理行为,并作为对护理效果进行评价的标准。每一个护理诊断都要有相应的目标。

(一)预期目标的制订

1.目标的陈述公式

时间状语＋主语＋(条件状语)＋谓语＋行为标准。

(1)主语:指患者或患者身体的任何一部分,如体温、体重、皮肤等,有时在句子中省略了主语,但句子的逻辑主语一定是患者。

(2)谓语:指患者将要完成的行动,必须用行为动词来说明。

(3)行为标准:主语进行该行动所达到的程度。

(4)条件状语:指患者完成该行为时所处的特定条件,如"拄着拐杖"行走 50 m。

(5)时间状语:指主语应在何时达到目标中陈述的结果,即何时对目标进行评价,这一部分的重要性在于限定了评价时间,可以督促护士尽心尽力地帮助患者尽快达到目标,评价时间的确定,往往需要根据临床经验和患者的情况来确定。

2.预期目标的种类

根据实现目标所需时间的长短可将护理目标分为短期目标和长期目标两大类。

(1)短期目标:指在相对较短的时间内要达到的目标(一般指一周内),适合于病情变化快、住院时间短的患者。

(2)长期目标:指需要相对较长时间才能实现的目标(一般指一周以上,甚至数月)。

长期目标是需要较长时间才能实现的,范围广泛;短期目标则是具体达到长期目标的台阶或需要解决的主要矛盾。如下肢骨折患者,其长期目标是"三个月内恢复行走功能",短期目标分别为:"第一个月借助双拐行走""第二个月借助手杖行走""第三个月逐渐独立行走"。短期目标与长期目标互相配合、呼应。

(二)制订预期目标的注意事项

(1)目标的主语一定是患者或患者的一部分,而不能是护士。目标是期望患者接受护理后发生的改变或达到的结果,而不是护理行动本身或护理措施。

(2)一个目标中只能有一个行为动词。否则在评价时,如果患者只完成了一个行为动词的行为标准就无法判断目标是否实现。另外行为动词应可观察和测量,避免使用含糊的不明确的词语,可运用下列动词:描述、解释、执行、能、会、增加、减少等;不可使用含糊不清、不明确的词,如了解、掌握、好、坏、尚可等。

(3)目标陈述的行为标准应具体,以便于评价。有具体的检测标准;有时间限度;由护患双方共同制订。

(4)目标必须具有现实性和可行性,要在患者的能力范围之内,要考虑其身体心理状况、智力水平、既往经历及经济条件,要具有目标完成期限的可行性和目标结果设定的可行性。患者认可,乐意接受。

(5)目标应在护理工作所能解决的范围之内,并要注意医护协作,即与医嘱一致。

(6)目标陈述要针对护理诊断,一个护理诊断可有多个目标,但一个目标不能针对多个护理诊断。

(7)应让患者参与目标的制订,这样可使患者认识到对自己的健康负责不仅是医护人员的责任,也是患者的责任,护患双方应共同努力以保证目标的实现。

(8)关于潜在并发症的目标,潜在并发症是合作性问题,护理措施往往无法阻止其发生,护士的主要任务在于监测并发症的发生或发展。潜在并发症的目标是护士能及时发现并发症的发生并积极配合处理。如"潜在并发症:心律失常"的目标是"护士能及时发现心律失常的发生并积极配合抢救"。

三、制订护理措施

护理措施是护士为帮助患者达到预期目标而制订的具体方法和内容,规定了解决健康问题的护理活动方式与步骤,是一份书面形式的护理计划,也可称为"护嘱"。

(一)护理措施的类型

护理措施可分为依赖性护理措施、协作性护理措施和独立性护理措施三类。

1.依赖性护理措施

依赖性护理措施是来自于医嘱的护理措施,它描述了贯彻医疗措施的行为。如医嘱"每晨测血压1次""每小时巡视患者1次"。

2.协作性护理措施

协作性护理措施是护士与其他健康保健人员相互合作采取的行动。如患者出现"营养失调:

高于机体的需要量"的问题时,为帮助患者达到理想体重的目标,需要和营养师一起协商、讨论、制订护理措施。

3.独立性护理措施

独立性护理措施是护士根据所收集的资料,凭借自己的知识、经验、能力,独立思考、判断后做出的决策,是在护理职责范围内的。这类护理措施完全由护士设计并实施,不需要医嘱。如长期卧床患者存在的"有皮肤破损的危险",护士每天定时给患者翻身、按摩受压部位皮肤,温水擦拭等措施都是独立性护理措施。

(二)护理措施的构成

完整的护理措施计划应包括护理观察措施、行动措施、教育措施三部分。

1.观察措施

(1)观察疼痛的程度和缓解情况。

(2)观察患者心律、心率、血压的变化。

2.行动措施

(1)给予持续吸氧,2～4 L/min(依赖性护理措施)。

(2)遵医嘱持续静脉滴注硝酸甘油 15 滴/分(依赖性护理措施)。

(3)协助床上进食、洗漱、大小便(独立性护理措施)。

3.教育措施

(1)教育患者绝对卧床休息。

(2)教育患者保持情绪稳定。

(三)制订护理措施应注意的注意事项

1.针对性

护理措施针对护理目标制订,一般一个护理目标可通过几项措施来实现,措施应针对目标制订,否则即使护理措施没有错误,也无法促使目标实现。

2.可行性

护理措施要切实可行,措施制订时要考虑:①患者的身心问题,这也是整体护理中所强调的要为患者制订个体化的方案的原因。措施要符合患者的年龄、体力、病情、认知情况以及患者自己对改变目前状况的愿望等。如对老年患者进行知识缺乏的健康教育时,让患者短时间内记忆很多教育内容是困难的。护理措施必须是患者乐于接受的。②护理人员的情况,护理人员的配备及专业技术、理论知识水平和应用能力等是否能胜任所制订的护理措施。③适当的医院设施、设备。

3.科学性

护理措施应基于科学的基础上,每项护理措施都应有措施依据,措施依据来自护理科学及相关学科的理论知识。禁止将没有科学依据的措施用于患者。护理措施的前提是一定要保证患者的安全。

4.一致性

护理措施不应与其他医务人员的措施相矛盾,否则容易使患者不知所措,并造成不信任感,甚至可能威胁患者安全。制订护理措施时应参阅其他医务人员的病历记录、医嘱,意见不一致时应共同协商、达成一致。

5.指导性

护理措施应具体,有指导性,不仅使护理同一患者的其他护士很容易地执行措施,也有利于患者。如对于体液过多需进食低盐饮食的患者,正确的护理措施:①观察患者的饮食是否符合低盐要求。②告诉患者和家属每天摄盐<5 g。含钠多的食物除咸味食品外,还包括发面食品、碳酸饮料、罐头食品等。③教育患者及家属理解低盐饮食的重要性。

不具有指导性的护理措施:①嘱患者每天摄盐量<5 g。②嘱患者不要进食含钠多的食物。

四、护理计划成文

护理计划成文是将护理诊断、预期目标、护理措施以一定的格式记录下来而形成的护理文件。不仅为护理程序的下一步实施提供了指导,也有利于护士之间以及护士与其他医务人员之间的交流。护理计划的书写格式,因不同的医院有各自具体的条件和要求,所以书写格式也是多种多样的。大致包括日期、护理诊断、目标、措施、效果评价几项内容,见表2-2。

表 2-2 护理计划

日期	护理诊断	护理目标	护理措施	效果评价	停止日期	签名
	气体交换受阻	1、	1、			
		2、	2、			
			3、			
	焦虑	1、	1、			
		2、	2、			
			3、			

护理计划应体现个体差异性,一份护理计划只对一个患者的护理活动起作用。护理计划还应具有动态发展性,随着患者病情的变化和护理的效果而调整。

(沙涟漪)

第四节 护理实施

实施是为达到护理目标而将计划中各项措施付诸行动的过程。实施的质量如何,与护士的专业知识、操作技能和人际沟通能力三方面的水平有关.实施过程中的情况应随时用文字记录下来。

实施过程包括实施前准备、实施和实施后记录三个部分。一般来讲,实施应发生于护理计划完成之后,但在某些特殊情况下,如遇到急诊患者或病情突变的住院患者,护士只能先在头脑中迅速形成一个初步的护理计划并立即采取紧急救护措施,事后再补上完整的护理计划。

一、实施前的准备

护士在执行护理计划之前,为了保证护理效果,应思考安排以下几个问题。

(一)"谁去做"

对需要执行的护理措施进行分类和分工。确定护理措施是由护士做,还是辅助护士做;哪一级别或水平的护士做;是一个护士做,还是多个护士做。

(二)"做什么"

进一步熟悉和理解计划,执行者对计划中每一项措施的目的、要求、方法和时间安排应了如指掌,以确保措施的落实,并使护理行为与计划一致。此外,护士还应理解各项措施的理论基础,以保证科学施护。

(三)"怎样做"

(1)分析所需要的护理知识和技术:护士必须分析实施这些措施所需要的护理知识和技术。如操作程序或仪器设备使用的方法,若有不足,则应复习有关书籍或资料,或向其他有关人员求教。

(2)明确可能会发生的并发症及其预防:某些护理措施的实施有可能对患者产生一定程度的损伤。护士必须充分预想可能发生的并发症,避免或减少对患者的损伤,保证患者的安全。

(3)如患者情绪不佳,合作性差,那么需要考虑如何使措施得以顺利进行。

(四)"何时做"

实施护理措施的时间选择和安排要恰当,护士应该根据患者的具体情况、要求等多方面因素来选择执行护理措施的时机,例如健康教育的时间,应该选择在患者身体状况良好、情绪稳定的情况下进行以达到预期的效果。

(五)"何地做"

确定实施护理措施的场所,以保证措施的顺利实施。在健康教育时应选择相对安静的场所;对涉及患者隐私的操作,更应该注意选择环境。

二、实施

实施是护士运用操作技术、沟通技巧、观察能力、合作能力和应变能力去执行护理措施的过程。在实施阶段,护理的重点是落实已制订的措施,执行医嘱、护嘱,帮助患者达到护理目标,解决问题。在实施中必须注意既要按护理操作常规规范化地实施每一项措施,又要注意根据每个患者的生理、心理特征个性化地实施护理。

实施是评估、诊断和计划阶段的延续,需随时注意评估患者的病情及患者对护理措施的反应及效果,努力使护理措施满足患者的生理、心理需要,促进疾病的康复。

三、实施后的记录

实施后,护士要对其所执行的各种护理措施及患者的反应进行完整、准确的文字记录,即护理病历中的护理病程记录,以反映护理效果,为评价做好准备。

记录可采用文字描述或填表,在相应项目上打"√"的方式。常见的记录格式有 PIO 记录方式,PIO 即由问题(problem,P)、措施(intervention,I)、结果(outcome,O)组成。"P"的序号要与护理诊断的序号一致并写明相关因素,可分别采用 PES、PE、SE 三种记录方式。"I"是指与 P 相对应的已实施的护理措施,即做了什么,但记录并非护理计划中所提出的全部护理措施的罗列。"O"是指实施护理措施后的结果。可出现两种情况:一种结果是当班问题已解决,另一种结果是当班问题部分解决或未解决。若措施适当,由下一班负责护士继续观察并记录;若措施不适宜,则由下一班负责护士重新修订并制订新的护理措施。

记录是一项很重要的工作,其意义在于:①可以记录患者住院期间接受护理照顾的全部经过;②有利于其他医护人员了解情况;③可作为护理质量评价的一个内容;④可为以后的护理工作提供资料;⑤是护士辛勤工作的最好证明。

(沙涟漪)

第五节　护理评价

评价是有计划的、系统的将患者的健康现状与确定的预期目标进行比较的过程。评价是护理程序的第五步,但实际上它贯穿于整个护理程序的各个步骤,如评估阶段,需评估资料收集是否完全,收集方法是否正确;诊断阶段,需评价诊断是否正确,有无遗漏,是否是以收集到的资料为依据;计划阶段,需评价护理诊断的顺序是否合适,目标是否可行,措施是否得当;实施阶段,需评价措施是否得到准确执行,执行效果如何。评价虽然位于程序的最后一步,但并不意味着护理程序的结束。相反,通过评价发现新问题,重新修订计划,使护理程序循环往复地进行下去。

评价包括以下几个步骤。

一、收集资料

收集有关患者目前健康状态的资料,资料涉及的内容与方法同第二节评估部分的相应内容。

二、评价目标是否实现

评价的方法是将患者目前健康状态的资料与计划阶段的预期目标相比较,以判断目标是否实现。经分析可得出三种结果:①目标已达到;②部分达到目标;③未能达到目标。

三、重审护理计划

对护理计划的调整包括以下几种方式。

(一)停止

重审护理计划时,对目标已经达到,问题已经解决的,停止采取措施,但应进一步评估患者可能存在的其他问题。

(二)继续

问题依然存在,计划的措施适宜,则继续执行原计划。

(三)修订

对目标部分实现或目标未实现的原因要进行探讨和分析,并重审护理计划,对诊断、目标和措施中不适当的内容加以修改,应考虑下述问题:①收集的资料是否准确和全面;②护理问题是否确切;③所定目标是否现实;④护理措施设计是否得当以及执行是否有效;⑤患者是否配合。

护理程序作为一个开放系统,患者的健康状况是一个输入信息,通过评估、计划和实施,输出患者健康状况的信息,经过护理评价结果来证实计划是否正确。如果患者尚未达到健康目标,则需要重新收集资料、修改计划,直到患者达到预期的目标,护理程序才告停止。因此,护理程序是一个周而复始、无限循环的系统工程(图 2-1)。

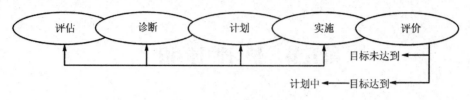

评估	诊断	计划	实施	评价
1. 护理观的确立	1. 分析、解释资料	1. 排列护理诊断顺序	1. 执行护理计划	1. 收集资料
2. 决定资料收集框架	2. 找出存在的问题及原因	2. 制订护理目标	2. 完成护理记录	2. 与护理目标比较
3. 收集资料	3. 确定护理诊断	3. 选择护理措施		3. 分析原因
4. 核实资料		4. 计划成文		4. 修订计划

图 2-1　护理程序的循环过程

护理程序是一种系统地解决问题的程序,是护士为患者提供护理照顾的方法。应用护理程序可以保证护士给患者提供有计划、有目的、高质量、以患者为中心的整体护理。因此它不仅适用于医院临床护理、护理管理,同时它还适用于其他护理实践,如社区护理、家庭护理、大众健康教育等,是护理专业化的标志之一。

(沙涟漪)

第三章

门诊护理

第一节　门诊预检分诊

近年来随着 JCI 标准的不断普及应用,医院门诊护理经验的不断累积,标准所涉及的范围更加完善。就诊管理是门诊管理的重要环节,护理部针对医疗及护理过程的各个重要环节,依据 ACC(可及和连贯的患者医疗服务)给予患者连贯性的优质护理及医疗服务,针对来院就诊的门诊患者进行信息的搜集及处理,确保患者得到及时有效的医疗服务,以保证患者的就诊安全,提高患者就诊满意度;同时规定相同诊断的患者在医疗机构内得到相同质量的优质服务,不能因为患者经济、性别、职业的不同,而有区别对待。在门诊护理工作中护理管理者要重视护士资质及培训工作、门诊服务质量、公共设施及其安全性管理、信息管理等多个方面。

一、门诊预检分诊原则

门诊是医院对外的一个窗口,也是直接对患者进行诊疗、咨询、预防保健的场所,作为一个医患关系的重要纽带,患者就诊时对医院的第一印象非常重要。由于门诊的患者流动性大,护理工作内容繁多,护理压力大,门诊也是容易发生纠纷的部门,因此就要求分诊的护士对来就诊的患者进行快速的资料收集,根据患者的个体化需求和患者的病情轻重缓急及所属的专科合理安排分科就诊。

(一)分科就诊

根据可及和连贯的患者医疗服务 ACC.1 标准,进一步建立健全了医院的诊疗门诊分诊制度,对分诊目标、标准、流程和护士的职责都做了新的调整:①对于初次就诊的患者,护士在接诊的过程中应该根据所属的病种指引患者分科就诊,帮助患者选择合适的科室;②为病情急或变化快的患者提供绿色通道以积极争取治疗时机,挽救患者的生命;③告知患者就诊地点,辅助检查的作用和注意事项等。

(二)预检评估

护士预检分诊增加了几个重要的环节,包括对安全性的评估,对生命指征的一般测评和对跌倒的评估。门诊的预检人员可根据患者的基本情况(如面色、呼吸是否急促、有无疼痛及疼痛的剧烈程度等)决定患者的就诊科室。每一个来院就诊的患者都必须通过生理、心理等全方面评估后方可就诊。通过分诊护士的动态分诊,根据患者的个体化病情调整就诊顺序,体现了高效、快捷的分诊模式,减少了患者和家属与医护人员的纠纷,明显提高了患者的满意度。

护理工作从门诊分诊流程上加大改进力度,做到了及时、准确分诊,提高了护士的分诊效率,减少了患者的就诊时间,保证了就诊的有序性,确保了急危重症患者的及时有效抢救,增加了患者的就医安全性。

二、实施实名制就诊

门诊工作包含患者在医疗机构内通过预约、预检分诊、挂号、候诊、就诊流程,得到适合的门诊医疗服务的过程。按照 ACC.1 标准,规范门诊就诊流程,使就诊患者获得安全、规范、高效、满意的医疗服务。

(一)核对确认注册

为使患者就诊安全,医院采用门诊实名制就诊。完成预约挂号的患者,应于就诊当天,持就诊卡到自助机或窗口进行确认注册。如无就诊卡的患者可凭有效身份证明到自助机或窗口办理就诊。就诊前,导诊台护士需核对患者信息,使患者按挂号的序号进行候诊和评估。就诊时,医师再次核对患者信息,核对无误方可就诊。

(二)患者隐私保护

按照患者的权利与义务 PFR 标准,整个就诊过程中要对患者的隐私进行保护。保护患者的隐私不会被其他无关的医护人员及患者的家属所知,医院需保证医患之间的诊疗活动在相对独立的环境中进行,使患者的信息受到保护。门诊医务人员真正落实一医一患一诊室,保证患者信息不被其他人"旁听""旁观";科室所有计算机设置为自动屏保状态;病历系统使用医护人员个人用户名、密码登录;对涉及患者隐私的废弃病历文书资料不能当废纸复用,全部使用粉碎机处理,保证患者隐私的资料不外泄;门诊候诊呼叫系统改装为不能显示患者的全名,名字为三个字的患者隐去中间的一字,名字为两个字的患者隐去后面的一字,以保证门诊患者姓名隐私不泄露;患者的化验单等检查资料也只能是患者本人或者是患者授权的人才能查看;在所有自助机前设置1米等候线,切实保护患者的就医隐私的权利。

三、门诊患者身份识别

身份识别是指确认某个个体是否符合指定对象身份的过程,以保证指定对象的合法权益及群体系统的安全和秩序。目的是为防止因识别错误而导致患者受到损害的事件发生。患者身份识别制度,要求在实施任何医疗措施之前必须同时核对至少2种个体独有的、能标识患者的特征信息。应规范患者身份识别方法和程序,并提供更安全的治疗,以确保患者医疗安全。

(一)门诊患者身份识别的标识

医院根据本院实际情况选择能识别门诊患者身份的2个首要标识符,分别是患者姓名和门诊患者病案号或患者姓名和患者出生年月日。如选择患者姓名和门诊病案号,门诊患者应实行唯一的门诊病案号,即无论患者第几次来院就诊,统一使用第一次来院就诊时建立的门诊病案号。因此患者在第一次就诊时需到收费窗口打印带有病案号的条码贴在病历本上。对于预约的患者,医院可通过短信发送病案号到患者手机上。

(二)门诊患者身份识别的方法

面对可交流沟通的患者,工作人员以主动问答的方式,与患者或其家属共同进行患者身份识别的核对,同时用识别工具辅助核对。就诊时医师询问患者:"请问你叫什么名字?"患者报出自己的姓名,医师插医保卡或就诊卡查看信息系统,核对患者姓名、病案号等患者身份信息。

(三)患者的交流沟通

面对无法交流沟通的患者,有患者代理人在场时,请代理人陈述患者姓名等患者身份信息,并用患者病历卡上的条码核对病案号。无患者代理人在场时,医护人员至少用 2 种识别工具核对以确保患者姓名、病案号的一致性。

四、门诊患者评估

在门诊护理工作中按照 AOP.1 标准(AOP:患者评估)实施护理服务并进行评估,对门诊工作的护理质量提升有着重要的价值。门诊患者评估是由具有资质的护士通过病史询问、体格检查、辅助检查等途径,对患者的生理、心理-社会状况、健康史、经济因素以及疾病严重程度等情况作出综合评价,以指导诊断和治疗。

(一)门诊患者评估目的

门诊患者评估的目的在于规范医护人员采集、分析患者在生理、心理-社会状况、经济因素及其健康史等方面信息和数据的行为,确保及时、准确、全面地了解患者病情的基本现状和其对诊疗服务的需求,为制订适合于患者的诊疗护理方案及后续的医疗和护理提供依据和支持。

(二)门诊患者评估内容

护士在患者就诊前需对每一个门诊就诊的患者进行护理评估,评估内容包括生理、心理、社会、经济等方面。评估患者体温、脉搏、呼吸、血压等生命体征,身高、体重等指标,是否为特殊人群(如孕产妇、65 岁以上的老人、长期疼痛或疾病患者、儿童、青少年、吸毒人员、受虐待者等),有无生理、心理康复需求,疾病严重程度以及跌倒风险、营养风险等,AOP.1.5 标准要求对每一个患者,包括门诊就诊的患者都要进行主动的疼痛评估,通过疼痛评估,可及早发现患者潜在的疾病风险。

(三)门诊患者评估方法

接诊护理工作者需对每一位患者都按照医院规定的评估流程进行评估,以确定其医疗需求并记录在相关记录单上。同时,护士需提供初步的评估资料,该评估资料将伴随整个诊疗过程。医师评估患者的自理功能、营养状态等指标,并在整合其基本情况、护理评估、体格检查、辅助检查结果的基础上做出初步诊断,制订诊疗方案。门诊患者每次就诊都要进行评估,一天内多科室就诊可只评估一次。

(四)护士的资质

为了能够正确地对门诊患者进行预检分诊,门诊预检分诊的护士要具有一定的资质。因此就需要对门诊护士进行严格筛选,使其在接受正规考核后上岗,以确保患者的诊疗安全。要求门诊的护士具有护士执业证书,熟悉医院的工作流程和医院可提供的医疗服务范围,并对突发事件具有良好的应变能力。每一个在护理专业进行的评估,都应在其执业、执照、法律法规范围内进行。不仅要求门诊的分诊护士具有过硬的临床护理知识,能够快速地识别出患者的疾病严重程度并给予及时分诊,而且要求护士具有良好的心理素质,对形形色色的患者进行观察,能够正确判断出患者的心理需求。

五、门诊患者危急值报告程序

国际患者安全目标危急值管理 IPSG.2 是六大患者安全目标管理之一,规范了临床检验危急值的流程,根据上报的危急值采取重要的安全措施,将危急值报告及时传达给临床医师,使其对患者病情做出正确判断并给予适当的医疗处置,是提高医疗质量和确保医疗安全的关键因素之一。因此,构建一个完善、及时的危急值通报机制,将信息系统整合应用,使其成为医护人员沟通的重要途径,也是医院通过 JCI 评审的重点项目。危急值是指某项或某类检验或检查结果显著超出正常范围,而当这种异常结果出现时,表明患者可能正处于高风险或存在生命危险的状态。临床医师需要及时得到这种异常结果信息,迅速给予患者有效的干预治疗措施,否则患者就有可能出现严重后果。

(一)确定危急值的项目和范围

医院根据规模、专科特色、患者的人群特点、标本量等实际情况,征求专家意见后,制定符合实验室和临床要求的危急值项目和范围,包括各类临床检验危急值项目。

(二)制定危急值通报标准程序

构建启用危急值通报和应答信息系统,制定危急值通报标准操作程序。一旦出现危急值,检验者在确认检测系统正常的情况下,立即复核,确认结果属于危急值后,在 10 分钟内电话通知医师,并在《危急值报告登记本》中做好已通知的记录。报告者在通知时,按《危急值接受登记本》中记录的项目逐一读报。医师做好记录并向报告者逐一回读然后确认。医师接到通知后 30 分钟内联系患者并做出对患者处置的诊疗意见。医师及护士在门诊病历中详细记录报告结果、分析处理情况、处理时间。

明确医务人员间危急值传达方式及信息的记录方式,促进临床、医技科室之间的有效沟通与合作,更好地为患者提供安全、及时、有效的诊疗服务。

(丁红红)

第二节　门诊采血护理

一、采血器材的选择

(一)静脉采血器材

1.一次性多管采集双向针及蝶翼针

多管采集双向针由双向不锈钢针和螺纹接口组成。一般根据针头直径大小的不同,将双向针分为不同的针号。针号越大,针尖直径越小。采血时可根据患者的具体情况选择合适的针号。采集正常成年人血液标本通常选择 21G 采血针,困难采血人群建议选择 22G 采血针。

与双向针相比,蝶翼针拥有更加灵活的穿刺角度,更适合困难采血人群和细小静脉采血。但蝶翼针存在软管,会造成第一支采血管的采血量不足。因此,当使用蝶翼针采血,且第一支试管为枸橼酸钠抗凝管或小容量真空管时,建议先用废弃管(如凝血管、没有添加剂的采血管等)采血,以填充蝶翼针软管中的"无效腔",确保试管中血液/抗凝剂的适当比例和试管中血液标本量的准确。

2.持针器

持针器可与采血针连接,不仅能更好地控制采血针,降低静脉采血难度,而且还可有效地防止采血过程中的血液暴露,提高静脉采血的安全性。无论使用直针还是蝶翼针均应使用配套的持针器,以保证血液标本采集顺利和采血人员的安全。

3.真空采血管

真空采血管是最常用的一次性采血容器,其内部必须无菌,且负压应准确(图 3-1)。采血管标签上应明确标注/打印批号和失效日期、制造商名称或商标和地址、添加剂的种类和是否灭菌等信息。管体材料应符合下列要求:①能看清内容物(暴露在紫外线或可见光下会造成管内的内容物或采集后的血液样本受到损害的情况除外);②能够耐受常规采血、保存、运输和处理时产生的机械压力;③能够耐受说明书中列出的离心条件;④采血管的任何部分不得有可割伤、刺伤或划伤使用者皮肤或手套的锋利边缘、凸起或粗糙的表面。采血管中所有溶剂均应达到美国药典规定的或相当于"纯水"的标准。此外,采血管应保证有足够的上部空腔以便充分混匀。

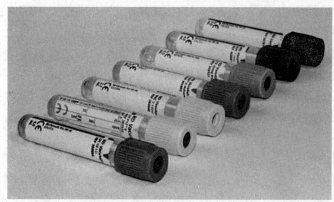

图 3-1 一次性使用真空采血管

真空采血管使用过程中应注意以下几点:①使用在有效期内的采血管,以保证其具有准确的真空度;②采血量应准确,以保证添加剂与血样的比例正确;③采血管应与离心机转头相匹配,以防止离心时发生破碎/泄漏;④真空采血管应保证与采血系统的其他各组件(如持针器、针头保护装置、采血组件、血液转注组件等)之间相互匹配。

根据是否含有添加剂和添加剂种类的不同,真空采血管可分为血清管、血清分离胶管、肝素管、EDTA 管、血凝管、血沉管、血糖管和血浆准备管八大类。

(1)血清管:血清管内含促凝剂或不含有任何添加剂,适用于常规血清生化、血型血清学等相关检验的标本收集。为减少血细胞挂壁和溶血现象的发生,血清管管壁需经硅化处理。含有促凝剂的血清管可以加快血液凝固速度,缩短样本周转时间。

(2)血清分离胶管:血清分离胶管内含促凝剂与分离胶,适用于血清生化、免疫、治疗药物检测检验。分离胶是一种聚合高分子物质,其密度介于血清与血细胞之间,离心后可在血清与血细胞间形成隔层,从而将血清与细胞隔开。与传统血清管相比,血清分离胶管分离血清速度快(通常竖直静置 30 分钟),分离出的血清产量高、质量好。对于大部分生化、免疫以及治疗药物检测项目,使用血清分离胶管标本可在 4 ℃条件下保存7天,且方便留样复检。

(3)肝素管:肝素管含肝素锂(或肝素钠)添加剂,适用于生化、血液流变学、血氨等项目检测。肝素抗凝管无需等待血液凝固,可以直接上机,适合急诊检验。

(4)EDTA 管:乙二胺四乙酸(Ethylene Diamine Tetraacetinc Acid,EDTA)盐与血液中钙离子或其他二价离子发生螯合作用,阻断这些离子发挥凝血酶辅因子的作用,从而防止血液凝固。

EDTA盐对血液细胞成分具有保护作用,不影响白细胞计数,对红细胞形态影响最小,还能抑制血小板聚集,适用于一般血液学检验。国际血液学标准化委员会(ICSH)推荐血细胞计数和分类首选EDTA二钾盐作为抗凝剂。喷雾态EDTA二钾盐抗凝能力更强。

(5)血凝管:血凝管内含枸橼酸钠抗凝剂。枸橼酸钠主要通过与血液中钙离子螯合而起抗凝作用。美国临床实验室标准化协会(CLSI)推荐抗凝剂浓度是3.2%,相当于0.109 mol/L,抗凝剂与血液比例为1:9。为了防止血小板激活,保证凝血检测结果准确,建议使用无无效腔真空采血管。

(6)血沉管:血沉试验要求枸橼酸钠浓度是3.2%(相当于0.109 mol/L),抗凝剂与血液比例为1:4。

(7)血糖管:血糖管内的添加剂为草酸钾/氟化钠或EDTA-Na$_2$/氟化钠。氟化钠是一种弱抗凝剂,同时也是血糖测定的优良保存剂,可保证室温条件下血糖值24小时内稳定。血糖管适用于血糖、糖化血红蛋白等项目的检测。

(8)血浆准备管:血浆准备管内添加了分离胶和EDTA二钾盐抗凝剂,离心时,凝胶发生迁移并在血浆和细胞组分之间形成隔离层,隔绝细胞污染,保证血浆纯度,且能保证室温条件下24小时血浆性质稳定、6小时全血性质稳定和4℃条件下5天血浆性质稳定,主要适用于HBV、HCV和HIV等病毒核酸定量或定性检测。血浆准备管实现了方便、安全的全血采集和血浆分离一体化。

(二)动脉采血器材

动脉血液标本主要用于血气分析。建议选择专业动脉采血器进行动脉血液标本采集,以保证血气结果的准确性(图3-2)。由于空气中的氧分压高于动脉血,二氧化碳分压低于动脉血,因此,动脉血液采集过程中应注意隔绝空气,采血后应立即排尽针筒里所有的气泡,并封闭针头,以避免因血液中PaO$_2$和PaCO$_2$的改变所致的测定结果无价值。标本采集后应立即送检,不得放置过久,否则血细胞继续新陈代谢,影响检验结果。

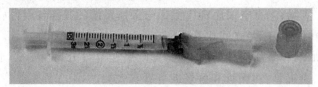

图3-2 动脉采血器

(三)末梢采血器材

1.采血器

推荐使用触压式一次性末梢采血器。触压式一次性末梢采血器具有一步式触压、快速、精确、穿刺稳定、针/刀片永久回缩、患者痛感低等特点。

2.末梢采血管

末梢采血管是一种主要用于婴幼儿和其他采血困难患者使用的采血管。其采集血样较少,主要用于血常规等血样需求较少的检验项目。末梢采血管应符合下列要求:①采血管内添加剂要分布均匀,以便混匀,防止微血块的形成;②采血管的管壁要光滑,防止挂壁和损坏细胞;③末梢采血管必须能够容易地取下管盖并能够牢固地重新盖上,不会发生泄漏(图3-3)。

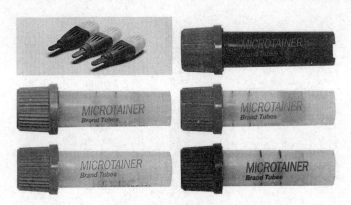

图 3-3　末梢采血器及采血管

二、采集容器及其标识

目前,用于采集血液标本的真空采血管已有权威的国际和国内标准,很大程度上规范了真空采血管的制备和使用,保证了血液标本的质量。使用时,应该注意依据检验目的选择相应的真空采血管并做好正确的标识。

(一)采集容器标识基本要求

条形码应打印清晰规范、无折痕,粘贴应正确、牢固、平整无皱褶。建议使用专用条码打印机和热敏标签打印纸。粘贴条形码后,采血管上应留有能够直接观察血液标本状态的透明血窗位置。未贴条形码、使用纸质申请单的样本,容器/试管上需清晰写明姓名、性别、病区/床号、住院号/门诊号,并与申请单上信息完全一致。如果有编号,编号也应保持一致。保证容器上有患者的唯一性标识。

(二)采集容器添加剂和容量的识别

标本采集人员可根据检验项目所预期的标本类型和要求的采集量选择不同的采血容器(采血管/瓶)。可通过粘贴在采血容器外壁标签的颜色、管盖的颜色或直接印在容器上的颜色来识别不同类型的采血容器;也可通过容器标签上给出内装添加剂的字母代码或文字描述区别不同类型的采血容器,如“K_2E”代表“EDTA 二钾盐”。此外,采血量应与采血容器标签上的所标注的公称液体容量(体积)相一致。

(三)采集容器患者标本信息的标识要求

标本采集人员应在其所选择的采血容器上标识出与待采集标本相关的信息,通常采用在采血容器上粘贴患者检验项目医嘱条形码的方式做标识。如果不具备生成条形码的条件,也应采用手工填写必要信息的方式对采血容器进行标识。

1.检验申请医嘱条形码的基本要求

医嘱条形码应有唯一性标识,主要包含以下内容:检验条形码号、患者姓名、性别、门诊号/住院号、病区/床号、检验项目、标本类型、医嘱申请人、医嘱申请时间。要求待采集的标本类型应与条形码上标注的类型相一致。医嘱条形码应打印清晰,建议使用专用条码打印机和热敏标签打印纸。条形码应正确、完整、牢固地黏贴在采血容器上(这里以采血管为例,如下图 3-4~图 3-6)。若有多张条形码粘贴,需将条码上信息完整暴露,不能遮盖或缺失。

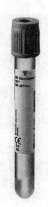

图 3-4　真空采血管(未贴条形码)

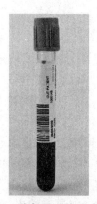

图 3-5　贴条形码的正确方法

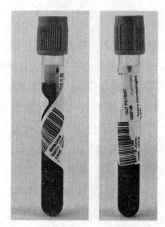

图 3-6　贴条形码的错误方法

2.使用纸质申请单的采血管标识要求

对于未粘贴条形码、使用纸质申请单的样本,采血管上需清晰写明姓名、性别、住院号或门诊号等唯一性标识。

三、门诊患者采样信息确认

门诊患者采集血样前,应认真核对患者姓名、性别、检验项目等基本信息,了解患者是否空腹等情况,对于餐后两小时血糖等特殊的检验项目还应了解其采样时间是否符合规定。对于成年人和神志清醒者,应通过与患者交流,核对申请单(或者条形码)上的信息;对于年幼患者或交流有困难者,应与监护人、陪伴者交流核对信息。

门诊就诊患者多,流动性很大,就诊主要持病历本和就诊卡,辨别患者身份存在困难。冒用他人就诊卡不仅涉及套用医保费用,还带来医疗安全隐患。应用合适的方式教育和提醒患者使用本人的就诊卡进行检验,在检验报告单上注明"检验结果仅对送检标本负责"等字样。

采血人员依靠申请条形码、申请单上显示的患者信息来识别门诊患者身份是不够的。遇到患者身份可疑时,采集员须进一步检查患者有效证件(如身份证)、病历本等。有条件的单位应采集患者的人头像予以保存。

四、静脉采血的一般流程

抽血室护士应严格执行无菌操作技术规程,业务熟练。抽血前,护士要洗手,戴口罩、帽子、乳胶手套。

(一)相关用品及患者准备

1.物品准备

采血器具必须符合国家的安全规范,检查各种可能出现的失效情况和有效期。

(1)穿刺托盘准备:内容包括所有采血用具(真空采血管、无菌采血针、持针器、压脉带、手套、消毒液、棉签、纱布等)。检查穿刺针头是否锐利平滑,有无空气和水分,采血管头盖是否有松动、裂缝。准备好锐器盒、污盆、医用垃圾桶等。

(2)采血系统:采血人员必须选择正确的种类和规格的采血管,采用颜色编码和标识有助于简化步骤和操作。如果采血系统各组件来自不同的生产厂家,应进行检查以保证其相容性。

(3)采血管准备:仔细阅读受试者申请单并在采血管上贴上标签或条码,包括患者姓名、项目名称、采集日期、门诊号或住院号,确定采血量。准备每个试验所需的采血管,并按一定顺序排列。

2.患者准备

原则上,患者应在平静、休息状态下采集样本,患者在接受采血前24小时内应避免运动和饮酒,不宜改变饮食习惯和睡眠习惯。一般主张在进食12小时后空腹采血,门诊患者提倡静坐15分钟后再采血。同时要注意采血时间、体位、生活方式、情绪、输液、生理周期等因素的影响。

(二)患者体位

协助患者取舒适自主体位,使其舒适地坐在椅子上或平躺后采血。

(三)绑扎压脉带以及采血部位的选择

采血前要求受试者坐在采血台前,将前臂放在实验台上,掌心向上,并在肘下放一枕垫,卧床受检者要求前臂伸展,暴露穿刺部位。将压脉带绕手臂一圈打一活结,压脉带末端向上。要求患者紧握和放松拳头几次,使静脉隆起。压脉带应能减缓远端静脉血液回流,但又不能紧到压迫动脉血流的程度。

仔细选择受检者血管,多采用位于体表的浅静脉,通常采用肘部静脉(图3-7),因其粗大容易辨认。常用肘窝部贵要静脉、肘正中静脉、头静脉及前臂内侧静脉,内踝静脉或股静脉,小儿可采颈外静脉血液。

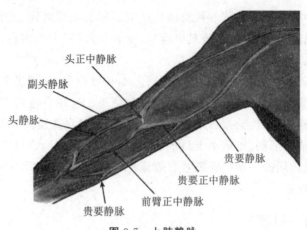

图 3-7　上肢静脉

(四)确定静脉位置,确定穿刺部位

1.选择静脉

适于采血的部位为手臂肘前区,位于手臂前侧略低于肘弯的区域,这个区域内皮下浅表处有多条较大的静脉,这些血管通常接近皮肤表面,位置更加稳定,进针时痛感较小。

2.确定穿刺部位

典型的方式是利用压脉带帮助选择静脉穿刺部位,静脉粗大且容易触及时并非必须使用压脉带,触及静脉一般用示指。采血人员拇指上有脉搏,因此不应用于触及静脉。当无法在肘前区的静脉进行采血时,从手背的静脉采血也可以(图 3-8)。要尽量避免在静脉给药的同一手背上采血。

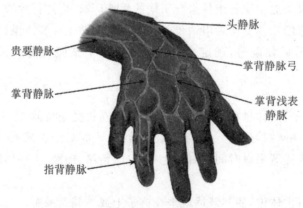

图 3-8　手背静脉

一般在受试者穿刺位以上约 7.5～10.0 cm 处绑扎压脉带,但不能太紧导致受试者不舒服,压脉带的捆绑时间不应超过 1 分钟,当轻压或轻拍时能感觉其回弹的静脉即为合适血管。如果压脉带在一个位置使用超过 1 分钟,应松开压脉带,等待 2 分钟后重新绑扎(图 3-9,图 3-10)。

(五)佩戴手套、消毒穿刺部位

佩戴手套(图 3-11),以进针点为中心,先用 30 g/L 碘酊棉签自所选静脉穿刺处从内向外顺时针消毒皮肤,范围大于 5 cm。待碘酊挥发后,再用 75%乙醇棉签以同样方法拭去碘迹(图 3-12)。

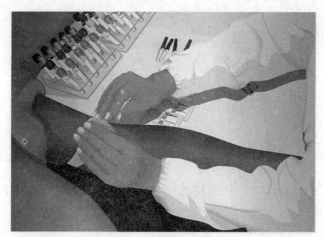

图 3-9　正确使用压脉带

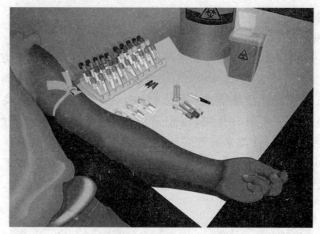

图 3-10　正确使用压脉带

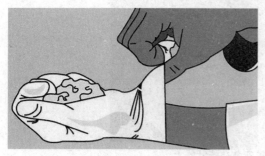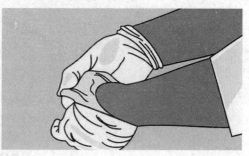

图 3-11　佩戴手套

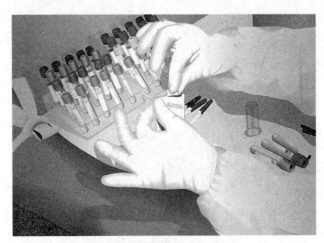

图 3-12 使用消毒剂进行消毒

(六)静脉穿刺

1.组合采血针和持针器

静脉穿刺前,按规章将采血针与持针器进行组合(图 3-13)。

嘱受检者握紧拳头,使静脉充盈显露。在即将进行静脉采血的部位下方握住患者手臂,以左手拇指固定静脉穿刺部位下方 2.5～5.0 cm,右手拇指持穿刺针,穿刺针头斜面向上,呈 15°～30° 穿刺入皮肤,然后呈 5°向前穿刺静脉壁进入静脉腔(图 3-14)。见回血后,将针头顺势探入少许,以免采血时针头滑出,但不可用力深刺,以免造成血肿,见血流进入采血管后,松开压脉带(图 3-15)。真空采血管插入持针器采血管端,因采血管内负压作用,血液自动流入采血管,在血液停止流动即真空负压耗尽时,从采血针/持针器上拔出/分离采血管,将下一支采血管推入/连接到采血针/持针器上,重复上述采血过程直至最后一支采血管采血完成。

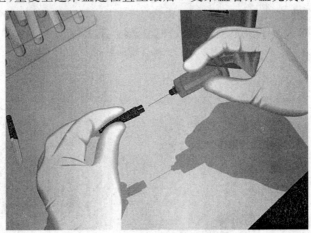

图 3-13 将采血针安装在持针器上

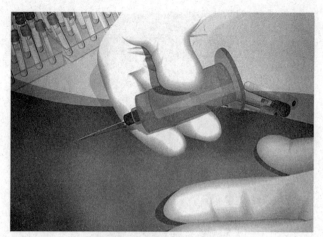

图 3-14 进针角度

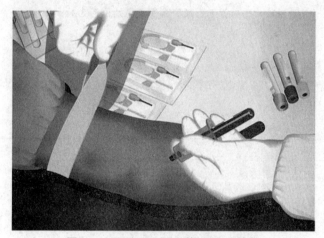

图 3-15 血流进入采血管,松开压脉带

2.混匀血标本

采血后每支含有添加剂的采血管应立即轻柔且充分混匀,颠倒混匀次数应按照生产厂商说明书的要求(图 3-16、图 3-17)。不要剧烈混匀和搅拌以避免出现溶血。

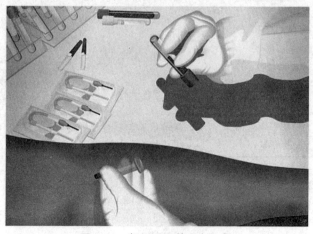

图 3-16 颠倒采血管混匀血样

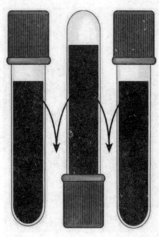

图 3-17　采血管上下颠倒再回到原始位置为颠倒 1 次

(七)采血顺序

按照正确的采血顺序进行采血,以免试管间的添加剂交叉污染。根据 WHO 采血指南推荐,任何时候都应遵循表 3-1 中列出的顺序进行采血。采血后即刻按需颠倒混匀采血管,垂直放入试管架。

表 3-1　静脉采血顺序表

试管类型	添加剂	作用方式	适用范围
血培养瓶	肉汤混合剂	保持微生物活性	微生物学,需氧菌、厌氧菌、真菌
无添加剂的试管			
凝血管	枸橼酸钠	形成钙盐以去除钙离子	血凝检测(促凝时间和凝血酶原时间),需要滴管采集
血沉管	枸橼酸钠		血沉
促凝管	血凝活化剂	血液凝集,离心分离血清	生化、免疫学和血清学、血库(交叉配血)
血清分离管	分离胶和促凝剂	底部凝胶离心分离出血清	生化、免疫学和血清学
肝素管	肝素钠或肝素锂	使凝血酶和促凝血酶原激酶失活	测锂水平用肝素钠,测氨水平都可以
血浆分离肝素管	分离胶和肝素锂	肝素锂抗凝,分离胶分离血浆	化学检测
乙二胺四乙酸(EDTA)管	乙二胺四乙酸(EDTA)	形成钙盐以去除钙离子	血液学、血库(交叉配型)需要满管采血
氟化钠/草酸钾或氟化钠/EDTA 抗凝管	氟化钠/草酸钾或氟化钠/EDTA	氟化钠抑制糖酵解,草酸钾/EDTA 抗凝	血糖

(八)按压止血,拔出废弃针头

嘱受检者松拳,用医用棉签轻压在静脉穿刺部位上(图 3-18)。

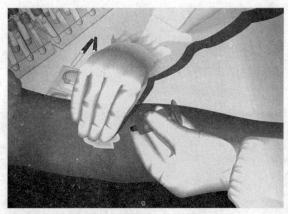

图 3-18 拔出针头,按压止血

按照器械生产厂家的使用说明拔出针头并开启安全装置(图 3-19)。将采血器具安全投入锐器盒中(图 3-20),锐器盒应符合现行规章要求。针头不应重新戴上保护鞘、弯曲、折断或剪断,也不应在废弃前从所在注射器上卸下。

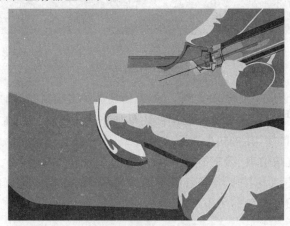

图 3-19 采血结束立刻激活安全装置

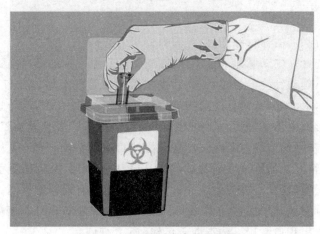

图 3-20 采血器具安全投入锐器盒

（九）给患者止血固定（必要时绑扎绷带）

1.正常情况

嘱受检者中等力度按压针孔 3～5 分钟,不应让患者弯曲手臂以免增加额外的压力,勿揉搓针孔处,以免穿刺部位瘀血(图 3-21)。检查止血情况、观察血肿并在静脉穿刺部位上粘贴创可贴或包扎绷带。

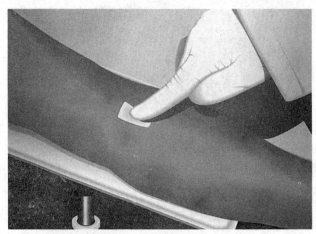

图 3-21　压住穿刺部位

2.止血困难

采血人员应观察是否有出血较多的情况,如果出现血肿或出血持续时间超过 5 分钟,应告知护士以便接诊医生了解情况。在采血部位覆盖纱布块并持续按压直到血流停止,在手臂上绑紧纱布绷带保持纱布块的位置,并告知患者原位保留 15 分钟以上。

（十）再次核对并登记信息,及时送检

再次核对,并登记信息,不同标本应在规定的时间内及时送检。脱手套,整理用物。

若一次穿刺失败,重新穿刺需更换部位。

五、动脉采血的一般流程

（一）采血准备

(1)常规准备所有必需的器材和物品,见采血器材的选择。

(2)使用动脉血气针采集动脉血气标本之前,先把动脉血气针的针栓推到底然后再拉回到预设位置。其目的在于:确认针栓的工作状态;帮助抗凝剂在管壁上均匀分布。使用空针时,注射器必须先抽少量肝素,以湿润、肝素化注射器,然后排尽。其目的在于:①防止送检过程中血液凝集;②在注射器管壁形成液体膜,防止大气和血样的气体交换;③填充无效腔。动脉穿刺拔针后,针尖斜面刺入专用针塞隔绝空气。并应注意观察穿刺点有无渗血,局部有无肿胀、血肿,并注意观察有无供血不足的情况。动脉采血成功后,在按压止血的同时,立即检查动脉血气针或注射器中有无气泡,如发现气泡,应小心按照生产厂家的建议排出所有滞留的气泡。转动或颠倒采血器数次,并用手向两个维度搓动采血器使血液与抗凝剂充分混匀防止红细胞凝集(图 3-22),保证充分抗凝,防止样本中出现血凝块。标本即刻送检(15 分钟内)。

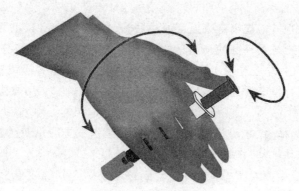

图 3-22　混匀

（二）桡动脉穿刺

（1）桡动脉穿刺前需做改良 Allen 试验，如改良 Allen 试验阳性，可在桡动脉进行穿刺；如改良 Allen 试验阴性，不得选择桡动脉作为动脉穿刺部位，应该选择其他动脉。

（2）根据患者病情取平卧位或半卧位，手掌向上伸展手臂，腕部外展 30°绷紧，手指自然放松。必要时可以使用毛巾卷或小枕头以帮助腕部保持过伸和定位。

（3）操作者用左手示指、中指，定位桡动脉搏动最明显部位。使用光纤光源进行手腕透照有助于小年龄婴儿桡动脉定位并确定掌弓轮廓。手指轻柔放在动脉上，感觉动脉的粗细、走向和深度。使用光纤光源时应防止烫伤婴儿的皮肤。

（4）常规消毒穿刺区皮肤和操作者的示指、中指，消毒面积要大，患者皮肤消毒区域以预穿刺点为中心直径应在 5 cm 以上。

（5）桡动脉穿刺分斜刺和直刺两种方法。①斜刺：逆动脉血流方向穿刺，单手以类似持标枪的姿势持采血器或注射器，用以消毒的另一只手的手指触桡动脉搏动最明显的准确位置即针头刺入动脉（不是刺入皮肤）的位置，使动脉恰在手指的下方。在距桡动脉上方的手指远端 5～19 mm 的位置上，针头斜面向上与血流呈 30°～45°刺入动脉，缓慢进针，见血后固定针头，待动脉血自动充盈针管至预设位置后拔针（动脉血气针）或待动脉血自动充盈针管约 1～2 mL 后拔针（空针）。②直刺：示指、中指在桡动脉搏动最明显处纵向两侧相距约 1 cm 处固定桡动脉，持采血器在两指之间垂直刺入，刺入皮肤后，缓慢进针一般 0.5～1.0 cm，见血后固定针头，待动脉血自动充盈针管至预设位置后拔针（动脉血气针）或待动脉血自动充盈针管约 1～2 mL 后拔针（空针）。③注意事项：如果使用比 6 号更细的针头，可能需要轻柔地抽动针栓使血液进入针筒，但用力不应过大，以免形成过大负压造成针筒内气泡产生。

（6）拔针后，局部立即用无菌棉签或干燥的无菌纱布按压 3～5 分钟止血。如果患者正在接受抗凝药物治疗或凝血时间较长，应在穿刺部位保持更长时间的按压。松开后立即检查穿刺部位。如果未能止血或开始形成血肿，重新按压 2 分钟。重复此步骤直到完全止血。如果在合理的时间内无法止血，应寻求医疗救助。不能用加压包扎替代按压止血。

（三）肱动脉穿刺

（1）患者平卧或半卧位，手臂完全伸展并转动手腕，手心向上。必要时肘关节下可以使用毛巾卷或小枕头，以使患者手臂进一步舒适伸直和帮助肢体定位。

（2）以示指或中指在肘窝上方内侧 2～3 cm 处，感觉附近的动脉搏动，搏动最明显处为穿刺点。

（3）以预穿刺点为中心，常规消毒采血区域皮肤，直径应在 5 cm 以上。

（4）斜刺用中指、示指触及动脉搏动明显的位置，沿动脉走向将两指分开。针尖斜面向上呈45°从远侧的手指（示指）下方位置刺入皮肤，针头方向为连接两指直线位置。缓缓进针，待有回血，固定针头，让动脉血自然充盈针管至预设位置后拔针（动脉血气针）或待动脉血自动充盈针管约 1～2 mL 后拔针（空针）。

（5）直刺以肘横纹为横轴：肱动脉搏动为纵轴交叉点上方 0.5 cm 处为穿刺点，在动脉搏动最明显处垂直进针刺入肱动脉，同斜刺方法采集动脉血。

（6）穿刺后用棉签或无菌纱布尽可能在肱骨上按压动脉 5 分钟或更长时间止血。有时肱动脉的有效按压止血比较困难，但在肱骨上按压往往十分有效。

（四）股动脉穿刺

（1）采取适当措施（如屏风）遮挡，嘱患者脱去内裤。患者应当平卧伸直双腿或将穿刺一侧大腿稍向外展外旋，小腿屈曲呈 90°，呈蛙式。

（2）术者用示指和中指在腹股沟三角区内触及股动脉搏动最明显处为穿刺点。

（3）此区域通常污染比较严重，故采血部位应充分消毒。以穿刺点为中心，消毒面积应在8 cm×10 cm 以上，必要时应剃除穿刺部位的阴毛。

（4）以搏动点最明显处为穿刺点，示指、中指放在股动脉两侧，然后触按动脉的示指、中指沿动脉走向分开约 2 cm 固定血管。在示指与中指之间中点，穿刺针头与皮肤垂直或 45°逆血流方向进针。见回血后固定穿刺针的方向和深度，动脉血充盈针管至预设位置后拔针（动脉血气针）或待动脉血自动充盈针管 1～2 mL 后拔针（空针）。

（5）穿刺后用棉签或无菌纱布按压股动脉止血 3～5 分钟。

（五）足背动脉穿刺

（1）患者足背过伸绷紧。

（2）示指在内、外踝连线中点触及动脉搏动最明显处为穿刺点。

（3）以穿刺点为中点常规消毒皮肤面积直径为 10 cm 以上。

（4）以已消毒的示指触足背动脉的准确位置，使动脉恰在示指的下方，逆动脉血流方向，针头与皮肤表面呈 45°～60°进针，见回血固定针头，血液充盈针管至预设位置后拔针（动脉血气针）或待动脉血自动充盈针管 1～2 mL 后拔针（空针）。

（5）棉签或无菌纱布压迫穿刺部位止血 3～5 分钟。

（六）胫后动脉穿刺

（1）婴儿平卧位，穿刺前按摩足部，改善血液循环。

（2）术者左手固定足部，绷紧足跟内侧面皮肤，右手示指指尖于跟腱和内踝之间触摸胫后动脉搏动点，确定穿刺点。

（3）以穿刺点为中心常规消毒皮肤面积直径为 10 cm 以上。

（4）右手持 5.5 号头皮针，针头斜面向上，进针点在距动脉搏动最强处后 0.5 cm 处刺入皮肤，进针角度，足月儿针头与皮肤呈 45°，早产儿针头与皮肤呈 30°，逆动脉血流方向刺入动脉。见回血后，可能需要轻柔地抽动针栓使血液进入针筒，但用力不应过大，采血至预设位置后拔针（动脉血气针）或待动脉血自动充盈针管 1～2 mL 后拔针（空针）。

（5）穿刺部位棉签或纱布压迫止血 3～5 分钟。

(七)头皮动脉穿刺

(1)剃净患儿头部预穿刺部位毛发,以穿刺点为中心,面积约 10 cm×12 cm。

(2)用左手示指触摸颞浅动脉搏动最明显处为穿刺点。

(3)以穿刺点为中心常规消毒皮肤面积约 8 cm×10 cm。

(4)用 5.5 号头皮针连接 1 mL 动脉血气针或注射器,示指触摸搏动最明显动脉,于示指下方针头斜面向上,针头与皮肤呈 30°～45°穿刺动脉,待动脉血流至采血器预设位置时,立刻用小止血钳分别夹住头皮针塑料管两端,然后拔出针头,样本立刻送检。

(5)穿刺局部棉签压迫止血 5～10 分钟。

六、末梢采血的一般流程

末梢血采集流程涉及采集对象的选择,采集前的准备(物品和患者),采集人员的个人防护(手卫生、戴手套),选择合适的穿刺部位,采集部位的消毒,穿刺、去除第一滴血,穿刺部位的止血,标本的标识,恰当处理废弃物,核对送检等步骤。

(一)采集流程

1.采集对象选择

静脉取血有困难的患者,如新生儿、婴幼儿、大面积烧伤或许频繁取血的患者。

2.采集前准备

(1)物品准备采血针、玻片、采血管、乳胶手套、口罩、一次性垫巾、棉签、消毒液和废弃物容器等。

(2)患者准备:核对患者身份信息等。

3.采集人员的的个人防护

采血时必须佩戴手套。手部卫生要求:对每一患者操作前按规定用消毒液消毒,采集完成后脱去手套,并进行手部清洁卫生

4.选择穿刺部位

新生儿:足后跟。其他:手指。

5.采集部位的消毒

(1)用浸有消毒液的棉签由内向外消毒整个进针区域。

(2)等待片刻,空气晾干,充分挥发残留酒精。

(3)禁止对消毒部位吹干、扇干,消毒后禁止再次触摸。

(4)不推荐用碘/聚维酮清洁和消毒皮肤穿刺部位,因其会使钾、磷或尿酸假性升高。

6.穿刺、去除第一滴血

准确迅速地穿刺皮肤保证顺利采血,避免多次穿刺。用无落干棉球或纱布垫擦去第一滴血,因第一滴血含有过量的组织液。

7.标本采集

(1)从采集点的下方担住穿刺位点,轻柔、间歇性地对周围组织施加压力,增加血流量。

(2)用微量采集装置尖端接触到第二滴血液,血液自行流人管内。如果血滴卡在采集管顶部,可轻轻弹一下试管表面,促使其流入试管底部。

(3)如为全血标本,在采集样本时须立即混匀,防止血液凝固。

8.穿刺部位止血

门诊患者或陪同人员帮助压迫穿刺点 5～10 分钟。

9.标本的标识

样本采集、混匀后,立即进行标识之后方可离开患者;每个微量采集装置必须单独进行标识。

10.穿刺装置处置

(1)采血后告知患者或家属将止血棉球放置入医疗垃圾桶内。

(2)存在锐器刺伤风险的穿刺装置,应弃于有盖锐器废物桶中,容器应清晰地标识为生物危险品。

(3)儿童和新生儿患者采血后应注意收拾操作中使用的所有设备,小心处理掉患者床上的所有物品,决不能遗漏任何东西,以免意外发生。

11.核对送检

采集完成后核对、登记信息并及时送检。

(二)采集顺序

微量采集标本的顺序与静脉穿刺的不同,采集多种标本时应按照以下顺序:①动脉血气(ABG)标本;②乙二胺四乙酸(EDTA)标本(血液学检测);③其他抗凝剂的标本;④分离血清的标本(生化检测标本)。

由于末梢管不是真空管,无需经过采血针穿刺进样,因此添加剂之间没有交叉污染的机会。将EDTA管放在第一管采集是因为如果延迟采集,有可能增加血小板聚集的概率,进而导致血小板计数假性降低。随着时间的延长,血小板聚集以及纤维蛋白原激活的概率增加,即微血栓形成的可能性增加,而血浆管内含抗凝剂,期望得到的是抗凝充分的血液,因此要先于血清管采集。血清管内含促凝剂或不含添加剂,因此可放于最后采集。

(三)末梢血标本识别和标记

样本采集、混匀后,立即进行标识,之后方可离开患者。必须建立身份确认系统记录采血人员的姓名。每个微量采集装置必须单独进行标识。当使用微量血细胞比容管进行末梢血标本采集时,应把每个患者采集的密封好的毛细管放入独立的大试管中,并标记试管。或者,如果从一位患者采集多个毛细管时,标签可以围绕在试管上,像旗帜那样,然后将标识好的一组毛细管放入同一个大试管中。标签上必须注明患者的姓名、识别码、标本采集日期和时间,以及采集标本人员的姓名首字母。如果使用条形码标识,按照相应的操作程序规范粘贴条形码。

(丁红红)

第三节 门诊用药护理

一、静脉留置针护理

静脉留置针又称套管针,由不锈钢针芯、软的外套管及塑料针座组成,穿刺时将外套管和针芯一起刺入血管中,套管送入血管后,抽出针芯,仅将柔软的外套管留在血管中进行输液的一种输液工具。

(一)静脉留置针的意义

(1)操作简单,可减轻由于反复穿刺而造成的痛苦。

(2)保护血管,减少液体外渗(尤其是小儿输液)。

(3)保证合理用药时间,为输血和输液提供方便。

(4)保留一条静脉输液通路,便于抢救。

(5)减少护理人员工作量,减少职业暴露。

(二)静脉留置针的适应证

长期输液患者,老年、小儿及无自主意识患者,危重患者,有血液传播性疾病的患者。

(三)静脉留置针的禁忌证

一般无绝对禁忌证,相对禁忌证包括血管脆性大、凝血功能较强、有自伤倾向等。

(四)静脉留置针穿刺前患者的准备

(1)排空大小便,取舒适卧位。

(2)注意穿刺侧肢体的保暖,静脉较细者可先用温热毛巾局部热敷,但应注意防止烫伤。

(3)穿着合适的衣物,穿刺侧肢体衣物不可过紧。

(4)了解所输注药物的主要作用及不良反应,熟悉配合要点。

(5)做好心理准备,无焦虑和厌烦情绪。

(五)静脉留置针穿刺时的配合

(1)穿刺时穿刺侧肢体不可随意活动。

(2)护士在手臂扎止血带后,可适当握拳,使血管充盈,穿刺成功后及时松开拳头。

(3)护士行血管穿刺时,肢体要保持不动,以免针头刺破血管。

(六)静脉留置针穿刺后的注意事项

(1)静脉注射或输液过程中,注意观察穿刺局部的皮肤情况,如有疼痛(小儿哭闹不止)、红肿、液体外渗或感到心悸、发冷、发抖等不适,要及时通知护士。

(2)留置期间,在保证留置针固定牢固的情况下,可以进行大部分日常活动,但要避免穿刺侧肢体过度活动、长时间下垂及留针部位潮湿。

(3)若留置针需留置备用,常规封管后要保持小夹子的夹闭状态,若夹子与留置针末端间软管内存有少量血液为正常现象,不必担心。

(4)留置针常规保留 72～96 小时,最长不应超过 96 小时,若穿刺点周围有渗出或治疗完毕应立即拔除,拔除留置针后按静脉走向按压 1～2 分钟至不出血为止,勿揉搓局部,若凝血功能过低则需按压 10 分钟以上。

(5)特殊药物使用时,应注意观察有无不良反应发生,如有异常,要通知医护人员进行处理。

二、静脉输液

静脉输液是将大量无菌溶液或药物直接输入静脉的治疗方法。

(一)静脉输液的意义

(1)补充水分及电解质,预防和纠正水、电解质及酸碱平衡紊乱。

(2)增加循环血量,改善微循环,维持血压及微循环灌注量。

(3)供给营养物质,促进组织修复,增加体重,维持正氮平衡。

(4)输注药物,治疗疾病。

(二)静脉输液的适应证

(1)各种原因引起的脱水、酸碱平衡失调。

(2)严重烧伤、大出血、休克等。

(3)慢性消耗性疾病、胃肠道吸收障碍及不能经口进食等。

(4)需要控制感染、解毒以及降低颅内压等。

（三）静脉输液的禁忌证

(1)心肌疾病、心力衰竭、高血压。

(2)肾功能减退,特别是急性肾衰竭无尿期。

(3)肺实质广泛性炎症、肺充血、肺水肿。

(4)穿刺部位有炎症、肿瘤、外伤、瘢痕。

(5)有严重出血、凝血倾向,血小板明显减少或用肝素、双香豆素等进行抗凝治疗时暂禁穿刺。

（四）静脉输液前患者的准备

同静脉留置针输液。

（五）静脉输液的配合

(1)穿刺时配合或由家属协助配合行穿刺肢体的固定。

(2)不可自行调节滴速,如有疑问可询问护士。

(3)注意观察局部皮肤情况,如有疼痛(小儿哭闹不止)、红肿、液体外渗或感到心悸、发冷、发抖等不适,可关闭调节器并及时通知护士。

(4)留意输液瓶中液体滴注情况,当输液袋或输液瓶中剩余少量液体时,应及时通知护士。

(5)注意穿刺部位的相对制动,避免针头脱出或刺破血管。

（六）静脉输液后的注意事项

(1)拔针后按静脉走向按压 1～2 分钟至不出血为止,勿揉搓局部,若凝血功能过低则需按压10 分钟以上。

(2)特殊药物应注意观察有无不良反应并及时通知医护人员进行处理。

(3)输液结束后应再观察 20 分钟,若无不适方可离开。

三、肌内注射

肌内注射是将一定量的药液注入肌肉组织内的方法。注射部位一般选择肌肉丰厚且距大血管及神经较远处。其中最常用的部位为臀大肌,其次为臀中肌、臀小肌、股外侧肌及上臂三角肌。

（一）肌内注射的意义

局部注入药物,用于不宜或不能口服或静脉注射,产生疗效比皮下注射更快。

（二）肌内注射的适应证

(1)注射刺激性较强或药量较大的药物。

(2)不宜或不能口服、皮下注射,需一定时间内产生药效者。

(3)不宜或不能做静脉注射,要求比皮下注射更迅速产生疗效者。

（三）肌内注射的禁忌证

(1)注射部位有炎症、肿瘤、外伤破溃者。

(2)严重出、凝血倾向,血小板或凝血因子明显减少或进行抗凝治疗者。

(3)破伤风发作期、狂犬病痉挛期采用肌内注射可诱发阵发性痉挛。

(4)癫痫抽搐、不能合作的患者也相对禁忌,必要时可予以镇静。

(四)肌内注射前患者的准备

(1)排空大小便,取合适体位(卧位或站立位)。

(2)穿着合适的衣物。

(3)了解所注射药物的主要作用及不良反应,熟悉配合要点。

(4)做好心理准备,无恐惧情绪。

(五)肌内注射的配合

(1)注射时配合暴露注射部位,由护士协助取合适的体位,不可突然改变体位。

(2)尽可能放松,避免局部肌肉过度收缩。

(六)肌内注射后的注意事项

(1)适当按压注射部位至不出血,避免局部揉搓。

(2)观察注射局部有无红肿、硬结、神经损伤或感染症状,如有异常,及时通知医护人员诊治。

(3)注意有无全身不良反应,如心悸、寒战、皮疹等,及时通知医护人员进行处理。

(4)肌内注射后观察 20 分钟,若无不良反应方可离开。

四、皮下注射

皮下注射是将少量药液或生物制剂注入皮下组织内的方法。

(一)皮下注射的意义

(1)注入小剂量药物,用于不宜口服给药而需在一定时间内发生药效时。

(2)预防接种。

(3)局部麻醉用药。

(二)皮下注射的适应证

(1)不能经口给药,且需迅速达到药效时,如注射胰岛素、阿托品、肾上腺素等药物。

(2)预防接种。

(3)局部麻醉用药。

(三)皮下注射的禁忌证

(1)注射部位有红肿、硬结、炎症、皮损者。

(2)对要注射的药物过敏者。

(四)皮下注射前患者的准备

(1)了解皮下注射的目的、方法、注意事项、药物的作用及配合要点。

(2)放松心态,消除焦虑紧张的情绪。

(五)皮下注射的配合

(1)取舒适体位暴露注射部位,注射肢体放松。

(2)针头刺入角度不宜>45°,以免刺入肌层。

(3)在护士推药过程中,如有不适,要及时告知。

(六)皮下注射后的注意事项

(1)尽量避免应用对皮肤有刺激作用的药物进行皮下注射。

(2)长期注射者,应了解轮流交替注射部位的意义,经常更换注射部位,以促进药物吸收。

(3)注射剂量少于 1 mL 的药液,必须用 1 mL 注射器,以保证注入药液剂量的准确。

(4)注射后局部按压至不出血为止,禁止局部揉搓。

(5)注射后观察 20 分钟,若无不适方可离开。

五、皮内注射

皮内注射是将少量药液或生物制品注射于表皮与真皮之间的方法。门诊输液室患者进行皮内注射多为进行药物的过敏试验,简称皮试。

(一)皮内注射的意义

(1)进行药物过敏试验,以观察有无变态反应。

(2)预防接种。

(3)局部麻醉的起始步骤。

(二)皮内注射的适应证

(1)某些疾病的变态反应诊断(如结核)。

(2)药物过敏试验。

(3)预防接种。

(三)皮内注射的禁忌证

(1)注射部位有红肿、硬结、皮损、炎症者。

(2)对拟应用的药物过敏者。

(四)皮内注射前患者的准备

(1)了解皮内注射的目的、方法、注意事项及配合要点。

(2)尽量避免空腹情况下进行皮内注射。

(3)取舒适体位并暴露注射部位。

(4)放松心态,消除内心的紧张、焦虑

(5)注射前应告知医务人员自己的用药史、过敏史及家族遗传史,如有该药物过敏史,则不可进行皮内注射。

(五)皮内注射的配合

(1)配合暴露注射部位,注射肢体放松,无紧张焦虑情绪。

(2)进针角度不宜过大,避免将药液注入皮下,影响结果的判断和观察。

(3)注射过程中,如有不适,要及时告知护士。

(六)皮内注射后的注意事项

(1)拔针后勿揉搓注射局部,以免影响结果的判断。

(2)注射后,勿离开注射室,在观察区就座,20 分钟后观察结果,期间如有不适,立即通知护士,及时进行处理。

(3)由 2 名护士判断药物过敏实验结果,如结果为阳性,不能应用该种药物,护士会将阳性结果记录在病历首页、医嘱页及电子医嘱上。

(4)皮试结果即使为阴性,也同样存在用药过敏的可能,部分患者会发生迟发型变态反应。注射药物时要注意观察自身不良反应,并及时通知医护人员进行处理。

六、抗生素应用

抗生素是由微生物(包括细菌、真菌、放线菌属)或高等动植物在生活过程中所产生的具有抗病原体或其他活性微生物的一类次级代谢产物,能干扰其他生物活细胞发育功能的化学物质。

(一)应用抗生素的意义

预防和控制感染。

(二)应用抗生素的适应证

(1)各类非病毒性感染。

(2)特定手术前的预防用药。

(三)应用抗生素的禁忌证

(1)发热原因不明者不宜用抗生素,因抗生素用后常使致病微生物不易检出,且使临床表现不典型,影响临床诊断,延误治疗。

(2)病毒性或估计为病毒性感染的疾病不用抗生素。抗生素对各种病毒性感染并无疗效,对麻疹、腮腺炎、破伤风、流感等患者给予抗生素治疗是有害无益的。咽峡炎、上呼吸道感染90%以上由病毒所引起,因此除能肯定为细菌感染者外,一般不采用抗生素。

(3)皮肤、黏膜疾病尽量避免应用抗生素。因用后易发生变态反应且易导致耐药菌的产生。因此,除主要供局部用的抗生素如新霉素、杆菌肽外,其他抗生素特别是青霉素G的局部应用要尽量避免。

(四)应用抗生素前患者的准备

(1)了解使用抗生素的目的、注意事项及配合要点。

(2)了解用药史、过敏史及家族过敏史,有过敏史者禁忌应用。

(3)使用前需做皮试的抗生素、停药24小时以上或使用过程中改用不同生产批号的制剂时都需重做皮试,阴性后方可用药。

(4)应用抗生素前禁止饮酒。

(五)应用抗生素的配合

(1)为避免变态反应的发生,用药时尽量避免空腹状态。

(2)初次应用青霉素类、头孢菌素类抗生素以及抗生素停药24小时以上者均需做皮试,结果阴性后才能使用。对皮试结果有怀疑时,应在对侧前臂掌侧部位皮内注射生理盐水0.1 mL以作对照。

(3)应用抗生素过程中注意自身有无变态反应。如果出现皮疹、荨麻疹等要及时通知医护人员,根据医嘱减慢输液速度或停药;如出现心悸、胸闷、寒战等症状,应争分夺秒就地抢救。

(4)输液过程不可自行调节滴速。

(5)应用抗生素时,应尽量要求家属的陪伴,以避免意外情况的发生。

(六)使用抗生素后的注意事项

(1)用药结束后要停留观察30分钟,若无不适方可离开。

(2)了解用药的频次,掌握下一次用药的时间,以免超过24小时需重做皮试,护士在门诊病历上适当标明当日用药的时间。

(丁红红)

第四章

急诊科护理

第一节 常用急救技术

护理人员的急救技术是急救成功的关键,它直接影响到患者的生命安全和生命质量。护理人员必须熟练掌握常用的急救技术,保证急救工作及时、准确、有效地进行。

一、吸氧法

氧气疗法是指通过给氧,增加吸入空气中氧的浓度,提高肺泡内的氧浓度,进而提高动脉血氧分压(PaO_2)和动脉血氧饱和度(SaO_2),增加动脉血氧含量(CaO_2),纠正各种原因造成的缺氧状态,促进组织的新陈代谢,维持机体生命活动的一种治疗方法,是临床常用的急救技术之一。

(一)缺氧的分类

根据发病原因不同,缺氧可分为四种类型。不同类型的缺氧具有不同的血氧变化特征,氧疗的效果也不尽相同。

1.低张性缺氧

低张性缺氧是指由于吸入气体中氧分压过低、肺泡通气不足、气体弥散障碍、静脉血分流入动脉而引起的缺氧。主要特点是 CaO_2 降低,SaO_2 降低,组织供氧不足。常见于慢性阻塞性肺部疾病、呼吸中枢抑制、先天性心脏病等。

2.血液性缺氧

血液性缺氧是指由于血红蛋白数量减少或性质改变使血红蛋白携氧能力降低而引起的缺氧。主要特点是 CaO_2 降低,PaO_2 一般正常。常见于严重贫血、一氧化碳中毒、高铁血红蛋白血症、输入大量库存血等。

3.循环性缺氧

循环性缺氧是指由于动脉血灌注不足、静脉血回流障碍引起的缺氧。主要特点是 PaO_2、SaO_2、CaO_2 均正常,而动-静脉氧分压差增加。常见于休克、心力衰竭、大动脉栓塞等。

4.组织性缺氧

组织性缺氧是指由于组织细胞生物氧化过程障碍,利用氧能力降低而引起的缺氧。主要特

点是 PaO_2、SaO_2、CaO_2 均正常,而静脉血氧含量和氧分压较高,动-静脉氧分压差小于正常。常见于氰化物中毒、组织损伤、大量放射线照射等。

以上四种类型的缺氧中,氧疗对低张性缺氧的疗效最好,吸氧能提高 PaO_2、SaO_2、CaO_2,使组织供氧增加。氧疗对心功能不全、严重贫血、一氧化碳中毒、休克等患者也有一定的疗效。

(二)缺氧的症状和程度判断及给氧的标准

1.判断缺氧程度

对缺氧程度的判断,除患者的临床表现外,主要根据血气分析检查结果来判断(表4-1)。

表 4-1　缺氧的症状和程度判断

程度	发绀	呼吸困难	神志	血气分析			
				氧分压		二氧化碳分压	
				kPa	mmHg	kPa	mmHg
轻度	轻	不明显	清楚	6.6~9.3	50~70	>6.6	>50
中度	明显	明显	正常或烦躁不安	4.6~6.6	35~50	>9.3	>70
重度	显著	严重,三凹征明显	昏迷或半昏迷	4.6 以下	35 以下	>12.0	>90

注:动脉血气分析正常值:PaO_2 10.7~13.3 kPa(80~100 mmHg),$PaCO_2$ 4.7~6.0 kPa(35~45 mmHg),SaO_2 95%。

2.给氧指征

(1)轻度缺氧:一般不需要给氧,如果患者有呼吸困难可给予低流量的氧气(1~2 L/min)。

(2)中度缺氧:需给氧。当患者 PaO_2<6.67 kPa(50 mmHg),均应给氧。对于慢性阻塞性肺疾病并发冠心病患者,其 PaO_2<7.99 kPa(60 mmHg)时即需要给氧。

(3)重度缺氧:给氧的绝对适应证。

(三)氧气疗法的种类及适用范围

动脉血二氧化碳分压($PaCO_2$)是评价通气状态的指标,是决定以何种方式给氧的重要依据。

1.低浓度氧疗

低浓度氧疗又称控制性氧疗,吸氧浓度低于 40%,用于低氧血症伴二氧化碳潴留的患者。例如,慢性阻塞性肺部疾病和慢性呼吸衰竭的患者,呼吸中枢对二氧化碳增高的反应很弱,呼吸的维持主要依靠缺氧刺激外周化学感受器;如果给予高浓度的氧气吸入,低氧血症迅速解除,同时也解除了缺氧兴奋呼吸中枢的作用,因此可导致呼吸进一步抑制,加重二氧化碳的潴留,甚至发生二氧化碳麻醉。

2.中等浓度氧疗

中等浓度氧疗吸氧浓度为 40%~60%,主要用于有明显通气/灌注比例失调或显著弥散障碍的患者,特别是血红蛋白浓度很低或心排血量不足者,如肺水肿、心肌梗死、休克等。

3.高浓度氧疗

高浓度氧疗吸氧浓度在 60% 以上,应用于单纯缺氧而无二氧化碳潴留的患者,如心肺复苏后的生命支持阶段、成人型呼吸窘迫综合征等。

(四)供氧装置

供氧装置有氧气筒、氧气压力表和管道氧气装置(中心供氧装置)三种。

1.氧气筒装置

(1)氧气筒为柱形无缝钢筒,筒内可耐高压达 14.7 MPa,容纳氧气约6 000 L。

（2）总开关：在筒的顶部，可控制氧气的放出。使用时，将总开关按逆时针方向旋转 1/4 周，即可放出足够的氧气，不用时可按顺时针方向将总开关旋紧。

（3）氧气筒装置气门：在氧气筒颈部的侧面，有一气门与氧气表相连，是氧气自筒中输出的途径。

2.氧气表装置

（1）组成。①压力表：从表上的指针能测知筒内氧气的压力，以 MPa 或 kgf/cm²（非法定计量单位，1 ksf/cm²≈0.1 MPa）表示。压力越大，则说明氧气储存量越多。②减压器：一种弹簧自动减压装置，可将来自氧气气筒内的压力降至 0.2～0.3 MPa，使流量平衡，保证安全，便于使用。③流量表：可以测知每分钟氧气的流出量，用 L/min 表示，以浮标上端平面所指刻度读数为标准。④湿化瓶：用于湿润氧气，以免呼吸道黏膜被干燥的气体所刺激。瓶内装入 1/3～1/2 的冷开水，通气管浸入水中，出气管和鼻导管相连。湿化瓶应每天换水一次。⑤安全阀：由于氧气表的种类不同，安全阀有的在湿化瓶上端，有的在流量表下端。当氧气流量过大、压力过高时，安全阀的内部活塞即自行上推，使过多的氧气由四周小孔流出，以保证安全。

（2）装表法。①吹尘：将氧气筒置于架上，取下氧气筒帽，用手将总开关按逆时针方向打开，使少量氧气从气门处流出，随即迅速关好总开关，以达到清洁该处的目的，避免灰尘吹入氧气表内。②接氧气表：将氧气表的旋紧螺帽口与氧气筒气门处的螺丝接头衔接，将表稍向后倾，用手按顺时针方向初步旋紧，然后再用扳手旋紧，使氧气表直立于氧气筒旁。③接湿化瓶：连接通气管和湿化瓶。④接管与检查：连接出气橡胶管于氧气表上，检查流量调节阀关好后，打开氧气筒总开关，再打开流量调节阀，检查氧气流出是否通畅、有无漏气以及全套装置是否适用。最后关上流量调节阀，推至病房待用。

（3）卸表法。①放余气：旋紧氧气筒总开关，打开氧气流量调节阀，放出余气，再关好流量调节阀，卸下湿化瓶和通气管。②卸氧气表：一手持表，一手用扳手将氧气表上的螺帽旋松，然后再用手旋开，将表卸下。

3.管道氧气装置

管道氧气装置即中心供氧装置。氧气通过中心供氧站提供，中心供氧站通过管道将氧气输送至各病区床单位、门诊、急诊科。中心供氧站通过总开关进行管理，各用氧单位有分开关，并配有氧气表，患者需要时，打开床头流量表开关，调整好氧流量即可使用。

（五）氧气成分、浓度及关于用氧的计算

1.氧气成分

根据条件和患者的需要，一般常用 99% 氧气，也可用 5% 二氧化碳和纯氧混合的气体。

2.氧气吸入浓度

氧气在空气中占 20.93%，二氧化碳为 0.03%，其余 79.04% 为氮气、氢气和微量的惰性气体。掌握吸氧浓度对纠正缺氧起着重要的作用，低于 25% 的氧浓度则和空气中氧含量相似，无治疗价值；高于 70% 的浓度，持续时间超过 1 天，则可能发生氧中毒，表现为恶心、烦躁不安、面色苍白、进行性呼吸困难，故掌握吸氧浓度至关重要。

3.氧浓度和氧流量的换算方法

吸氧浓度（%）＝21＋4×氧流量（L/min）。

4.氧气筒内的氧气量的计算

氧气筒内的氧气量（L）＝氧气筒容积（L）×压力表指示的压力（kgf/cm²）÷1 kgf/cm²。

5.氧气筒内氧气的可供应时间的计算

氧气筒内的氧气可供应的时间（h）=（压力表压力-5）（kgf/cm²）×氧气筒容积（L）÷1 kgf/cm²÷氧流量（L/min）÷60分钟

公式中5是指氧气筒内应保留的压力值。

(六)鼻导管给氧法

鼻导管给氧法有单侧鼻导管给氧法和双侧鼻导管给氧法两种。①单侧鼻导管给氧法：将一细鼻导管插入一侧鼻孔，经鼻腔到达鼻咽部，末端连接氧气的供氧方法。此法节省氧气，但可刺激鼻腔黏膜，长时间应用，患者感觉不适。因此目前不常用。②双侧鼻导管给氧法：将特制双侧鼻导管插入双鼻孔内，末端连接氧气的供氧方法。插入深约1 cm，导管环稳妥固定即可。此法操作简单，对患者刺激性小，适用于长期用氧的患者。其是目前临床上常用的给氧方法之一。

1.目的

(1)改善各种原因导致的缺氧状况。

(2)提高 PaO_2 和 SaO_2。

(3)促进组织代谢，维持机体生命活动。

2.评估

(1)患者：了解患者病情，缺氧原因、缺氧程度及缺氧类型，患者呼吸道是否通畅、鼻腔黏膜情况、有无鼻中隔偏曲等。

(2)操作者双手不可接触油剂。

(3)用物氧气筒是否悬挂有"有氧"及"四防"标志。

(4)环境病房有无烟火及易燃品。

3.计划

(1)用物准备。①治疗盘内备：治疗碗（内放鼻导管、纱布数块）、小药杯（内盛冷开水）、通气管、棉签、乙醇、弯盘、胶布、玻璃接管、湿化瓶（内装 1/3～1/2 湿化液）、安全别针、扳手。②治疗盘外备：氧气筒及氧气压力表装置、吸氧记录单、笔。

(2)患者准备：体位舒适，情绪稳定，理解目的，愿意配合。

(3)环境准备：清洁，安静，光线充足，室温适宜，1 m 之内无热源，5 m 之内无明火，远离易燃易爆品。

4.评价

(1)患者缺氧症状得到改善，无鼻黏膜损伤，无氧疗不良反应发生。

(2)氧气装置无漏气，护士操作规范，用氧安全。

(3)患者知晓用氧安全注意事项，能主动配合操作。

5.健康教育

(1)指导患者及其家属认识氧疗的重要性和配合氧疗的方法。

(2)指导患者及探视者用氧时禁止吸烟，保证用氧安全。

(3)告知患者及其家属不要自行摘除鼻导管或者调节氧流量。

(4)告知患者如感到鼻咽部干燥不适或者胸闷憋气，应及时通知医务人员。

6.其他注意事项

(1)注意用氧安全，切实做好"四防"，即防震、防火、防热、防油。氧气筒内压力很高，在搬运时避免倾倒撞击,防止爆炸;氧气助燃,氧气筒应放阴凉处,在筒的周围严禁烟火和易燃品,至少距明火 5 m,暖气 1 m;氧气表及螺旋口上勿涂油,也不可用带油的手拧螺旋,避免引起燃烧。

(2)氧气筒的氧气不可全部用尽,当压力表上指针降至 0.5 MPa(5 kgf/cm²)时,即不可再用,以防灰尘进入筒内,再次充气时发生爆炸的危险。

(3)对未用和已用完的氧气筒应分别注明"满"或"空"的字样,便于及时储备,以应急需。

(4)保护鼻黏膜防止交叉感染:①用鼻导管持续吸氧者,每天更换鼻导管两次以上,双侧鼻孔交替使用,以减少对鼻黏膜的刺激。②及时清洁鼻腔,防止导管阻塞。③湿化瓶一人一用一消毒,连续吸氧患者应每天更换湿化瓶、湿化液及一次性吸氧管。

(七)鼻塞给氧法

鼻塞给氧法是将鼻塞塞于一侧鼻孔内的给氧方法。鼻塞是用塑料或有机玻璃制成的带有管腔的球状物,大小以恰能塞进鼻孔为宜。此法可避免鼻导管对鼻黏膜的刺激,两侧鼻孔可交替使用,患者较为舒适,适用于慢性缺氧者长期氧疗时。

(八)面罩给氧法

将面罩置于患者口鼻部供氧,用松紧带固定,氧气自下端输入,呼出的气体从面罩侧孔排出的方法是面罩给氧法。由于口、鼻部都能吸入氧气,效果较好,同时此法对呼吸道黏膜刺激性小,简单易行,患者较为舒适。可用于病情较重,氧分压明显下降者。面罩给氧时必须要有足够的氧流量,一般为 6~8 L/min。

(九)氧气袋给氧法

氧气袋为一长方形橡胶袋,袋的一角有橡胶管,上有调节器以调节流量。使用时将氧气袋充满氧气,连接湿化瓶、鼻导管,调节好流量,让患者头部枕于氧气袋上,借助重力使氧气流出。主要用于家庭氧疗、危重患者的急救或转运途中。

(十)头罩给氧法

头罩给氧法适用于新生儿、婴幼儿的给氧,将患儿头部置于头罩里,将氧气接于进气孔上,可以保证罩内一定的氧浓度。此法简便,无刺激,同时透明的头罩也易于观察病情变化。

(十一)氧疗监护

1.缺氧症状改善

患者由烦躁不安变为安静、心率变慢、血压上升、呼吸平稳、皮肤红润温暖、发绀消失,说明缺氧症状改善。

2.实验室检查

实验室检查可作为氧疗监护的客观指标。主要观察氧疗后 PaO_2、$PaCO_2$、SaO_2 等指标的变化。

3.氧气装置

有无漏气,管道是否通畅。

4.氧疗的不良反应及预防

当氧浓度高于 60%、持续时间超过 24 小时,可能出现氧疗的不良反应。

常见的不良反应有以下几种。

(1)氧中毒:长时间高浓度氧气吸入的患者可导致肺实质的改变,如肺泡壁增厚、出血。氧中毒患者常表现为胸骨后不适、疼痛、灼热感,继而出现干咳、恶心呕吐、烦躁不安、进行性呼吸困难,继续增加吸氧浓度患者的 PaO_2 不能保持在理想水平。

预防措施:预防氧中毒的关键是避免长时间、高浓度吸氧;密切观察给氧的效果和不良反应;定时进行血气分析,根据分析结果调节氧流量。

(2)肺不张:呼吸空气时,肺内含有大量不被血液吸收的氮气,构成肺内气体的主要成分。当高浓度氧疗时,肺泡气中氮逐渐被氧所取代,一旦发生支气管阻塞时肺泡内的气体更易被血液吸收而发生肺泡萎缩,从而引起吸收性肺不张。患者表现为烦躁不安,呼吸、心率增快,血压上升,继而出现呼吸困难、发绀,甚至昏迷。

预防措施:控制吸氧浓度;鼓励患者深呼吸、有效咳嗽、经常翻身叩背以促进痰液排出,防止分泌物阻塞。

(3)呼吸道分泌物干燥:如持续吸入未经湿化且浓度较高的氧气,超过 48 小时,支气管黏膜因干燥气体的直接刺激而产生损害,使分泌物黏稠、结痂、不易咳出。特别是气管插管或气管切开的患者,因失去了上呼吸道对气体的湿化作用则更易发生。

预防措施:氧气吸入前一定要先湿化,必要时配合做超声波雾化吸入。

(4)眼晶状体后纤维组织增生:仅见于新生儿,尤其是早产儿。当患儿长时间吸入高浓度氧时,可导致患儿视网膜血管收缩,从而发生视网膜纤维化,最后导致不可逆的失明。

预防措施:新生儿吸氧浓度应严格控制在 40% 以下,并控制吸氧的时间。

(5)呼吸抑制:常发生于低氧血症伴二氧化碳潴留的患者吸入高浓度的氧气之后。由于 $PaCO_2$ 长期升高,呼吸中枢失去了对二氧化碳的敏感性,呼吸的调节主要依靠缺氧对外周感受器的刺激来维持,如果吸入高浓度氧,虽然缺氧得到某种程度的改善,但却解除了缺氧对呼吸的刺激作用,使呼吸中枢抑制加重,甚至呼吸停止。

预防措施:低浓度低流量持续给氧,并检测 PaO_2 的变化,维持患者的 PaO_2 在 7.99 kPa(60 mmHg)左右。

二、吸痰法

吸痰法是指利用机械吸引的方法,经口、鼻腔、人工气道将呼吸道的分泌物吸出,以保持呼吸道通畅的一种治疗方法。临床上主要用于年老体弱、危重、昏迷、麻醉未清醒前、气管切开等不能有效咳嗽、排痰者。

(一)吸痰装置

临床上常用的吸痰装置有电动吸引器和中心负压吸引装置两种,它们利用负压吸引原理,连接导管吸出痰液。

1.电动吸引器

(1)构造:主要由电动机、偏心轮、气体过滤器、压力表及安全瓶和储液瓶组成。安全瓶和储液瓶是两个容量为 1 000 mL 的容器,瓶塞上各有两个玻璃管,并通过橡胶管相互连接。

(2)原理:接通电源后,电动机带动偏心轮,从吸气孔吸出瓶内的空气,并由排气孔排出,这样不断地循环转动,使瓶内产生负压,将痰吸出。

2.中心负压吸引装置

目前各大医院均设有中心负压吸引装置,吸引管道连接到各病房床单位,使用十分方便。

(二)电动吸引器吸痰法

1.目的

清除呼吸道分泌物,保持呼吸道通畅;预防肺不张、坠积性肺炎、窒息等并发症的发生。

2.评估

(1)患者:评估患者鼻腔有无分泌物堵塞,有无鼻息肉、鼻中隔偏曲等情况;评估患者的意识及有无将呼吸道分泌物排出的能力,以判断是否具有吸痰的指征,是否需要同时备压舌板或开口器及舌钳。

(2)环境:病房是否安静,温、湿度是否适宜。

(3)用物:吸痰管型号是否合适,吸痰用物是否保持无菌状态;备好不同型号的无菌吸痰管或消毒吸痰管(成人 12～14 号,小儿 8～12 号);将内盛消毒液的瓶子系于吸引器一侧(内放吸痰后的玻璃接管);电动吸引器性能是否良好,各管道连接是否正确。

3.计划

(1)患者准备:体位舒适,情绪稳定,理解目的,愿意配合。

(2)操作者准备:根据患者情况及痰液的黏稠度调节负压(成人 39.9～53.3 kPa,儿童 <39.9 kPa)。

(3)用物准备。①无菌治疗盘内备:无菌持物镊或血管钳、无菌纱布、无菌治疗碗,必要时备压舌板、开口器、舌钳。②治疗盘外备:盖罐 2 个(分别盛 0.9% 氯化钠注射液和消毒吸痰管数根,也可用一次性无菌吸痰管)、弯盘、无菌手套。③吸痰装置:电动吸引器 1 台、多头电插板。

4.评价

(1)患者呼吸道内分泌物及时清除,气道通畅,缺氧症状得到缓解。

(2)护士操作规范,操作中未发现呼吸道黏膜损伤。

5.健康教育

(1)告知清醒患者不要紧张并教会患者正确配合吸痰。

(2)告知患者适当饮水,以利痰液排出。

6.其他注意事项

(1)电动吸引器连续使用不得超过 2 小时。

(2)储液瓶内应放少量消毒液,使吸出液不致黏附于瓶底,便于清洗消毒;储液瓶内的吸出液应及时倾倒,液面不应超过储液瓶的 2/3 满,以免痰液被吸入电动机而损坏机器。

(3)按照无菌技术操作原则,治疗盘内吸痰用物应每天更换 1～2 次,吸痰管每次更换,储液瓶及连接导管每天清洁消毒,避免交叉感染。

(4)小儿吸痰时,吸痰管要细,吸力要小。

(5)痰液黏稠者,可以配合翻身叩背、雾化吸入等方法,增强吸痰效果。

(6)经鼻气管内吸引时插入导管长度:成人 20 cm、儿童 14～20 cm、婴幼儿 8～14 cm。

(7)颅底骨折患者严禁从鼻腔吸痰,以免引起颅内感染及脑脊液被吸出。

(三)中心负压吸引装置吸痰法

使用中心负压吸引装置吸痰时,只需将吸痰导管和负压吸引管道相连接,开动吸引开关即可抽吸痰液。因中心负压吸引装置无脚踏开关,手控开关打开后即为持续吸引,因此每次插管前均需反折吸痰管,以免负压吸附黏膜,引起损伤。

(四)注射器吸痰法

一般用 50 mL 或 100 mL 注射器连接吸痰管进行抽吸。适用于紧急状态下吸痰。

三、洗胃法

洗胃是将胃管插入患者胃内,反复注入和吸出一定量的溶液,以冲洗并排出胃内容物,减轻或避免吸收毒物的胃灌洗方法。

(一)目的

1.解毒

清除胃内毒物或刺激物,减少毒物吸收,还可利用不同灌洗液进行中和解毒,用于急性食物或药物中毒。服毒后 6 小时内洗胃效果最佳。

2.减轻胃黏膜水肿

幽门梗阻患者,饭后常有滞留现象,引起上腹胀闷、恶心呕吐等不适,通过洗胃可将胃内潴留食物洗出,减轻潴留物对胃黏膜的刺激,从而减轻胃黏膜水肿。

3.为手术或检查做准备

如行胃部、食管下段、十二指肠等手术前,洗胃可减少术中并发症,便于手术操作。

(二)口服催吐法

口服催吐法适用于清醒又能合作的患者。

1.用物

治疗盘内备量杯(按需要备 10 000～20 000 mL 洗胃溶液,温度为 25～38 ℃)、压舌板、橡胶围裙、盛水桶、水温计。

2.操作方法

(1)患者取坐位或半坐卧位,戴好橡胶围裙,盛水桶置于患者座位前。

(2)嘱患者在短时间内自饮大量灌洗液,即可引起呕吐,不易吐出时,可用压舌板压其舌根部引起呕吐。如此反复进行,直至吐出的灌洗液澄清无味为止。

(3)协助患者漱口、擦脸,必要时更换衣服,卧床休息。

(4)记录灌洗液名称及量,呕吐物的量、颜色、气味,患者主诉,必要时送检标本。

(三)自动洗胃机洗胃法

自动洗胃机洗胃法是利用电磁泵作为动力源,通过自控电路的控制,使电磁阀自动转换动作,先向胃内注入冲洗药液,随后从胃内吸出内容物的洗胃过程。自动洗胃机台面上装有电子钟、调节药量的开关(顺时针为开,冲洗时压力在 39.2～58.8 kPa,流量约 2.3 L/min)、停机、手吸、手冲、自动清洗键等,洗胃机侧面装有药管、胃管、污水管口等,机内备滤清器(防止食物残渣堵塞管道),背面装有电源插头。用自动洗胃机洗胃能迅速、彻底地清除胃内毒物。

1.评估

(1)患者:①评估患者意识及有无配合的能力以方便操作及减轻患者的痛苦。②了解患者中毒情况、既往健康状况以便掌握洗胃禁忌证,增加洗胃的安全性。③了解患者口腔黏膜情况,有无活动义齿等。

(2)用物:自动洗胃机性能是否良好。

(3)环境:病房是否安静、整洁、宽敞。

2.计划

(1)环境准备:环境安静、整洁、宽敞,避免人群围观,必要时备屏风以保护患者隐私。

(2)操作者准备:洗手,戴口罩,必要时戴手套。

（3）用物准备。①备洗胃溶液：根据毒物性质准备洗胃溶液，毒物性质不明时可选用温开水或等渗盐水洗胃；一般用量为 10 000～20 000 mL，温度为 25～38 ℃。②备洗胃用物：备无菌洗胃包（内有纱布、镊子、胃管或使用一次性胃管）、止血钳、液状石蜡、棉签、弯盘、治疗巾、橡胶围裙或橡胶单、胶布、检验标本容器或试管、量杯、水温计、压舌板、50 mL 注射器、听诊器、手电筒，必要时备开口器、牙垫、舌钳于治疗碗中；水桶两只（分别盛放洗胃液、污水）。③备洗胃机：接通电源，连接各种管道，将三根橡胶管分别与机器的药水管（进液管）、胃管、污水管（出液管）连接，将已配好的洗胃液倒入洗胃液桶内，药管的一端放入洗胃液桶内；污水管的一端放入空水桶内。调节药量流速，备用。

（4）患者准备：有义齿者需取下义齿，保持体位舒适，清醒者愿意配合。

3.实施

自动洗胃机洗胃步骤见表 4-2。

表 4-2　自动洗胃机洗胃法

流程	步骤详解	要点与注意事项
1.备物核对	携用物至床旁，核对并再次解释	◇尊重患者，取得合作，昏迷者取得家属配合
2.插胃管		
（1）卧位	协助患者取合适的卧位：清醒或中毒较轻者可取坐位或半坐卧位；中毒较重者取侧卧位，昏迷患者取去枕仰卧位，头偏向一侧	◇左侧卧位可减慢胃排空，延缓毒物进入十二指肠
（2）保护衣被	围橡胶单于胸前	
（3）插胃管	弯盘放于口角处，润滑胃管，由口腔插入，方法同鼻饲法	◇昏迷者使用张口器和牙垫协助打开口腔 ◇插管时动作要轻柔，切忌损伤食管黏膜或误入气管
（4）验证固定	确定胃管在胃内，用胶布固定	◇同鼻饲法
3.连接胃管	洗胃机胃管的一端与已插好的患者的胃管相连	
4.自动洗胃	（1）按"手吸"按钮，吸出胃内容物。	◇以彻底有效清除胃内毒物
	（2）按"自动"按钮，机器即开始对胃进行自动冲洗，直至洗出液澄清无味为止	◇冲洗时"冲"灯亮，吸引时"吸"灯亮 ◇提示胃内残留毒物已基本洗净
5.观察	洗胃过程中，随时注意洗出液的性质、颜色、气味、量及患者的面色、脉搏、呼吸和血压的变化	◇如患者有腹痛、休克、洗出液呈血性，应立即停止洗胃，通知医师采取相应的急救措施
6.拔管	洗毕，反折胃管、拔出	◇防止管内液体误入气管
7.整理记录	（1）协助患者漱口，必要时更换衣服，取舒适卧位，整理床单位。	◇使患者清洁、舒适
	（2）清理用物，洗手。	
	（3）记录灌洗液名称、量，洗出液的颜色、气味、性质、量，患者的反应。	◇自动洗胃机三管（进液管、胃管、污水管）同时放入清水中，按"清洗"键清洗各管腔，洗毕将各管同时取出，待机器内水完全排尽后，按"停机"键关机

4.评价

(1)患者痛苦减轻,毒物或胃内潴留物被有效清除,症状缓解。

(2)护士操作规范,操作中患者未发生并发症。

5.健康教育

(1)告知患者及其家属洗胃后的注意事项。

(2)对自服毒物者应给予针对性的心理护理。

6.其他注意事项

(1)急性中毒者,应先迅速采用口服催吐法,必要时进行洗胃,以减少毒物被吸收。

(2)当所服毒物性质不明时,应先抽吸胃内容物送检,以明确毒物性质,同时可选用温开水或0.9%氯化钠注射液洗胃,待毒物性质明确后,再采用拮抗剂洗胃。

(3)若服强酸或强碱等腐蚀性毒物,则禁忌洗胃,以免导致胃穿孔。可按医嘱给予药物或物理性对抗剂,如喝牛奶、豆浆、蛋清(用生鸡蛋清调水至 200 mL)、米汤等,以保护胃黏膜。

(4)食管、贲门狭窄或梗阻,主动脉弓瘤,最近曾有上消化道出血,食管静脉曲张,胃癌等患者均禁忌洗胃,昏迷患者洗胃宜谨慎。

(5)每次灌洗液量以 300～500 mL 为宜,如灌洗液量过多可引起急性胃扩张,胃内压增加,加速毒物吸收;也可引起液体反流致呛咳、误吸。并且要注意每次入量和出量应基本保持平衡,防止胃潴留。

(6)洗胃结束后应立即清洗洗胃机各管腔,以免被污物堵塞或腐蚀。

(四)电动吸引器洗胃法

电动吸引器洗胃法是利用负压吸引原理,吸出胃内容物和毒物的方法。用于急救急性中毒患者。

1.操作方法

(1)接通电源,检查吸引器功能。

(2)将灌洗液倒入输液瓶,悬挂于输液架上,夹紧输液管。

(3)同自动洗胃机洗胃法插入、固定胃管。

(4)取"Y"形管(三通管),将其主干与输液管相连,两个分支分别连接胃管末端、吸引器的储液瓶引流管。

(5)开动吸引器,吸出胃内容物,留取第一次标本送检。

(6)将吸引器关闭,夹住引流管,开放输液管,使溶液流入胃内 300～500 mL。夹住输液管,开放引流管,开动吸引器,吸出灌入的液体。

(7)如此反复灌洗,直到吸出的液体澄清无味为止。

2.注意事项

负压应保持在 13.33 kPa(100 mmHg)左右,以防损伤胃黏膜。其余同自动洗胃机洗胃。

(五)漏斗胃管洗胃法

漏斗胃管洗胃法是利用虹吸原理,将洗胃溶液灌入胃内后,再吸引出来的方法。适用于家庭和社区现场急救缺乏仪器的情况下。

1.操作方法

(1)同自动洗胃机洗胃法插入、固定胃管。

(2)将胃管漏斗部分放置低于胃部,挤压橡胶球,吸出胃内容物。

（3）举漏斗高过头部 30～50 cm,将洗胃液缓慢倒出 300～500 mL 于漏斗内,当漏斗内尚余少量溶液时,迅速将漏斗降至低于胃的位置,倒置于盛水桶内,利用虹吸作用引出胃内灌洗液;流完后,再举漏斗注入溶液。

（4）反复灌洗,直至洗出液澄清为止。

2.注意事项

若引流不畅,可将胃管中段的皮球挤压吸引,即先将皮球末端胃管反折,然后捏皮球,再放开胃管。其余同自动洗胃机洗胃。

（六）注洗器洗胃法

注洗器洗胃法适用于幽门梗阻、胃手术前准备及术后吻合口水肿、吻合口狭窄者。

1.用物

治疗盘内放治疗碗、胃管、镊子、50 mL 注洗器、纱布、液状石蜡及棉签,另备橡皮单、治疗巾、弯盘、污水桶、灌洗液及用量按需要准备。

2.操作方法

插入洗胃管方法同前,证实胃管在胃内并固定后,用注洗器吸尽胃内容物,注入洗胃液约200 mL 后抽出弃去,反复冲洗,直到洗净为止。

3.注意事项

（1）为幽门梗阻患者洗胃时,可在饭后 4～6 小时或空腹进行。应记录胃内潴留量,以了解梗阻情况,胃内潴留量＝洗出量－灌入量。

（2）胃手术后吻合口水肿宜用 3% 氯化钠洗胃,每天两次,有消除水肿的作用。

（安会云）

第二节 创 伤

创伤是指外界各类致伤因素对人体组织、器官造成的解剖结构破坏和生理功能紊乱。按致伤因素大致分为机械性创伤、物理性创伤、化学性创伤和生物性创伤几类。两种及以上致伤因素对同一个体造成的伤害,称为复合性创伤。外科手术也是一种特殊性损伤。

一、病因与发病机制

创伤后病理变化有局部与全身两方面。局部病理变化主要是创伤炎症、细胞增生和组织修复过程。创伤后的全身反应是机体各系统、器官对创伤的防御、代偿、应激反应。

二、临床表现

（一）全身表现

1.体温升高

常为损伤后血液、渗出液及组织分离产物吸收所致,体温约 38 ℃。若有脑外伤可致中枢性高热,并发严重感染时体温也可明显升高。

2.生命体征变化

创伤后在炎症介质的作用下表现为疼痛、精神紧张、血容量减少等,并可引起脉搏和心率增加、血压稍高或下降,呼吸加深加快等变化。另外,可有口渴、尿少、神志淡漠或烦躁、疲倦,妇女还可出现月经异常。

3.合并感染

创伤后常合并有化脓性感染。

4.严重并发症

重度创伤并发感染(或)休克后,可诱发全身炎性反应综合征(SIRS)和多器官功能不全综合征(MODS)。或有单一器官严重损害,如急性肾衰竭、成人呼吸窘迫综合征等严重并发症。

(二)局部表现

1.疼痛

疼痛与受伤部位的神经分布、创伤程度、范围、轻重、炎症反应强弱有关。创伤部位制动后疼痛可以减轻,一般伤后 2～3 天可以缓解,若持续加重,可能已并发感染。严重创伤后并发休克患者常无疼痛主诉,应予注意。

2.肿胀

肿胀为伤后出血或炎症渗出所致,组织疏松和部位表浅者,肿胀较明显。并可伴有局部发红,触痛或有波动感(血肿所致)。

3.功能障碍

因疼痛限制运动和组织结构破坏可发生功能障碍。

4.组织损伤

开放性损伤可有伤口和创口,闭合性损伤则有特殊表现。

三、处理原则

(一)全身治疗

抢救严重创伤危重患者时有针对性地给于器官功能支持。维持组织器官灌注、减少手术创伤、防治感染和适当的营养支持,此为器官功能支持的四个方面。

(二)局部治疗

轻的闭合性损伤,如无内脏合并伤,多不需特殊处理,可自行恢复。对开放伤形成的污染伤口,必须尽早施行清创术,以使污染伤口变为清洁伤口,争取实现一期愈合。反之,如伤口已有明显感染现象,则应积极控制感染,加强换药,使其尽早二期愈合。

四、护理

(一)护理目标

(1)水、电解质、酸碱平衡得以维持,代谢稳定。

(2)疼痛控制,精神放松,患者可以安静休息。

(3)伤处制动,伤口得以妥善处理。

(4)感染得到防治,体温恢复正常。

(5)患者全身营养得以改善。

(6)患者情绪稳定,配合治疗。

（二）护理措施

1.一般创伤护理

（1）包扎伤口：颅脑、胸部、腹部等处的伤口应用无菌敷料或干净布料包扎，应注意加压包扎软化的胸壁、保护脱出的腹内脏器等。肢体出血应用加压包扎法止血。止血带只能作为最后手段使用，并应记录时间，每小时开放一次。

（2）有效固定：肢体骨折或脱位可用夹板（或代用品），或用健肢（或躯体）以中立位固定。固定后，应测试远端脉搏，若血运不良应予调整并记录。疑有颈椎骨折者，须用颈托固定。严重污染的开放性骨折，可保持在受伤位置包扎固定。妥善、及时的固定能减轻疼痛，避免加重创伤和出血，易于转送。适当的体位和制动：一般应平卧，体位变化宜缓慢，防止直立性低血压。采取的体位应利于呼吸和静脉回流。伤处应用夹板、支架或石膏制动。

（3）预防感染：选用抗生素，开放性创伤应予破伤风预防注射。

（4）禁饮食者：若有胃潴留或疑有急性胃扩张，应置鼻胃管减压。

（5）维持体液平衡和营养：根据病情和血生化随时调整输液，严重创伤只要肠道有功能，尽量经肠内营养，维持组织、器官的基本功能，且不宜过量。

（6）镇静止痛：观察期应慎用。已确诊或准备急症手术者可在监视下给麻醉止痛剂。多发性创伤和循环功能不稳定时，一般不给止痛剂，特别是高危患者。

2.闭合性创伤护理

（1）一般软组织挫伤：早期冷敷，24小时后可热敷或理疗，局部可用消炎止痛剂外敷。

（2）闭合性骨折、脱位：麻醉下手法复位并外固定，或施行手术。

（3）胸腹腔闭合性创伤：大多需施行急症手术，以止血、切除或修复脏器并施行引流。

（4）颅脑伤、头面伤等应行相应治疗。

3.开放性创伤护理

应在麻醉下施行清创术。多发性创伤需手术处理的次序通常是胸部、腹部、头颈部、泌尿生殖道、骨折及软组织。

4.心理护理

给伤员、家属以精神和心理支持十分重要。对可能需立即手术或预测会发生死亡的伤员，应给家属精神支持的机会。伤员入手术室或ICU监护前，应陪同伤员并提供完整的书面记录，包括与家属谈话的情况和他们所了解的有关资料。若有必要，代为保管伤员的衣服和贵重物品，存单上要有两人以上的签名。可能与违法犯罪有关的物品应妥善保存并记录。

（三）健康教育

（1）心理指导。患者入院后应热情接待，帮助患者及家属了解医院的环境、人员、制度、介绍病情和治疗方案，使其尽快适应医院生活，使患者有安全感或信任感。创伤均属急诊病例，应简单明了地介绍手术及治疗过程、方法及注意事项，恰如其分地解答患者或家属的问题，以消除患者的焦虑和恐惧，减少创伤后耐受能力下降的危险，以配合治疗。分阶段进行创伤治疗的健康教育，了解病因、发展及治疗措施，手术前后的注意事项及预防知识，提高心理承受能力，增强机体的耐受能力，可促进创伤康复。

（2）术前禁食、禁水，术后根据病情需要逐步改变饮食结构，以利康复。

（3）非急诊手术患者术前教会深呼吸运动、咳嗽运动、翻身运动、肢体运动，防止术后并发症。

（4）介绍术后各种引流管的放置位置，如何保护防止滑脱，及时更换及其他注意事项。

(5)介绍减轻伤口疼痛及促进伤口愈合的方法。

(6)出院指导。加强伤病器官的功能锻炼,鼓励患者积极参与家庭和社会团体的活动。尤其是创伤后伤残患者更应具体指导,消除自卑感,以健康心态投入正常生活。必要时定期家庭随访,制定具体计划和档案。

(安会云)

第三节 昏 迷

昏迷是一种严重的意识障碍,随意运动丧失,对体内外(如语言、声音、光、疼痛等)一切刺激均无反应并出现病理反射活动的一种临床表现。在临床上,可由多种原因引起,并且是病情危重的表现之一。因此,如遇到昏迷的患者,应及时判断其原因,选择正确的措施,争分夺秒地抢救,以挽救患者生命。

昏迷的原因分为颅内、颅外因素。①颅内因素有中枢神经系统炎症(脑膜炎、脑脓肿、脑炎等),脑血管意外(脑出血、脑梗死、蛛网膜下腔出血等),占位性病变(脑肿瘤、颅内血肿等),脑外伤和癫痫。②颅外病因包括严重感染(败血症、伤寒、中毒性肺炎等),心血管疾病(休克、高血压脑病、阿-斯综合征等),内分泌与代谢性疾病(糖尿病酮症酸中毒、低血糖、高渗性昏迷、肝昏迷、尿毒症等),药物及化学物品中毒(有机磷农药、一氧化碳、安眠药、麻醉剂、乙醚等),以及物理因素(中暑、触电等)。

一、昏迷的临床表现

昏迷是病情危重的标志,病因不同其临床表现也各异。

(1)伴有抽搐者,见于癫痫、高血压脑病、脑水肿、尿毒症、脑缺氧、脑缺血等。

(2)伴有颅内压增高者,见于脑水肿、脑炎、脑肿瘤、蛛网膜下腔出血等。

(3)伴有高血压者见于高血压脑病、脑卒中、嗜铬细胞瘤危象等。

(4)伴有浅弱呼吸者见于肺功能不全、药物中毒、中枢神经损害。

(5)患者呼出气体的气味对诊断很有帮助,如尿毒症患者有氨气味,酮症酸中毒有烂苹果味,肝昏迷有肝臭味,乙醇中毒者有乙醇味,DDV 中毒有 DDV 味。

二、护理评估

(一)健康史

应向患者的家属或有关人员详细询问患者以往有无癫痫发作、高血压病、糖尿病以及严重的心、肝、肾和肺部疾病。了解患者发作现场情况,发病之前有无外伤或其他意外事故(如服用毒物、高热环境下长期工作、接触剧毒化学药物和煤气中毒等),最近患者的精神状态和与周围人的关系。

(二)身体状况

1.主要表现

应向患者家属或有关人员详细询问患者的发病过程、起病时有无诱因、发病的急缓、持续的时间、演变经过、昏迷是首发症状还是由其他疾病缓慢发展而来的,昏迷前有无其他表现(指原发病的表现:如有无剧烈头痛、喷射样呕吐;有无心前区疼痛;有无剧烈的咳嗽、咳粉红色痰液、严重的呼吸困难、发绀;有无烦躁不安、胡言乱语;有无全身抽搐;有无烦渴、多尿、烦躁、呼吸深大、呼气呈烂苹果味等),以往有无类似发作史,昏迷后有无其他的表现。

2.体格检查

(1)观察检查生命体征。①体温:高热提示有感染性或炎症性疾患。过高可能为中暑或中枢性高热(脑干或下丘脑损害)。过低提示为休克、甲状腺功能低下、低血糖、冻伤或镇静安眠药过量。②脉搏:不齐可能为心脏病。微弱无力提示休克或内出血等。过速可能为休克、心力衰竭、高热或甲亢危象。过缓可能为房室传导阻滞或阿-斯综合征。缓慢而有力提示颅内压增高。③呼吸:深而快的规律性呼吸常见于糖尿病酸中毒,称为 Kussmual 呼吸;浅而快的规律性呼吸见于休克、心肺疾患或安眠药中毒引起的呼吸衰竭;脑的不同部位损害可出现特殊的呼吸类型,如潮式呼吸提示大脑半球广泛损害,中枢性过度呼吸提示病变位于中脑被盖部,长吸式呼吸为脑桥上部损害所致,丛集式呼吸系脑桥下部病变所致,失调式呼吸是延髓特别是其下部损害的特征性表现。④血压:过高提示颅内压增高、高血压脑病或脑出血。过低可能为脱水、休克、心肌梗死、镇静安眠药中毒、深昏迷状态等。

昏迷时不同水平脑组织受损的表现见表 4-3。

表 4-3　昏迷对不同水平脑组织受损的表现

脑受损部位	意识	呼吸	瞳孔	眼球运动	运动功能
大脑	嗜睡、昏睡、昏迷、去皮质状态	潮式呼吸	正常	游动、向病灶侧凝视	偏瘫、去皮质强直
间脑	昏睡、昏迷、无动性缄默	潮式呼吸	小	游动、向病灶侧凝视	偏瘫、去皮质强直
中脑	昏睡、昏迷、无动性缄默	过度换气	大、光反应消失	向上或向下偏斜	交叉偏、去大脑强直
脑桥	昏睡、昏迷、无动性缄默	长吸气性、喘息性	小如针尖样	浮动向病灶对侧凝视	交叉偏、去大脑强直较轻
延髓	昏睡、昏迷、无动性缄默	失调性、丛集性呼吸	小或大	眼-脑反射消失	交叉性瘫呈迟缓状态

(2)神经系统检查。①瞳孔:正常瞳孔直径为 2.5~4.0 mm,<2 mm 为瞳孔缩小,>5 mm 为瞳孔散大。双侧瞳孔缩小见于吗啡中毒、有机磷杀虫药中毒、巴比妥类药物中毒、中枢神经系统病变等,如瞳孔针尖样缩小(<1 mm),常为脑桥病变的特征,1.5~2.0 mm 常为丘脑或其下部病变。双侧瞳孔散大见于阿托品、山莨菪碱、多巴胺等药物中毒,中枢神经病变见于中脑功能受损;双侧瞳孔散大且对光反射消失表示病情危重。两侧瞳孔大小若相差 0.5 mm 以上,常见于小脑天幕病及 Horner 征。②肢体瘫痪:可通过自发活动的减少及病理征的出现来判断昏迷患者的瘫痪肢体。昏迷程度深的患者可重压其眶上缘,疼痛可刺激健侧上肢出现防御反应,患侧则无;可观察患者面部疼痛的表情判断有无面瘫;也可将患者双上肢同时托举后突然放开任其坠落,瘫痪侧上肢坠落较快,即坠落试验阳性;偏瘫侧下肢常呈外旋位,且足底的疼痛刺激下肢回缩反应差或消失,病理征可为阳性。③脑膜刺激征:伴有发热者常提示中枢神经系统感染;不伴发热者多为蛛网膜下腔出血。如有颈项强直应考虑有无中枢神经系统感染、颅内血肿或其他造成颅内压升高的原因。④神经反射:昏迷患者若没有局限性的脑部病变,各种生理反射均呈对称性减弱

或消失,但深反射也可亢进。昏迷伴有偏瘫时,急性期患侧肢体的深、浅反射减退。单侧病理反射阳性,常提示对侧脑组织存在局灶性病变,如果同时出现双侧的病理反射阳性,表明存在弥漫性颅内损害或脑干病变。⑤姿势反射:观察昏迷患者全身的姿势也很重要,临床上常见两种类型。一种为去大脑强直,表现为肘、腕关节伸直,上臂内旋和下肢处于伸展内旋位,提示两大脑半球受损且中脑及间脑末端受损;另一种为去皮质强直,表现为肘、腕处于弯曲位,前臂外翻和下肢呈伸展内旋位,提示中脑以上大脑半球受到严重损害。这两种姿势反射,可为全身性,亦可为一侧性。

(3)检查患者有无原发病的体征:有无大小便失禁,呼气有无特殊气味,皮肤颜色有无异常,肢端是否厥冷,肺部听诊有无湿啰音,听诊心脏的心音有无低钝,有无心脏杂音,腹肌有无紧张,四肢肌肉有无松弛,四肢肌力有无减退,眼球偏向哪侧,眼底检查有无视盘水肿。

(三)心理状况

由于患者病情发展快,病情危重,抢救中紧张的气氛,繁多的抢救设施,常引起患者家属的焦虑,而病情的缓解需要时间,家属常因关心患者而产生对治疗效果不满意心理。

(四)实验室检查

(1)CT 或 MRI:怀疑脑血管意外的患者可采取本项目,可显示病变的性质、部位和范围。

(2)脑脊液检查:怀疑脑膜炎、脑炎、蛛网膜下腔出血的患者可选择,可提示病变的原因。

(3)血糖、尿酮测定:怀疑糖尿病酮症酸中毒、高渗性昏迷、低血糖的患者可选择本项目,能及时诊断,并在治疗中监测病情变化。此外,根据昏迷患者的其他病因选择相应的检查项目,以尽快做出诊断,为挽救患者生命争取时间。

(五)判断昏迷程度

由于昏迷患者无法沟通,导致询问病史困难,因此,护士能够正确地进行病情观察和判断就显得非常重要,首先应先确认呼吸和循环系统是否稳定,而详细完整的护理体检应等到对患者昏迷的性质和程度判断后再进行。

1.临床分级法

主要是给予言语和各种刺激,观察患者反应情况,加以判断,如呼叫姓名、推摇肩臂、压迫眶上切迹、针刺皮肤、与之对话和嘱其执行有目的的动作等。注意区别意识障碍的不同程度。①嗜睡:程度最浅的一种意识障碍,患者经常处于睡眠状态,唤醒后定向力基本完整,但注意力不集中,记忆稍差,如不继续对答,很快又入睡。②昏睡:处于较深睡眠状态,不易唤醒,醒时睁眼,但缺乏表情,对反复问话仅能做简单回答,回答时含糊不清,常答非所问,各种反射活动存在。③昏迷:意识活动丧失,对外界各种刺激或自身内部的需要不能感知。按刺激反应及反射活动等可分三度(表4-4)。

表 4-4　昏迷的临床分级

昏迷分级	疼痛刺激反应	无意识自发动作	腱反射	瞳孔对光反射	生命体征
浅昏迷	有反应	可有	存在	存在	无反应
中昏迷	重刺激可有	很少	减弱或消失	迟钝	轻度变化
深昏迷	无反应	无	消失	消失	明显变化

2.昏迷量表评估法

(1)格拉斯哥昏迷计分法(GCS):1974 年英国 Teasdale 和 Jennett 制定的,以睁眼(觉醒水平)、言语(意识内容)和运动反应(病损平面)三项指标的 15 项检查结果来判断患者昏迷和意识障碍程度的昏迷评分法。以上三项检查共计 15 分,凡积分低于 8 分,预后不良;5～7 分预后恶劣;积分小于 4 分者罕有存活。即以 GCS 分值愈低,脑损害的程度愈重,预后亦愈差。而意识状态正常者应为满分(15 分)。

此评分简单易行,比较实用。但临床发现:3 岁以下小孩不能合作;老年人反应迟钝,评分偏低;语言不通、聋哑人、精神障碍患者等使用受到限制;眼外伤影响判断;有偏瘫的患者应根据健侧作判断依据。此外,有人提出,格拉斯哥昏迷计分法用于评估患者意识障碍的程度,不能反映出极为重要的脑干功能状态(表 4-5)。

表 4-5　GCS 计分法

记分项目	反应	计分
Ⅰ.睁眼反应	自动睁眼	4
	呼唤睁眼	3
	刺激睁眼	2
	任何刺激不睁眼	1
Ⅱ.语言反应	对人物、时间、地点定向准确	5
	不能准确回答以上问题	4
	胡言乱语、用词不当	3
	散发出无法理解的声音	2
	无语言能力	1
Ⅲ.运动反应	能按指令动作	6
	对刺痛能定位	5
	对刺痛能躲避	4
	刺痛时肢体屈曲(去皮质强直)	3
	刺痛时肢体过伸(去大脑强直)	2
	对刺痛无任何反应	1
总分		

(2)Glasgow-Pittsburgh 昏迷观察表:在 GCS 的临床应用过程中,有人提出尚需综合临床检查结果进行全面分析,同时又强调脑干反射检查的重要性。为此,Pittsburgh 又加以改进补充了另外四个昏迷观察项目,即对光反射、脑干反射、抽搐情况和呼吸状态,称之 Glasgow-Pittsburgh 昏迷观察表。合计为七项 35 级,最高为 35 分,最低为 7 分。在颅脑损伤中,35～28 分为轻型,27～21 分为中型,20～15 分为重型,14～7 分为特重型颅脑损伤。该观察表即可判定昏迷程度,也反映了脑功能受损水平(表 4-6)。

表 4-6 Glasgow-Pittsburgh 昏迷观察表

项目		评分	项目		评分
Ⅰ.睁眼反应	自动睁眼	4	Ⅳ.对光反应	大小不等	2
	呼之睁眼	3		无反应	1
	疼痛引起睁眼	2	Ⅴ.脑干反射	全部存在	5
	不睁眼	1		睫毛反射消失	4
Ⅱ.语言反应	言语正常(回答正确)	5		角膜反射消失	3
	言语不当(回答错误)	4		眼脑及眼前庭反射消失	2
	言语错乱	3		上述反射皆消失	1
	言语难辨	2	Ⅵ.抽搐情况	无抽搐	5
	不语	1		局限性抽搐	4
Ⅲ.运动反应	能按吩咐动作	6		阵发性大发作	3
	对刺激能定位	5		连续大发作	2
	对刺痛能躲避	4		松弛状态	1
	刺痛肢体屈曲反应	3	Ⅶ.呼吸状态	正常	5
	刺痛肢体过伸反应	2		周期性	4
	无反应(不能运动)	1		中枢过度换气	3
Ⅳ.对光反应	正常	5		不规则或低换气	2
	迟钝	4		呼吸停止	1
	两侧反应不同	3			

三、护理诊断

(一)意识障碍
与各种原因引起的大脑皮质和中脑的网状结构发生有度抑制有关。

(二)清理呼吸道无效
与患者意识丧失不能正常咳嗽有关。

(三)有感染的危险
与昏迷患者的机体抵抗力下降、呼吸道分泌物排出不畅有关。

(四)有皮肤完整性受损的危险
与患者意识丧失而不能自主调节体位、长期卧床有关。

四、护理目标

(1)患者的昏迷减轻或消失。
(2)患者的皮肤保持完整,无压疮发生。
(3)患者无感染的发生。

五、昏迷的救治原则

昏迷患者的处理原则。主要是维持基本生命体征,避免脏器功能的进一步损害,积极寻找和治疗病因。具体包括以下内容。

（1）积极寻找和治疗病因。

（2）维持呼吸道通畅，保证充足氧供，应用呼吸兴奋剂，必要时进行插管行辅助呼吸。

（3）维持循环功能，强心，升压，抗休克。

（4）维持水、电解质和酸碱平衡。对颅内压升高者，应迅速给予脱水治疗。每天补液量1 500～2 000 mL，总热量1 500～2 000 kcal。

（5）补充葡萄糖，减轻脑水肿，纠正低血糖。用法是每次50％葡萄糖溶液60～100 mL静脉滴注，每4～6小时一次。但疑为高渗性非酮症糖尿病昏迷者，最好等血糖结果回报后再给葡萄糖。

（6）对症处理。防治感染，控制高血压、高热和抽搐，注意补充营养。注意口腔呼吸道、泌尿道和皮肤护理。

（7）给予脑细胞代谢促进剂。

六、护理措施

（一）急救护理

（1）速使患者安静平卧，下颌抬高以使呼吸通畅。

（2）松解腰带、领扣，随时清除口咽中的分泌物。

（3）呼吸暂停者立即给氧或口对口人工呼吸。

（4）注意保暖，尽量少搬动患者。

（5）血压低者注意抗休克。

（6）有条件者尽快输液。

（7）尽快呼叫急救站或送医院救治。

（二）密切观察病情

（1）密切观察患者的生命指征，神志、瞳孔的变化，神经生理反射有无异常，注意患者的抽搐、肺部的啰音、心音、四肢肢端温度、尿量、眼底视神经、脑膜刺激征、病理反射等，并及时、详细记录，随时对病情做出正确的判断，以便及时通知医师并及时做出相应的护理，并预测病情变化的趋势，采取措施预防病情的恶化。

（2）如患者出现呼吸不规则（潮式呼吸或间停呼吸）、脉搏减慢变弱、血压明显波动（迅速升高或下降）、体温骤然升高、瞳孔散大、对光反射消失，提示患者病情恶化，须及时通知医师，并配合医师进行抢救。

（三）呼吸道护理

协助昏迷患者取平卧位，头偏向一侧，防止呕吐物误吸造成窒息（图4-1）。帮助患者肩下垫高，使颈部舒展，防止舌后坠阻塞呼吸道，保持呼吸道通畅。立即检查口腔、喉部和气管有无梗阻，及时吸引口、鼻内分泌物，痰黏稠时给予雾化吸入。用鼻管或面罩吸氧，必要时需插入气管套管进行机械通气。一般应使PaO_2至少高于10.67 kPa（80 mmHg），$PaCO_2$在4.00～4.67 kPa（30～35 mmHg）。

（四）基础护理

1.预防感染

每2～3小时翻身拍背一次，并刺激患者咳嗽，及时吸痰。口腔护理3～4次/天，为防止口鼻干燥，可用0.9％氯化钠水溶液纱布覆盖口鼻。患者眼睑不能闭合时，可涂抗生素眼膏加盖纱布。

做好会阴护理,防止泌尿系统感染。

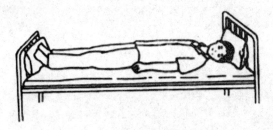

图 4-1 昏迷患者的卧位

2.预防压疮

昏迷患者由于不能自主调整体位,肢体长期受压容易发生压疮,护理人员应每天观察患者的骶尾部、股骨大转子、肩背部、足跟、外踝等部位,保持床单柔软、清洁、平整,勤翻身,勤擦洗,骨突处做定时按摩,协助患者被动活动肢体,并保持功能位,有条件者可使用气垫床。

3.控制抽搐

控制抽搐时可镇静止痉,目前首选药物是地西泮,10～20 mg 静脉滴注,抽搐停止后再静脉滴注苯妥英钠 0.5～1.0 g,可在 4～6 小时内重复给药。

4.营养支持

给昏迷患者插胃管,采取管喂方式补充营养,应保证患者每天摄入高热量、高蛋白、高维生素、易消化的流质饮食,如牛奶、豆浆或混合奶、菜汤、肉汤等。B 族维生素有营养神经的作用,应予以补充。鼻饲管应每周清洗、消毒一次。

5.清洁卫生

(1)每天帮患者清洁皮肤,及时更换衣服,保持床铺的清洁干燥;如患者出现大小便失禁,应及时清除脏衣服,用清水清洁会阴部皮肤,迅速更换干净的衣服,长期尿失禁或尿潴留的患者,可留置尿管,定期开放(每 4 小时一次),每天更换一次尿袋,每周更换一次尿管,每天记录尿量和观察尿液颜色,如患者意识转为清醒后,应及时拔出尿管,鼓励和锻炼患者自主排尿;如患者出汗,应及时擦干净,防止患者受凉。

(2)每天对患者进行口腔清洁,观察口腔和咽部有无痰液或其他分泌物、呕吐物积聚,如发现有,应及时清理口咽部和气管,防止患者误吸造成窒息。

(五)协助医师查明和去除病因

(1)遵医嘱采取血液、尿液、脑脊液、呕吐物等标本进行相应的检查,以查明患者昏迷的病因。

(2)及时建立静脉通道,为临床静脉用药提供方便。

(3)针对不同病因,遵照医嘱采取相应的医疗措施进行抢救。如有开放性伤口应及时止血、缝合、包扎;如消化道中毒者,及时进行催吐、洗胃、注射解毒剂;如糖尿病酮症酸中毒患者,及时应用胰岛素治疗并迅速补充液体;如癫痫持续状态患者,应及时应用苯妥英钠等药物。

(4)遵照医嘱维持患者的循环和脑灌注压,对直接病因已经去除的患者,可行脑复苏治疗(应用营养脑细胞的药物)以促进神经功能的恢复。

(六)健康教育

应向患者家属介绍如何照顾昏迷的患者,应注意哪些事项,如病情恶化,应保持镇静,及时与医师和护士联系。患者意识清醒后,应向患者和家属宣传疾病的知识,指导他们如何避免诱发原发病病情恶化的因素,并指导患者学会观察病情,及时发现恶化征象,及时就诊,以防止昏迷的再次发生。

七、护理评价

(1)患者的意识是否转清醒。

(2)患者的痰液是否有效排出。

(3)呼吸道是否保持通畅。

(4)皮肤是否保持完整,有无压疮,肺部有无感染发生。

(安会云)

第四节 休 克

休克是人体在各种病因打击下引起的以有效循环血量急剧减少,组织器官的氧和血液灌流不足,末梢循环障碍为特点的一种病理综合征。

目前休克分为低血容量性休克、感染性休克、创伤性休克、心源性休克、神经源性休克和过敏性休克六类。在外科中常见的是低血容量性休克、感染性休克和创伤性休克。

一、特级护理

对休克患者24小时专人护理,制订护理计划,在实施过程中根据患者休克的不同阶段和病情变化,及时修改护理计划。随时做好重症护理记录。

二、严密观察病情变化

除至少每15~30分钟为患者测量脉搏、呼吸、血压外,还应观察以下变化。

(一)意识和表情

休克患者的神态改变如烦躁、淡漠、恐惧,昏迷是全身组织器官血液灌注不足的一种表现,应使患者仰卧位,头及躯干部抬高20°~30°,下肢抬高15°~20°,防止膈肌及腹腔脏器上移,影响心肺功能,并可增加回心血量,改善脑血流灌注量。

(二)皮肤色泽及温度

休克时患者面色及口唇苍白,皮肤湿冷,四肢发凉,皮肤出现出血点或瘀斑,可能为休克已进入弥散性血管内凝血阶段。

(三)血压、脉压及中心静脉压

休克时一般血压常低于 10.6/6.6 kPa(80/50 mmHg),脉压<4.0 kPa(<30 mmHg)。因其是反应血容量最可靠的方法,对心功能差的患者,可放置 Swau-Gonz 导管,监测右房压、肺动脉压、肺毛细血管楔压及心输血量,以了解患者的血容量及心功能情况。

(四)脉搏及心率

休克患者脉搏增快,随着病情发展,脉搏减速或出现心律不齐,甚至脉搏摸不到。

(五)呼吸频率和深度

注意呼吸的次数和节律,如呼吸增快、变浅、不规则为病情恶化,当呼吸每分钟增至 30 次以上或下降至 8 次以下,为病情危重。

(六)体温

休克患者体温一般偏低,感染性休克的患者,体温可突然升高至 40 ℃以上,或骤降至常温以下,均反映病情危重。

(七)瞳孔

观察双侧瞳孔的大小,对光反射情况,如双侧瞳孔散大,对光反射消失,说明脑缺氧和患者病情严重。

(八)尿量及尿比重

休克患者应留置导尿管,每小时测尿量一次,如尿量每小时少于 30 mL,尿比重增高,说明血容量不足;每小时尿量在 30 mL 以上,说明休克有好转。若输入相当量的液体后尿量仍不足平均每小时 30 mL,则应监测尿比重和血肌酐,同时注意尿沉渣的血细胞、管型等。疑有急性肾小球坏死者,更应监测血钠、尿钠和尿肌酐,以便了解肾脏的损害情况。

三、补充血容量注意输液速度

休克主要是全身组织、器官血液灌注不足引起的。护士应在血压及血流动力学监测下调节输液速度。当中心静脉压低于正常值时,应加快输液速度;高于正常值时,说明液体输入过多、过快,应减慢输液速度,防止肺水肿及心肺功能衰竭。

四、保持呼吸道通畅

休克(尤其是创伤性休克)有呼吸反常现象,应随时注意清除患者口腔及鼻腔的分泌物,以保持呼吸道通畅,同时给予 O_2 吸入。昏迷患者口腔内应放置通气管,并注意听诊肺部,监测动脉血气分析,以便及时发现缺 O_2 或通气不足。吸 O_2 浓度一般为 40%～50%,每分钟 6～8 L 的流量。

五、应用血管活性药物的护理

(一)从低浓度慢速开始

休克患者应用血管活性药,应从低浓度慢速开始,每 5 分钟监测血压 1 次,待血压平稳后改为每 15～30 分钟监测 1 次。并按等量浓度严格掌握输液滴数,使血压维持在稳定状态。

(二)严防液体外渗

静脉滴入升压药时,严防液体外渗,以免造成局部组织坏死。出现液体外渗时,应立即更换输液部位,外渗部位应用 0.25%普鲁卡因做血管周围组织封闭。

六、预防并发症的护理

(一)防止坠床

对神志不清、烦躁不安的患者,应固定输液肢体,并加床挡防止坠床,必要时将四肢以约束带固定于床旁。

(二)口腔感染

休克、神志不清的患者,由于唾液分泌少容易发生口腔感染,床旁应备口腔护理包。根据口腔 pH 值选择口腔护理液,每天做 4 次口腔护理,保持口腔清洁,神志不清的患者做口腔护理时,要认真检查黏膜有无异常。

(三)肺部感染

休克、神志不清的患者由于处于平卧位,活动受限,易发生坠积性肺炎。因此,应每天 4 次雾化吸入,定时听诊双肺部以了解肺部情况,必要时给予吸痰处理。

(四)压疮

休克患者由于血液在组织灌注不足,加之受压部位循环不良,极易发生压疮。因此,应保持皮肤护理,保持皮肤清洁、干燥、卧位舒适,定时翻身,按摩受压部位及骨突处,检查皮肤有无损伤,并严格接班。

(安会云)

第五节 中 毒

一、急性中毒的诊断

急性中毒的诊断主要根据中毒病史和临床表现以及实验室检查三方面作出。

(一)中毒病史

采集中毒病史是诊断的首要环节。生产性中毒者重点询问工种、操作过程,接触的毒物种类和数量、接触途径、同伴发病情况。非生产性中毒者,了解患者的精神状态、本人或家人经常服用的药物,收集患者可能盛放毒物的容器、纸袋和剩余毒物。仔细询问发病过程、症状、治疗药物与剂量及治疗反应等。

(二)临床表现

急性中毒常有其特征性的临床表现,现将具有这些特征的常见毒物举例如下。

1.呼气、呕吐物和体表的气味

(1)蒜臭味:有机磷农药,磷。

(2)酒味:酒精及其他醇类化合物。

(3)苦杏仁味:氰化物及含氰苷果仁。

(4)尿味:氨水,硝酸铵。

(5)其他有特殊气味的毒物:汽油,煤油,苯,硝基苯。

2.皮肤黏膜

(1)樱桃红:氰化物,一氧化碳。

(2)潮红:酒精,抗胆碱药(含曼陀罗类)。

(3)发绀:亚硝酸盐,苯的氨基与硝基化合物。

(4)多汗:有机磷毒物,毒蘑菇,解热镇痛剂。

(5)无汗:抗胆碱药。

(6)牙痕:毒蛇和毒虫咬蜇中毒。

3.眼

(1)瞳孔缩小:有机磷毒物,阿片类。

(2)瞳孔扩大:抗胆碱药,苯丙胺类,可卡因。

(3)视力障碍:有机磷毒物,甲醇,肉毒毒素。

4.口腔

(1)流涎:有机磷毒物,毒蘑菇。

(2)口干:抗胆碱药,苯丙胺类。

5.神经系统

(1)嗜睡、昏迷:镇静催眠药,抗组胺类,抗抑郁药,醇类,阿片类,有机磷毒物,有机溶剂等。

(2)抽搐惊厥:四亚甲基二砜四胺,氟乙酰胺,有机磷毒物,氯化烃类,氰化物,肼类(如异烟肼),士的宁。

(3)肌肉颤动:有机磷毒物,毒扁豆碱。

(4)谵妄:抗胆碱药。

(5)瘫痪:肉毒毒素,可溶性钡盐。

6.消化系统

(1)呕吐:有机磷毒物,毒蘑菇。

(2)腹绞痛:有机磷毒物,毒蘑菇,巴豆,砷、汞化合物,腐蚀性毒物。

(3)腹泻:毒蘑菇,砷、汞化合物,巴豆,蓖麻子。

7.循环系统

(1)心动过速:抗胆碱药,拟肾上腺素药,醇类。

(2)心动过缓:有机磷毒物,毒蘑菇,乌头,可溶性钡盐,洋地黄类,β受体阻断剂,钙通道阻滞剂。

(3)血压升高:苯丙胺类,拟肾上腺素药。

(4)血压下降:亚硝酸盐类,各种降压药。

8.呼吸系统

(1)呼吸减慢:阿片类,镇静安眠药。

(2)哮喘:刺激性气体,有机磷毒物。

(3)肺水肿:刺激性气体,有机磷农药。

急性中毒常侵犯多种器官,不同的毒物中毒侵犯的器官亦异,各种急性中毒引起的不同系统中毒的表现和相关的中毒毒物及可能的中毒机制见表4-7。

表 4-7　急性中毒的临床表现、相关毒物和中毒机制

中毒表现	相关毒物和中毒机制
皮肤黏膜	
1.灼伤	直接腐蚀作用:强酸、强碱、甲醛、苯酚、甲酚皂溶液
2.发绀	肺水肿:有机磷杀虫剂、刺激性气体、安妥 高铁血红蛋白血症:亚硝酸盐、苯胺、硝基苯等
3.黄疸	肝损害:四氯化碳、抗结核药、雄激素、毒蕈等 溶血性贫血:苯胺、硝基苯、有毒动植物(毒蛇、毒蕈)

续表

中毒表现	相关毒物和中毒机制
眼	
1.瞳孔扩大	抗胆碱能作用:阿托品和莨菪碱类
2.瞳孔缩小	胆碱能作用:有机磷杀虫剂、氨基甲酸酯类杀虫剂
3.视神经损害	致代谢障碍:甲醇
呼吸系统	
1.呼吸气味	乙醇(酒味);氰化物(苦杏仁味);有机磷杀虫剂、黄磷、铊(蒜味);硫化氢(臭蛋味);氯化氢胆碱(鱼腥样臭味)
2.呼吸加快	酸中毒:水杨酸类、甲醇
3.呼吸减慢或无力	(1)窒息性毒物:一氧化碳、硫化氢、氰化物
	(2)中枢神经抑制:麻醉药、镇静安眠药、抗精神失常药
	(3)神经肌肉接头麻醉:箭毒、肉毒、蛇毒、河豚
4.呼吸困难	肺水肿:同发绀
循环系统	
1.心律失常	(1)强心苷:洋地黄、夹竹桃、蟾蜍
	(2)兴奋迷走神经:乌头、附子
	(3)兴奋交感神经:拟肾上腺素药、三环类抑郁药
	(4)心肌损害:依米丁、砷剂、锑剂、磷化氢
2.心搏骤停	(1)毒物直接作用于心肌:洋地黄、奎尼丁、氨茶碱、依米丁
	(2)缺氧:窒息性毒物
	(3)低钾血症:可溶性钡盐、棉酚、排钾性利尿剂
3.低血压、休克	(1)窒息性毒物
	(2)中枢神经抑制:麻醉药、镇静安眠药、抗精神失常药
	(3)降血压药
	(4)剧烈吐泻:三氧化二砷、二氧化汞、硫酸铜
	(5)有毒动物:毒蛇、毒蜘蛛、河豚
消化系统	
急性胃肠炎症状	(1)直接刺激:三氧化二砷等金属
	(2)胆碱能作用:有机磷杀虫剂、毒蕈等
泌尿系统	
急性肾衰竭	(1)肾小管中毒:升汞、四氯化碳、氨基糖苷类抗生素、噻嗪类利尿药、有毒动植物(毒蕈、鱼胆、斑蝥)
	(2)肾缺血:上述引起低血压、休克的毒物
	(3)肾小管堵塞:磺胺药的磺胺结晶、砷化氢引起的血红蛋白尿
血液系统	
1.溶血性贫血	红细胞破坏增多:苯胺、硝基苯、有毒的动植物(毒蛇、毒蕈)
2.再生障碍性贫血或白细胞减少	骨髓造血抑制:抗肿瘤药、放射病
3.出血	(1)血小板减少:见上述骨髓造血抑制
	(2)血小板功能异常:阿司匹林
	(3)凝血功能异常:肝素、香豆素类、敌鼠钠盐等

中毒表现	相关毒物和中毒机制
神经系统	
1.昏迷	(1)中枢神经抑制:麻醉药、镇静安眠药、抗精神失常药
	(2)抑制呼吸中枢:有机溶剂
	(3)缺氧:窒息样毒物、亚硝酸盐、有机磷杀虫剂等
2.惊厥	(1)窒息性毒物
	(2)中枢神经兴奋药、抗抑郁药
	(3)其他:异烟肼、有机氯杀虫剂

(三)实验室检查

毒物的实验室过筛对确定诊断和判定毒物类型有帮助,急性口服中毒者,检验呕吐物和胃抽吸物或尿液,其阳性率大于血液,对中毒的靶器官可进行相应的功能和器械检查。对于慢性中毒,检查环境中及病尿和血液中的毒物,可帮助确诊或排除诊断。

1.毒物分析

从可疑物质、食物和水检查毒物,也可从中毒患者呕吐物、洗胃液、血、尿检查毒物或其分解产物。

2.特异性化验检查

如有机磷中毒血液胆碱酯酶活性减低,一氧化碳中毒血中可测出碳氧血红蛋白,亚硝酸盐中毒血中可检出高铁血红蛋白。

3.非特异性化验检查

根据病情进行检查:血常规、血气分析、血清电解质、血糖、肌酐、尿素氮、肝功、心电图、X线检查、CT等,从而了解各脏器的功能及并发症。

(四)急性中毒的诊断

若突然出现昏迷、惊厥、呼吸困难、发绀、呕吐等危重症状和体征,又有明确的毒物接触史,平素健康者,诊断急性中毒不难,解毒药试验治疗有效和相应毒物的实验室鉴定可帮助确诊,尤其对毒物接触史不明确者更有意义,还要进行相应的鉴别诊断(图4-2)。

二、急性中毒的救治

急性中毒的救治原则是阻止毒物继续作用于人体和维持生命,包括清除未被吸收的毒物、促进已吸收进入血液毒物的排除、特异性抗毒治疗及对症支持疗法。

急救:危重患者先检查生命体征,如呼吸、血压、心率和意识状态,立即采取有效的急救措施,保证有效循环和呼吸功能。

(一)清除未被吸收的毒物

1.呼吸道染毒

脱离染毒环境,撤至上风或侧风方向,以3%硼酸、2%碳酸氢钠拭洗鼻咽腔及含漱。

2.皮肤染毒

脱去染毒衣服,用棉花、卫生纸吸去肉眼可见的液态毒物,用镊子夹去毒物颗粒,对染毒的皮肤用5%碳酸氢钠液或肥皂水清洗。

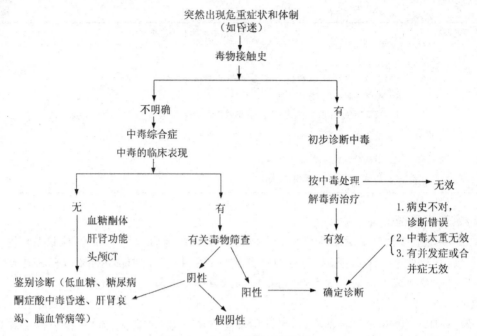

图 4-2　急性中毒的诊断思路

3.眼睛染毒

毒物液滴或微粒溅入眼内或接触有毒气体时,用3％硼酸、2％碳酸氢钠或大量清水冲洗。

4.经口中毒

(1)催吐:对神志清醒胃内尚存留有毒物者,立即催吐。常用催吐方法:用压舌板探触咽腭弓或咽后壁催吐,吐前可令其先喝适量温水或温盐水 200～300 mL,或口服 1/2 000 高锰酸钾 200～300 mL;口服吐根糖浆 15～20 mL,以少量水送服;皮下注射阿扑吗啡 3～5 mg(只用于成人)。腐蚀性毒物中毒、惊厥、昏迷、肺水肿、严重心血管疾病及肝病禁催吐,孕妇慎用。

(2)洗胃:经口中毒者,胃内毒物尚未完全排空,可用洗胃法清除毒物。一般在摄入 4～6 小时内效果最好,饱腹、中毒量大或减慢胃排空的毒物,超过 6 小时仍要洗胃。腐蚀性毒物中毒禁洗胃,昏迷者要防止误吸。常用洗胃液为 1∶5 000 高锰酸钾,2％～4％碳酸氢钠,紧急情况下用一般清水。腐蚀性毒物中毒早期用蛋清或牛奶灌入后吸出 1～2 次。若已知毒物种类,可选用含相应成分的洗胃液(表 4-8),以利于解毒,特别是活性炭为强有力的吸附剂,能有效地吸收毒物促进排泄,近年来受到重视。

表 4-8　已知毒物对洗胃液的选择

洗胃液的种类	适用的毒物	禁用(无效)的毒物
保护剂		
5％牛奶或蛋清	一般腐蚀性毒物、硫酸铜、氯酸盐、铬酸盐	
溶解剂		
液体石蜡	脂溶性毒物:汽油、煤油等	
吸附剂		

续表

洗胃液的种类	适用的毒物	禁用(无效)的毒物
10％活性炭悬液	大多数毒物,除外右侧无效的毒物	无效的毒物:汞、铁、锂、溴化物、碳酸氢盐、无机酸和碱、乙醇
氧化解毒剂		
1:5 000 高锰酸钾	催眠药、镇静药、阿片类、烟碱、生物碱、氰化物、砷化物、无机磷、士的宁	禁用:硫代磷酸酯如对硫磷等
中和剂		
0.3％氧化镁	硫酸、阿司匹林、草酸	
10％面糊和淀粉	碘、碘化物	
沉淀剂		
2％碳酸氢钠	有机磷杀虫剂、氨基甲酸酯类、拟菊酯类、苯、铊、汞、硫、铬、硫酸亚铁、磷	禁用:敌百虫和强酸(硫酸、硝酸、盐酸、碳酸)
1％~3％鞣酸	吗啡类、辛可芬、洋地黄、阿托品、草酸、乌头、黎芦、发芽马铃薯、毒蕈	
5％硫酸钠	氯化钡、碳酸钡	
5％氯化钙	氟化物	

洗胃宜用较粗的胃管,以防食物堵塞。洗胃时应先吸出胃内容物留作毒物鉴定,然后再灌入洗胃液,每次灌入 300~500 mL,反复灌洗,洗胃液总量根据情况而定,一般洗至无毒物气味或高锰酸钾溶液不变色为止,一般成人常需 2~5 L,个别可达 10 L;在拔出胃管时,应将胃管前部夹住,以免残留在管内的液体流入气管而引起吸入性肺炎和窒息。洗胃的禁忌证与催吐的相同,但昏迷患者可气管插管后洗胃,以防误吸。

(3)吸附:洗胃后从胃管灌入药用活性炭 50~100 g 的悬浮液 1~2 次。

(4)导泻用以清除肠道内尚未吸收的毒物。灌入吸附剂后,再注入泻药如 50％硫酸镁 50 mL、20％甘露醇 50~100 mL。肾功能不全者和昏迷患者不宜使用硫酸镁,以免抑制中枢神经系统。一般不用油类泻药,以免促进脂溶性毒物吸收。近年来提出有效的导泻剂是山梨醇 1~2 g/kg。

(5)洗肠:经导泻处理如无下泻,可用盐水、温水高位灌肠数次。灌肠适用于毒物已摄入 6 小时以上,而导泻尚未发生作用者,对抑制肠蠕动的毒物(如巴比妥类、阿托品类和阿片类等)和重金属所致中毒等尤其适用,而腐蚀剂中毒时禁用。一般用 1％温肥皂水 500~1 000 mL 做高位连续灌洗,若加入活性炭会促使毒物吸附后排出。

(二)排除已吸收进入血液的毒物

1.加强利尿

大量输液加利尿剂,清除大部分分布于细胞外液、与蛋白质结合少,主要经肾由尿排除的毒物或代谢产物。利尿剂与控制尿 pH 相结合可增加毒物的离子化,减少肾小管的再吸收,加速毒物排出。碱性利尿(5％碳酸氢钠静脉滴注使尿 pH 达到 7.5~9.0)对下列毒物排泄效果好:苯巴比妥、阿司匹林、磺胺。酸性利尿(维生素 C 静脉滴注使尿 pH 达到 4.5~6.0)对苯丙胺类、奎宁、奎尼丁有效。

加强利尿时应注意水、电解质、酸碱平衡,禁忌证为心肾功能不全、低钾等。

2.血液置换

放出中毒者含有毒物的血液,输入健康供血者的血液作置换以排除已吸收的毒物。特别适用于溶血性毒物(如砷化氢)、形成高铁血红蛋白的毒物(如苯胺)及水杨酸类中毒。因大量输血易产生输血反应及其他并发症,目前此法已少用,但在无特效抗毒药及其他有效排除血中毒物方法的情况下,仍可采用。

3.血液透析

血液透析适用于分子量在 350 道尔顿以下、水溶性、不与蛋白质结合、在体内分布比较均匀的毒物中毒,毒物可经透析液排出体外。急性中毒血液透析的适应证:摄入大量可透析的毒物;血药浓度高已达致死量;临床症状重,一般治疗无效;有肝、肾功能损害;已发生严重并发症。

血液透析可清除的毒物:巴比妥类、副醛、水合氯醛、苯海拉明、苯妥英钠、苯丙胺类、酒精、甲醇、异丙醇、乙二醇、柳酸盐、非那西丁、各种抗生素、卤素化合物、硫氰酸盐、氯酸钠(钾)、重铬酸钾、地高辛、甲氨蝶呤、奎宁等。

4.血液灌流

血液灌流适用于分子量大、非水溶性、与蛋白质结合的毒物,比血液透析效果好。适应证与血液透析同。

适用于血液灌流清除的药物:短效巴比妥类、格鲁米特、安定类、甲丙氨酯、吩噻嗪类、阿米替林、去郁敏、丙咪嗪、地高辛、普鲁卡因胺、毒蕈毒素、有机氯农药、百草枯、有机磷农药等。

5.血浆置换

理论上对存在血浆中的任何毒物均可清除,但实际应用于与血浆蛋白结合牢固,不能以血液透析或血液灌流清除的毒物中毒。用血液分离机可以在短时间内连续从患者体内除去含有毒物的血浆,输入等量的置换液,方法简便安全。

(三)特效解毒治疗

急性中毒诊断明确后,应及时针对不同中毒毒物使用特效解毒剂治疗,常用特效解毒剂见表4-9。

表 4-9　常用特效解毒剂

特效解毒剂	适应证
纳洛酮	阿片类麻醉性镇痛剂中毒
氯解磷定、碘解磷定、双复磷	有机磷化合物中毒
盐酸戊乙奎醚、阿托品、东莨菪碱	有机磷化合物中毒
二巯丁二钠、二巯丙磺钠	砷、汞、锑等中毒
依地酸钙钠、喷替酸钙钠	铅、铜、镉、钴等中毒
普鲁士蓝(亚铁氰化铁)	铊中毒
去铁胺	急性铁剂过量中毒
亚甲蓝	亚硝酸钠、苯胺等中毒
维生素 K_1	抗凝血类杀鼠剂中毒
氟马西尼	苯二氮䓬类药物中毒

特效解毒剂	适应证
维生素 B_6	肼类（如异烟肼）中毒
亚硝酸钠、亚硝酸异戊酯	氰化物中毒
硫代硫酸钠	氰化物中毒
乙醇	甲醇中毒
毒扁豆碱、催醒宁	莨菪类药物中毒
乙酰半胱氨酸	对乙酰氨基酚中毒
乙酰胺	有机氟农药中毒
氧、高压氧	一氧化碳中毒
特异性地高辛抗体片段	地高辛类药物中毒
各种抗毒血清	肉毒、蛇毒、蜘蛛毒等中毒

特异的解毒药应用后会获得显著疗效，宜尽早使用。常用解毒药的种类、作用机制和用法详见表 4-10。

表 4-10　常用解毒药的种类、作用机制和用法

解毒药	拮抗毒物	作用机制	用法
依地酸钙钠	铅	形成螯合物	1 g/d 静脉滴注，3 天为 1 个疗程，休息 3～4 天可重复
二巯丙醇	砷、汞	同上	2～3 mg/kg 肌内注射，第 1～2 天每 4～6 小时 1 次，第 3～10 天每天 2 次
二巯丙磺钠	砷、汞、铜、锑	同上	5% 溶液 5 mL/d 肌内注射，3 天为 1 个疗程，休息 4 天后可重复
二巯丁二钠	锑、铅、汞、砷、铜	同上	1～2 g/d 静脉注射或肌内注射，连用 3 天为 1 个疗程，休息 4 天可重复
去铁胺	铁	同上	肌内注射：开始 1 g，以后每 4 小时 1 次，每次 0.5 g，注射 2 天后，每 4～12 小时一次，一日总量＜6 g；静脉注射：剂量同肌内注射，速度保持 15 mg/(kg·h)
亚甲蓝	亚硝酸盐、苯胺、硝基苯	还原高铁血红蛋白	1～2 mg/kg 稀释后缓慢静脉注射，必要时 30～60 分钟后重复一次
亚硝酸钠	氰化物	形成氰化高铁血红蛋白	3% 溶液 10 mL 缓慢静脉注射（速度 2 mL/min）
硫代硫酸钠	氰化物	形成毒性低的硫氰酸盐	25% 溶液 50 mL 缓慢静脉注射，紧接在亚硝酸钠后用
盐酸戊乙奎醚	有机磷杀虫剂	抗胆碱能作用	见有机磷中毒部分
阿托品	有机磷杀虫剂、氨基甲酸酯类	抗胆碱能作用	见有机磷中毒部分
氯解磷定	有机磷杀虫剂	复活胆碱酯酶	见有机磷中毒部分
纳洛酮	阿片类	拮抗阿片受体	肌内注射或静脉注射：每次 0.4～0.8 mg，根据病情重复
氟马西尼	苯二氮䓬类	拮抗苯二氮䓬受体	开始静脉注射 0.3 mg，60 秒内未达到要求可重复，连续总量可达 20 mg

（四）对症支持疗法

急性中毒不论有无特效解毒药物，应及时给予一般内科对症支持治疗，如给氧气、输液、维持电解质酸碱平衡、抗感染、抗休克等。

三、急性中毒的预防

除自杀或他杀性蓄意中毒较难预防外，一般中毒都可通过采取各种预防措施而收到良好的效果。

（一）加强防毒宣传

为防止中毒发生，应针对各种中毒的不同特点做好宣传教育，如冬天农村或部分城镇居民多用煤火炉取暖，应宣传如何预防一氧化碳中毒等。

（二）加强环境保护及药品和毒物管理

（1）加强环境保护措施：预防大气和水资源污染，改善生产环境条件，做到有毒车间的化学毒物不发生跑、冒、滴、漏，并进行卫生监督，以预防职业中毒和地方病的发生。

（2）加强药物的管理：医院和家庭用药一定要严格管理，特别是麻醉药品、精神病药品及其他毒物药品，以免误服（特别是小儿）或过量使用中毒。

（3）加强毒物管理：对所有毒物，不管是贮存、运输或使用等过程均应严格按规定管理，以确保安全。

（三）预防日常生活中毒

除常见的药物中毒外，主要是预防食用有毒或变质的动植物如各种毒蕈或河豚中毒等。

四、急性中毒的护理

（一）护理目标

（1）挽救患者生命。

（2）终止毒物的继续接触和吸收。

（3）减轻身体、心理痛苦。

（4）健康教育，避免再发生。

（二）护理措施

1.接诊及护理

（1）护士要按事先分工有序地开始接诊和施救。首先判断意识、触摸大动脉搏动，对生命功能做出初步评估。如果判断为心脏、呼吸停止，呼叫医师并立即开始心肺复苏。除上述情况之外，测量血压、呼吸、体温，进一步评价。如发现有生命征不稳定，则首先开放和保护气道，建立静脉通道，维持血压，纠正心律失常，在生命征稳定后方能执行其他治疗措施。

（2）接诊昏迷或意识状态改变的患者，一定要将中毒作为可能的原因之一，向护送其入院的亲属、同事、医师等询问情况。常见的情况，如找不到原因的昏迷人、从火场救出的伤者、不明原因的代谢性酸中毒者、年轻人发生不明原因可能危及生命的心律失常、小儿发生无法解释的疲倦及意识不清、不明原因的急性多发性器官受损症状、群体出现类似的症状体征等，都应考虑到中毒的可能性。怀疑中毒存在时，注意询问毒物接触史、既往史、用药史、生活习惯、生活和工作环境、性格变化等。多数情况能确定中毒原因、背景、时间和初始症状。

（3）护士应时刻保持敏锐的观察力和应变能力，如果预感到有突发特大公共卫生事件发生时，应迅速报告行政部和护理部，迅速启动紧急预案，启动以急诊科为中心的护理救治网络。对大规模患者快速分类,将患者分为重、中、轻、死亡 4 类并标识。在分类的同时,迅速简洁地分流患者。重症患者原则上在急诊科就地抢救;中度患者在进行一些必要的处理后转运至病房继续治疗;轻度患者在救治人员不足的情况下可暂缓处理或直接在门诊及病房观察。批量患者救治的应急状态工作要流程化,如准备床单位、准备抢救设施、输液等批量工作分别由 3 名(组)护士执行,可节约时间。建简易病历,固定在床尾,随做随记,便于医师、护士查阅,同时保证患者个人资料的完整性。

2.清除毒物

(1)皮肤、黏膜和眼内污染毒物时或者呕吐物沾染患者皮肤时,护士要迅速除去患者衣物,并用大量流水或生理盐水冲洗患处。

(2)指导和帮助患者催吐。机械催吐法,先让患者一次饮入大杯清水(约 500 mL),再用手指或汤匙等餐具刺激咽后壁,引起呕吐,排出毒物,反复进行直到吐出物为清水为止,此过程护士予以协助,防止患者呛咳、虚脱或病情变化。催吐禁用于昏迷、惊厥、主动脉瘤、食管静脉曲张、近期发生过心肌梗死的患者及孕妇、服汽油煤油及腐蚀性毒物者。

(3)胃肠排空后的患者才可给服活性炭吸附毒性的物质,若 4～6 小时后大便中没有出现活性炭,可再给予半量。但观察到患者有肠胀气、肠梗阻为禁忌。服用泻剂时注意观察患者大便次数、量和性状。

3.密切观察病情

持续监测心电、血压、呼吸等生命体征,注意瞳孔、意识的变化,通过疼痛刺激、呼唤姓名、对话等方法判断意识状态。发现任何异常变化及时报告医师处理。

护士应该熟悉常见毒物中毒的特殊症候群。例如,有机磷中毒的特征性表现是呼吸大蒜味、流涎、多汗、肌颤、瞳孔缩小、肺水肿;急性酒精中毒表现为颜面潮红或苍白,呼气带酒味,情绪激动、兴奋多语,自控力丧失,有时粗鲁无礼;重度中毒表现为躁动不安、昏睡或昏迷、呼吸浅慢;甲醇中毒出现视力模糊,呼吸深大;洋地黄、奎宁类、毒蕈等中毒时心动过缓;巴比妥、安定类药物、严重 CO 中毒时肌力减弱;巴比妥、阿片类、氰化物中毒时呼吸骤停或屏气;各种刺激性毒物,如有机磷、强酸强碱经口服者或毒蕈、食物中毒时剧烈腹痛、腹泻伴恶心呕吐;有机磷、吗啡类、毒蕈、巴比妥类中毒瞳孔缩小;阿托品、酒精、莨菪碱类、麻黄碱类瞳孔散大;亚硝酸盐类、氰化物、苯胺、麻醉药等皮肤黏膜发绀,而一氧化碳中毒呈樱桃红色;亚硝酸盐中毒时氧疗下仍显著发绀;蛇毒、阿司匹林、肝素等中毒时出血等。

4.保持呼吸道通畅

对昏迷或意识障碍者,护士应立即使其平卧,头后仰、偏向一侧,及时清除口、鼻腔分泌物和呕吐物,防止误吸导致窒息,保持呼吸道畅通。观察患者面色、口唇、指(趾)甲有无发绀,监测血氧饱和度来判断缺氧情况和了解是否改善。在气道通畅的基础上,根据病情采取鼻导管、面罩等不同方法吸氧,重症患者行气管插管、气管切开术后机械通气给氧,做好相应的护理。

5.留置标本

在治疗和处置开始前留取血、尿、呕吐物、衣物等标本,注明标本收集时间,由医师、护士双签名封存,以备毒物鉴定时用和作为法律依据。

6.给药

迅速建立 2～3 条静脉通道,选肘正中等粗大静脉,大号留置针输液,固定良好,防止因患者烦躁脱落。根据患者血压、心率、中心静脉压、尿量等综合情况调整输液速度,根据治疗需要的急缓,合理安排用药顺序。

7.留置导尿

观察尿量、颜色、性质,准确记录出入量。尿量是反应组织灌注和有效循环血流量的指标,是临床治疗的重要依据。

8.安全防范

意识不清、兴奋、躁动者做好安全防护,经常巡视、防止意外发生。使用床栏,必要时约束肢体,以防坠床。按时翻身,防止压疮。

9.心理护理和健康指导

急性中毒中,自杀性中毒占首位,这类患者多有巨大的心理问题,诱因可能是负性生活事件、精神抑郁、对未来失去信心等,了解自杀原因和患者心理,是心理护理的关键。自杀性中毒者常有情绪性自我贬低,存在悔恨、羞耻情绪,心理脆弱,缺乏自我调节和控制能力,不愿交流也不愿亲友探视,有时不配合抢救,甚至再次自杀。护士要加强与患者及其家庭的沟通,鼓励患者找到倾诉对象,通过沟通减轻自杀者心理冲突所致的负性情绪,引导其正确地对待失败和各种心理压力,树立宽容、积极的人生观。要尊重自杀者的人格、感情、志向,不伤害其自尊,消除其自杀未遂的羞耻感,能理智地面对现实,接受治疗。对有强烈自杀倾向的患者,必须设专人陪护,密切观察,与其家人沟通配合,防范再发生类似事件,度过危机期。

10.其他

食入不洁食物、含过量亚硝酸盐食物、未煮熟的四季豆、误食毒蕈等食物中毒常群体发病,应就有关常识指导患者。农药中毒病死率高,要宣传农药安全使用和保管方法,降低危害。对酗酒和滥用药物者劝诫,说明危害。

(安会云)

第五章

心内科护理

第一节　原发性高血压

原发性高血压是指以血压升高为主要临床表现的综合征。

一、病因

(1)遗传因素。

(2)环境因素:饮食、精神应激、超重和肥胖是重要危险因素。

二、临床表现

(一)症状

大多数原发性高血压见于中老年,起病隐匿,进展缓慢,病程长达十多年至数十年。常见的症状有头痛、头晕、疲劳、心悸、耳鸣,也有不少患者直到出现高血压的严重并发症和靶器官功能性或器质性损害才就医。

(二)体征

周围血管搏动、血管杂音、心脏杂音。

(三)并发症

1.心脏

高血压性心脏病、急性左心衰竭、冠心病。

2.肾脏

可出现慢性肾衰竭症状。

3.脑

脑出血和脑梗死。

4.其他

眼底改变、鼻出血、主动脉夹层。

三、治疗

治疗原发性高血压的主要目标是最大程度地降低心血管并发症的发生与死亡的总体危险，应干预所有可逆性心血管危险因素。

(一)非药物治疗

生活方式干预：①控制体重；②减少食物中钠盐摄入，增加钾盐摄入；③减少食物中饱和脂肪酸的含量和脂肪总量；④戒烟限酒；⑤适当运动；⑥减少精神压力，保持心理平衡。

(二)药物治疗

1.降压药物适用范围

高危、很高危或 3 级高血压患者，应立即开始降压药物治疗。确诊的 2 级高血压患者，应考虑开始药物治疗。1 级高血压患者，若在生活方式干预数周后血压仍 $\geqslant 17.29/11.31$ kPa（$\geqslant 130/85$ mmHg），应开始降压药物治疗。

2.降压药物分类

降压药物分为利尿剂、β 受体阻滞剂、钙通道阻滞剂（CCB）、血管紧张素转换酶抑制剂（ACEI）、血管紧张素 Ⅱ 受体拮抗剂（ARB）和 α 受体阻滞剂。

3.降压药物的应用原则

小剂量开始、优先选择长效制剂、联合应用、个体化。

四、护理评估

(一)健康史

1.患病及诊治经过

询问患者首次发病时间、血压最高水平及伴随症状，有无诱因，缓解方式如何。

2.目前状况

此次就医的主要原因、血压水平及相关症状，评估危险因素、靶器官损害及伴随临床疾患。评估患者目前睡眠、饮食、体重、排泄情况、活动耐力及对疾病知识的掌握情况。

3.相关病史

是否有高血压、糖尿病及心血管病的家族史，有无导致继发性高血压的疾病。

(二)身体评估

一般状态，心脏、视网膜情况，其他如有无动脉粥样硬化、少尿、肾脏有无缩小、脑实质及脑血管变化。

(三)辅助检查

通过胸片、心电图、超声心动图等判断有无左心室肥厚；血生化、血常规、尿常规是否正常。

(四)心理-社会评估

发病以来的情绪、压力及经济状况等。

五、护理措施

(一)减少引起或加重头痛的因素

提供安静环境，减少探视。护理操作相对集中，防止过多干扰患者。取适当卧位。避免劳累、情绪激动、精神紧张等。

（二）用药护理

监测血压变化以判断疗效。

（三）直立性低血压的护理

（1）避免受伤。

（2）直立性低血压的预防与处理：首先告诉患者低血压的表现。指导预防方法：避免长时间站立；改变体位动作要慢；服药后休息一会儿再活动；避免过热的水洗澡；不宜大量饮酒。发生低血压时下肢抬高位平卧，促进血液回流。

（四）高血压急症的病情观察

密切监测血压变化，一旦发现血压急剧上升、剧烈头痛、呕吐、大汗、视力模糊、面色及神志改变、肢体运动障碍等症状，立即通知医师。

六、健康指导

（一）疾病知识指导

让患者了解自己的病情，控制血压的重要性和终身治疗的必要性，以及测血压的方法。

（二）限制钠盐摄入

钠盐低于 6 g/d。

（三）控制体重

控制能量摄入和增加体力活动。

（四）合理膳食，营养均衡

减少脂肪摄入，少吃或不吃肥肉和动物内脏，补充适量蛋白质。

（五）适当运动

建议每天应进行 30 分钟左右的体力活动；每周应有 1 次以上的有氧体育锻炼，如步行、慢跑、骑车、游泳、做健美操、跳舞和非比赛性划船等。

（六）指导患者正确服药

强调长期服药的必要性，告知有关降压药物的名称、剂量、用法及不良反应等，嘱患者必须按时按量服药，不能擅自突然停药。

（七）高血压急症院外急救知识指导

为避免加重病情，应采取以下措施：稳定患者情绪；舌下含服快速降压药；当血压下降、病情平稳后再积极入院诊治。

（八）定期随访

1～3 个月随诊一次。

（杨　丹）

第二节　冠状动脉粥样硬化性心脏病

冠状动脉粥样硬化性心脏病是指冠状动脉粥样硬化使血管腔狭窄或阻塞，导致心肌缺血缺氧或坏死而引起的心脏病，它和冠状动脉功能性改变即冠状动脉痉挛一起统称冠状动脉性心脏病,简称冠心病,亦称缺血性心脏病。

冠心病的危险因素如下。①主要的危险因素:a.年龄、性别;b.血脂异常;c.高血压;d.吸烟;e.糖尿病和糖耐量异常。②次要的危险因素:a.肥胖;b.缺少体力活动;c.进食过多的动物脂肪、胆固醇、糖和盐;d.遗传因素;e.A 型性格。③近年来发现的危险因素:a.血中同型半胱氨酸增高;b.血中纤维蛋白原及一些凝血因子增高;c.病毒、衣原体感染;d.微量元素铬、锰、锌、硒摄取减少,铅、镉、钴摄取增加。

一、稳定型心绞痛

稳定型心绞痛又称劳力性心绞痛,是在冠状动脉固定性严重狭窄的基础上,由于心肌负荷增加而引起心肌急剧的、暂时性缺血与缺氧的临床综合征。

(一)病因与发病机制

冠状动脉存在固定狭窄或部分闭塞的基础上,发生需氧量的增加。

(二)临床表现

1.症状

发作性胸痛的特点如下。

(1)部位:胸骨体上段或中段之后,可波及心前区,手掌大小,界限不清楚。常放射至左肩、左臂内侧、牙床、颈、咽、下颌等。

(2)性质:压迫、发闷或紧缩性。

(3)诱因:劳动、情绪激动、饱食或寒冷时。

(4)持续时间:逐步加重,3～5 分钟内逐渐消失。

(5)缓解方式:停止原诱因或舌下含服硝酸甘油后迅速缓解。

2.体征

心率加快、血压上升、情绪焦虑等。

(三)治疗

治疗原则:改善冠状动脉的血供和减轻心肌的耗氧,同时治疗动脉粥样硬化。

1.发作时的治疗

(1)休息。

(2)药物治疗:舌下含服硝酸甘油或硝酸异山梨酯。

2.缓解期的治疗

避免已知的诱因;改善预后;非药物治疗,如运动锻炼疗法、禁烟酒等;减轻负担。

(1)药物治疗。

(2)运动锻炼疗法:有助于侧支循环建立。

(3)血管重建治疗:经皮冠状动脉介入手术(percutaneous coronary intervention,PCI)及冠脉旁路移植术(coronary artery bypass grafting,CABG),俗称搭桥术。

(4)增强型体外反搏(enhanced external counterpulsation,EECP)。

(四)护理评估

1.健康史

(1)患病及诊治经过:询问患者首次发生心绞痛的时间,主要症状(如胸痛、心前区憋闷等)的特点(如出现的部位、性质、严重程度、持续时间、发作频率、缓解因素及诱因),有无伴随症状;是否呈进行性加重,有无并发症。既往检查结果、治疗经过及效果。是否遵从医嘱治疗,包括药物治疗(如药物种类、剂量和用法)和非药物治疗(如运动情况、是否进行过手术)。

(2)目前状况:评估此次就医的主要原因,患者是否有胸痛、胸闷、心悸、咽部不适等心绞痛表现。评估患者有无其他方面的伴随症状;本次发病是否有诱因;本次发病与以前发病的情况相比较有哪些变化;评估患者目前的日常休息及活动量、活动耐受能力和自理能力;评估患者饮食、睡眠、体重、排泄情况;评估患者对心绞痛相关知识的理解和掌握情况。

(3)相关病史:患者有无心血管病相关的疾病,如糖尿病、甲状腺功能亢进症、贫血等,是否已进行积极的治疗,疗效如何。患者直系亲属中有无与遗传相关的心血管病,如原发性高血压、冠心病等。

2.身体评估

一般状态和专科评估。

3.辅助检查

查看患者心电图、动态心电图、运动负荷试验、超声心动图、放射性核素检查或冠状动脉造影结果等。

4.心理-社会状况

患者心绞痛容易反复发作,且体力活动受限,易引起患者烦躁不安、紧张甚至恐惧的情绪,应综合评估患者这些方面的问题;必要时还应评估患者的职业特点、家庭状况、个人应对方式、经济状况、生活习惯等。

(五)护理措施

1.减少或避免诱因

与患者探讨诱因,合理休息,避免过劳过饱,情绪稳定。

2.疼痛的观察与护理

结合患者疼痛部位、性质、严重程度、持续时间的评估结果,观察患者疼痛发作时有无面色苍白、大汗、恶心、呕吐等。给予心电监测,描记疼痛发作时心电图,严密监测心率、心律、血压变化。疼痛发作时嘱患者立即休息,遵医嘱给予硝酸甘油药物舌下含服,有呼吸困难者应立即吸氧,必要时应用吗啡等药物。

3.休息与活动

(1)心绞痛发作时应立即停止正在进行的活动。缓解期患者一般不需卧床休息,因为适当运动有利于侧支循环的建立,故应在病情稳定后,制订个体化活动计划。

(2)鼓励患者适当参加体力劳动和体育锻炼,最大活动量以不发生心绞痛症状为度。避免竞技性活动和屏气用力动作,避免精神过度紧张的工作和长时间工作于嘈杂的环境中。

(3)预防用药:对于规律发作的劳力性心绞痛,可于外出、就餐、排便前含服硝酸甘油。

4.心理护理

告知患者目前的疾病状态、治疗方案及可能的治疗效果,让患者知晓自己的疾病和病情,减轻恐惧心理。反复心绞痛发作的患者,告知其只要进行合理的控制和预防,心绞痛就可以有效控制,解除患者紧张不安的情绪,减少心肌耗氧量。

5.用药护理

含服硝酸甘油3~5分钟不缓解可重复使用。

(六)健康指导

1.改变生活方式

认识主要危险因素,如吸烟,酗酒,高胆固醇、高盐饮食,熬夜,缺少锻炼,性格急躁等。倡导健康生活方式:合理膳食,饮食均衡,切忌暴饮暴食,经常锻炼,控制体重,心态平和。避免诱因,如过劳、情绪激动、饱餐、寒冷刺激等。

2.用药护理指导

介绍用药目的,药物名称、剂量、用法、常见不良反应、用药禁忌等。不擅自增减药量,自我监测药物不良反应。外出时随身携带硝酸甘油备用,棕色瓶内干燥保存,以免潮解失效,药瓶开封后 6 个月更换 1 次,确保疗效。

3.病情监测指导

心绞痛发作时立即停止活动或舌下含服硝酸甘油。

4.外科手术患者保健

(1)保持正确姿势:胸骨愈合需 3 个月时间,避免举重物、抱小孩。直立或坐位时,上身挺直、双肩后展。每天做上肢水平上抬练习,避免肩部僵硬。

(2)促进腿部血液循环:去大隐静脉移植者,穿弹力护袜,床上休息时,脱去护袜抬高下肢,利于回流。

二、不稳定型心绞痛

不稳定型心绞痛是由动脉粥样斑块破裂或糜烂所致的,伴有不同程度表面血栓形成、血管痉挛及远端血管闭塞的一组临床症状。

(一)病因和发病机制

冠状动脉不稳定粥样斑块继发病理改变:血小板聚集并发血栓形成、冠脉痉挛收缩、微血管栓塞导致急性或亚急性心肌供氧减少和缺血加重。可由劳力负荷诱发,但劳力负荷终止后胸痛不能缓解。

(二)临床表现

1.症状

(1)一个月内疼痛的频率增加、程度加重、时限延长、诱因发生改变,硝酸酯类药物缓解减弱。

(2)一个月内新发生的较轻负荷所诱发的心绞痛。

(3)休息状态下发作或较轻微活动即可诱发心绞痛,发作时 ST 段抬高的变异型心绞痛。此外,还有由于贫血、感染、甲状腺功能亢进症、心律失常等原因诱发的继发性心绞痛。

2.体征

可暂时性出现第三、第四心音,缺血发作时或发作后有时可闻及心尖区收缩期杂音(二尖瓣反流所致)。

(三)治疗

治疗目的:缓解缺血和预防严重不良后果。

(1)一般处理:床边 24 小时心电监护,维持血氧 90% 以上。如有必要应重复检测心肌坏死标志物。

(2)缓解疼痛:硝酸酯类、β 受体阻滞剂、钙通道阻滞剂。停用这些药物时宜逐渐减量然后停服,以免诱发冠状动脉痉挛。

（3）抗心肌缺血。

（4）抗血小板治疗。

（5）抗凝治疗：常用药物包括普通肝素、低分子肝素和比伐芦定。

（6）调脂治疗：少数患者会出现肝酶和肌酶升高等不良反应。

（7）ACEI 或 ARB：长期应用能降低心血管事件发生率。

（8）冠状动脉血运重建术：急诊冠脉介入治疗和搭桥术。

三、急性心肌梗死

急性心肌梗死为在冠状动脉病变的基础上，发生冠状动脉供血急剧减少或中断，使相应心肌严重而持久地缺血，导致部分心肌细胞急性坏死的一种急性冠脉综合征。

（一）临床表现

1.症状

（1）诱因和前驱症状：多数患者发病前数天有乏力、胸部不适、心绞痛等前驱症状；心绞痛发作较前频、重、久、疗效差；疼痛时伴恶心、呕吐、大汗、心动过速，或伴心力衰竭、严重心律失常、血压大幅波动等；疼痛发作时心电图示 ST 段一过性明显抬高或压低、T 波倒置或抬高。

（2）疼痛：最先出现，程度较重，持续时间≥30 分钟，烦躁不安、出汗、恐惧、濒死感。部分患者疼痛位于上腹部，常误诊为急腹症。少数无胸痛，开始即表现为急性心力衰竭或休克。

（3）胃肠道症状：尤其以下壁心肌梗死比较多见，伴恶心、呕吐、上腹胀痛、肠胀气等。

（4）心律失常。

（5）全身症状：发热、心动过速、白细胞计数增高、血沉加快。

（6）低血压和休克。

（7）心力衰竭：右室梗死出现右心衰竭表现伴血压下降。

2.体征

（1）心脏体征：心脏浊音界可轻度增大；心率增快或减慢；可出现奔马律；可有各种心律失常。

（2）血压：除早期血压增高，几乎所有患者都有血压下降。

（3）其他：心律失常、休克或心力衰竭相关体征。

（二）治疗

原则：尽快恢复心肌的血液灌注，挽救濒死的心肌细胞，防止梗死扩大或缩小心肌缺血范围，保护和维持心脏功能，及时处理严重心律失常、泵衰竭和各种并发症，防止猝死，使患者不但能度过急性期，且康复后还能保持尽可能多的有功能的心肌。

（1）监护和一般治疗。饮食和通便：所有急性心肌梗死患者无腹泻者均应使用缓泻剂，防止便秘时用力排便导致心脏破裂引起心律失常与心力衰竭。

（2）解除疼痛：可选用吗啡或哌替啶止痛。

（3）再灌注心肌：包括溶栓、急诊介入治疗、冠状动脉搭桥术。

（4）消除心律失常。

（5）控制休克。

（6）治疗心力衰竭：主要是治疗急性左心衰竭。

（7）右心室心肌梗死的处理：在血流动力学监测下静脉输液，直至低血压得到纠正。

（三）护理评估

1.健康史

（1）患病及诊治经过：评估患者首次心肌梗死发病时间，疼痛的部位、性质、程度、持续时间、诱因与缓解方式；有无恶心、呕吐、全身乏力、发热、血压异常、大汗、面色苍白等伴随症状；有无呼吸困难、晕厥、休克、心力衰竭等严重情况发生。

（2）目前状况：评估患者此次发病有无明显诱因，发作特点，是否伴有水肿、乏力、活动耐力下降等。目前睡眠、进食与排泄情况。

（3）相关病史：既往有无高脂血症、高血压及心绞痛发作史。有无糖尿病、甲状腺功能亢进症、贫血等，是否积极治疗，疗效如何。直系亲属中有无与遗传相关的冠心病、原发性高血压等。

2.身体评估

观察患者意识与精神状态，注意有无表情痛苦、面色苍白等休克表现。观察生命体征有无异常。注意患者心率、心律、心音变化。

3.辅助检查

心电图（溶栓前后、1小时、2小时）、血液检查。

4.心理－社会评估

急性心肌梗死时胸痛程度异常剧烈，患者可有濒死感，产生恐惧心理。此外会导致活动耐力和自理能力下降。应评估患者对疾病认知程度、经济状况和家人支持程度。

（四）护理措施

（1）休息与活动：无并发症，24小时床上肢体活动；无低血压，第三天在病房行走；梗死后4～5天逐步增加活动直至每天3次步行100～150米。病情不稳定及高危人群适当延长卧床时间。

（2）给氧护理：增加心肌供氧，减轻心肌缺血和疼痛。

（3）病情观察：密切观察心率、心律、血压和心功能的变化，及时发现和报告心律失常、血流动力学异常和低氧血症，除颤仪随时备用。

（4）心理护理：疼痛发作时专人陪伴，鼓励患者给予心理支持；向患者讲明住进冠心病监护病房后病情的任何变化都在医护人员的严密监护下并能得到及时治疗，以缓解其恐惧心理；医护人员工作应紧张有序，避免忙乱而给患者不信任感和不安全感；抢救时应注意保护其他患者并将监护仪的报警声尽量调低，以免增加患者心理负担。

（5）用药护理：迅速建立2条静脉通路并监测穿刺处有无渗药、红肿、出血、疼痛等，保证给药途径畅通，遵医嘱用药，观察药物不良反应。

（6）溶栓治疗的护理。①询问病史，排除溶栓禁忌证。②溶栓前协助检查血常规、血小板、出凝血时间和血型。③遵医嘱迅速用药并注意观察溶栓药物的不良反应：如变态反应（寒战、发热、皮疹）；低血压；出血（皮肤黏膜充血、血尿、便血）等。④正确观察溶栓疗效并对患者进行心理护理。

（7）饮食宜清淡，低脂低胆固醇，少食多餐。

（8）排便前预防性含服硝酸甘油。

（9）并发症的监测与处理。

（10）运动锻炼，制订个体化运动处方。①运动原则：有序、有度、有恒。②运动项目：有氧步行、慢跑、简化太极拳。③运动强度：最大心率的40%～80%，循序渐进。④持续时间：6～10分钟，延至30～60分钟。⑤运动频率：5～7天/周，1～2次/天。

(五)健康指导

(1)指导患者正确服药,随身常备保健药盒,预防复发。

(2)出院后建议活动:做一些简单的家务劳动如擦桌子、洗碗等。1个月后根据自身情况选择合适的运动方式:如做家务、步行、慢跑、体操、太极拳、游泳、骑自行车等,避免剧烈活动、竞技性活动、举重等。活动尽量安排在下午,时间以20~30分钟为宜。心率以增加10~20次/分为宜。

(3)给予低热量、低脂、低胆固醇、低盐、高纤维素饮食,防止便秘,戒烟酒,肥胖者控制体重。

(4)坚持按医嘱服药,自我监测药物作用、不良反应。

(5)指导患者当病情突然变化时采取简易的应急措施。

(6)告诉患者洗澡要让家属知道,不宜在饱餐或饥饿时进行,水温勿过冷或过热,时间不宜过长,门不要上锁。

(7)无并发症,6~8周可恢复性生活,但不要过频。

(8)经2~4个月体力锻炼后,酌情恢复部分或轻工作。

(9)照顾者指导:教会家属心肺复苏术。

(10)避免诱因,定期复查。

(杨　丹)

第六章

神经内科护理

第一节 神经内科常见症状的护理

一、昏迷

(一)昏迷概要

昏迷是患者高级神经活动处于高度抑制状态,意识完全丧失的一种表现。昏迷病因很多,全身性疾病如感染、代谢障碍、水电解质紊乱、中毒、物理性或缺氧性损害;颅内疾病如脑血管病、颅脑损伤、颅内感染、脑瘤、变性疾病等。以下着重叙述颅内病变所致昏迷患者的护理。

昏迷患者的临床表现一般为仰卧,躯体和肢体随重力放置,眼睑无张力,呈半闭状态,眼球有时向侧方偏转、瞳孔大小与病因和昏迷程度有关。如深昏迷患者,瞳孔先缩小后散大,对光反应迟钝或消失。吞咽动作大部分完全消失,肢体松弛不动,对感觉刺激无反应,呼吸慢而深。因颚弓下垂,舌根后坠而产生鼾音,有时呼吸快而浅或出现陈—施呼吸,血压不稳。膀胱和直肠括约肌张力减弱,大小便失禁,少数患者有大小便潴留等。处理原则是针对病因和对症治疗。

(二)临床护理

1.一般护理

(1)昏迷患者在意识丧失后各种反射减弱或消失,易使口腔异物、痰块等吸入呼吸道而窒息。亦可因呼吸不畅,口腔分泌物不能自动排出而发生呼吸道梗阻和肺部感染。故患者应取侧卧头后仰,下颌稍前位,以利于呼吸。取下义齿,如有舌根后坠,可用舌钳将舌头拉向前方固定,及时清除口腔分泌物和呕吐物。

(2)营养维持:患者发病后前2天可由静脉输液,维持生理需要。48小时后应给鼻饲饮食供应营养。因过早鼻饲可因插胃管刺激导致患者烦躁不安加重病情。鼻饲饮食的质量和数量应根据患者的消化能力而定,原则上应保证患者摄入足够的蛋白质与热量。鼻饲饮食每次灌注量不可过多或过快,以防引起呃逆和呕吐,对不能适应鼻饲的患者,可采用深静脉高能营养供应。

(3)安全保护:昏迷患者常因躁动、抽搐而发生外伤,故需按时为其剪短指甲,以防抓伤。为预防舌及口腔黏膜咬伤,应备好开口器、压舌板,如有躁狂应加用约束带、床栏,以防坠床。

2.病情观察

对昏迷患者的观察首先要与嗜睡、不动性缄默症、去皮层状态等相鉴别。除判断昏迷的程度,还要特别注意瞳孔、生命体征的变化。此外,还应注意全身及内脏各系统的病理改变。

3.对症护理

(1)昏迷患者常因眼睑不能闭全,而使角膜外露、干燥或异物刺激而致角膜炎、角膜溃疡和结膜炎。应每天用生理盐水棉球洗眼睑1次,然后用润舒眼药水点眼或涂以抗生素眼膏,再用油纱布遮盖。

(2)口腔分泌物因不能自行排出而淤积于口腔内,极易引起病原微生物生长产生口腔炎。此外,口腔黏膜损伤或食物中维生素供给不足也可引起口腔疾病,故每天必须进行2~3次口腔护理。张口呼吸的患者可用湿纱布盖于口鼻,以保持口腔、鼻腔黏膜湿润。患有口腔炎时,局部可涂金霉素甘油,口唇干裂可涂防裂油等。

(3)患者出现呼吸功能障碍、呼吸困难、痰液滞留时,除吸氧、吸痰外,应早行气管切开,减少脑缺氧和肺部感染的发生。因呼吸道梗阻或感染均可导致气体交换不足,从而引起低氧血症或酸中毒,必要时遵医嘱应用人工呼吸机。

(4)女性尿失禁的患者应勤换尿垫,男性患者安置集尿器,便后均应以温水擦洗阴部。留置尿管的患者,应4~6小时放尿1次。因持续导尿易导致膀胱挛缩,容积缩小,不利于功能恢复。

4.治疗护理

(1)为预防肺部感染,凡经口腔、鼻腔吸痰时,导管需消毒后使用。为防止患者长时间处于某一被动体位,应按时翻身、叩背。叩背者手心呈弓形,力量均匀的由下而上、由外向内叩打背部,使支气管末端的痰液因振动而引向大气管,以防肺泡萎缩、肺不张。如患者心脏排血量不足、低血压时,翻身、叩背应慎重,避免引发心脏骤停。对患有肺部感染的患者,除全身应用抗生素外,可根据医嘱行药物超声雾化吸入。

(2)留置尿管的患者,可因尿道外口导尿管、引流袋接头等消毒不彻底造成尿路逆行感染。故应保持外阴部清洁,选择吸水性少,不易使异物附着的硅胶导尿管,尿道外口可用碘伏等每天消毒1次或用抗生素纱布条置于尿道口周围,预防感染。持续导尿间歇放尿的患者,接尿袋应低于膀胱水平。对已患尿路感染的患者,按医嘱行膀胱冲洗。

(3)昏迷患者发生压疮,主要是因躯体局部受到压力、剪力、摩擦力及潮湿所致。因此应保持床铺整洁、平整干燥,翻身时不可拖拉患者,使用便器尽力减少与患者皮肤摩擦。因尿液、大便污染的床单或因出汗潮湿的床单,均应及时更换。为防止剪力,床头不应抬高,若必须头高位(如防止鼻饲后食物反流),则应于患者膝下放硬垫,以尽量减少躯体下滑,从而缓冲剪力的作用。压力致皮肤受损作用的关键时间是在1~2小时,超过2小时,可能出现不可逆的局部皮肤损害,故应采用向两侧翻身或仰卧至少2小时翻身1次,对骨突受压部位特别有益,应用气垫褥、水袋褥均可缓解躯体受垂直压力的作用,预防压疮发生。红花酒精局部按摩,可促进血液循环,对预防压疮发生亦颇有效。

(三)康复护理

昏迷患者由于病因很多,故昏迷的程度不同、康复时间各异。康复期的护理主要针对原发病进行。如昏迷由高血压脑出血疾病引起,患者清醒后,首先要保持情绪稳定,心境平静,避免因精神刺激引起血压增高而再次导致脑出血而昏迷。此外,昏迷患者康复期常伴有神经功能障碍,如失语、瘫痪等,均应按相关的护理常规进行康复锻炼。

二、失语

(一)失语概要

患者由于大脑皮质言语功能区受损,使其表达或理解能力残缺或丧失称为失语。但患者意识清晰、精神正常、发声和构音器官无障碍。因在大多数人的主侧大脑半球的皮质中,有各种言语中枢,且相互联系。因某种原因,如脑血管、脑炎、脑肿瘤、脑寄生虫以及脑外伤等,损伤大脑言语功能区或这些中枢之间联系发生障碍导致失语症。临床表现主要有下列几种。

1.运动性失语

其又称表达性失语。主要病变在左侧额下回后部的盖部及三角部皮质。患者能理解别人的语言,但不能用语言回答别人的问话或只能讲出 $1\sim2$ 个简单的字,但不流利,且用词不当,对书写的东西能理解,但读出来有困难和有差错,常伴有以右上肢为重的轻瘫痪,并有情绪抑郁。

2.感觉性失语

其又称听觉性失语。病变在左侧颞上回后部,患者不能理解别人的言语,也不能理解自己的所言。虽然听觉正常,讲话也较流利,但言语错乱且割裂,常常答非所问,有时能重复别人的语言,但不理解其意思。

3.命名性失语

其又称遗忘性失语。由左侧颞中及颞下回后部病变引起。患者称呼物件及人名的能力丧失,但能叙述某物的用途,当告知该物的名称时,他能辨别对方讲的对或不对。

4.失读

失读系由优势侧顶叶角回病变引起。患者不失明,但视觉能力丧失,不识词句、图画。

(二)临床护理

1.一般护理

病后突发的失语,对患者造成的心理创伤极为严重,表现情绪消沉、焦虑,易激动,故心理抚慰极为重要。护士要主动接触患者,了解其要求,给予生活上的照顾,多用言语、行为、表情鼓励、疏导患者,以建立良好的护患关系,增强患者对医护人员的信任感,以缓解异常的心境,主动配合治疗,加速康复。

2.病情观察

首先需观察失语的类型和现有语言的表达能力、理解能力和命名能力。判断失语的程度、预测其发展和恢复的可能性,如观察其表达能力要注意患者自发言语是否减少,有无用错词句,用错后患者是否自己能发觉等。观察理解能力时应注意患者自发语言是否增加,词句内容是否有错误或让别人难以理解,对自己的缺陷是否有自知能力等。

3.对症护理

失语患者的语言训练不等同于一般药物、理疗、针灸等治疗,而语言训练应在病因治疗的同时或其后。应针对失语的类型和程度早期进行训练。①运动性失语:开始让患者讲出自己的名字或嘱其模仿一句话,看是否准确或有无能力讲出,以了解其失语的程度。训练中对完全运动性失语的患者,开始可利用患者与亲人及周围所熟悉的人,通过表情、语调和手势进行交流,循序渐进。然后用简单的词逐渐构成语句或练习容易理解的语言,也可采用识字、计算、语言对答等方法。②感觉性失语:可通过与患者交谈,令其完成某些动作,如用手指指自己的鼻子,观察能否正确理解。初期可通过表情、手势来表达简单的意思,随之可通过叙述一件事,让患者理解后复述。

③命名性失语:可指定某些物品,让患者讲出名称或反复教他说出其名称,反复练习,但每次训练时间不宜过长,内容可多样化。

4.治疗护理

失语症首先应针对原发病治疗。遵医嘱应用促神经生长及促神经细胞代谢药物,并随时注意药物治疗和语言训练的效果。对治疗后的微小成果,都应给予肯定,鼓励患者坚持治疗,积极追求乐观的人生态度。在采用针灸、理疗等措施时,应注意其治疗中的不良反应,如晕针、皮肤过敏等。

(三)康复护理

康复期除遵医嘱对病因坚持治疗外,仍需加强语言训练。应指导其家属掌握上述的训练方法。嘱其训练时勿操之过急,以免引起患者急躁情绪。注意所教的内容应能激发患者的兴趣,尽量创造生活和家庭气氛。多为患者提供熟悉的环境和人,借以调动患者讲话的主动性。每次训练的时间不宜过长,次数逐渐增多,对患者讲错的语句,勿急于矫正,语言不完全时可重复练习,以达到逐渐恢复的目的。

三、瘫痪

(一)瘫痪概要

瘫痪是指肌肉随意运动减弱或消失。运动神经通路上任何部位的病变,均可导致瘫痪。由于病变部位不同,瘫痪的表达形式亦不一样。

脑部疾病引起的瘫痪有单瘫、偏瘫和交叉瘫。单瘫是因大脑皮层运动区某一局限损害,引起对侧单一的瘫痪,即上肢或下肢瘫痪;偏瘫是因内囊损伤所致。锥体束纤维在内囊部位最为集中,此处病变易使一侧锥体束全部损害而引起对侧上、下肢瘫痪;交叉瘫是因一侧脑干病变引起同侧脑神经损害及对侧肢体偏瘫。

脊髓疾病引起的瘫痪有截瘫、四肢瘫、弛张性瘫和肌病性瘫。截瘫为双下肢瘫,是由胸、腰脊髓横贯性病变所致;四肢瘫是因截瘫平面高(在颈髓),而影响双上肢时,可表现双上、下肢均瘫痪;脊髓前角运动细胞与周围神经病变引起的瘫痪,可呈一组肌群瘫痪或有双下肢甚至四肢瘫,为弛张性瘫痪;肌病性瘫痪是由肌炎、变性、肌营养代谢障碍、遗传等原因所致。还有癔症性瘫痪。

(二)临床护理

1.一般护理

轻瘫如肌力Ⅲ~Ⅴ度,可下地活动,肌力0~Ⅲ度需卧床休息,根据病情采取平卧、侧卧、半卧位,旨在使患者处于最佳舒适状态。加强营养,对全身营养状态差的患者,给予高蛋白、高维生素饮食;进食困难的患者可给鼻饲要素膳或经静脉给高能营养,以改善全身营养情况,增加机体抵抗力,加速受损神经组织的修复。并发压疮或尿路感染的患者,应供给充足的水分和无机盐(如钙、锌、碘)。如病情允许,食物中应含足量的纤维素。

2.病情观察

首先应观察原发病病情动态变化,以便判断瘫痪的预后。注意瘫痪肌的分布、瘫痪的程度,辨别上运动神经元和下运动神经元性瘫痪,以便对症护理。上运动神经元性瘫痪呈单瘫、偏瘫、截瘫,肌张力增高,腱反射增强,无肌萎缩或轻度失用性萎缩,病理反射存在;下运动神经元性瘫痪以肌群为主,肌张力减低,腱反射减低或消失,肌萎缩明显,病理反射消失。

3.对症护理

(1)心理支持:瘫痪给患者带来严重的心理创伤,造成沉重的悲观失望心境,认为失去生活意义,故应积极地给予心理支持,鼓励其保持乐观情绪,在困难情况下仍需对家庭、对生活充满激情,负起责任。并帮助其逐渐掌握自我护理知识与技能,从而提高患者的生活、生命质量,缓解不平衡的心境。

(2)瘫痪肢体需保持功能位置,如手关节保持轻微的背曲,手中可放一圆形玩具,肘关节微屈,上肢上抬稍高于肩部水平,防止关节内收;下肢用夹板将足底垫起,使足背与小腿呈 90°角,以防垂足,为预防膝关节伸展性挛缩,其下放置小枕,使腿微屈,外放一枕头避免下肢外旋。

(3)面瘫的患者致眼睑闭合不全,为保护角膜,防止暴露性眼炎,眼部可滴抗生素眼药水及涂眼药膏,戴眼罩或墨镜。出现呼吸肌瘫痪时,注意保持呼吸道通畅和有效通气量,及时吸痰、拍背、注意保暖,防止感冒并发肺炎,必要时备气管切开包、人工呼吸机辅助呼吸及吸氧。

(4)由于病损失去神经支配而出现尿潴留和尿失禁,应避免因留置导尿管引起尿路逆行感染。尿失禁患者应经常更换尿垫,会阴及臀部每天用温水擦洗,可撒以滑石粉或爽身粉,促其干燥。留置尿管和行膀胱冲洗时可参阅昏迷患者护理的有关内容。

4.治疗护理

(1)预防压疮:瘫痪肢体因运动障碍、局部血液循环障碍,加之局部受垂直压力时间较长,极易发生压疮。据文献报道,正常毛细血管压力为 2.1~4.4 kPa(16~33 mmHg),超过该压力时,可阻断毛细血管对组织的灌流,而引起组织缺血性坏死,因此皮肤护理十分重要。应做到床旁交接班,以引起各班护理人员重视,定时进行皮肤护理,应用气垫褥,减少垂直压力和摩擦,每 2 小时翻身更换体位 1 次,昼夜循环。保持皮肤清洁,根据病情每天晨晚间为患者擦浴,保持皮肤清洁,干燥,减少尿液、汗液对皮肤的刺激,且可促进皮肤血运。

(2)预防肢体挛缩畸形:瘫痪肢体在神经功能恢复的过程中,除药物治疗,更重要的是帮助患者进行被动运动、主动运动和肢体按摩,这些措施均可维持对运动器官的生理刺激,促进肢体血流循环,改善肌肉营养,增强韧带的活动性,有助于改善关节挛缩和肿胀。被动运动常用于肌力仅有Ⅰ~Ⅱ度完全瘫或不完全瘫的患者。方法是对患肢各关节进行全幅度的伸屈被动活动,先做大关节,后做小关节,运动幅度从小到大。但对弛缓性瘫痪应避免过度牵拉,以防造成韧带损伤。对痉挛性瘫痪不可用力过猛牵伸肢体,防止肌肉损伤。被动和主动运动每天 2~3 次,每次 20 分钟。按摩可用手掌揉捏法(以手掌大小鱼际肌为主,以拇指为前导,进行旋转环行的揉动挤捏)和拇指揉捏法(用一手或两手手指,施以环形揉捏)。按摩时间:每个瘫痪部位 5 分钟,每天 1 次。

(三)康复护理

神经系统疾病瘫痪的患者,急性期一般需住院 3 周进行治疗,待病情稳定后,虽尚未能使缺损的神经功能完全恢复,但可出院待其逐渐康复。故需医护、家属、患者共同完成训练计划,特别应指导家属,帮助患者掌握自我护理知识和技能。

1.坐起练习

从仰卧逐步到半卧,应保持正确的功能体位,防止不良姿势。起坐时腰背、头部要挺直、体重均匀地落在臀部,避免头和躯体向患侧弯曲。患臂向前平放在枕头上,勿用力牵拉,不可将患臂长久托于吊带上,以防引起屈曲性痉挛。

2.站立练习

患者能坐稳后,积极练习床上端坐,双脚下垂,逐步练习站立、站稳、站久,直到独立站稳,如膝部有力,可扶床尾练习蹲下起立动作。

3.行走练习

先借助于移动器、助动器练习行走,亦可使用双拐或单拐行走,如左拐移向前→右足跨向前→右拐移向前→左足跨向前,迈步要慢且稳。

4.日常生活技能练习

如穿脱衣服、系纽扣、洗脸、进餐等。穿衣时先将患臂(腿)伸入袖子(裤筒),然后再穿健侧肢体,裤子可采用吊环悬吊。穿鞋时可将患肢脚抬起并跨过健脚或搁在足凳上穿,亦可利用鞋拔,并选用弹性鞋带。

在整个康复训练过程中,护士应给予正确指导和热情帮助。任何一种技能训练,都要从患侧接触患者,从坐、卧平衡到站立、行走都不可忽视让患者从健侧向患侧转移重心,重视患侧肢体负重。康复训练亦可防止患肢挛缩、残疾。

(朱蕊彦)

第二节　神经内科常用诊疗技术与护理

一、腰椎穿刺术

腰椎穿刺术是通过穿刺第 3～4 腰椎或第 4～5 腰椎间隙进入蛛网膜下腔放出脑脊液的技术,主要用于中枢神经系统疾病的诊断和鉴别诊断。

脑脊液是由侧脑室脉络丛产生的存在于脑室和蛛网膜下腔的无色透明液体,经室间孔进入第三脑室、中脑导水管和第四脑室,最后经第四脑室中间孔和两个侧孔流到脑和脊髓表面的蛛网膜下腔和脑池,通过脑脊液循环,保持动态平衡。正常脑脊液具有一定的压力、细胞成分和化学成分,当中枢神经系统发生病变时,可引起脑脊液成分和压力的改变,通过腰椎穿刺脑脊液检查可了解这些变化。

(一)目的

1.诊断性穿刺

(1)检查脑脊液的成分,了解脑脊液常规、生化(糖、氯化物和蛋白质)、细胞学、免疫学变化以及病原学证据。

(2)测定脑脊液的压力。

(3)了解椎管有无梗阻。

2.治疗性穿刺

主要为注入药物或放出炎性、血性脑脊液。

(二)适应证

1.诊断性穿刺

(1)脑血管病:观察颅内压高低,脑脊液是否为血性,以鉴别病变为出血性还是缺血性,帮助决定治疗方案。

(2)中枢神经系统炎症:各种脑膜炎、脑炎,如乙型脑炎、流行性脑膜炎、结核性脑膜炎、病毒性脑炎、真菌性脑膜炎等,可通过脑脊液检查加以确诊,并追踪治疗结果。

(3)脑肿瘤:脑脊液压力升高、细胞数增加、蛋白含量增多有助诊断,且脑和脊髓的转移性癌可能从中找到癌细胞。

(4)脊髓病变:通过脑脊液动力学改变及常规、生化等检查,可了解脊髓病变的性质,鉴别出血、肿瘤和炎症。

(5)脑脊液循环障碍:如吸收障碍、脑脊液鼻漏等,可通过穿刺注入示踪剂,再行核医学检查,以确定循环障碍的部位。

2.治疗性穿刺

(1)缓解症状和促进恢复:对颅内出血性疾病、炎症性病变和颅脑手术后的患者,通过腰椎穿刺引流出炎性或血性脑脊液。

(2)鞘内注射药物:如注入抗菌药物可以控制颅内感染,注入地塞米松和 α-糜蛋白酶可以减轻蛛网膜粘连等。

(三)禁忌证

(1)穿刺部位皮肤和软组织有局灶性感染或有脊柱结核者,穿刺有可能将细菌带入蛛网膜下腔或脑内。

(2)颅内病变伴有明显颅高压或已有脑疝先兆,特别是疑有后颅凹占位性病变者,腰椎穿刺能促使或加重脑疝形成,引起呼吸骤停或死亡。

(3)开放性颅脑损伤或有脑脊液漏者。

(4)脊髓压迫症的脊髓功能处于即将丧失的临界状态。

(5)有明显出血倾向或病情危重不宜搬动者。

(四)操作前护理

1.患者准备

评估患者的文化水平、合作程度以及是否做过腰椎穿刺检查等;指导患者了解腰椎穿刺的目的、特殊体位、过程与注意事项,消除患者的紧张、恐惧心理,征得患者和家属的签字同意。

2.物品准备

备好穿刺包、压力表包、无菌手套、所需药物、氧气等,用普鲁卡因局麻时先做好过敏试验。

3.其他

指导患者排空大小便,在床上静卧 15~30 分钟。

(五)操作过程

1.体位

患者去枕侧卧(多左侧卧位),脊背尽量齐床沿,屈颈抱膝,使脊柱尽量前屈,以增加椎间隙宽度。

2.选定穿刺点

腰椎穿刺一般选择第 3~4 腰椎棘突间隙或第 4~5 腰椎棘突间隙。两侧髂嵴最高点连线与脊柱中线相交处为第 4 腰椎棘突,其上为第 3~4 腰椎间隙,其下为第 4~5 腰椎间隙。

3.穿刺部位严格消毒

以穿刺点为中心,呈螺旋式消毒,范围 10 cm×10 cm,术者戴无菌手套,铺巾,以 1% 普鲁卡因或 0.5%~2.0% 利多卡因 1~2 mL,在穿刺点做皮内、皮下至韧带的浸润麻醉。

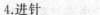

4.进针

将腰椎穿刺针(套上针芯)沿腰椎间隙垂直进针(针头斜面向上),推进 4～6 cm(儿童 2～3 cm)深度或感到阻力突然降低时,提示针尖已进入蛛网膜下腔,可拔出针芯,让脑脊液自动滴出,并接上测压管先行测压。接紧测压管后让患者放松身体,缓慢伸直头及下肢,脑脊液在玻璃管内随呼吸轻微波动,此时的读数即为患者脑脊液压力的数值,正常为 80～180 mmH$_2$O,＞200 mmH$_2$O 提示为颅内压升高,＜80 mmH$_2$O 提示颅内压降低。若初压超过 300 mmH$_2$O 时则不宜放液,防止发生脑疝。

5.了解椎管内有无梗阻

若需了解椎管内有无梗阻,可做压颈试验,但颅内压升高或疑有后颅窝肿瘤者,禁忌做此试验,以免发生脑疝。

(1)压颈试验前应做压腹试验:用手掌深压腹部,脑脊液压力立即上升,解除压迫后压力迅速下降,说明穿刺针头确实在椎管内。

(2)压颈试验:①指压法是用手指压迫颈静脉,然后迅速放松,观察其压力变化。②压力计法是将血压计袖带轻缚于患者的颈部,测定初压后,可迅速充气至 2.7 kPa(20 mmHg)、5.3 kPa(40 mmHg)、8.0 kPa(60 mmHg),记录脑脊液压力变化直至压力不再上升,然后迅速放气,记录脑脊液压力至不再下降为止。正常情况下压颈后脑脊液压力迅速上升 100～200 mmH$_2$O,解除压颈后,压力迅速降至初压水平。若在穿刺部位以上椎管梗阻,压颈时压力不上升或上升下降缓慢(部分梗阻),称压颈试验阳性。

6.送检

取所需数量脑脊液于无菌试管中送检。

7.操作后处理

测压和留取脑脊液后,再放入针芯拔出穿刺针,针孔用碘酒消毒后覆盖无菌纱布,并稍加压迫防止出血,再用胶布固定。

8.注意事项

(1)指导和协助患者保持腰椎穿刺的正确体位。

(2)观察患者呼吸、脉搏及面色变化,询问有无不适感。

(3)协助患者摆放术中测压体位,协助医师测压。

(4)协助医师留取所需的脑脊液标本,及时送检。

(六)操作后护理

(1)指导患者去枕平卧 4～6 小时,告知卧床期间不可抬高头部,可适当转动身体。

(2)观察患者有无头痛、腰背痛、脑疝及感染等穿刺后并发症。穿刺后头痛最常见,多发生在穿刺后 1～7 天,可能为脑脊液量放出较多或持续脑脊液外漏所致颅内压降低。应指导多进饮料、多饮水,延长卧床休息时间至 24 小时,遵医嘱静脉滴注生理盐水等。

(3)保持穿刺部位的纱布干燥,观察有无渗液、渗血,24 小时内不宜淋浴。

二、数字减影脑血管造影

数字减影脑血管造影(digital substraction angiography,DSA)是将传统的血管造影与电子计算机相结合而派生的新型技术,具有重要的实用价值,尤其在脑血管疾病的诊断和治疗方面。其原理是将 X 线投照人体所得到的光学图像,经影像增强视频扫描及数模转换,最终经数字化处理后,骨骼、脑组织等影像被减影除去,而充盈造影剂的血管图像保留,产生实时动态的血管图像。

(一)适应证

(1)脑血管疾病,如颅内动脉瘤、动静脉畸形、动脉狭窄闭塞、脑动脉痉挛等。

(2)颅内占位病变和颅脑外伤、脑肿瘤、颅内血肿、硬膜外和硬膜下血肿、硬膜下积液等。

(二)禁忌证

(1)有严重出血倾向者。

(2)对造影剂和麻醉剂过敏者。

(3)病情危重不能耐受手术者。

(4)穿刺部位皮肤感染者。

(三)操作前护理

1.心理护理

评估患者的文化水平和对造影检查的知晓程度,指导患者及家属了解脑血管造影的目的、注意事项、造影过程中可能发生的危险与并发症,消除紧张、恐惧心理,征得家属的签字同意和患者的合作。儿童与烦躁不安者应使用镇静药或在麻醉下进行。

2.完善各项检查

如患者的肝肾功能,出、凝血时间,血小板计数;遵医嘱行碘过敏试验。

3.皮肤准备

按外科术前要求在穿刺侧腹股沟部位备皮。

4.用物准备

备好造影剂、麻醉剂、生理盐水、肝素、股动脉穿刺包、无菌手套、沙袋及抢救药物等。

5.术前

术前4~6小时禁食、禁水,术前30分钟排空大小便,必要时建立静脉通道和留置导尿管等。

(四)操作过程

经股动脉插管 DSA 操作步骤如下。

1.选择穿刺点

在耻骨联合-髂前上棘连线的中点、腹股沟韧带下1~2 cm 股动脉搏动最强点进行穿刺。

2.消毒,麻醉

络合碘消毒皮肤,利多卡因局部麻醉。

3.穿刺

将穿刺针与皮肤呈30°~45°角刺入股动脉,将导丝送入血管20 cm 左右,撤出穿刺针,迅速沿导丝置入导管鞘或导管,撤出导丝。

4.送管

在电视屏幕监护下将导管送入各个头臂动脉。

5.造影

进入靶动脉后注入少量造影剂确认动脉,然后造影。

(五)操作后护理

(1)病情观察:密切观察意识、瞳孔、血压、脉搏、呼吸变化,注意患者有无头痛、呕吐、抽搐、失语、打哈欠、打鼾以及肢体活动障碍,若发现异常及时报告医师处理。

（2）术后平卧，穿刺部位按压 30 分钟，沙袋（1 kg）加压压迫 6～8 小时，24 小时后拆除加压绷带；术后 2 小时内每 15 分钟观察 1 次，2 小时后每 2 小时观察 1 次双侧足背动脉搏动和肢体远端皮肤颜色、温度等，防止动脉栓塞，连续 6 次。

（3）注意穿刺局部有无渗血、血肿；指导避免增加腹压的动作，如患者咳嗽或呕吐时协助按压穿刺伤口，防止出血。

（4）指导患者穿刺侧肢体制动 8～12 小时，卧床 24 小时。卧床期间协助生活护理。

（5）指导患者多饮水，以促进造影剂排泄。

三、高压氧舱治疗

高压氧舱治疗是让患者在密闭的加压装置中吸入高压力（2～3 个大气压）、高浓度的氧，使其大量溶解于血液和组织，从而提高血氧张力、增加血氧含量、收缩血管和加速侧支循环形成，以利降低颅内压，减轻脑水肿，纠正脑广泛缺血后所致的乳酸中毒或脑代谢产物积聚，改善脑缺氧，促进觉醒反应和神经功能恢复。

（一）适应证

（1）一氧化碳中毒。

（2）缺血性脑血管病。

（3）脑炎、中毒性脑病。

（4）神经性耳聋。

（5）多发性硬化、脊髓及周围神经外伤、阿尔茨海默病等。

（二）禁忌证

（1）恶性肿瘤，尤其是已发生转移的患者。

（2）出血性疾病，如颅内血肿、椎管或其他部位有活动性出血可能者。

（3）颅内病变诊断不明者。

（4）严重高血压＞21.3/12.7 kPa（＞160/95 mmHg），心功能不全。

（5）原因不明的高热、急性上呼吸道感染、急慢性鼻窦炎、中耳炎、咽鼓管通气不良。

（6）肺部感染、肺气肿、活动性肺结核。

（7）妇女月经期或怀孕期。

（8）有氧中毒和不能耐受高压氧者。

（三）操作前护理

（1）详细了解病情及治疗方案，协助医师做好入舱前的各项检查和准备工作。

（2）评估患者的文化水平、心理状态及对高压氧治疗的了解程度，详细介绍高压氧治疗的目的、过程和治疗环境，以及升压过程的正常反应，消除患者的恐惧心理与紧张情绪。

（3）进舱前指导患者了解预防气压伤的基本知识，掌握调节中耳气压的具体方法及要领，如捏鼻鼓气法、咀嚼法、吞咽法等。

（4）告诉患者进舱前勿饱食、饥饿和酗酒，不宜进食产气的食物和饮料，一般在餐后 1～2 小时进舱治疗。

（5）高压氧治疗是在密闭的舱室内进行，且舱内氧浓度较高，故应高度重视防火、防爆，确保安全。确定患者及陪同人无携带易燃易爆物品（如火柴、打火机、含酒精和挥发油制品、电动玩具等）进入舱内；不可将手表、钢笔、保温杯等带入舱内，以防损坏；进舱人员必须按要求更换治疗室准备的纯棉服装入舱。

(6)首次进舱治疗的患者及陪舱人员进舱前用1%麻黄碱滴鼻,发热、血压过高、严重疲劳及妇女月经期应暂停治疗。

(7)进舱前指导患者及陪舱人员排空大小便,特殊情况下将大小便器放入舱内备用。生活不能自理的患者,进舱前应做好皮肤及外阴部的清洁,以避免或减少不良气味带入舱内。

(8)向患者介绍舱内供氧装置及通信系统使用方法,教会患者正确使用吸氧面罩,掌握间歇吸氧方法。

(9)治疗前检查有关阀门、仪表、照明、供气、供氧等设备,确认系统运转正常。指导患者不可随意搬弄或扭动舱内仪表、阀门等设备。

(10)严格执行治疗方案,备好抢救物品及药物于舱内。

(四)操作中护理

1.加压过程的护理

(1)加压开始应通知舱内人员作好相应准备,在高压氧治疗过程中,舱内、外必须随时联系,互通情况,密切配合。

(2)控制加压速度,加压初期以稍慢为宜。边加压边询问患者有无耳痛或其他不适,如患者耳痛明显,应减慢加压速度或暂停加压,督促患者做好调压动作,并向鼻内滴1%麻黄碱,经处理疼痛消除后方可继续加压,若经过各种努力,调压仍不能成功,应减压出舱。

(3)加压时将各种引流管关闭,对密封式水封瓶等装置须密切观察、调整,防止液体倒流入体腔。

(4)调节好舱内温度,根据患者的实感温度,开放空调系统,调节舱内温度夏季为24~28 ℃,冬季为18~22 ℃,舱内相对湿度不超过75%。

(5)病情观察:加压过程中应观察血压、脉搏、呼吸变化,危重患者应有医护人员陪护。如出现血压升高、心率呼吸减慢,系正常加压反应,不必做特殊处理,告诉患者不要因此而惊慌;若发现患者烦躁不安、颜面或口周肌肉抽搐、出冷汗或突然干咳、气急,或患者自诉四肢麻木、头晕、眼花、恶心、无力等症状时,可能为氧中毒,应立即报告医师,并摘除面罩,停止吸氧,改吸舱内空气;出现抽搐时,应防止外伤和咬伤。

2.稳压过程的护理

(1)当舱压升到所需要的治疗压力并保持不变时,称为稳压,也称高压下停留。在整个稳压期间,应使舱压保持恒定不变,舱内压力波动范围不应超过0.005 mPa。

(2)稳压时指导患者戴好面罩吸氧,并观察患者佩戴面罩及吸氧的方法是否正确,指导患者在安静和休息状态下吸氧,吸氧时不做深呼吸。

(3)吸氧时应随时观察患者有无氧中毒症状,如出现应立即摘除面罩停止吸氧,改为吸舱内空气,必要时,医护人员应入舱处理或终止治疗,减压出舱。

(4)空气加压舱供氧压力一般为稳压压力+0.4 mPa,供氧量一般为10~15 L/min即可。注意通风换气,使舱内氧浓度控制在25%以下,二氧化碳浓度低于1.5%。

3.减压过程的护理

(1)减压过程中必须严格执行减压方案,不得随意缩短减压时间。

(2)减压前应告知舱内人员做好准备后才能开始减压。

(3)减压时应指导患者自主呼吸,绝对不能屏气。因为屏气时肺内膨胀的气体无法经呼吸道

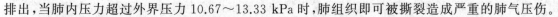

排出,当肺内压力超过外界压力 10.67～13.33 kPa 时,肺组织即可被撕裂造成严重的肺气压伤。

(4)输液应采用开放式。因为减压时莫菲滴管内的气体发生膨胀,导致瓶内压力升高,气体可进入静脉,有造成空气栓塞的危险。

(5)减压时各种引流管都要开放,如胃管、导尿管、胸腔引流管、腹腔引流管、脑室引流管等;气管插管的气囊在减压前应打开,以免在减压时因气囊膨胀压迫气管黏膜而造成损伤。

(6)减压过程中因气体膨胀吸热,舱内温度急剧下降,舱内会出现雾气,这是正常物理现象,适当通风,并控制减压速度,可以减少或避免这种现象发生。应提醒患者注意保暖。

(7)减压初期,由于中耳室及鼻窦中的气体发生膨胀,耳部可有胀感,当压力超过一定程度后,气体即可排出,胀感很快缓解或消失。

(8)减压时有些患者出现便意、腹胀等现象,这是由于减压时胃肠道内气体膨胀、胃肠蠕动加快所致。

(五)操作后护理

减压出舱后,应询问患者有无皮肤瘙痒、关节疼痛等不适,以便及早发现减压症状并及时处理。

(朱蕊彦)

第三节 脑 出 血

一、脑出血的护理评估

脑出血是指原发于脑内动脉、静脉和毛细血管的病变出血,以动脉出血为多见,血液在脑实质内积聚形成脑内血肿。脑内出血临床病理过程与出血量和部位有关。小量出血时,血液仅渗透在神经纤维之间,对脑组织破坏较少;出血量较大时,血液在脑组织内积聚形成血肿,血肿的占位效应压迫周围脑组织,撕裂神经纤维间的横静脉使血肿进一步增大,血液成分特别是凝血酶、细胞因子 IL-1、TNF-α、血红蛋白的溶出等致使血肿周围的脑组织可在数小时内形成明显脑水肿、缺血和点状的微出血,血肿进一步扩大,导致邻近组织受压移位以至形成脑疝。脑内血肿和脑水肿可向内压迫脑室使之移位,向下压迫丘脑、下丘脑,引起严重的自主神经功能失调症状。幕上血肿时,中脑受压的危险性很大;小脑血肿时,延髓易于受下疝的小脑扁桃体压迫。脑内血肿可破入脑室或蛛网膜下腔,形成继发性脑室出血和继发性蛛网膜下腔出血。

(一)病因分析

高血压动脉硬化是自发性脑出血的主要病因,高血压患者约有 1/3 的机会发生脑出血,而93.91%脑出血患者中有高血压病史。其他还包括脑淀粉样血管病、动脉瘤、动脉－静脉畸形、动脉炎、血液病等。

(二)临床观察

高血压性脑出血以 50 岁左右高血压患者发病最多。由于与高血压的密切关系以致在年轻高血压患者中,个别甚至仅 30 余岁也可发生。脑出血虽然在休息或睡眠中也会发生,但通常是在白天情绪激动、过度用力等体力或脑力活动紧张时即刻发病。除有头昏、头痛、工作效率差、鼻出血等高血压症状外,平时身体一般情况常无特殊。脑出血发生前常无预感。极个别患者在出血前数小时或数天诉有瞬时或短暂意识模糊、手脚动作不便或说话含糊不清等脑部症状。高血压性脑出血常突然发生,起病急骤,往往在数分钟到数小时内病情发展到高峰(图 6-1)。

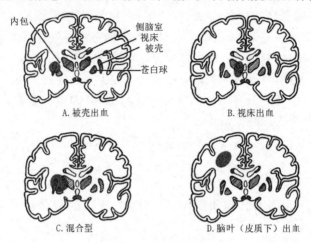

图 6-1　高血压性脑出血

1.壳核出血

大脑基底节为最常见的出血部位,约占脑出血的 60%。由于损伤到内囊故称为内囊出血。除具有脑出血的一般症状外,内囊出血的患者常有头和眼转向出血病灶侧,呈"凝视病灶"状和"三偏"症状,即偏瘫、偏身感觉障碍和偏盲。

(1)偏瘫:出血病灶对侧的肢体偏瘫,瘫痪侧鼻唇沟较浅,呼气时瘫侧面颊鼓起较高。瘫痪肢体由弛缓性瘫痪逐渐转为痉挛性瘫痪,上肢呈屈曲内收,下肢强直,腱反射转为亢进,可出现踝阵挛,病理反射阳性,呈典型上运动神经元性偏瘫。

(2)偏身感觉障碍:出血灶对侧偏身感觉减退,用针刺激肢体、面部时无反应或反应较另一侧迟钝。

(3)偏盲:在患者意识状态能配合检查时还可发现病灶对侧同向偏盲,主要是由于经过内囊的视放射受累所致。

另外,主侧大脑半球出血可伴有失语症,脑出血患者亦可发生顶叶综合征,如体象障碍(偏瘫无知症、幻多肢、错觉性肢体移位等)、结构性失用症、地理定向障碍等。记忆力、分析理解、计算等智能活动往往在脑出血后明显减退。

2.脑桥出血

常突然起病,出现剧烈头痛、头晕、眼花、坠地、呕吐、复视、口吃、吞咽困难、一侧面部发麻等症状。起病初意识可部分保留,但常在数分钟内进入深度昏迷。出血往往先自一侧脑桥开始,表现为交叉性瘫痪,即出血侧面部瘫痪和对侧上下肢弛缓性瘫痪。头和两眼转向非出血侧,呈"凝视瘫肢"状。脑桥出血常迅速波及两侧,出现两侧面部和肢体均瘫痪,肢瘫大多呈弛缓性。少数呈痉挛性或呈去大脑强直。双侧病理反射呈阳性。头和两眼位置回到正中,两侧瞳孔极度缩小。这种"针尖样"瞳孔见于 1/3 的脑桥出血患者,为特征性症状,系由于脑桥内交感神经纤维受损所致。脑桥出血常阻断下丘脑对体温的正常调节而使体温急剧上升,呈持续高热状态。由于脑干呼吸中枢的影响常出现不规则呼吸,可于早期就出现呼吸困难。脑桥出血后,如两侧瞳孔散大、对光反射消失、呼吸不规则、脉搏和血压失调、体温不断上升或突然下降,则提示病情危重。

3.小脑出血

小脑出血多发生在一侧小脑半球,可导致急性颅内压增高,脑干受压,甚至发生枕骨大孔疝。起病急骤,少数病情凶险异常,可即刻出现神志深度昏迷,短时间内呼吸停止;多数患者于起病时神志清楚,常诉一侧后枕部剧烈头痛和眩晕,呕吐频繁,发音含糊,瞳孔往往缩小,两眼球向病变对侧同向凝视,病变侧肢体动作共济失调,但瘫痪可不明显,可有脑神经麻痹症状、颈项强直等。病情逐渐加重,意识渐趋模糊或昏迷,呼吸不规则。

4.脑室出血

脑室出血多由于大脑基底节处出血后破入到侧脑室,以致血液充满整个脑室和蛛网膜下腔系统。小脑出血和脑桥出血也可破入到第四脑室,这种情况极其严重。意识往往在1～2小时内陷入深度昏迷,出现四肢抽搐发作或四肢瘫痪。双侧病理反射呈阳性。四肢常呈弛缓性瘫痪,所有腱反射均引不出,可阵发出现强直性痉挛或去大脑强直状态。呕吐咖啡色残渣样液体,高热、多汗和瞳孔极度缩小,呼吸深沉带有鼾声,后转为浅速和不规则。

(三)辅助检查

1.CT 检查

CT 检查可显示血肿部位、大小、形态,是否破入脑室,血肿周围有无低密度水肿带及占位效应、脑组织移位等。24 小时内出血灶表现为高密度,边界清楚(图 6-2)。48 小时以后,出血灶高密度影周围出现低密度水肿带。

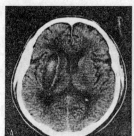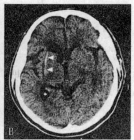

图 6-2　壳核外囊型脑出血的演变 CT

A.脑出血发病 40 天后 CT 平扫显示右侧壳核外囊区有一个卵圆形低密度病灶,其中心密度略高,同侧侧脑室较对侧略小。B.2.5 个月后复查 CT 平扫可见原病灶部位呈裂隙状低密度,为后遗脑软化灶,并行伴有条状血肿壁纤维化高密度(白箭头),同侧侧脑室扩大

2.DSA

脑血管 DSA 对颅内动脉瘤、脑血管畸形等的诊断均有重要价值(图 6-3)。颈内动脉造影正位像可见大脑前、中动脉间距在正常范围,豆纹动脉外移(黑箭头)。

3.MRI

MRI 具有比 CT 更高的组织分辨率,且可直接多方位成像,无颅骨伪影干扰,又具有血管流空效应等特点,使对脑血管疾病的显示率及诊断准确性比 CT 更胜一筹。CT 能诊断的脑血管疾病,MRI 均能做到;而对发生于脑干、颞叶和小脑等的血管性疾病,MRI 比 CT 更佳;对脑出血、脑梗死的演变过程,MRI 比 CT 显示更完整;对 CT 较难判断的脑血管畸形、烟雾病等,MRI 比 CT 更敏感。

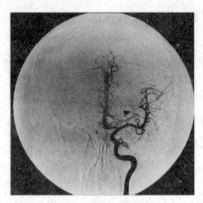

图 6-3　内囊出血 DSA

4.TCD

多普勒超声检查最基本的参数为血流速度与频谱形态。血流速度增加可表示高血流量、动脉痉挛或动脉狭窄;血流速度减慢则可能是动脉近端狭窄或循环远端阻力增高的结果。

(四)内科治疗

(1)静脉补液:静脉给予生理盐水或乳酸 Ringer 溶液静脉滴注,维持正常的血容量。

(2)控制血糖:既往有糖尿病病史和血糖>200 mg/L 应给予胰岛素。低血糖者最好给予 10%～20% 葡萄糖静脉输液,或静脉推注 50% 葡萄糖溶液纠正。

(3)血压的管理:有高血压病史的患者,血压水平应控制在平均动脉压(mean arterial pressure,MAP)17.3 kPa(130 mmHg)以下。颅内压(ICP)监测增高的患者,脑灌注压(cerebral perfusion pressure,CPP)[CPP=(MAP－ICP)]应保持大于 9.3 kPa(70 mmHg)。刚手术后的患者应避免平均动脉压大于 14.7 kPa(110 mmHg)。心力衰竭、心肌缺血或动脉内膜剥脱,血压>26.7/14.7 kPa(200/110 mmHg)者,应控制平均动脉压在 17.3 kPa(130 mmHg)以下。

(4)控制体温:体温大于 38.5 ℃的患者及细菌感染者,给予退烧药及早期使用抗生素。

(5)维持体液平衡。

(6)禁用抗血小板和抗凝治疗。

(7)降颅压治疗:甘露醇(0.25～0.5 g/kg 静脉滴注),每隔 6 小时给 1 次。通常每天的最大量是 2 g/kg。

(8)纠正凝血异常:常用药物如华法林、鱼精蛋白、6-氨基己酸、凝血因子Ⅷ和新鲜血小板。

(五)手术治疗

1.开颅血肿清除术

对基底节区出血和皮层下出血,传统手术为开颅血肿清除。壳核出血一般经颞叶中回切开入路。1972 年 Suzuki 提倡经侧裂入路,以减少颞叶损害。对脑室积血较多可经额叶前角或经侧脑室三角区入路清除血肿,并行脑室外引流术。传统开颅术因时间较长,出血较多,手术常需全麻,术后并发症较多,易发生肺部感染及上消化道出血,而使年龄较大、心肺功能较差的患者失去手术治疗的机会。优点在于颅压高、有脑疝的患者可同时行去骨片减压术。

2.颅骨开窗血肿清除术

用于壳核出血、皮层下出血及小脑出血。壳核出血在患侧颞部做一向前的弧形皮肤切口,分开颞肌,颅骨钻孔后扩大骨窗至 3 cm×3 cm 大小,星形剪开脑膜,手术宜在显微镜下进行,既可减小皮层切开以及脑组织切除的范围,还能窥清出血点。在颞中回做 1.5 cm 皮层切开,用窄脑压板轻轻牵开脑组织,见血肿后用吸引器小心吸除血块,其内侧壁为内囊方向不易出血,应避免压迫或电灼,而血肿底部外侧常见豆纹动脉出血点,用银夹夹闭或用双极电凝止血,其余地方出血常为静脉渗血,用吸收性明胶海绵片压迫即可止血。小脑出血如血肿不大,无扁桃体疝也可在患侧枕外隆凸水平下 2 cm,正中旁开 3 cm 为中心做皮肤切口,钻颅后咬除枕鳞部成 3 cm 直径骨窗即可清除小脑出血。该手术方法简单、快捷、失血较少,在局麻下也可完成,所以术后意识恢复较快,并发症特别是肺部感染相对减少,即使高龄、一般情况差的患者也可承受该手术。

3.钻颅血肿穿刺引流术

多采用 CT 引导下立体定向穿刺加引流术。现主要有 3 种方法:以 CT 示血肿中心为靶点,局麻下颅骨钻孔行血肿穿刺,首次抽吸量一般达血肿量的 1/3～1/2,然后注入尿激酶 6 000 U,6～12 小时后再次穿刺及注药,或同时置入硅胶引流管作引流,以避免反复穿刺而损伤脑组织。Niizuma 用此方法治疗除脑干外的其他各部位出血 175 例,半年后随访优良率达 86%,死亡率11%。优点在于操作简单、安全、局麻下能完成,同时应用尿激酶可较全清除血肿,高龄或危重患者均可采用,但在出血早期因血肿无液化而致效果不好。

4.锥颅血肿碎吸引流术

以 CT 示血肿中心为靶点,局麻下行锥颅血肿穿刺,置入带螺旋绞丝的穿刺针于血肿中心,在负压吸引下将血块粉碎吸出,根据吸除量及 CT 复查结果,血肿清除量平均可达 70%。此法简单易行,在急诊室和病床旁均可施行,高龄及危重患者也可应用。但有碎吸过度损伤脑组织及再出血危险,一般吸出量达血肿量 50%～70% 即应终止手术。

5.微创穿刺冲洗尿激酶引流术

微创穿刺冲洗尿激酶引流术是带锥颅、穿刺、冲洗引流为一体的穿刺管,将其置入血肿中心后用含尿激酶、肝素的生理盐水每天冲洗 1 次,现已有许多医院应用。

6.脑室外引流术

单纯脑室出血和脑内出血破入脑室无开颅指征者,可行脑室外引流术。一般行双额部钻孔引流,有学者提出在双侧眶上缘、中线旁开 3 cm 处分别钻孔,置管行外引流,因放入引流管与侧脑室体部大致平行,可引流出后角积血。也有人主张双侧置管,一管作冲洗另一管用于引流,或注入尿激酶加速血块的溶解。

7.脑内镜辅助血肿清除术

颅骨钻孔或小骨窗借助脑镜在直视下清除血肿,其对脑组织的创伤小,清除血肿后可以从不同角度窥清血肿壁。

二、脑出血的常见护理问题

(一)意识障碍

患者出现昏迷,说明患者病情危重,而正确判断患者意识状态,给予适当的护理,则可以防止不可逆的脑损伤。

(二)气道阻塞

分泌物及胃内容物的吸入造成气道阻塞或通气不足可引起低氧血症及高碳酸血症,导致心肺功能的不稳定,缺氧加重脑组织损伤。

(三)肢体麻痹或畸形

大脑半球受损时,对侧肢体的运动与感觉功能便发生了障碍,再加上脑血管疾病初期,肌肉呈现张力性迟缓的现象,紧接着会发生肌肉张力痉挛,若发病初期未给予适当的良肢位摆放,则肢体关节会有僵硬、挛缩的现象,将导致肢体麻痹或畸形。

(四)语言沟通障碍

左侧大脑半球受损时,因语言中枢的受损部位不同而产生感觉性失语、表达性失语或两者兼有,因而与患者间会发生语言沟通障碍的问题。

(五)吞咽障碍

因口唇、颊肌、舌及软腭等肌肉的瘫痪,食物团块经口腔向咽部及食管入口部移动困难,食管入口部收缩肌不能松弛,食管入口处开大不全等阻碍食物团块进入食管,导致食物易逆流入鼻腔及误入气管。吞咽障碍可致营养摄入不足。

(六)恐惧、绝望、焦虑

脑出血患者在卒中突然发生后处于急性心理应激状态,由于生理的、社会的、经济的多种因素,可引起患者一系列心理变化:害怕病治不好而恐惧;对疾病的治疗无信心,自己会成为一个残疾的人而绝望;来自对工作、家庭等的忧虑,担心自己并不会好,成为家庭和社会的负担。

(七)知觉刺激不足

由于中枢神经的受损,在神经传导上,可能在感觉刺激传入时会发生障碍,以致知觉刺激无法传达感受,尤其是感觉性失语症的患者,会失去语言讯息的刺激感受。此外,患者由于一侧肢体麻痹,因此所感受的触觉刺激也减少,常造成知觉刺激不足。

(八)并发症

1.神经源性肺水肿

脑出血引起下丘脑功能紊乱,中枢交感神经兴奋,释放大量儿茶酚胺,使周围血管收缩,血液从高阻的体循环向低阻的肺循环转移,肺血容量增加,肺毛细血管压力升高而诱发肺水肿;中枢神经系统的损伤导致体内血管活性物质大量释放,使肺毛细血管内皮和肺泡上皮通透性增高,肺毛细血管流体静压增高,致使动-静脉分流,加重左心负担,出现左心功能衰竭而加重肺部淤血;颅内高压引起的频繁呕吐,患者昏迷状态下误吸入酸性胃液,可使肺组织发生急性损伤,引起急性肺水肿。由于脑出血,呼吸中枢处于抑制状态,支气管敏感部位的神经反应性及敏感性降低,咳嗽能力下降,不能有效排出过多的分泌物而流入肺内造成肺部感染。平卧、床头角度过低也可增加食管反流及分泌物逆流入呼吸道的机会。

2.发热

体温升高的原因包括体内产热增加、散热减少和下丘脑体温调节中枢功能异常。脑出血患者发热的原因可分为感染性和非感染性。

3.压疮

由于脑出血患者发生肢体瘫痪或长期卧床而容易发生压疮,临床又叫压迫性溃疡。它是脑出血患者的严重并发症之一。

4.应激性溃疡

脑出血患者常因颅内压增高,下丘脑及脑干受损而引起上消化道应激性溃疡出血。多在发病后 7~15 天,也有发病后数小时就发生大量呕血而致患者死亡的病例。

5.肾功能损害

由于脑损伤使肾血管收缩,肾血流减少,造成肾皮质损伤,肾小管坏死;另外脑损伤神经体液调节紊乱直接影响肾功能;脑损伤神经体液调节紊乱,心肺功能障碍,造成肾缺血、缺氧;脑损伤神经内分泌调节功能紊乱,肾素－血管紧张素分泌增加,肾缺血加重。加之使用脱水药,肾血管和肾小管的细胞膜通透性改变,易出现肾缺血、坏死。

6.便失禁

脑出血引起上运动神经元或皮质损害,可出现粪嵌塞伴溢出性便失禁。长期粪嵌塞,直肠膨胀感消失和外括约肌收缩无力导致粪块外溢;昏迷、吞咽困难等原因导致营养不良及低蛋白血症,肠道黏膜水肿,容易发生腹泻。

7.便秘

便秘是由于排便反射被破坏、长期卧床、脱水治疗、摄食减少、排便动力不足、焦虑及抑郁所致。

8.尿失禁

脑出血可直接导致高反射性膀胱或 48 小时内低张力性膀胱;当皮质排尿中枢损伤,不能接收和发出排尿信息,出现不择时间和地点的排尿,表现为尿失禁。由于脑桥水平以上的中枢抑制解除,膀胱表现为高反射性,或者脑休克导致膀胱表现为低反射性,引起膀胱－骶髓反射弧的自主控制功能丧失,导致尿失禁;长期卧床导致耻骨尾骨肌和尿道括约肌松弛,使患者在没有尿意的情况下尿液流出。

9.下肢深静脉血栓

下肢深静脉血栓是指血液在下肢深静脉系统的不正常凝结若未得到及时诊治可导致下肢深静脉致残性功能障碍。有资料显示卧床 2 周的发病率明显高于卧床 3 天的患者。严重者血栓脱落可继发致命性肺栓塞。

三、脑出血的护理目标

(1)抢救患者生命,保证气道通畅。

(2)摄取足够营养。

(3)预防并发症。

(4)帮助患者达到自我照顾。

(5)指导患者及家属共同参与。

(6)稳定患者的健康和保健。

(7)帮助患者达到期望。

四、脑出血的护理措施

(一)脑出血的院前救护

发生脑出血要启动急救医疗服务体系,使患者得到快速救治,并能在关键的时间窗内获得有益的治疗。脑出血处理的要点可记忆为 7"D":检诊(detection)、派送(dispatch)、转运(delivery)、收入急诊(door)、资料(data)、决策(decision)、药物(drug)。前 3 个"D"是基本生命支持阶段,后 4 个"D"是进入医院脑出血救护急诊绿色通道流程。在脑出血紧急救护中护理人员起着重要的作用。

1.分诊护士职责

(1)鉴别下列症状、体征为脑血管常见症状,需分诊至神经内科:①身体一侧或双侧,上肢、下肢或面部出现无力、麻木或瘫痪。②单眼或双眼突发视物模糊、视力下降或视物成双。③言语表达困难或理解困难。④头晕目眩、失去平衡,或任何意外摔倒,或步态不稳。⑤头痛(通常是严重且突然发作)或头痛的方式意外改变。

(2)出现下列危及生命的情况时,迅速通知神经内科医师,并将患者护送至抢救室:①意识障碍。②呼吸、循环障碍。③脑疝。

(3)对极危重患者监测生命体征:意识、瞳孔、血压、呼吸、脉搏。

2.责任护士职责

(1)生命体征监测。

(2)开辟静脉通道,留置套管针。

(3)采集血标本:血常规、血生化(血糖、电解质、肝功能、肾功能)、凝血四项。

(4)行心电图检查。

(5)静脉输注第一瓶液体:生理盐水或林格液。

3.护理员职责

(1)对佩戴绿色通道卡片者,一对一地负责患者。

(2)运送患者行头颅 CT 检查。

(3)对无家属陪同者,必要时送血、尿标本。

(二)院中护理

1.观察病情变化,防止颅内压增高

(1)患者急性期要绝对卧床休息,避免不必要的搬动,保持环境安静。出血性卒中患者应将床头抬高 30°,缺血性卒中患者可平卧。意识障碍者头偏向一侧,如呼吸道有分泌物应立即协助吸出。

(2)评估颅内压变化,密切观察患者生命体征、意识和瞳孔等变化,评估患者吞咽、感觉、语言和运动等情况。

(3)了解患者思想情况,防止过度兴奋、情绪激动。对癫痫、偏瘫和有精神症状的患者,应加用床档或适当约束,防止坠床发生意外。感觉障碍者,保暖时注意防止烫伤。患者应避免用力咳嗽、用力排便等,保持大便通畅。

(4)若有发热,应设法控制患者的体温。

2.评估吞咽情况,给予营养支持

(1)暂禁食:首先评价患者吞咽和胃肠功能情况,如是否有呕吐、腹胀、排便异常、未排气及肠鸣音异常,应激性溃疡出血量在 100 mL 以上者,必要时应暂禁食。

(2)观察脱水状态:很多患者往往会出现相对脱水状态,脱水所致血细胞比容和血液黏稠度增加,血液明显减少,使动脉血压降低。护理者可通过观察颈静脉搏动的强或弱、周围静脉的充盈度和末梢体温来判断患者是否出现脱水状态。

(3)营养支持:在补充营养时,应尽量避免静脉内输液,以免增加缺血性脑水肿的蓄积作用,最好的方法是鼻饲法。多数吞咽困难患者需要 2 周左右的营养支持。有误吸危险的患者,则需将管道末端置于十二指肠。有消化道出血的患者应暂停鼻饲,可改用胃肠外营养。经口腔进食的患者,要给予高蛋白、高维生素、低盐、低脂、富有纤维素的饮食,还可多吃含碘的食物。

(4)给予鼻饲喂养预防误吸护理:评估胃管的深度和胃潴留量。鼻饲前查看管道在鼻腔外端的长度,嘱患者张口查看鼻饲管是否盘卷在口中。用注射器注入 10 mL 空气,同时在腹部听诊,可听到气过水声;或鼻饲管中抽吸胃内容物,表明鼻饲管在胃内。无肠鸣音或胃潴留量过 100~150 mL 应停止鼻饲。抬高床头 30°呈半卧位减少反流,通常每天喂入总量以 2 000~2 500 mL 为宜,天气炎热或患者发热和出汗多时可适当增加。可喂入流质饮食,如牛奶、米汤、菜汁、西瓜水、橘子水等,药品要研成粉末。在鼻饲前后和注药前后,应冲洗管道,以预防管道堵塞。对于鼻饲患者,要注意固定好鼻饲管。躁动患者的手要适当地加以约束。

(5)喂食注意:对面肌麻痹的患者,喂食时应将食物送至口腔健侧近舌根处。进食时宜采用半卧位、颈部向前屈的姿势,这样既可以利用重力使食物容易吞咽,又可减少误吸。每口食物量要从少量开始,逐步增加,寻找合适的"一口量"。进食速度应适当放慢,出现食物残留口腔、咽部而不能完全吞咽情况时,应停止喂食并让患者重复多次吞咽动作或配合给予一些流质来促进残留食物吞入。

3.心脏损害的护理

心脏损害是脑出血引起的循环系统并发症之一,大都在发病 1 周左右发生,如心电图显示心肌缺血、心律不齐和心力衰竭等,故护理者应经常观察心电图变化。在患者应用脱水剂时,应注意尿量和血容量,避免脱水造成血液浓缩或入量太多加重心脏负担。

4.应激性溃疡的护理

应注意患者的呕吐物和大便的性状,鼻饲患者于每天喂食前应先抽取胃液观察,同时定期检查胃中潜血及酸碱度。腹胀者应注意肠鸣音是否正常。

5.泌尿系统并发症的护理

对排尿困难的患者,尽可能避免导尿,可用诱导或按摩膀胱区的方法以助患者排尿。患者由于限制活动,处于某些妨碍排尿的位置;也可能是由于失语不能表达所致。护理者应细心观察,主动询问,定时给患者便器,在可能情况下尽量取直立姿势解除排尿困难。

(1)尿失禁的男患者可用阴茎套连接引流尿袋,每天清洁会阴部,以保持会阴部清洁舒适。

(2)女性尿失禁患者,留置导尿管虽然影响患者情绪,但在急性期内短期的应用是必要的,因为它明显增加了患者的舒适感并减少了压疮发生的机会。

(3)留置导尿管期间要每天进行会阴部护理。密闭式集尿系统除因阻塞需要冲洗外,集合系统的接头不可轻易打开。应定时查尿常规,必要时做尿培养。

6.压疮的护理

患者可因感染引起骨髓炎、化脓性关节炎、蜂窝织炎,甚至迅速通过表浅组织引起败血症等,这些并发症往往严重威胁患者的生命。

(1)压疮好发部位:多在受压和缺乏脂肪组织保护、无肌肉包裹或肌层较薄的骨骼隆突处,如枕骨粗隆、耳郭、肩胛部、肘部、脊椎体隆突处、髋部、骶尾部、膝关节的内外侧、内外踝、足跟部等处。

(2)压疮的预防措施。①压疮的预防要求做到"七勤":勤翻身、勤擦洗、勤按摩、勤换洗、勤整理、勤检查、勤交代。定时变换体位,1~2 小时翻身 1 次。如皮肤干燥且有脱屑者,可涂少量润滑剂,以免干裂出血。另外还应监测患者的清蛋白指标。②患者如有大、小便失禁,呕吐及出汗等情况,应及时擦洗干净,保持干燥,及时更换衣服、床单,褥子应柔软、干燥、平整。③对肢体瘫痪的卧床患者,配备气垫床以达到对患者整体减压的目的,气垫床使用时注意根据患者的体重调节气垫床充其量。骨骼隆突易受压处,放置海绵垫或棉圈、软枕、气圈等,以防受压水肿、肥胖者不宜用气圈,用软垫更好,或软枕置于腿下,并抬高肢体,变换体位,更为重要。可疑压疮部位使用减压贴保护。④护理患者时动作要轻柔,不可拖拽患者,以防止关节牵拉、脱位或周围组织损伤。翻身后要仔细观察受压部位的皮肤情况,有无将要发生压疮的迹象,如皮肤呈暗红色。检查鼻管、尿管、输液管等是否脱出、折曲或压在身下。取放便盆时,动作更轻巧,防止损伤皮肤。

7.下肢深静脉血栓的护理

长期卧床者,首先在护理中应帮助他们减少形成静脉血栓的因素,例如抬高下肢 $20°\sim30°$,下肢远端高于近端,尽量避免膝下垫枕、过度屈髋,影响静脉回流。另外,肢体瘫痪者增加患肢活动量,并督促患者在床上主动屈伸下肢作跖屈和背屈运动,内、外翻运动,足踝的"环转"运动;被动按摩下肢腿部比目鱼肌和腓肠肌,下肢应用弹力长袜,以防止血液滞留在下肢。还应减少在下肢输血、输液,并注意观察患肢皮温、皮色,倾听患者疼痛主诉,因为下肢深静脉是静脉血栓形成的好发部位,鼓励患者深呼吸及咳嗽和早期下床活动。

8.发热的护理

急性脑出血患者常伴有发热,主要原因为感染性发热、中枢性发热、吸收热和脱水热。

(1)感染性发热:多在急性脑出血后数天开始,体温逐渐升高,常不规则,伴有呼吸、心率增快,白细胞总数升高。应做细菌培养,应用有效抗生素治疗。

(2)中枢性发热:是病变侵犯了下丘脑,患者的体温调节中枢失去调节功能,导致发热。主要表现两种情况:①持续性高热,发病数小时后体温升高至 $39\sim40$ ℃,持续不退,躯干和肢体近端大血管处皮肤灼热,四肢远端厥冷,肤色灰暗,静脉塌陷等,患者表现深昏迷、去大脑强直(一种病理性体征)、阵挛性或强直性抽搐、无汗、肢体发凉,患者常在 $1\sim2$ 天内死亡。②持续性低热,患者表现为昏迷、阵发性大汗、血压不稳定、呼吸不规则、血糖升高、瞳孔大小多变,体温多在 $37\sim38$ ℃。对中枢性发热主要是对病因进行治疗,同时给予物理降温,如乙醇擦浴、头置冰袋或冰帽等。但应注意缺血性脑出血患者禁用物理降温法,可行人工冬眠。

物理降温:①乙醇、温水擦浴,可通过在皮肤上蒸发,吸收而带走机体大量的热;②冰袋降温,冰袋可放置在前额或体表大血管处(如颈部、腋下、腹股沟、窝等处);③冰水灌肠,要保留 30 分钟后再排出,便后 30 分钟测量体温。

人工冬眠疗法:冬眠法分冬眠Ⅰ号和冬眠Ⅱ号,应用人工冬眠疗法可降低组织代谢,减少氧的消耗,并增强脑组织对创伤和缺氧的耐受力,减轻脑水肿和降低颅内压,改善脑缺氧,有利于损伤后的脑细胞功能恢复。

人工冬眠注意事项:①用药前应测量体温、脉搏、呼吸和血压。②注入冬眠药半小时内不宜翻身和搬动患者,防止直立性低血压。③用药半小时后,患者进入冬眠状态,方可行物理降温,因镇静降温作用较强。④冬眠期间,应严密观察生命体征变化及神经系统的变化,如有异常及时报告医师处理。冬眠期间每 2 小时测量生命体征 1 次,并详细记录,警惕颅内血肿引起脑疝。结束冬眠仍应每 4 小时测体温 1 次,保持观察体温的连贯性。⑤冬眠期间应加强基础护理,防止并发症发生。⑥减少输液量,并注意水、电解质和酸碱平衡。⑦停止冬眠药物和物理降温时,首先停止物理降温,然后再逐渐停用冬眠药,以免引起寒战或体温升高,如有体温不升要适当保暖,增加盖被和热水袋保温。

(3)吸收热:脑出血或蛛网膜下腔出血时,红细胞分解后吸收而引起反应热。常在患者发病后 $3\sim10$ 天发生,体温在 37.5 ℃左右。吸收热一般不需特殊处理,但要观察记录出入量并加强生活护理。

（4）脱水热：由于应用脱水剂或补水不足，使血浆渗透压明显升高，脑组织严重脱水，脑细胞和体温调节中枢受损导致发热。患者表现体温升高，意识模糊，皮肤黏膜干燥，尿少或比重高，血清钠升高，血细胞比容增高。治疗给予补水或静脉输入 5％葡萄糖，待缺水症状消失后，根据情况补充电解质。

9.介入治疗的护理

神经介入治疗是指在 X 线下，经血管途径借助导引器械（针、导管、导丝）递送特殊材料进入中枢神经系统的血管病变部位，如各种颅内动脉瘤、颅内动静脉畸形、颈动脉狭窄、颈动脉海绵窦瘘、颅内血管狭窄及其他脑血管病。治疗技术分为血管成形术（血管狭窄的球囊扩张、支架植入）、血管栓塞术（固体材料栓塞术、液体材料栓塞术、可脱球囊栓塞术、弹簧圈栓塞术等）、血管内药物灌注（超选择性溶栓、超选择性化疗、局部止血）。广义的神经介入治疗还包括经皮椎间盘穿刺髓核抽吸术、经皮穿刺椎体成形术、微创穿刺电刺激等，以及在影像仪器定位下进行和神经功能治疗有关的各种穿刺、活检技术等。相比常规开颅手术的优点：血管内治疗技术具有创伤小、恢复快、疗效好的特点（图 6-4）。在护理上应做到如下内容。

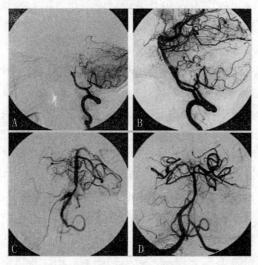

图 6-4　神经介入治疗

A.大脑后动脉栓塞；B.大脑后动脉栓塞溶栓治疗后；C.大脑基底动脉不全栓塞；D.大脑基底动脉栓塞溶栓治疗后

（1）治疗前护理。①遵医嘱查血、尿、便常规，血型及血生化，凝血四项和出凝血时间等。②准备好物品：注射泵，监护仪器，药品如甘露醇、天普乐新等。③建立可靠的静脉通路（套管针），尽量减少患者的穿刺，防止出血及瘀斑。④须手术者术前手术区域备皮，沐浴，更衣。遵医嘱局麻4～6 小时、全麻 9～12 小时前，需禁食、水、药。遵医嘱给予留置导尿。监测生命体征，遵医嘱给术前药。⑤心理护理：术前了解患者思想动态，减轻心理负担，创造安静的修养环境，使患者得到充分休息。

（2）治疗中护理。①密切观察给药时间及患者的病情变化，遵医嘱调节好给药的速度及浓度，并做好详细记录，以利于了解病情。②注意血压的变化，溶栓过程中每 15 分钟测量 1 次，如出现异常应及时处理。③患者如在溶栓过程中出现烦躁、意识障碍加重、瞳孔异常等生命体征的改变，并伴有鼻出血和四肢肌力瘫痪加重等各种异常反应时，应及时通知医师停止溶栓。④患者如在用药过程中出现寒战、高热等不良反应时,应停止溶栓。⑤护理者应准确、熟练地遵医嘱给药。

(3)治疗后护理。①神经系统监测:严密观察病情变化,如意识、瞳孔、生命体征、感觉、运动、语言等,特别是血压、心率的异常变化。②行腹股沟穿刺者穿刺区加压包扎制动 24 小时,观察有无出血及血肿。避免增加腹压动作,咳嗽时用手压迫穿刺部位,防止出血。观察穿刺肢体皮肤的色泽、温度,15 分钟测量1 次足背动脉搏动共 2 小时。保持动脉鞘通畅,防止脱落。鼓励患者多饮水,增加血容量,促进造影剂的排泄。③注意观察四肢的肌力,防止血栓再形成而引起的偏瘫、偏身感觉障碍。④24 小时监测出凝血时间、凝血酶原时间、纤维蛋白原,防止血栓再形成。⑤应用抗凝药前做出、凝血功能以及肝、肾功能测定。用肝素初期应每小时测定出、凝血时间,稳定后可适当延长。注意观察穿刺处、切口是否渗血过多或有无新的渗血,有无皮肤、黏膜、消化道、泌尿道出血,反复检查大便潜血及尿中有无红细胞。⑥用肝素时主要观察活化部分凝血活酶时间,为正常的 1.5～2.5 倍;用华法林时主要监测抗凝血酶,应降至正常的 20％～50％。注意观察药物的其他不良反应,肝素注意有无过敏如荨麻疹、哮喘、发热、鼻炎等;注意华法林有无皮肤坏死、无脱发、皮疹、恶心、腹泻等不良反应。⑦使用速避凝皮下注射时应选择距肚脐 4.5～5 cm 处的皮下脂肪环行注射,并捏起局部垂直刺入,拔出后应按压片刻。注射前针头排气时要避免肝素挂在针头外面,造成皮下组织微小血管出血。⑧术后遵医嘱行颈动脉超声,观察支架的位置及血流情况。

10.患者早期康复训练,提高患者的生活质量

(1)早期康复的内容:①保持良好的肢体位置;②体位变换;③关节的被动活动;④预防吸入性肺炎;⑤床上移动训练;⑥床上动作训练;⑦起坐训练;⑧坐位平衡训练;⑨日常生活活动能力训练;⑩移动训练等。

(2)早期康复的时间:康复治疗开始的时间应为患者生命体征稳定,神经病学症状不再发展后 48 小时。有人认为,康复应从急性期开始,只要不妨碍治疗,康复训练越早,功能恢复的可能性越大,预后就越好。脑出血后,只要不影响抢救,马上就可以康复治疗、保持良肢位、体位变换和适宜的肢体被动活动等,而主动训练则应在患者神志清醒、生命体征平稳且精神症状不再进展后 48 小时开始。由于蛛网膜下腔出血近期再发的可能性很大,故对未手术的患者,应观察 1 个月左右再谨慎地开始康复训练。

(3)影响脑出血预后和康复的主要因素。①不利因素:发病至开始训练的时间较长;病灶较大;以前发生过脑血管意外;年龄较大;严重的持续性弛缓性瘫痪;严重的感觉障碍或失认症;二便障碍;完全失语;严重认知障碍或痴呆;抑郁症状明显;以往有全身性疾病,尤其是心脏病;缺乏家庭支持。②有利因素:发病至开始训练的时间较短;病灶较小;年轻;轻偏瘫或纯运动性偏瘫;无感觉障碍或失认症;反射迅速恢复;随意运动有所恢复;能控制小便;无言语困难;认知功能完好或损害甚少;无抑郁症状;无明显复发性疾病;家庭支持。

(4)早期的康复治疗和训练:正确的床上卧位关系到康复预后的好坏。为预防并发症,应使患者肢体置于良好体位,即良肢位。这样既可使患者感觉舒适,又可使肢体处于功能位置,预防压疮和肢体挛缩,为进一步康复训练创造条件。

保持抗痉挛体位:其目的是预防或减轻以后易出现的痉挛模式。取仰卧位时,头枕枕头,不要有过伸、过屈和侧屈。患肩垫起防止肩后缩,患侧上肢伸展、稍外展,前臂旋后,拇指指向外方。患髋垫起以防止后缩,患腿股外侧垫枕头以防止大腿外旋。该体位是护理上最容易采取的体位,但容易引起紧张性迷路反射及紧张性颈反射所致的异常反射活动,为"应避免的休位"。"推荐体

位"是侧卧位:取健侧侧卧位时,头用枕头支撑,不让向后扭转;躯干大致垂直,患侧肩胛带充分前伸,肩屈曲 90°～130°,肘和腕伸展,上肢置于前面的枕头上;患侧髋、膝屈曲似踏出一步置于身体前面的枕头上,足不要悬空。取患侧侧卧位时,头部用枕头舒适地支撑,躯干稍后仰,后方垫枕头,避免患肩被直接压于身体下,患侧肩胛带充分前伸,肩屈曲 90°～130°,患肘伸展,前臂旋后,手自然地呈背屈位;患髋伸展,膝轻度屈曲;健肢上肢置于体上或稍后方,健腿屈曲置于前面的枕头上,注意足底不放任何支撑物,手不握任何物品(图 6-5)。

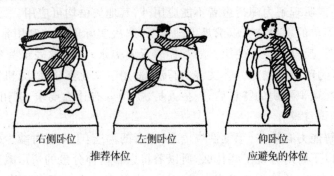

右侧卧位　　　　左侧卧位　　　　仰卧位
推荐体位　　　　　　　　　　应避免的体位

图 6-5　抗痉挛体位

体位变换:主要目的是预防压疮和肺感染,另外由于仰卧位强化伸肌优势,健侧侧卧位强化患侧屈肌优势,患侧侧卧位强化患侧伸肌优势,不断变换体位可使肢体的伸屈肌张力达到平衡,预防痉挛模式出现。一般每 60～120 分钟变换体位一次。

关节被动运动:主要是为了预防关节活动受限(挛缩),另外可能有促进肢体血液循环和增加感觉输入的作用。先从健侧开始,然后参照健侧关节活动范围进行患侧运动。一般按从肢体近端到肢体远端的顺序进行,动作要轻柔缓慢。重点进行肩关节外旋、外展和屈曲,肘关节伸展,腕和手指伸展,髋关节外展和伸展,膝关节伸展,足背屈和外翻。在急性期每天做两次,每次每个关节做 3～5 遍,以后视肌张力情况确定被动运动次数,肌张力越高被动关节运动次数应越多。较长时间卧床者尤其要注意做此项活动。

11.心理护理措施

(1)护理者对患者要热情关心,多与患者交流,在病情允许的情况下,鼓励患者做自己力所能及的事情,减少过多、过细的照顾,给予患者心理上战胜疾病的信念。

(2)注意发挥药物的生理效应,在患病急性期要及时向患者通报疾病好转的消息,减少患者过分的担心和对自身疾病不必要、不准确的猜疑等。

(3)鼓励患者参与治疗护理计划,教育患者重建生活、学习和工作内容,开始新的生活,使患者能早日回归家庭、回归社会。

12.语言沟通障碍的护理

(1)评估:失语的性质、理解能力,记录患者能表达的基本语言。观察患者手势、表情等,及时满足患者需要。向患者解释语言锻炼的目的、方法,促进语言功能恢复。如鼓励讲话不耻笑患者,消除其羞怯心理,为患者提供练习机会。

(2)训练。①肌群运动:指进行唇、舌、齿、软腭、咽、喉与颌部肌群运动。包括缩唇,叩齿,卷舌,上下跳举舌,弹舌,鼓腮,吹气－叹气,咳嗽－清嗓子等活动。②发音训练:先练习易发或能够发的音,由无意义的词→有意义的词→短语→句子。举例:你→你好→你住院

→你配合医师治疗。发单音后训练发复音,教患者先做吹的动作然后发 p 音。③复述训练:复述单字和词汇。命名训练让患者说出常用物品的名称。词句训练与会话训练,给患者一个字音,让其组成各种词汇造句并与其会话交流;听觉言语刺激训练,听语指图、指物、指字,并接触实物叫出物名。

(3)方法:①手势法,与患者共同约定手势意图,如上竖拇指表示大便,下竖拇指表示小便;张口是吃饭,手掌上、下翻动是翻身。手捂前额表示头痛,手在腹部移动表示腹部不适。除偏瘫或双侧肢体瘫者和听力或听理解力障碍患者不能应用外,其他失语均可应用。②实物图片法,利用一些实物图片,进行简单的思想交流以满足生理需要,解决实际困难。利用常用物品如茶杯、便器、碗、人头像、病床等,反复教患者使用。如茶杯表示要喝水,人头像表示头痛,病床表示翻身。此种方法最适合于听力障碍的交流。③文字书写法,适用于文化素质高,无机械书写障碍和视空间书写障碍的患者,在认识疾病的特点后,医护人员、护理者有什么要求,可用文字表达,根据病情和需要进行卫生知识宣教。

(4)沟通。对理解能力有缺陷(感觉性失语)的患者的沟通:①交谈时减少外来的干扰。②若患者不注意,他将难以了解对方说了些什么,所以需将患者精神分散的情形减至最低。③自患者视野中除去不必要的东西,关掉收音机或电视。④一次只有一人对患者说话。⑤若患者精神分散,则重复叫患者的名字或拍其肩膀,走进其视野,使其注意。

对表达能力有缺陷的患者(运动性失语)的沟通:①用简短的"是""不是"的问题让患者回答。②说话的时候缓慢,并给予患者充分的时间以回答问题。③设法了解患者的某些需要,主动询问他们是否需要哪一件东西。④若患者所说的话,我们听不懂,则应加以猜测并予以澄清。⑤让患者说有关熟悉的事物,例如:家人的名字、工作的性质,则患者较易表达。⑥可教导患者用手势或用手指出其需要或身体的不适。⑦利用所有的互动方式刺激患者说话。⑧患者若对说出物体的名称有困难,则先对患者说一遍,例如,先对患者说出"水"这个字,然后写下"水",给患者看,让患者跟着念或拿实物给患者看。

13.控制危险因素,建立良好生活方式

(1)了解脑出血的危险因素。包括不可改变的危险因素、明确且可以改变的危险因素和明确且潜在可改变的危险因素等。

不可改变的危险因素。①年龄:主要的危险因素,脑出血发病随年龄的升高而增高,55 岁以上后每增加 10 年卒中危险加倍,60~65 岁后急剧增加,发病率和死亡率分别是 60 岁以前的 2~5 倍。②性别:一般男性高于女性。③家族史:脑出血家族史是易发生卒中的一个因素。父母双方直系亲属发生卒中或心脏病时年龄小于 60 岁即为有家族史。④种族:不同种族的卒中发病率不同,可能与遗传因素有关。社会因素如生活方式和环境,也可能起一部分作用。非洲裔的发病率大于亚洲裔。我国北方各少数民族卒中率水平高于南方。⑤出生低体重:出生体重<2 500 g 者发生卒中的概率高于出生体重≥4 000 g 者两倍以上(中间出生体重者有显著的线性趋势)。

明确且可以改变的危险因素如下。①高血压:脑出血的主要危险因素,大量研究资料表明,90%脑出血归因于高血压,70%~80%的脑出血患者都患有高血压,无论是缺血还是出血性脑出血都与高血压密切相关。在有效控制高血压后,脑出血的发病率和死亡率随之下降。②吸烟:缺血性脑出血独立的危险因素,长期吸烟者发生卒中的危险性是不吸烟者的 6 倍。戒烟者发生卒中的危险性可减少 50%。吸烟会促进狭窄动脉的血栓形成,加重动脉粥样硬化,可使不明原因卒中的发生风险提高将近 3 倍。③以房纤颤:发生缺血性脑出血重要的危险因素,随年龄的增长,以房纤颤患者血栓栓塞性脑出血的发生率迅速增长。以房纤颤可使缺血性脑出血的年发病率增加 0.5%～12.0%。其他血管危险因素调整后单独以房纤颤可以增加卒中的风险 3～4 倍。④冠心病:心肌梗死后卒中危险性为每年 1‰～2‰。心肌梗死后 1 个月内脑出血危险性最高可达 31%。有冠心病史患者的脑出血危险性增加 2.0～2.2 倍。⑤高脂血症:总胆固醇每升高 1 mmol/L,脑出血发生率就会增加 25%。⑥无症状颈动脉狭窄:50%～99%的无症状性颈动脉狭窄者脑出血的年发病率在 1%～3.4%。⑦TIA/卒中史:TIA 是早期脑出血的危险因素,高达 10%的未经治疗的缺血性脑出血患者将在 1 个月内发生再次脑出血。高达 15%的未经治疗的缺血性脑出血患者将在 1 年内发生再次脑出血。高达 40%的未经治疗的缺血性脑出血患者将在 5 年内发生再次脑出血。⑧镰状细胞病:5%～25%的镰状细胞性贫血患者有发生 TIA 或脑出血的风险。

明确且潜在可改变的危险因素:①糖尿病是缺血性脑出血独立的危险因素,2 型糖尿病患者发生卒中的危险性增加 2 倍。②高同型半胱氨酸血症,血浆同型半胱氨酸每升高 5 μmol/L,脑出血风险增高 1.5 倍。

较少证据的危险因素:肥胖、过度饮酒、凝血异常、缺乏体育锻炼、口服避孕药、激素替代治疗和口服替代治疗、呼吸暂停综合征。

(2)脑出血危险因素干预建议如下。①控制高血压:定时测量血压,合理服用降压药,全面评估缺血性事件的病因后,高血压的治疗应以收缩压低于 18.7 kPa(140 mmHg),舒张压低于 12.0 kPa(90 mmHg)为目标。对于患有糖尿病的患者,建议血压小于 17.3/11.3 kPa(130/85 mmHg)。降压不能过快,选用平稳降压的降压药,降压药要长期规律服用;降压药最好在早晨起床后立即服用,不要在睡前服用。②冠状动脉疾病、心律失常、充血性心力衰竭及心脏瓣膜病应给予治疗。③严格戒烟:采取咨询专家、烟碱替代治疗及正规的戒烟计划等戒烟措施。④禁止酗酒,建议正规的戒酒计划。轻到中度的乙醇摄入(1～2 杯)可减少卒中的发生率。饮酒者男性每天饮酒的乙醇含量不应超过 20 g(相当于葡萄酒 100 mL;啤酒 250 mL;白酒 25 mL;果酒 200 mL),女性不应超过 15 g。⑤治疗高脂血症:限制食物中的胆固醇量;减少饱和脂肪酸,增加多烯脂肪酸;适当增加食物中的混合碳水化合物、降低总热量,假如血脂维持较高水平(低密度脂蛋白>130 mg/dL),建议应用降脂药物。治疗的目标应使低密度脂蛋白<100 mg/dL。⑥控制糖尿病:监测血糖,空腹血糖应<7 mmol/L,可通过控制饮食、口服降糖药物或使用胰岛素控制高血糖。⑦控制体重:适度锻炼,维持理想体重,成年人每周至少进行 3 次适度的体育锻炼活动,每次活动的时间不少于 30 分钟。运动后感觉自我良好,且保持理想体重,则表明运动量和运动方式合适。⑧合理膳食:根据卫健委发布的中国居民膳食指南及平衡膳食宝塔,建议每天食物以谷薯类及豆类为主,辅以蔬菜和水果,适当进食蛋类、鱼虾类、畜禽肉类及奶类,少食菜用油和盐。

(3)注意卒中先兆,及时就诊。卒中虽然多为突然发病,但有些脑出血在发病前有先兆,生活中要多加注意,如发现一侧手脚麻木、无力、全身疲倦;头痛、头昏、颈部不适;恶心、剧烈呕吐;视力模糊;口眼㖞斜要立即到医院就诊。

(姜孟祺)

第四节 三叉神经痛

一、概念和特点

三叉神经痛是一种原因未明的三叉神经分布区内闪电样反复发作的剧痛，不伴三叉神经功能破坏的症状，又称为原发性三叉神经痛。

二、病理生理

三叉神经感觉根切断术活检可见神经节细胞消失、炎症细胞浸润、神经鞘膜不规则增厚、髓鞘瓦解，轴索节段性蜕变、裸露、扭曲、变形等。

三、病因与诱因

原发性三叉神经痛病因尚未完全明了，周围学说认为病变位于半月神经节到脑桥间部分，是由于多种原因引起的压迫所致；中枢学说认为三叉神经痛为一种感觉性癫痫样发作，异常放电部位可能在三叉神经脊束核或脑干。

发病机制迄今仍在探讨之中。较多学者认为是各种原因引起三叉神经局部脱髓鞘产生异位冲动，相邻轴索纤维伪突触形成或产生短路，轻微痛觉刺激通过短路传入中枢，中枢传出冲动亦通过短路传入，如此叠加造成三叉神经痛发作。

四、临床表现

(1)70%～80%的病例发生在40岁以上，女性稍多于男性，多为一侧发病。

(2)以面部三叉神经分布区内突发的剧痛为特点，似触电、刀割、火烫样疼痛，以面颊部、上下颌或舌疼痛最明显，以口角、鼻翼、颊部和舌等处最敏感，轻触、轻叩即可诱发，故有"触发点"或"扳机点"之称。严重者洗牙、刷牙、谈话、咀嚼都可以诱发，以致不敢做这些动作。发作时患者常常双手紧握拳或握物，或用力按压痛部，或用手擦痛部，以减轻疼痛。因此，患者多出现面部皮肤粗糙，色素沉着，眉毛脱落等现象。

(3)每次发作从数秒至2分钟不等。其发作来去突然，间歇期完全正常。

(4)疼痛可固定累及三叉神经的某一分支，尤以第二、三支多见，也可以同时累及两支，同时三支受累者少见。

(5)病程可呈周期性，开始发作次数较少，间歇期长，随着病程进展使发作逐渐频繁，间歇期缩短，甚至整日疼痛不止。本病可以缓解，但极少自愈。

(6)原发性三叉神经痛者神经系统检查无阳性体征。继发性三叉神经疼痛，多伴有其他脑神经及脑干受损的症状及体征。

五、辅助检查

(一)螺旋 CT 检查

螺旋 CT 检查能更好地显示颅底三孔区正常和病理的颅脑组织结构和骨质结构。对于发现和鉴别继发性三叉神经痛的原因及病变范围尤为有效。

(二)MRI 综合成像

快速梯度回波加时间飞跃法技术。它可以同时兼得三叉神经和其周围血管的影像,已作为 MRI 对于三叉神经痛诊断和鉴别诊断的首选检查。

六、治疗

(一)药物治疗

首选卡马西平,开始为 0.1 g,2 次/天,以后每天增加 0.1 g,最大剂量不超过 1.0 g/d。直到疼痛消失,然后再逐渐减量,最小有效维持剂量常为 0.6～0.8 g/d。如卡马西平无效可考虑苯妥英钠 0.1 g 口服 3 次/天。如两药无效时可试用氯硝西泮 6～8 mg/d 口服。40%～50%病例可有效控制发作,25%疼痛明显缓解。可同时服用大剂量维生素 B_{12},1 000～2 000 μg,肌内注射,2～3 次/周,4～8 周为 1 个疗程,部分患者可缓解疼痛。

(二)经皮半月神经节射频电凝治疗法

采用射频电凝治疗对大多数患者有效,可缓解疼痛数月至数年。但可致面部感觉异常、角膜炎、复视、咀嚼无力等并发症。

(三)封闭治疗

药物治疗无效者可行三叉神经纯乙醇或甘油封闭治疗。

(四)手术治疗

以上治疗长达数年无效且又能耐受开颅手术者可考虑三叉神经终末支或半月神经节内感觉支切断术,或行微血管减压术。手术治疗虽然止痛疗效良好,但也有可能失败,或产生严重的并发症,术后复发,甚至有生命危险等。因此,只经过上述几种治疗后仍无效且剧痛难忍者才考虑手术治疗。

七、护理评估

(一)一般评估

1.生命体征

生命体征一般无特殊。

2.患者的主诉

患者的主诉有无三叉神经痛的临床表现。

3.相关记录

患者神志、年龄、性别、体重、体位、饮食、睡眠、皮肤等记录结果。尤其是疼痛的评估,包括对疼痛程度、疼痛控制及疼痛不良作用的评估。主要包括以下 3 个方面。

(1)疼痛强度的单维测量。

(2)疼痛分成感觉强度和不愉快两个维度来测量。

(3)对疼痛经历的感觉、情感及认知评估方面的多维评估。

(二)身体评估

1.头颈部

(1)角膜反射:患者向一侧注视,用捻成细束的棉絮由外向内轻触角膜,反射动作为双侧直接和间接的闭眼活动。角膜反射可以受多种病变的影响。如一侧三叉神经受损造成角膜麻木时,刺激患侧角膜则双侧均无反应,而在做健侧角膜反射时,仍可引起双侧反应。

(2)腭反射:用探针或棉签轻刺软腭弓、咽腭弓边缘,正常时可引起腭帆上提,伴恶心或呕吐反应。当一侧反射消失,表明检查侧三叉神经、舌咽神经和迷走神经损害。

(3)眉间反射:用叩诊锤轻轻叩击两眉之间的部位,可出现两眼轮匝肌收缩和两眼睑闭合。一侧三叉神经及面神经损害,均可使该侧眉间反射减弱或消失。

(4)运动功能的评估:检查时,首先应注意观察患者两侧颞部及颌部是否对称,有无肌萎缩,然后让患者用力反复咬住磨牙,检查时双手掌按触两侧咬肌和颞肌,如肌肉无收缩,或一侧有明显肌收缩减弱,即有判断价值。另外可嘱患者张大口,观察下颌骨是否有偏斜,如有偏斜证明三叉神经运动支受损。

(5)感觉功能的评估:检查时,可用探针轻划(测触感)与轻刺(测痛感)患侧的三叉神经各分布区的皮肤与黏膜,并与健侧相比较。如果痛觉丧失时,需再做温度觉检查,以试管盛冷、热水测试。可用两支玻璃管分盛 0～10 ℃的冷水和 40～50 ℃温水交替地接触患者的皮肤,请其报出"冷"和"热"。

2.胸部

胸部无特殊。

3.腹部

腹部无特殊。

4.四肢

四肢无特殊。

(三)心理-社会评估

1.疾病知识

患者对疾病的性质、过程、防治及预后知识的了解程度。

2.心理状况

了解疾病对其日常生活、学习和工作的影响,患者能否面对现实、适应角色转变,有无人格改变、反应迟钝、记忆力及计算力下降或丧失等精神症状。

3.社会支持系统

了解家庭的组成、经济状况、文化教育背景;家属对患者的关心、支持及对患者所患疾病的认识程度;了解患者的工作单位或医疗保险机构所能承担的帮助和支持情况;患者出院后的继续就医条件,居住地的社区保健资源或继续康复治疗的可能性。

(四)辅助检查结果的评估

1.常规检查

检查一般无特殊,注意监测肝、肾功能有无异常。

2.头颅CT

颅底三孔区的颅脑组织结构和骨质结构有无异常。

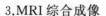

3.MRI 综合成像

三叉神经和其周围血管的影像有无异常。

(五)常用药物治疗效果的评估

1.卡马西平

(1)用药剂量、时间、方法的评估与记录。

(2)不良反应的评估:头晕、嗜睡、口干、恶心、消化不良等,多可消失。出现皮疹、共济失调、昏迷、肝功能受损、心绞痛、精神症状时需立即停药。

(3)血液系统毒性反应的评估:本药最严重的不良反应,但较少见,可产生持续性白细胞计数减少、单纯血小板计数减少及再生障碍性贫血。

2.苯妥英钠

(1)服用药物的具体情况:是否餐后服用,主要剂型、剂量与持续用药时间。

(2)不良反应的评估:本品不良反应小,长期服药后常见眩晕、嗜睡、头晕、恶心、呕吐、厌食、失眠、便秘、皮疹等反应,亦可有变态反应。有时有牙龈增生(儿童多见,使用钙盐可减轻),偶有共济失调、白细胞数减少、巨细胞贫血、神经性震颤;严重时有视力障碍及精神错乱、紫癜等。长期服用可引起骨质疏松,孕妇服用有可能致胎儿畸形。

3.氯硝西泮

(1)服用药物的具体情况:是否按时服用,主要剂型、剂量与持续用药时间。

(2)不良反应的评估:最常见的不良反应为嗜睡和步态不稳及行为紊乱,老年患者偶见短暂性精神错乱,停药后消失。偶有一过性头晕、全身瘙痒、复视等不良反应。对孕妇及闭角性青光眼患者禁用。对肝、肾功能有一定的损害,故对肝、肾功能不全者应慎用或禁用。

八、主要的护理诊断/问题

(1)疼痛:面颊、上下颌及舌疼痛,与三叉神经受损(发作性放电)有关。

(2)焦虑:与疼痛反复、频繁发作有关。

九、护理措施

(一)避免发作诱因

由于本病为突然、反复发作的阵发性剧痛,患者非常痛苦,加之咀嚼、哈欠和讲话均可能诱发,患者常不敢洗脸、刷牙、进食和大声说话等,故表现为面色憔悴、精神抑郁和情绪低落,应指导患者保持心情愉快,生活有规律、合理休息、适度娱乐;选择清淡、无刺激的饮食,严重者可进食流质;帮助患者尽可能减少刺激因素,如保持周围环境安静、室内光线柔和,避免因周围环境刺激而产生焦虑情绪,以致诱发或加重疼痛。

(二)疼痛护理

观察患者疼痛的部位、性质,了解疼痛的原因与诱因;与患者讨论减轻疼痛的方法与技巧,鼓励患者运用指导式想象、听轻音乐、阅读报纸杂志等分散注意力,以达到精神放松、减轻疼痛的目的。

(三)用药护理

指导患者遵医嘱正确服用止痛药,并告知药物可能出现的不良反应,如服用卡马西平应先行血常规检查以了解患者的基本情况,用药2个月内应每2周检查血常规1次。如无异常情况,以后每 3 个月检查血常规 1 次。

(四)就诊指标

出现头晕、嗜睡、口干、恶心、步态不稳、肝功能损害、皮疹和白细胞计数减少时及时就医,患者不要随意更换药物或自行停药。

十、护理效果评价

(1)患者疼痛程度得到有效控制,达到预定疼痛控制目标。

(2)患者能正确认识疼痛并主动参与疼痛治疗护理。

(3)患者不舒适被及时发现,并予以相应处理。

(4)患者掌握相关疾病知识,遵医行为好。

(5)患者对治疗效果满意。

(杨玉玲)

第五节　面神经炎

一、概念和特点

面神经炎是由茎乳孔内面神经非特异性炎症所致的周围性面瘫,又称为特发性面神经麻痹,或称贝尔麻痹,是一种最常见的面神经瘫痪疾病。

二、病理生理

其早期病理改变主要为神经水肿和脱髓鞘病变,严重者可出现轴突变性,以茎乳孔和面神经管内部分尤为显著。

三、病因与诱因

面神经炎的病因尚未完全阐明。受凉、感染、中耳炎、茎乳孔周围水肿及面神经在面神经管出口处受压、缺血、水肿等均可引起发病。

四、临床表现

(1)本病任何年龄、任何季节均可发病,男性比女性略多。一般为急性发病,常于数小时或 1～3 天症状达到高峰。

(2)主要表现为一侧面部表情肌瘫痪,额纹消失,不能皱额蹙眉;眼裂闭合不能或闭合不完全;病侧鼻唇沟变浅,口角歪向健侧(露齿时更明显);吹口哨及鼓腮不能等。

(3)病初可有侧耳后麻痹或下颌角后疼痛。少数人可有茎乳孔附近及乳突压痛。面神经病变在中耳鼓室段者可出现说话时回响过度和病侧舌前 2/3 味觉缺失。影响膝状神经节者,除上述表现外,还出现病侧乳突部疼痛,耳郭与外耳道感觉减退,外耳道或鼓膜出现疱疹,称为 Hunt 综合征。

五、辅助检查

面神经传导检查对早期(起病5~7天)完全瘫痪者的预后判断是一项有用的检查方法,肌电图检查表现为病侧诱发的肌电动作电位 M 波波幅明显下降,如为正常的30%或以上者,则有望在 2 月内完全恢复。如为 10%~29%者则需要 2~8 月才能恢复,且有一定程度的并发症;如仅为 10%以下者则需要6~12月才有可能恢复,并常伴有并发症(面肌痉挛等);如病后10天内出现失神经电位,恢复时间将延长。

六、治疗

改善局部血液循环,减轻面部神经水肿,促使功能恢复。

(1)急性期应尽早使用糖皮质激素,可用泼尼松 30 mg 口服,1 次/天,或地塞米松静脉滴注 10 mg/d,疗程 1 周左右,并用大剂量维生素 B_1、维生素 B_{12} 肌内注射,还可以采用红外线照射或超短波透热疗法。若为带状疱疹引起者,可口服阿昔洛韦 7~10 天。眼裂不能闭合者,可根据情况使用眼膏、眼罩,或缝合眼睑以保护角膜。

(2)恢复期可进行面肌的被动或主动运动训练,也可采用碘离子透入理疗、针灸、高压氧等治疗。

(3)2~3 个月后,对自愈较差的高危患者可行面神经减压手术,以争取恢复的机会。发病后 1 年以上仍未恢复者,可考虑整容手术或面-舌下神经或面-副神经吻合术。

七、护理评估

(一)一般评估

1.生命体征

生命体征一般无特殊。体温升高常见于感染。

2.患者的主诉

(1)诱因:发病前有无受凉、感染、中耳炎。

(2)发作症状:发作时有无侧耳后麻痹或下颌角后疼痛,一侧面部表情肌瘫痪,额纹消失,不能皱额蹙眉;眼裂闭合不能或闭合不完全;病侧鼻唇沟变浅,口角歪向健侧(露齿时更明显);不能吹口哨及鼓腮。

(3)发病形式:是否急性发病,持续时间,症状的部位、范围、性质、严重程度等。

(4)既往检查、治疗经过及效果,是否有遵医嘱治疗。目前情况包括使用药物的名称、剂量、用法和有无不良反应。

3.其他

体重与身高、体位、皮肤黏膜、饮食状况及排便情况的评估和(或)记录结果。口腔卫生评估:评估患者的口腔卫生清洁程度,患侧脸颊是否留有食物残渣。疼痛的评估:使用口述描绘评分法、数字等级评定量表、面部表情测量图对疼痛程度、疼痛控制及疼痛不良作用的评估。

(二)身体评估

1.头颈部

(1)外观评估:患侧额皱纹是否浅,眼裂是否增宽。鼻唇沟是否浅,口角是否低,口是否向健侧歪斜。

（2）运动评估：让患者做皱额、闭眼、吹哨、露齿、鼓气动作，比较两侧是否相等。

（3）味觉评估：让患者伸舌，检查者以棉签或毛笔蘸少许试液（醋、盐、糖等），轻擦于舌的前部，如有味觉可以手指预定符号表示，不能伸舌和讲话。先试可疑一侧再试健侧。每种味觉试验完毕时，需用温水漱口，一般舌尖对甜、咸味最敏感，舌后部对酸味最敏感。

2.胸部

胸部无特殊。

3.腹部

腹部无特殊。

4.四肢

四肢无特殊。

（三）心理－社会评估

（1）了解患者对疾病知识（特别是预后）的了解。

（2）观察患者有无心理异常的表现，患者面部肌肉出现瘫痪，自身形象改变，容易导致其焦虑和急躁的情绪。

（3）了解其患者家庭经济状况，家属及社会支持程度。

（四）辅助检查结果的评估

1.常规检查

常规检查一般无特殊，注意监测体温、血常规有无异常。

2.面神经传导检查

检查面神经传导有无异常。

（五）常用药物治疗效果的评估

以糖皮质激素为主要用药。

（1）服用药物的具体情况：是否餐后服用，主要剂型、剂量与持续用药时间。

（2）胃肠道反应评估：这是口服糖皮质激素最常见的不良反应，主要表现为上腹痛、恶心及呕吐等。

（3）出血评估：糖皮质激素可诱发或加剧胃和十二指肠溃疡的发生，严重时引起出血甚至穿孔。患者服药期间，应定期检测血常规和异常出血的情况。

（4）体温变化及其相关感染灶的表现：糖皮质激素对机体免疫反应有多个环节的抑制作用，削弱机体的抵抗力。容易诱发各种感染的发生，尤其是上呼吸道、泌尿道、皮肤（含肛周）的感染。

（5）神经、精神症状的评估：小剂量糖皮质激素可引起精神欣快感，而大剂量则出现兴奋、多语、烦躁不安、失眠、注意力不集中和易激动等精神症状，少数尚可出现幻觉、谵妄、昏睡等症状，也有企图自杀者，这种精神失常可迅速恶化。

八、主要护理诊断/问题

（1）身体意象紊乱：与面神经麻痹所致口角㖞斜等有关。

（2）疼痛：下颌角或乳突部疼痛，与面神经病变累及膝状神经节有关。

九、护理措施

（一）心理护理

患者突然出现面部肌肉瘫痪，自身形象改变，害怕遇见熟人，不敢出现在公共场所。容易导致焦虑、急躁情绪。应观察有无心理异常的表现,鼓励患者表达对面部形象改变后的心理感受和对疾病预后担心的真实想法;告诉患者本病大多预后良好,并介绍治愈病例,指导克服焦躁情绪和害羞心理,正确对待疾病,积极配合治疗;同时护士在与患者谈话时应语言柔和、态度和蔼亲切,避免任何伤害患者自尊的言行。

(二)休息与修饰指导

急性期注意休息,防风、防寒,尤其患侧耳后茎乳孔周围应予以保护,预防诱发。外出时可戴口罩,系围巾,或使用其他改善自身形象的恰当修饰。

(三)饮食护理

选择清淡饮食,避免粗糙、干硬、辛辣食物,有味觉障碍的患者应注意食物的冷热度,以防烫伤口腔黏膜;指导患者饭后及时漱口,清除口腔患侧滞留食物,保持口腔清洁,预防口腔感染。

(四)预防眼部并发症

眼睑不能闭合或闭合不全者予以眼罩、眼镜遮挡及点眼药等保护,防止角膜炎、溃疡。

(五)功能训练

指导患者尽早开始面肌的主动运动与被动运动。只要患侧面部能运动,就应进行面肌功能训练,可对着镜子做皱眉、举额、闭眼、露齿、鼓腮和吹口哨等运动,每天数次,每次 5～15 分钟,并辅以面肌按摩,以促进早日康复。

(六)就诊指标

受凉、感染、中耳炎后出现一侧面部表情肌瘫痪,额纹消失,不能皱额蹙眉;眼裂闭合不能或闭合不完全;病侧鼻唇沟变浅,口角歪向健侧(露齿时更明显);不能吹口哨及鼓腮及侧耳后麻痹或下颌角后疼痛,及时就医。

十、护理效果评价

(1)患者能够正确对待疾病,积极配合治疗。

(2)患者能够掌握相关疾病知识,做好外出的自我防护。

(3)患者口腔清洁舒适,无口腔异物、异味及口臭,无烫伤。

(4)患者无角膜炎、溃疡的发生。

(5)患者积极参与康复锻炼,坚持自我面肌功能训练。

(6)患者对治疗效果满意。

(杨玉玲)

第六节　偏　头　痛

偏头痛是一类发作性且常为单侧的搏动性头痛。大量患者因偏头痛而影响工作、学习和生活,多数患者有家庭史。

一、病因与发病机制

偏头痛的确切病因及发病机制仍处于讨论之中。很多因素可诱发、加重或缓解偏头痛的发作。通过物理或化学的方法,学者们也提出了一些学说。

(一)激发或加重因素

对于某些个体而言,很多外部或内部环境的变化可激发或加重偏头痛的发作。

(1)激素变化:口服避孕药可增加偏头痛发作的频度;月经是偏头痛常见的触发或加重因素(周期性头痛);妊娠、性交可触发偏头痛发作(性交性头痛)。

(2)某些药物:某些易感个体服用硝苯地平、硝酸异山梨酯或硝酸甘油后可出现典型的偏头痛发作。

(3)天气变化:特别是在天气转热、多云或天气潮湿时。

(4)某些食物添加剂和饮料:最常见的是酒精性饮料,如某些红葡萄酒;奶制品、奶酪,特别是硬奶酪;咖啡;含亚硝酸盐的食物,如汤、热狗;某些水果,如柑橘类水果;巧克力(巧克力性头痛);某些蔬菜;酵母;人工甜食;发酵的腌制品,如泡菜;味精。

(5)运动:头部的微小运动可诱发偏头痛发作或使之加重,有些患者因惧怕乘车引起偏头痛发作而不敢乘车;踢足球的人以头顶球可诱发头痛(足球运动员偏头痛);爬楼梯上楼可出现偏头痛。

(6)睡眠过多或过少。

(7)一顿饭漏吃或延后。

(8)抽烟或置身于烟中。

(9)闪光、灯光过强。

(10)紧张、生气、情绪低落、哭泣(哭泣性头痛);很多女性逛商场或到人多的场合可致偏头痛发作;国外有人骑马时尽管拥挤不到一分钟,也可使偏头痛加重。

在激发因素中,剂量、联合作用及个体差异尚应考虑。如对于敏感个体,吃一片橘子可能不会引起头痛,而吃数枚橘子则可引起头痛。有些情况下,吃数枚橘子也不引起头痛发作,但如同时有月经的影响,这种联合作用就可引起偏头痛发作。有的个体在商场中待一会儿即出现偏头痛,而有的个体仅于商场中久待才出现偏头痛。

偏头痛尚有很多改善因素。有人于偏头痛发作时静躺片刻,即可使头痛缓解。有人于光线较暗淡的房间闭目而使头痛缓解。有人于头痛发作时喜以双手压迫双颞侧,以期使头痛缓解,有人通过冷水洗头使头痛得以缓解。妇女绝经后及妊娠3个月后偏头痛趋于缓解。

(二)有关发病机制的几个学说

1.血管活性物质

在所有血管活性物质中,5-羟色胺(5-HT)学说是学者们提及最多的一个。人们发现偏头痛发作期血小板中5-HT浓度下降,而尿中5-HT代谢物5-HT羟吲哚乙酸增加。脑干中5-HT能神经元及去甲肾上腺素能神经元可调节颅内血管舒缩。很多5-HT受体拮抗剂治疗偏头痛有效。

2.三叉神经血管脑膜反应

曾通过刺激啮齿动物的三叉神经,可使其脑膜产生炎性反应,而治疗偏头痛药物麦角胺、双氢麦角胺、舒马曲坦等可阻止这种神经源性炎症。在偏头痛患者体内可检测到由三叉神经所释放的降钙素基因相关肽(CGRP),而降钙素基因相关肽为强烈的血管扩张剂。双氢麦角胺、舒马曲坦既能缓解头痛,又能降低降钙素基因相关肽含量。因此,偏头痛的疼痛是由神经血管性炎症产生的无菌性脑膜炎。Wilkinson认为三叉神经分布于涉痛区域,偏头痛可能就是一种神经源

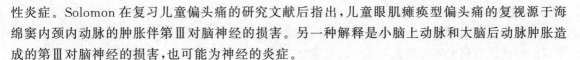

性炎症。Solomon 在复习儿童偏头痛的研究文献后指出，儿童眼肌瘫痪型偏头痛的复视源于海绵窦内颈内动脉的肿胀伴第Ⅲ对脑神经的损害。另一种解释是小脑上动脉和大脑后动脉肿胀造成的第Ⅲ对脑神经的损害，也可能为神经的炎症。

3.内源性疼痛控制系统障碍

中脑水管周围及第四脑室室底灰质含有大量与镇痛有关的内源性阿片肽类物质，如脑啡肽、β-内啡肽等。正常情况下，这些物质通过对疼痛传入的调节而起镇痛作用。虽然报告的结果不一，但多数报告显示偏头痛患者脑脊液或血浆中 β-内啡肽或其类似物降低，提示偏头痛患者存在内源性疼痛控制系统障碍。这种障碍导致患者疼痛阈值降低，对疼痛感受性增强，易于发生疼痛。鲑钙紧张素治疗偏头痛的同时可引起患者血浆 β-内啡肽水平升高。

4.自主功能障碍

自主功能障碍很早即引起了学者们的重视。瞬时心率变异及心血管反射研究显示，偏头痛患者存在交感功能低下。24 小时动态心率变异研究提示，偏头痛患者存在交感、副交感功能平衡障碍。也有学者报道偏头痛患者存在瞳孔直径不均，提示这部分患者存在自主功能异常。有人认为在偏头痛患者中的猝死现象可能与自主功能障碍有关。

5.偏头痛的家族聚集性及基因研究

偏头痛患者具有肯定的家族聚集性倾向。遗传因素最明显，研究较多的是家族性偏瘫型偏头痛及基底型偏头痛。有先兆偏头痛比无先兆偏头痛具有更高的家族聚集性。有先兆偏头痛和偏瘫发作可在同一个体交替出现，并可同时出现于家族中，基于此，学者们认为家族性偏瘫型偏头痛和非复杂性偏头痛可能具有相同的病理生理和病因。Baloh 等报道了数个家族，其家族中多个成员出现偏头痛性质的头痛，并有眩晕发作或原发性眼震，有的晚年继发进行性周围性前庭功能丧失，有的家族成员发病年龄趋于一致，如均于 25 岁前出现症状发作。

有报道称偏瘫型偏头痛家族基因缺陷与 19 号染色体标志点有关，但也有发现有的偏瘫型偏头痛家族与 19 号染色体无关，提示家族性偏瘫型偏头痛存在基因的变异。与 19 号染色体有关的家族性偏瘫型偏头痛患者出现发作性意识障碍的频度较高，这提示在各种与 19 号染色体有关的偏头痛发作的外部诱发阈值较低是由遗传决定的。Ophoff 报道了 34 例与 19 号染色体有关的家族性偏瘫型偏头痛家族，在电压闸门性钙通道 α_1 亚单位基因代码功能区域存在 4 种不同的错义突变。

有一种伴有发作间期眼震的家族性发作性共济失调，其特征是共济失调。眩晕伴以发作间期眼震，为显性遗传性神经功能障碍，这类患者约有 50% 出现无先兆偏头痛，临床症状与家族性偏瘫型偏头痛有重叠，二者亦均与基底型偏头痛的典型状态有关，且均可有原发性眼震及进行性共济失调。Ophoff 报道了 2 例伴有发作间期眼震的家族性共济失调家族，存在 19 号染色体电压依赖性钙通道基因的突变，这与在家族性偏瘫型偏头痛所探测到的一样。所不同的是其阅读框架被打断，并产生了一种截断的 α_1 亚单位，这导致正常情况下可在小脑内大量表达的钙通道密度的减少，由此可能解释其发作性及进行性加重的共济失调。同样的错义突变如何导致家族性偏瘫型偏头痛中的偏瘫发作尚不明。

Baloh 报道了 3 个伴有双侧前庭病变的家族性偏头痛家族。家族中多个成员经历过偏头痛性头痛、眩晕发作（数分钟），晚年继发前庭功能丧失。晚期，当眩晕发作停止，由于双侧前庭功能丧失导致平衡障碍及走路摆动。

6.血管痉挛学说

颅外血管扩张可伴有典型的偏头痛性头痛发作。偏头痛患者是否存在颅内血管的痉挛尚有争议。以往认为偏头痛的视觉先兆是由血管痉挛引起的,现在有确切的证据表明,这种先兆是由于皮层神经元活动由枕叶向额叶的扩布抑制(3 mm/min)造成的。血管痉挛更像是视网膜性偏头痛的始动原因,一些患者经历短暂的单眼失明,于发作期检查,可发现视网膜动脉的痉挛。另外,这些患者对抗血管痉挛剂有反应。与偏头痛相关的听力丧失和(或)眩晕可基于内听动脉耳蜗和(或)前庭分支的血管痉挛来解释。血管痉挛可导致内淋巴管或囊的缺血性损害,引起淋巴液循环损害,并最终发展成为水肿。经颅多普勒(TCD)脑血流速度测定发现,不论是在偏头痛发作期还是发作间期,均存在血流速度的加快,提示这部分患者颅内血管紧张度升高。

7.离子通道障碍

很多偏头痛综合征所共有的临床特征与遗传性离子通道障碍有关。偏头痛患者内耳存在局部细胞外钾的积聚。当钙进入神经元时钾退出。因为内耳的离子通道在维持富含钾的内淋巴和神经元兴奋功能方面是至关重要的,脑和内耳离子通道的缺陷可导致可逆性毛细胞除极及听觉和前庭症状。偏头痛中的头痛则是继发现象,这是细胞外钾浓度增加的结果。偏头痛综合征的很多诱发因素,包括紧张、月经,可能是激素对有缺陷的钙通道影响的结果。

8.其他学说

有人发现,偏头痛于发作期存在血小板自发聚集和黏度增加。另有人发现,偏头痛患者存在血栓烷 A_2(TXA_2)、前列腺素 I_2(PGI_2)平衡障碍、P 物质及神经激肽的改变。

二、临床表现

(一)偏头痛发作

Saper 在描述偏头痛发作时将其分为 5 期来叙述。需要指出的是,这 5 期并非每次发作所必备的,有的患者可能只表现其中的数期,大多数患者的发作表现为两期或两期以上,有的仅表现其中的一期。另一方面,每期特征可以存在很大不同,同一个体的发作也可不同。

1.前驱期

60%的偏头痛患者在头痛开始前数小时至数天出现前驱症状。前驱症状并非先兆,不论是有先兆偏头痛还是无先兆偏头痛均可出现前驱症状。可表现为精神、心理改变,如精神抑郁、疲乏无力、懒散、昏昏欲睡;也可情绪激动、易激惹、焦虑、心烦或欣快感等;尚可表现为自主神经症状,如面色苍白、发冷、厌食或明显的饥饿感、口渴、尿少、尿频、排尿费力、打哈欠、颈项强直、恶心、肠蠕动增加、腹痛、腹泻、心慌、气短、心率加快、对气味过度敏感等,不同患者前驱症状具有很大的差异,但每例患者每次发作的前驱症状具有相对稳定性。这些前驱症状可在前驱期出现,也可于头痛发作中,甚至持续到头痛发作后成为后续症状。

2.先兆

约有 20%的偏头痛患者出现先兆症状。先兆多为局灶性神经症状,偶为全面性神经功能障碍。典型的先兆应符合下列 4 条特征中的 3 条,即重复出现,逐渐发展、持续时间不多于 1 小时,并随之出现头痛。大多数病例先兆持续 5～20 分钟。极少数情况下先兆可突然发作,也有的患者于头痛期间出现先兆性症状,尚有伴迁延性先兆的偏头痛,其先兆不仅始于头痛之前,尚可持续到头痛后数小时至 7 天。

先兆可为视觉性的、运动性的、感觉性的,也可表现为脑干或小脑性功能障碍。最常见的先兆为视觉性先兆,约占先兆的90%。如闪电、暗点、单眼黑矇、双眼黑矇、视物变形、视野外空白等。闪光可为锯齿样或闪电样闪光、城垛样闪光。视网膜动脉型偏头痛患者眼底可见视网膜水肿,偶可见樱桃红色黄斑。仅次于视觉现象的常见先兆为麻痹。典型的是影响一侧手和面部,也可出现偏瘫。如果优势半球受累,可出现失语。数十分钟后出现对侧或同侧头痛,多在儿童期发病。这称为偏瘫型偏头痛。偏瘫型偏头痛患者的局灶性体征可持续7天以上,甚至在影像学上发现脑梗死。偏头痛伴迁延性先兆和偏头痛性偏瘫以前曾被划入"复杂性偏头痛"。偏头痛反复发作后出现眼球运动障碍称为眼肌瘫痪型偏头痛。多为动眼神经麻痹所致,其次为滑车神经和展神经麻痹。多有先兆偏头痛病史,反复发作者麻痹可经久不愈。如果先兆涉及脑干或小脑,则这种状况被称为基底型偏头痛,又称基底动脉型偏头痛。可出现头昏、眩晕、耳鸣、听力障碍、共济失调、复视,视觉症状包括闪光、暗点、黑矇、视野缺损、视物变形。双侧损害可出现意识抑制,后者尤见于儿童。尚可出现感觉迟钝,偏侧感觉障碍等。

偏头痛先兆可不伴头痛出现,称为偏头痛等位症。多见于儿童偏头痛。有时见于中年以后,先兆可为偏头痛发作的主要临床表现而头痛很轻或无头痛。也可与头痛发作交替出现,可表现为闪光、暗点、腹痛、腹泻、恶心、呕吐、复发性眩晕、偏瘫、偏身麻木及精神心理改变。如儿童良性发作性眩晕、前庭性梅尼埃病、成人良性复发性眩晕。有跟踪研究显示,为数不少的以往诊断为梅尼埃病的患者,其症状大多数与偏头痛有关。有报告描述了一组成人良性复发性眩晕患者,年龄在7~55岁,晨起发病症状表现为反复发作的头晕、恶心、呕吐及大汗,持续数分钟至4天不等。发作开始及末期表现为位置性眩晕,发作期间无听觉症状。发作间期几乎所有患者均无症状,这些患者眩晕发作与偏头痛有着几个共同的特征,包括可因酒精、睡眠不足、情绪紧张产生或加重,女性多发,常见于经期。

3.头痛

头痛可出现于围绕头或颈部的任何部位,可位于颞侧、额部、眶部。多为单侧痛,也可为双侧痛,甚至发展为全头痛,其中单侧痛者约占2/3。头痛性质往往为搏动性痛,但也有患者描述为钻痛。疼痛程度往往为中、重度痛,甚至难以忍受。往往是晨起后发病,逐渐发展,达高峰后逐渐缓解。也有患者于下午或晚上起病,成人头痛大多历时4小时至3天,而儿童头痛多历时2小时至2天。尚有持续时间更长者,可持续数周。有人将发作持续3天以上的偏头痛称为偏头痛持续状态。

头痛期间,不少患者伴随出现恶心、呕吐、视物不清、畏光、畏声等,喜独居。恶心为最常见伴随症状,达一半以上,且常为中、重度恶心。恶心可先于头痛发作,也可于头痛发作中或发作后出现。近一半的患者出现呕吐,有些患者的经验是呕吐后发作即明显缓解。其他自主功能障碍也可出现,如尿频、排尿障碍、鼻塞、心慌、高血压、低血压,甚至可出现心律失常。发作累及脑干或小脑者可出现眩晕、共济失调、复视、听力下降、耳鸣、意识障碍。

4.头痛终末期

此期为头痛开始减轻至最终停止的阶段。

5.后续症状期

为数不少的患者于头痛缓解后出现一系列后续症状,表现为怠倦、困顿、昏昏欲睡。有的感到精疲力竭、饥饿感或厌食、多尿、头皮压痛、肌肉酸痛。也可出现精神心理改变,如烦躁、易怒、心境高涨或情绪低落、少语、少动等。

(二)儿童偏头痛

儿童偏头痛是儿童期头痛的常见类型。儿童偏头痛与成人偏头痛在一些方面有所不同。性别方面,发生于青春期以前的偏头痛,男女患者比例大致相等,而成人期偏头痛,女性比例大大增加,约为男性的 3 倍。

儿童偏头痛的诱发及加重因素有很多与成人偏头痛一致,如劳累和情绪紧张可诱发或加重头痛,为数不少的儿童可因运动而诱发头痛,儿童偏头痛患者可有睡眠障碍,而上呼吸道感染及其他发热性疾病在儿童比成人更易使头痛加重。

在症状方面,儿童偏头痛与成人偏头痛亦有区别。儿童偏头痛持续时间常较成人短。偏瘫型偏头痛多在儿童期发病,成年期停止,偏瘫发作可从一侧到另一侧,这种类型的偏头痛常较难控制。反复的偏头痛发作可造成永久性神经功能缺损,并可出现病理征,也可造成认知障碍。基底动脉型偏头痛,在儿童也比成人常见,表现闪光、暗点、视物模糊、视野缺损,也可出现脑干、小脑及耳症状,如眩晕、耳鸣、失聪、眼球震颤。在儿童出现意识恍惚者比成人多,尚可出现跌倒发作。有些偏头痛儿童尚可仅出现反复发作性眩晕,而无头痛发作。一个平时表现完全正常的儿童可突然恐惧、大叫、面色苍白、大汗、步态蹒跚、眩晕、旋转感,并出现眼球震颤,数分钟后可完全缓解,恢复如常,称之为儿童良性发作性眩晕,属于一种偏头痛等位症。这种典型眩晕发作始于 4 岁以前,可每天数次发作,其后发作次数逐渐减少,多数于 7～8 岁以后不再发作。与成人不同,儿童偏头痛的前驱症状常为腹痛,有时可无偏头痛发作而代之以腹痛、恶心、呕吐、腹泻,称为腹型偏头痛等位症。在偏头痛的伴随症状中,儿童偏头痛出现呕吐较成人更加常见。

儿童偏头痛的预后较成人偏头痛好。6 年后约有一半儿童不再经历偏头痛,约 1/3 的偏头痛得到改善。而始于青春期以后的成人偏头痛常持续几十年。

三、诊断与鉴别诊断

(一)诊断

偏头痛的诊断应根据详细的病史做出,特别是头痛的性质及相关的症状非常重要。如头痛的部位、性质、持续时间、疼痛严重程度、伴随症状及体征、既往发作的病史、诱发或加重因素等。

对于偏头痛患者应进行细致的一般内科查体及神经科检查,以除外症状与偏头痛有重叠、类似或同时存在的情况。诊断偏头痛虽然没有特异性的实验室指标,但有时给予患者必要的实验室检查非常重要,如血、尿、脑脊液及影像学检查,以排除器质性病变。特别是中年或老年期出现的头痛,更应排除器质性病变。当出现严重的先兆或先兆时间延长时,有学者建议行颅脑 CT 或 MRI 检查。也有学者提议当偏头痛发作每月超过 2 次时,应警惕偏头痛的原因。

国际头痛协会头痛分类委员会制定了一套头痛分类和诊断标准,这个旧的分类与诊断标准在世界范围内应用了 20 余年,至今我国尚有部分学术专著仍在沿用或参考这个分类。此后,国际头痛协会头痛分类委员会制定了新的关于头痛、脑神经痛及面部痛的分类和诊断标准。目前临床及科研多采用这个标准。本标准将头痛分为 13 个主要类型,包括了总数 129 个头痛亚型。其中常见的头痛类型为偏头痛、紧张型头痛、丛集性头痛和慢性发作性偏头痛,而偏头痛又被分为 7 个亚型(表 6-1～表 6-4)。这 7 个亚型中,最主要的两个亚型是无先兆偏头痛和有先兆偏头痛,其中最常见的是无先兆偏头痛。

表 6-1　偏头痛分类

无先兆偏头痛

有先兆偏头痛

　　偏头痛伴典型先兆

　　偏头痛伴迁延性先兆

　　家族性偏瘫型偏头痛

　　基底动脉型偏头痛

　　偏头痛伴急性先兆发作

眼肌瘫痪型偏头痛

视网膜型偏头痛

可能为偏头痛前驱或与偏头痛相关联的儿童期综合征

　　儿童良性发作性眩晕

　　儿童交替性偏瘫

偏头痛并发症

　　偏头痛持续状态

　　偏头痛性偏瘫

不符合上述标准的偏头痛性障碍

表 6-2　国际头痛协会(1988)关于无先兆偏头痛的定义

无先兆偏头痛

诊断标准:

1.至少 5 次发作符合第 2～4 项标准

2.头痛持续 4～72 小时(未治疗或没有成功治疗)

3.头痛至少具备下列特征中的 2 条

　　(1)位于单侧

　　(2)搏动性质

　　(3)中度或重度(妨碍或不敢从事日常活动)

　　(4)因上楼梯或类似的日常体力活动而加重

4.头痛期间至少具备下列 1 条

　　(1)恶心和(或)呕吐

　　(2)畏光和畏声

5.至少具备下列 1 条

　　(1)病史、体格检查和神经科检查不提示器质性障碍

　　(2)病史和(或)体格检查和(或)神经检查确实提示这种障碍(器质性障碍),但被适当的观察所排除

　　(3)这种障碍存在,但偏头痛发作并非在与这种障碍有密切的时间关系上首次出现

表 6-3　国际头痛协会(1988)关于有先兆偏头痛的定义

有先兆偏头痛

　先前用过的术语:经典型偏头痛,典型偏头痛;眼肌瘫痪型、偏身麻木型、偏瘫型、失语型偏头痛

　诊断标准:

　1.至少 2 次发作符合第 2 项标准

　2.至少符合下列 4 条特征中的 3 条

　　(1)1 个或 1 个以上提示局灶大脑皮质或脑干功能障碍的完全可逆性先兆症状

　　(2)至少 1 个先兆症状逐渐发展超过 4 分钟,或 2 个或 2 个以上的症状接着发生

　　(3)先兆症状持续时间不超过 60 分钟,如果出现 1 个以上先兆症状,持续时间可相应增加

　　(4)继先兆出现的头痛间隔期在 60 分钟之内(头痛尚可在先兆前或与先兆同时开始)

　3.至少具备下列 1 条

　　(1)病史、体格检查及神经科检查不提示器质性障碍

　　(2)病史和(或)体格检查和(或)神经科检查确实提示这障碍,但通过适当的观察被排除

　　(3)这种障碍存在,但偏头痛发作并非在与这种障碍有密切的时间关系上首次出现

有典型先兆的偏头痛

　诊断标准:

　1.符合有先兆偏头痛诊断标准,包括第 2 项全部 4 条标准

　2.有 1 条或 1 条以上下列类型的先兆症状

　　(1)视觉障碍

　　(2)单侧偏身感觉障碍和(或)麻木

　　(3)单侧力弱

　　(4)失语或非典型言语困难

表 6-4　国际头痛协会(1988)关于儿童偏头痛的定义

1.至少 5 次发作符合第(1)、(2)项标准

　(1)每次头痛发作持续 2～48 小时

　(2)头痛至少具备下列特征中的 2 条

　　①位于单侧

　　②搏动性质

　　③中度或重度

　　④可因常规的体育活动而加重

2.头痛期间内至少具备下列 1 条

　(1)恶心和(或)呕吐

　(2)畏光和畏声

　　国际头痛协会的诊断标准为偏头痛的诊断提供了一个可靠的、可量化的诊断标准,对于临床和科研的意义是显而易见的,有学者特别提到其对于临床试验及流行病学调查有重要意义。但临床上有时遇到的患者并不能完全符合这个标准,对这种情况学者们建议随访及复查,以确定诊断。

由于国际头痛协会的诊断标准掌握起来比较复杂,为了便于临床应用,国际上一些知名的学者一直在探讨一种简单化的诊断标准。其中 Solomon 介绍了一套简单标准,符合这个标准的患者 99％符合国际头痛协会关于无先兆偏头痛的诊断标准。这套标准较易掌握,供参考。

(1)具备下列 4 条特征中的任何 2 条,即可诊断无先兆偏头痛:①疼痛位于单侧;②搏动性痛;③恶心;④畏光或畏声。

(2)另有 2 条附加说明:①首次发作者不应诊断;②应无器质性疾病的证据。

在临床工作中尚能遇到患者有时表现为紧张型头痛,有时表现为偏头痛性质的头痛,为此有学者查阅了国际上一些临床研究文献后得到的答案是,紧张型头痛和偏头痛并非是截然分开的,其临床上确实存在着重叠,故有学者提出二者可能是一个连续的统一体。有时遇到有先兆偏头痛患者可表现为无先兆偏头痛,同样,学者们认为两种类型之间既可能有不同的病理生理,又可能是一个连续的统一体。

(二)鉴别诊断

偏头痛应与下列疼痛相鉴别。

1.紧张型头痛

紧张型头痛又称肌收缩型头痛。其临床特点:头痛部位较弥散,可位于前额、双颞、顶、枕及颈部。头痛性质常呈钝痛,头部压迫感、紧箍感,患者常述犹如戴着一个帽子。头痛常呈持续性,可时轻时重。多有头皮、颈部压痛点,按摩头颈部可使头痛缓解,多有额、颈部肌肉紧张。多少伴有恶心、呕吐。

2.丛集性头痛

丛集性头痛又称组胺性头痛、Horton 综合征。表现为一系列密集的、短暂的、严重的单侧钻痛。与偏头痛不同,头痛部位多局限并固定于一侧眶部、球后和额颞部。发病时间常在夜间,并可使患者痛醒。发病时间固定,起病突然而无先兆,开始可为一侧鼻部烧灼感或球后压迫感,继之出现特定部位的疼痛,常疼痛难忍,并出现面部潮红、结膜充血、流泪、流涕、鼻塞。为数不少的患者出现 Horner 征,可出现畏光,不伴恶心、呕吐。诱因可为发作群集期饮酒、兴奋或服用扩血管药引起。发病年龄常较偏头痛晚,平均 25 岁,男女之比约4:1,罕见家族史。治疗包括:非甾体抗炎药;激素治疗;睾丸素治疗;吸氧疗法(国外介绍为100％氧,8～10 L/min,共 10～15 分钟,仅供参考);麦角胺咖啡因或双氢麦角碱睡前应用,对夜间头痛特别有效;碳酸锂疗效尚有争议,但多数介绍其有效,但中毒剂量有时与治疗剂量很接近,曾有老年患者(精神患者)服一片致昏迷者,建议有条件者监测血锂水平,不良反应有胃肠道症状、肾功能改变、内分泌改变、震颤、眼球震颤、抽搐等;其他药物有钙通道阻滞剂、舒马曲坦等。

3.痛性眼肌麻痹

痛性眼肌麻痹,是一种以头痛和眼肌麻痹为特征,涉及特发性眼眶和海绵窦的炎性疾病。病因可为颅内颈内动脉的非特异性炎症,也可能涉及海绵窦。常表现为球后及眶周的顽固性胀痛、刺痛,数天或数周后出现复视,并可有第Ⅲ、Ⅳ、Ⅵ脑神经受累表现,间隔数月数年后复发,需行血管造影以排除颈内动脉瘤。糖皮质激素治疗有效。

4.颅内占位所致头痛

占位早期,头痛可为间断性或晨起为重,但随着病情的发展,多成为持续性头痛,进行性加重,可出现颅内高压的症状与体征,如头痛、恶心、呕吐、视盘水肿,并可出现局灶症状与体征,如精神改变、偏瘫、失语、偏身感觉障碍、抽搐、偏盲、共济失调、眼球震颤等,典型者鉴别不难。但需注意,也有表现为十几年的偏头痛,最后被确诊为巨大血管瘤者。

四、防治

(一)一般原则

偏头痛的治疗策略包括两个方面:对症治疗和预防性治疗。对症治疗的目的在于消除、抑制或减轻疼痛及伴随症状。预防性治疗用来减少头痛发作的频度及减轻头痛严重性。对偏头痛患者是单用对症治疗还是同时采取对症治疗及预防性治疗,要具体分析。一般说来,如果头痛发作频度较小,疼痛程度较轻,持续时间较短,可考虑单纯选用对症治疗。如果头痛发作频度较大,疼痛程度较重,持续时间较长,对工作、学习、生活影响较明显,则在给予对症治疗的同时,给予适当的预防性治疗。总之,既要考虑到疼痛对患者的影响,又要考虑到药物不良反应对患者的影响,有时还要参考患者个人的意见。Saper 的建议是每周发作 2 次以下者单独给予药物性对症治疗,而发作频繁者应给予预防性治疗。

不论是对症治疗还是预防性治疗均包括两个方面,即药物干预和非药物干预。

非药物干预方面,强调患者自助。嘱患者详细记录前驱症状、头痛发作与持续时间及伴随症状,找出头痛诱发及缓解的因素,并尽可能避免。如避免某些食物,保持规律的作息时间、规律饮食。不论是在工作日,还是周末抑或假期,坚持这些方案对于减轻头痛发作非常重要,接受这些建议对 30% 的患者有帮助。另有人倡导有规律的锻炼,如长跑等,可能有效地减少头痛发作。认知和行为治疗,如生物反馈治疗等,已被证明有效,另有患者于头痛时进行痛点压迫,于凉爽、安静、暗淡的环境中独处,或以冰块冷敷均有一定效果。

(二)药物对症治疗

偏头痛对症治疗可选用非特异性药物治疗,包括简单的止痛药、非甾体抗炎药及麻醉剂。对于轻、中度头痛,简单的镇痛药及非甾体抗炎药常可缓解头痛的发作。常用的药物有氨基比林咖啡因片、对乙酰氨基酚、阿司匹林、萘普生、吲哚美辛、布洛芬、罗通定等。麻醉药的应用是严格限制的,Saper 提议主要用于严重发作其他治疗不能缓解或对偏头痛特异性治疗有禁忌或不能忍受的情况。偏头痛特异性 5-HT 受体拮抗剂主要用于中、重度偏头痛。偏头痛特异性 5-HT 受体拮抗剂结合简单的止痛剂,大多数头痛可得到有效的治疗。

5-HT 受体拮抗剂治疗偏头痛的疗效是肯定的。麦角胺咖啡因既能抑制去甲肾上腺素的再摄取,又能拮抗其与 β 肾上腺素受体的结合,于先兆期或头痛开始后服用 1 片,常可使头痛发作终止或减轻。如效不显,于数小时后加服 1 片,每天不超过 4 片,每周用量不超过 10 片。该药缺点是不良反应较多,并且有成瘾性,有时剂量会越来越大。常见不良反应为消化道症状、心血管症状,如恶心、呕吐、胸闷、气短等。孕妇和有心肌缺血、高血压、肝肾疾病者禁用。

麦角碱衍生物酒石酸麦角胺,舒马曲坦和双氢麦角胺为偏头痛特异性药物,均为 5-HT 受体拮抗剂。这些药物作用于中枢神经系统和三叉神经中受体介导的神经通路,通过阻断神经源性炎症而起到抗偏头痛作用。

酒石酸麦角胺主要用于中、重度偏头痛,特别是当简单的镇痛治疗效果不足或不能耐受时。其有多项作用:既是 $5-HT_{1A}$、$5-HT_{1B}$、$5-HT_{1D}$ 和 $5-HT_{1F}$ 受体拮抗剂,又是 α-肾上腺素受体拮抗剂,通过刺激动脉平滑肌细胞 5-HT 受体而产生血管收缩作用;它可收缩静脉容量性血管、抑制交感神经末梢去甲肾上腺素再摄取。作为 $5-HT_1$ 受体拮抗剂,它可抑制三叉神经血管系统神经源性炎症,其抗偏头痛活性中最基础的机制可能在此,而非其血管收缩作用。其对中枢神经递质的作用对缓解偏头痛发作亦是重要的。给药途径有口服、舌下及直肠给药。生物利用度与给药途径关系密切。口服及舌下含化吸收不稳定,直肠给药起效快,吸收可靠。为了减少过多应用导致麦角胺依赖性或反跳性头痛,一般每周应用不超过2次,应避免大剂量连续用药。

Saper总结酒石酸麦角胺在下列情况下慎用或禁用:年龄55~60岁(相对禁忌);妊娠或哺乳;心动过缓(中至重度);心室疾病(中至重度);胶原-肌肉病;心肌炎;冠心病,包括血管痉挛性心绞痛;高血压(中至重度);肝、肾损害(中至重度);感染或高热;败血症;消化性溃疡性疾病;周围血管病;严重瘙痒。另外,该药可加重偏头痛造成的恶心、呕吐。

舒马曲坦亦适用于中、重度偏头痛发作。作用于神经血管系统和中枢神经系统,通过抑制或减轻神经源性炎症而发挥作用。曾有人称舒马曲坦为偏头痛治疗的里程碑。皮下用药2小时,约80%的急性偏头痛有效。尽管48小时内40%的患者重新出现头痛,这时给予第2剂仍可达到同样的有效率。口服制剂的疗效稍低于皮下给药,起效亦稍慢,通常在4小时内起效。皮下用药后4小时给予口吸制剂不能预防再出现头痛,但对皮下用药后24小时内出现的头痛有效。

舒马曲坦具有良好的耐受性,其不良反应通常较轻和短暂,持续时间常在45分钟以内。包括注射部位的疼痛、耳鸣、面红、烧灼感、热感、头晕、体重增加、颈痛及发音困难。少数患者于首剂时出现非心源性胸部压迫感,仅有很少患者于后续用药时再出现这些症状。罕见引起与其相关的心肌缺血。

Saper总结应用舒马曲坦的注意事项及禁忌证:年龄超过55~60岁(相对禁忌证);妊娠或哺乳;缺血性心肌病(心绞痛、心肌梗死病史、记录到的无症状性缺血);不稳定型心绞痛;高血压(未控制);基底型或偏瘫型偏头痛;未识别的冠心病(绝经期妇女,男性>40岁,心脏病危险因素如高血压、高脂血症、肥胖、糖尿病、严重吸烟及强阳性家族史);肝肾功能损害(重度);同时应用单胺氧化酶抑制剂或单胺氧化酶抑制剂治疗终止后2周内;同时应用含麦角胺或麦角类制剂(24小时内),首次剂量可能需要在医师监护下应用。

酒石酸双氢麦角胺的效果超过酒石酸麦角胺。大多数患者起效迅速,在中、重度发作特别有用,也可用于难治性偏头痛。与酒石酸麦角胺有共同的机制,但其动脉血管收缩作用较弱,有选择性收缩静脉血管的特性,可静脉注射、肌内注射及鼻腔吸入。静脉注射途径给药起效迅速。肌内注射生物利用度达100%。鼻腔吸入的绝对生物利用度40%,应用酒石酸双氢麦角胺后再出现头痛的频率较其他现有的抗偏头痛剂小,这可能与其半衰期长有关。

酒石酸双氢麦角胺较酒石酸麦角胺具有较好的耐受性、恶心和呕吐的发生率及程度非常低,静脉注射最高,肌内注射及鼻吸入给药低。极少成瘾和引起反跳性头痛。通常的不良反应包括胸痛、轻度肌痛、短暂的血压上升。不应给予有血管痉挛反应倾向的患者,包括已知的周围性动脉疾病,冠状动脉疾病(特别是不稳定型心绞痛或血管痉挛性心绞痛)或未控制的高血压。注意事项和禁忌证同酒石酸麦角胺。

(三)药物预防性治疗

偏头痛的预防性治疗应个体化,特别是剂量的个体化。可根据患者体重,一般身体情况、既往用药体验等选择初始剂量,逐渐加量,如无明显不良反应,可连续用药2~3天,无效时再加用其他药物。

1.抗组织胺药物

苯噻啶为一有效的偏头痛预防性药物。可每天2次,每次0.5mg起,逐渐加量,一般可增加至每天3次,每次1.0mg,最大量不超过6mg/d。不良反应为嗜睡、头晕、体重增加等。

2.钙通道阻滞剂

氟桂利嗪,每晚 1 次,每次 5～10 mg,不良反应有嗜睡、锥体外系反应、体重增加、抑郁等。

3.β受体阻滞剂

普萘洛尔,开始剂量 3 次/天,每次 10 mg,逐渐增加至 60 mg/d,也有介绍 120 mg/d,心率＜60 次/分者停用。哮喘、严重房室传导阻滞者禁用。

4.抗抑郁剂

阿米替林每天 3 次,每次 25 mg,逐渐加量。可有嗜睡等不良反应,加量后不良反应明显。氟西汀每片 20 mg,每晨 1 片,饭后服,该药初始剂量及有效剂量相同,服用方便,不良反应有睡眠障碍、胃肠道症状等,常较轻。

5.其他

非甾体抗炎药,如萘普生;抗惊厥药,如卡马西平、丙戊酸钠等;舒必剂、硫必利;中医中药(辨证施治、辨经施治、成方加减、中成药)等皆可试用。

(四)关于特殊类型偏头痛

与偏头痛相关的先兆是否需要治疗及如何治疗,目前尚无定论。通常先兆为自限性的、短暂的,大多数患者于治疗尚未发挥作用时可自行缓解。如果患者经历复发性、严重的、明显的先兆,考虑舌下含化尼非地平,但头痛有可能加重,且疗效亦不肯定。给予舒马曲坦及酒石酸麦角胺的疗效亦尚处观察之中。

(五)关于难治性、严重偏头痛性头痛

这类头痛主要涉及偏头痛持续状态,头痛常不能为一般的门诊治疗所缓解。患者除持续的进展性头痛外尚有一系列生理及情感症状,如恶心、呕吐、腹泻、脱水、抑郁、绝望,甚至自杀倾向。用药过度及反跳性依赖、戒断症状常促发这些障碍。这类患者常需收入急症室观察或住院,以纠正患者存在的生理障碍,如脱水等;排除伴随偏头痛出现的严重的神经内科或内科疾病;治疗纠正药物依赖;预防患者于家中自杀等。应注意患者的生命体征,可做心电图检查。药物可选用酒石酸双氢麦角胺、舒马曲坦、阿片类及止吐药,必要时亦可谨慎给予氯丙嗪等。可选用非肠道途径给药,如静脉用药或肌内注射给药。一旦发作控制,可逐渐加入预防性药物治疗。

(六)关于妊娠妇女的治疗

Schulman 建议给予地美罗注射剂或片剂,并应限制剂量。还可应用泼尼松,其不易穿过胎盘,在妊娠早期不损害胎儿,但不宜应用太频繁。如欲怀孕,最好尽最大可能不用预防性药物并避免应用麦角类制剂。

(七)关于儿童偏头痛

儿童偏头痛用药的选择与成人有很多重叠,如止痛药物、钙通道阻滞剂、抗组胺药物等,但也有人质疑酒石酸双麦角胺药物的疗效。如能确诊,重要的是对儿童及其家长进行安慰,使其对本病有一个全面的认识,以缓解由此带来的焦虑,对治疗当属有益。

五、护理

(一)护理评估

1.健康史

(1)了解头痛的部位、性质和程度:询问是全头疼还是局部头疼,是搏动性头疼还是胀痛、钻痛,是轻微痛、剧烈痛还是无法忍受的疼痛。偏头疼常描述为双侧颞部的搏动性疼痛。

（2）头疼的规律：询问头疼发病的急缓，是持续性还是发作性，起始与持续时间，发作频率，激发或缓解的因素，以及其与季节、气候、体位、饮食、情绪、睡眠、疲劳等的关系。

（3）有无先兆及伴发症状：如头晕、恶心、呕吐、面色苍白、潮红、视物不清、闪光、畏光、复视、耳鸣、失语、偏瘫、嗜睡、发热、晕厥等。典型偏头疼发作常有视觉先兆和伴有恶心、呕吐、畏光等症状。

（4）既往史与心理社会状况：询问患者的情绪、睡眠、职业情况及服药史，了解头疼对日常生活、工作和社交的影响，患者是否因长期反复头疼而出现恐惧、忧郁或焦虑心理。大部分偏头疼患者有家族史。

2.身体状况

检查意识是否清楚，瞳孔是否等大等圆，对光反射是否灵敏；体温、脉搏、呼吸、血压是否正常；面部表情是否痛苦，精神状态怎样；眼睑是否下垂、有无脑膜刺激征。

3.主要护理问题及相关因素

（1）偏头疼：与发作性神经血管功能障碍有关。

（2）焦虑：与偏头疼长期、反复发作有关。

（3）睡眠形态紊乱：与头疼长期反复发作和（或）焦虑等情绪改变有关。

（二）护理措施

1.避免诱因

告知患者可能诱发或加重头疼的因素，如情绪紧张、进食某些食物、饮酒、月经来潮、用力性动作等；保持环境安静、舒适、光线柔和。

2.指导减轻头疼的方法

如指导患者缓慢深呼吸，听音乐，练气功，生物反馈治疗，引导式想象，冷、热敷及理疗，按摩，指压止痛法等。

3.用药护理

告知患者止痛药物的作用与不良反应，让其了解药物依赖性或成瘾性的特点，如大量使用止痛剂，滥用麦角胺咖啡因可致药物依赖。指导患者遵医嘱正确服药。

（杨玉玲）

第七节　阿尔茨海默病

阿尔茨海默病（Alzheimer's disease，AD）是老龄化社会必然出现的问题，特别是高龄患者的常见病。随着对老年性痴呆的深入研究，对 AD 已经能够正确诊断，而今生物学病因还未确定，治疗尚无根本性突破，AD 的护理已成为延缓病情进展并提高 AD 患者生活质量的重要手段。尤其是中、重度 AD 患者，出现记忆力严重下降、日常功能重度障碍，加上行为精神症状，发展到后期大、小便失禁，甚至完全卧床，这些不仅影响着 AD 患者的生命质量及生活质量，同时也是导致照顾者负担的重要原因。我们应把如何为 AD 患者提供有效的护理、发挥患者的潜在能力、减轻照顾者负担等问题，作为 AD 患者护理的重要研究内容。

一、护理评估

(一)危险因素

AD 的危险因素已报道有 20 多种,主要公认的危险因素如下。

1.阳性家族史

家族中(特别是一级亲属中)有 AD 或可疑 AD 患者有一定的遗传性,亲属中发病的危险性较一般人明显增加,大约 60% 的直系亲属在进入 80 岁时可以发展为 AD。

2.年龄

60 岁以上是一个重要的危险因素。据美国统计,60 岁以上患者每隔 5 年 AD 的患病率和发病率就增加一倍。就患病率而言,60~64 岁为 1%,65~69 岁为 2%,70~74 岁为 4%,75~79 岁为 8%,80~85 岁为 16%。就发病率而言,75~79 岁为 2.5%,80~85 岁为 5%,85 岁以上为 10%。

3.性别

女性中的发病率稍高于男性,这可能是因为女性寿命长,进入高危阶段的人数较男性多,所以在 AD 患者中占有较高比例。

4.头部外伤史

几项研究已经发现,头部外伤是 AD 的一个危险因素。有证据表明,头部外伤后可导致免疫反应性脑内 β 淀粉样斑块形成或弥散化,这更加强了头部外伤作为 AD 的可能危险因素的地位。

5.载脂蛋白 ε_4($Apo\ \varepsilon_4$)基因

这是 20 世纪 90 年代的研究热点之一。已有许多研究一致证明 $Apo\ \varepsilon_4$ 为 AD 的危险因素,西方文献报道,正常人群 $Apo\ \varepsilon_4$ 的基因频率约为 20%,AD 为 40%,比值比为 2.0;而且还具有剂量效应,即含 2 个 $Apo\ \varepsilon_4$ 基因者的患病率为 1 个基因者的两倍(Corder,1993)。我国人群 $Apo\ \varepsilon_4$ 的基因频率较西方国家低,但上海的病例一对照研究结果(江三多,1996)及居民调查结果已证实 $Apo\ \varepsilon_4$ 为 AD 的危险因素。汤国梅等发现,上海地区汉族人群中淀粉样 β 分泌酶(BACE)基因可能协同 $Apo\ \varepsilon_4$ 基因,共同参与 AD 的发病。

6.教育水平低

尽管有人曾提出教育程度低可能易患 AD,但较强的证据还是来源于上海的 AD 患者群,因为在 5 000 余名调查对象的大样本中,文盲、小学及中学或以上几乎各占 1/3,使按教育程度的分组分析较令人信服。中学程度与小学程度相比,后者患老年痴呆病及 AD 的危险性高一些,但未达统计学显著意义水平。

7.智商

智商与 AD 的发病有关。高智商与脑的体积和神经的快速有关,可预防和延缓 AD 的发生,而低智商则增加 AD 发病的可能性。

8 摄入铝过多

过多地使用铝制品或摄入含铝的食物。

(二)临床观察

AD 的发病过程较长,早期患者的表现较为隐蔽,无明显的发病日期。

1.记忆力下降

记忆力下降是患者最早发生的症状,尤其是近期记忆。生活中轻微的记忆障碍并不引起注意,患者也会尽力掩盖自己记忆力下降的事实,家里人怕被人歧视也不愿意说,反而帮助患者掩盖,患者表现为反复提同样的问题和叙述同一件事情。在职业活动中主要表现为能力的下降,学习新事物的能力也大为降低。有些患者记不起发生过的事情,似乎事情已完全消失。有些患者用加强笔记的方法以弥补缺陷,但不能持久。在病程的后期,患者的长期记忆亦受损。

2.视空间技能障碍

视空间技能障碍先从对顺序、时间的定向障碍开始,例如:今天是几号？我怎么想不起来了？其后出现地点、人物的定向障碍。这里是什么地方？患者在其家中、住家附近或自己熟悉的地方,常会不知自己身居何处或甚至迷路。那个人是谁？患者不能回答,不认识镜中自己像,和镜中自己像打招呼、谈话叫镜现象,有时把东西给镜中人或围绕自己镜像做探索动作。患者还会把东西放错地方,任何人都有可能将钱包或钥匙放错地方,而老年痴呆病患者可能将东西放到特别不合适的地方,如把熨斗放到冰箱里、把手表放到糖罐里。当疾病进展至中、后期,病患可能严重到完全失去定向感。

3.语言障碍

AD患者初期语言障碍的程度轻,但健忘性失语、无意义语言明显。病患语言流利但毫无内容,字意言语搞错,人名和物名说出困难。记忆力、思考及行为等方面退步,使患者常常无法理解别人说的事,也不能用语言概括和表达自己的意思,说话变得不流利,常会中断和不连贯,逻辑性不够。患者可能会严重到忘记单个词语或找不到合适的词语来替代,结果旁人无法理解他所表达的意思,严重的甚至叫不出常用物体的名称。中期对言语不能理解,错语很多,语言流畅性障碍,不能准确交谈。看起来在积极谈话,但交谈内容支离破碎,尽管与之交谈的人不愿继续下去,但此时患者很快乐,谈笑风生,不知要持续多长时间。末期语言无目的,错语连篇,持续语言、模仿言语、刻板言语、重复言语均出现,另外有构音障碍,到后期一句整话也说不出来,只能说简单的1～2个字,如"不""好好"等,渐渐就会听不清患者在说什么,最后处于缄默、无语状态,有时他们只会发出非文字声音或呻吟、尖叫。

4.能力下降

高级皮层功能障碍,工作能力下降,稍微复杂便不能完成。尽管不存在运动障碍,但习惯性动作如分别时手的挥动、调理动作、穿衣、绘画等均不能很好地完成。患者可出现能力下降,如可能会帮着做些家务,有时甚至显得很主动,实际上却是越搞越糟,总在帮倒忙。

5.运用障碍

运用障碍多在本病中期出现。有构成失用、穿着失用、观念运动性失用、运动失用(如摔倒,多在疾病的初、中期出现),所以造成做饭、洗衣、扫除、入浴、洗脸、穿脱衣服等日常生活行为缺陷。穿着失用在本病中经常见到,如不知道穿衣服的次序、做饭菜的步骤。肌肉张力逐渐增加,使得肌肉呈现僵硬状态,导致脸部表情冷淡,走路呈老年痴呆病症步态(拖步、小碎步);若有小脑功能障碍,则易产生平衡与协调问题。这些缺损都容易使患者有跌倒的危险。在疾病末期,四肢挛缩明显,屈曲姿势睡眠,患者可能完全丧失运动能力,长期卧床,最后导致失用综合征,使其一切日常生活照顾均依赖他人协助。

6.计算障碍

AD患者的数学计算能力丧失,加法运算、减法运算以及其他一些数学运算都不能很好地完成,如100−7的数字计算障碍多出现在初、中期。这些问题给日常生活带来了许多障碍,尤其是在支付账单和保持收支平衡方面。

7.思维和判断能力障碍

较早出现抽象思维、概括、综合分析、判断等能力减退,呈进行性发展。患者开始时不能掌握技术或一般学识上新发展的要点,其后对原有的认识也模糊不清。如衣着违时,烈日下穿着厚衣,寒冬时却只穿薄衫。如未发生特殊语言障碍,在长时期内语言功能似乎完整,但在谈话中跟不上他人交谈的思路,可以发现对抽象名词的概念已经含糊。至后期一般常识也呈现衰退。

8.行为心理问题

(1)妄想:在 AD 患者中的发生率为 20%～70%,指患者对某些毫无根据或不符事实或根本不存在的事情,产生错误的想法并不听别人劝告。中期时大约 40% 的患者在疾病过程中会出现妄想症状,主要表现为被害(首位)、被窃、嫉妒妄想次之,其他还有被遗弃妄想、配偶是冒名顶替、住所不是自己的家等,妄想常导致攻击行为,特别是对阻止患者不受妄想影响的护理人员进行攻击。无原因或继发于心境障碍、幻觉、记忆力下降,如患者说"把我关起来了",可能是想表达"我找不到周围的路"等。

(2)幻觉:指人的感官在没有外界刺激或客观并不存在某种事情的情况下所产生的感觉,患者坚信确实存在,信以为真,且可影响患者的情绪和行为。15%～49% 的患者会出现幻觉,包括幻视、听、触(感觉到某物的存在,而事实上并不存在)、嗅和味觉发生于中期。常发生在周围性感觉丧失的患者中,如失聪、听力下降。

(3)攻击性行为:指语言或躯体的攻击行为。表现为人格改变,处理起来比较困难,包括身体性攻击及语言性攻击。身体攻击行为包括:咬人、用手肘推人、打人、踢人、捏人、推人、抓别人的头发、抓人、打人巴掌、吐口水、与人格斗、做威胁性姿势、丢东西、用物品打人、舞动武器威胁、使用武器、破坏物品、打墙壁;语言性攻击包括:诅咒别人、敌意式语言、威胁性言语、持续性地叫某人的名字、辱骂、尖叫、不断要求。

(4)破坏性行为:摔东西、诬告。多数是在患者感到不高兴或让其勉强做不喜欢的事或感到不安时采取的保护自己的行为。

(5)异常行为。①漫游(无目的或目的性或夜间、反复性):漫游是指不停地运动,表现为毫无目的的迷惑状态,有时也表现为集中于一特定的目的地或特定的目标。可以在白天或夜间任何时间发生。户外漫游常使患者处于交通事故的危险之中或不安全的天气环境中。②错认(身份识别错误):混淆现实与视觉的界限,不能从面容辨别人物。不少 AD 患者因认知障碍会出现与幻觉不同的误认现象,即把某物或人错认的现象,如不能认识亲友、家人;照镜子时不认识镜子里的自己,误认为是另一个人,面对面谈话;把屋内窗帘、衣柜或院内树木都误认为是人而与之交谈,出现亲切、拥抱或显出害怕、下跪等行为,这些表现与幻觉不同,多因患者认知退化所致。③重复动作:有时将钱包反复打开又合上,将衣服穿上又脱下,将衣橱打开又关闭,提出让人难以接受的要求和疑问。④二便障碍:早期患者由于定向力障碍,住院期间把治疗室认为是厕所,会出现随地大、小便或尿裤子现象,晚期出现二便失禁。⑤睡眠障碍:由于控制睡眠的神经路径受损,导致病患的睡眠形态发生紊乱,表现为睡眠倒错,白天经常打瞌睡,夜间兴奋不眠、到处乱走,从而引起夜间谵妄或无故叫醒护理者、吵闹、不安、好斗等现象。AD 患者通常都有每天的节律:早晨很合作,但在太阳落山的时候或夜晚时分,患者变得不可理喻而且易激惹,又称日落现象。

(6)抑郁:AD 最复杂的症状,多达 80%。早期出现心烦、哭泣、食欲下降、活动量减少。抑郁是 AD 患者心理情绪最复杂的症状之一,同时也是最常见的症状。患者多数为轻度抑郁,主要与视、听觉生理功能减退和语言障碍有关,具体表现为呆滞、退缩、食欲减退、心烦,造成患者睡眠障碍、疲倦等躯体不适的感觉。

(7)焦虑:在 AD 疾病后期出现,继发于抑郁、妄想等,也可继发于对丢失物品的关注。患者的焦虑不安主要有:认知障碍使他们对周围的环境及预期不能确定,于是出现失落和不安全感,许多情形下他们不能说出焦虑不安的原因,这种情况或间断或持续。焦虑是很常见的表现,如坐立不安、担心不好的事物发生、紧张、心悸、气短、恐惧等,严重焦虑者的注意力集中差,会突然发作肢体痉挛、疼痛或逃走等情况。

(8)激惹:由患者能力下降所致,是对于不能处理的一些情况的过度反应。表现为情感失控,情绪极不稳定,常为一些小事发火、坐立不安、逃避、顽固;当患者的能力与护理者的要求相矛盾时,患者往往充满敌意可能触发激惹现象,对治疗不合作。

(9)欣快:患者自得其乐、易怀旧、恋旧。常表现出满足感,话语增多,面部表情给人以幼稚、愚蠢的印象。

(10)淡漠、退缩:情感淡漠的患者,由于语言、视空间、视力、听力受损,引起知觉反应迟钝及感觉阻断,因为他们没有与他人交往的能力。患者表现为参加活动减少、退缩、孤独,回避与人交往,对生活和周围的环境缺乏兴趣。在陌生的环境和人面前有一种恐慌、胆怯的表现。

(11)人格障碍:患者变得多疑、孤僻、自私,行为与身份素质和修养不符。如与孙子争吃东西,把烟灰抖在别人头发里,把印章盖在别人脸上,在门前大、小便,不知羞耻。常收集破烂,并包裹数层加以收藏。易激惹,有时欣快,无故打骂人。随着 AD 的加重,情感变得冷漠,对外界事物不关心,无兴趣,并出现焦虑、忧郁情绪。

AD 早期常出现情感症状和异常行为,以后逐渐出现幻觉、妄想等精神行为症状和行为问题,所有的行为心理症状往往在晚期前达到高峰。

二、常见护理问题

(一)思想过程改变
记忆障碍。

(二)社交障碍
患者的认知能力下降,表现为不愿参加社交活动。

(三)持家能力下降
患者表现为不能料理日常生活琐事。

(四)自理能力下降
患者的认知障碍包括记忆力、定向力、判断力和社会自我感觉障碍等,继而造成患者在生活中照顾自己的行为能力下降。

(五)心理行为异常
表现为患者的社会性异常或怪异行为,主要包括偏执、情绪不稳定、无目的漫游、攻击、破坏、吵闹、大小便失禁等行为。

(六)语言沟通障碍
由于智力下降患者常无法理解别人说的事,会话能力下降,言语不流利常中断。

(七)并发症
AD 晚期患者智力下降严重,患者的活动越来越少,大部分时间卧床,合作能力丧失,完全依赖他人照料,稍不注意就会跌倒、坠床造成跌伤、骨折。患者会因吞咽引起呛咳易产生吸入性肺炎,因长期卧床造成压疮和失用综合征;饮水少、大小便失禁可导致泌尿系统感染,而并发症是导致患者死亡的主要原因。

(八)照顾者角色困难

患者给照料者很多困难和压力,严重影响照料者的身心健康,表现为生气、难堪、悲痛、疲倦和沮丧、失落等。

三、护理目标

(1)维持患者的适应水平。
(2)维护患者的尊严,提高患者的生活质量。
(3)护理者能够提供安全的环境。
(4)护理者能够表现出积极情绪。
(5)维持家庭的完整性,有效地减少社会负担。

四、护理措施

在 AD 患者的护理过程中,应该把患者的生活质量放在首要位置。由于疾病的原因,患者的认知功能全面衰退,我们应该意识到在考虑患者的生活质量时,许多因素均应列在考虑的范围内。所有这些影响患者生活质量的因素均需要和患者本人的情况及疾病发展的阶段结合起来考虑,才能最大限度地提高患者的生活质量。

(一)增进亲和力

患者对环境的变化非常敏感,采用变化与一些熟悉的事物相关联的方法,患者才有可能接受新的模式。因此特别要注意做好患者入院接触这一环节,与患者的护理者一起进行交谈,待患者情绪稳定后护士再主动适时地接待患者,这样患者才会有安全感。如果是再次住院的患者,应安排熟悉的责任护士和床位,使患者得到安全感,有助于增加患者的依从性。

(二)适宜患者的环境

吸引患者的环境设计可增加感觉刺激,过高的刺激也会使患者的症状加重。病房明亮的灯光可以帮助患者辨别周围的环境,设置无声的灯光开关以防夜间惊扰患者;病房电话铃声不可过响,特别是夜间。护士不要使用呼叫系统与患者直接通话。病室内物品应简单、摆放整齐,对日常用物定点、定位,对可能导致意外的器具须严格控制。允许患者将小件物品带到病房(如椅子、照片等其他小东西),应尽量避免搬迁病室,以消除患者对新环境的陌生感和压力。

(三)建立辅助支持系统

为了维持患者的适应水平、减少异常行为,可为患者建立辅助支持系统。如用装饰物、图片或文字做出明显、直观、简单、具有吸引力的标记来提醒患者,如患者的服饰有特殊标志;在病室的墙上挂上钟和日历,提醒时间概念;床头、房间、浴室和入厕等处有适宜患者的提示物,以此帮助患者减轻迷惑感,以免迷失方向。鼓励和赞赏是护理者顺利接触 AD 患者的必备技巧。护理者要通过鼓励和赞赏患者的每一点进步,来提高患者的自信和成就感。我们要把老年痴呆病患者与护理者作为一个整体,建立一种互补的护理者和工作人员都参与的护理关系。通过公休座谈会,每周的健康宣教,安排护理者与护理者、患者见面座谈相互了解、沟通,共同修改护理计划。

（四）日常生活护理

1.穿衣

穿着的衣服件数不要多,且按顺序排列;衣服简单、宽松、合适,颜色统一;选用不需要熨烫面料的衣服;选择外衣最好选用双面能穿的;避免纽扣过多,最好以拉链代替纽扣;用弹性松紧带裤腰取代皮带;袜子成双放在一起不易穿混;少佩带装饰品使其衣着简单;鞋子大小合适,不选择系带鞋。选择式样千万不要与之争执,出现错误不要责备,例如告诉患者这件上衣很适合她,然后再告知穿衣的步骤。

2.入厕

入厕途中及门上有明显标记;经常强化患者的记忆,认识标记;随着病情的不断发展,患者开始出现大、小便失禁。固定时间引导患者按时去厕所。留意观察患者上洗手间前的种种迹象,如局促不安、拽衣服等。如果患者发生失禁时不要责备,记录发生的时间,避免再次发生。为避免夜间失禁的发生,最好限制晚上饮用带有咖啡因的饮品。患者外出前提前做准备。穿衣要简便、容易脱,并随身携带备用衣物以便急用。

3.卫生

在照顾 AD 患者洗脸时,应从后面或旁边进行帮助,因面对面为患者洗脸常使患者感到强迫而拒绝或不合作。如患者不肯刷牙或不会刷牙,可用棉棒沾盐水擦洗,达到清洁的效果。每天要检查义齿和牙槽是否吻合,每天三餐后要摘下清洗干净。

头发要剪短发,更易护理及清洁。指甲应剪短,以免伤人伤己。洗澡时要有人陪伴,不能独自一人。保持固定时间洗澡的习惯。为患者准备好水和洗浴用具。不用泡沫多的洗浴用品,以免滑倒。患者拒绝洗澡或不能洗澡时,可化整为零分部进行或床上擦浴。

4.服药

AD 患者无论病程长短都需要接受药物治疗,一般以口服给药为主。照料患者服药应注意:患者服药时必须有人在旁陪伴,帮助患者将药全部服下,以免遗忘或错服。对伴有抑郁症、幻觉和自杀倾向的老年痴呆病患者,一定要把药品管理好,放到患者拿不到或找不到的地方。遇到患者拒绝服药时,护理者应耐心说服,向患者解释,药吃下后让患者张开嘴,看看是否咽下,防止患者在无人时将药吐掉,也可以将药研碎拌在饭中吃下。患者服药后常不能诉说其不适,要细心观察有何不良反应,及时调整给药方案。卧床患者、吞咽困难患者不宜吞服药片,最好研碎后溶于水中服用。昏迷患者要下鼻饲管,应由胃管注入药物。

（五）饮食护理

一日三餐应定量、定时,最好是与其他人一起进食,尽量保持患者平时的饮食习惯,不要用尖锐的刀、叉进食。对视力不好的患者,餐桌要放在明亮的地方,餐具最好颜色比较鲜明,食物品种过多会使患者不知所措。不要太介意进餐礼仪,用手拿取食物也很方便,吃饭时老年痴呆病患者常会把衣服弄脏,这时不要责备他。

食物要简单,最好切成小块,软滑的食物较受欢迎。为避免患者把食物吞下而不加以慢慢咀嚼可能导致的窒息,最好避免患者同食固体及液体食物。水、维生素是人体代谢过程中不可缺少的,患者每天宜饮水 2 000 mL。多吃水果、蔬菜补充维生素 C,避免或减少铝制品餐具。注意补锌,锌主要从动物食品中补充,如牡蛎、肉、蛋、奶等。多食富含卵磷脂的食物,卵磷脂可改善思维能力、提高记忆力,主要有大豆、蛋黄、动物肝脏、鱼类、芝麻等。

患者多数因缺乏食欲而少食甚至拒食,直接影响营养的摄入,对这些患者要选择营养丰富、清淡宜口的食品,荤素搭配,食物温度适中,无刺、无骨,易于消化。保证其吃饱吃好,对吞咽有困难者应给以缓慢进食,不可催促,以防噎食及呛咳。对少数食欲亢进、暴饮暴食者,要适当限制食量,以防止其因消化吸收不良而出现呕吐、腹泻。如果患者不停地想吃东西,可以把用过的餐具放在洗涤盆中,以提醒患者在不久前才进餐完毕。

(六)行为心理问题的护理

患者的行为心理问题,一般是指老年痴呆病患者经常出现的知觉紊乱、思维内容、心境或行为等症状。70%~90%的老年痴呆病患者会出现行为障碍,是临床护理中最令人感到棘手的问题,也是患者住院的主要原因。可采用以下分析步骤。

1.确定问题

发生的时间、地点和怎样发生的。事件中的关键人物和态度。

2.分析问题

分析行为心理问题的原因或诱因(诱发事件)。

(1)导致行为心理发展的认知因素:①解决问题的能力下降;②感觉/感知能力改变;③判断力障碍;④精神病样/妄想思维形态;⑤注意力不能集中或定向力减弱。

(2)导致行为心理的身体因素。①身体不适(疼痛、感染):身体有什么不舒服了? ②过度兴奋:疲倦、饥饿影响耐力。

(3)导致行为心理的感情因素:①对挫折无应对能力;②自卑感;③对治疗不合作;④有以进攻性行为作为应对方式的病史。

(4)环境因素。①护理环境:外界刺激(光度、噪音、温度),更换陪伴者、居住环境,原有的生活习惯改变。②与社会因素有关的护理稳定性、人与人之间的交流,患者的要求未得到满足。③个人经历:受过去事件的影响。

(5)要达到的目的和需求。

3.制定方案

制定解决行为心理问题的方法,镇定应对、安抚情绪、运用沟通技术、采用奖励、疏导、等待和转移分散注意力,是解决问题的技巧。

(七)日落综合征(睡眠障碍)的护理

患者认知障碍带来的昼夜不分,会出现白天睡觉,夜间不睡、吵闹的现象。观察发现,患者往往是在每天太阳落山或者夜晚时分易激惹,这就是日落综合征。

护理这样的患者可在日间安排丰富多彩的活动,使得患者兴奋。增加日光照射,减少日间午睡,可以改善睡眠节律紊乱;夜间有壁灯照明,厕所有明显标记。在睡觉前让患者先上洗手间,就可避免半夜醒来。给予患者轻声安慰,有助于患者再次入睡。如果患者以为是日间,切勿与之争执,可陪伴患者一段时间,再劝说患者入睡。

(八)四处徘徊的护理

了解其需求,如患者感到单调乏味而四处徘徊,可适当增加患者的体能活动。如患者认为失去了东西而四处找寻,最好是把他们常用的物件放在显眼的地方。如患者的环境改变,最好能有他人陪同,直至患者熟悉新的环境和路途。提高灯光亮度,减少噪音、混乱和无关提示,尽可能避免搬家和更换护理者。患者外出一定要有人陪同,外出时最好佩戴写有姓名、地址和联系电话的卡片、手链,或把患者的姓名缝在衣领上,当患者迷路时有助于警方或旁人送回患者。告之邻里和朋友,如看到患者独自在外,就给护理者打电话。

(九)建立正性情感,了解患者的情感需求

AD患者常常处于病理性选择能力丧失阶段,护士要尊重患者的人格,无论患者的状况如何,对他们均一视同仁,不能歧视或讥笑。理解、关注患者的痛苦和情绪变化,尽量满足患者的合理要求。在遇到突发事情时,做到沉着、冷静。

要多接触患者,花时间与患者在一起很重要,不应使患者觉得照顾者总是匆匆忙忙,要不断地把爱心、关心的信息传递给患者,只有通过与患者的感情交流建立信赖关系,患者才能合作。利用躯体语言使患者感到关爱。老年痴呆病患者对触觉的感受比语言文字好,可用肢体语言,如微笑、拍一拍患者的肩、拉一拉患者的手、把手放在患者肩上或握着他的手谈话,可适时地抚摸,使其感受到护理者时时在关爱着他们。当患者出现求助信号时,护理者要立即给予支持和帮助,主要是耐心倾听患者反复提出的要求并帮助其解决。

(十)掌握规律,不强制患者

AD患者的判断力、理解力下降,常会发生做错事或言行错误。只要患者的言行错误不危害他人,就不要刻意去纠正。随着疾病的逐渐发展,记忆障碍带来的护理问题会越来越多。由于病情发展的快慢和症状变化各不相同,患者的个体差异大,尤其到晚期,患者多不能自己表达要求和痛苦,护理者必须对受照顾的患者认真观察,及早发现问题,做好针对性护理。

(于 爽)

第八节 癫 痫

一、概念和特点

癫痫是由不同病因导致脑部神经元高度同步化异常放电所引起的,以短暂性中枢神经系统功能失常为特征的慢性脑部疾病,是发作性意识丧失的常见原因。因异常放电神经元的位置和异常放电波及的范围不同,患者可表现为感觉、运动、意识、精神、行为、自主神经功能障碍。每次发作或每种发作的过程称为痫性发作。

癫痫是一种常见病,流行病学调查显示其发病率为 $5‰\sim7‰$。癫痫可见于各个年龄组,青少年和老年是癫痫发病的两个高峰年龄段。

二、病理生理

癫痫的病理改变呈现多样性,我们通常将癫痫病理改变分为两类,即引起癫痫发作的病理改变和癫痫发作引起的病理改变,这对于明确癫痫的致病机制及寻求外科手术治疗具有十分重要的意义。

海马硬化肉眼可见海马萎缩、坚硬,组织学表现为双侧海马硬化病变多呈现不对称性,往往发病一侧有明显的海马硬化表现,而另一侧海马仅有轻度的神经元脱失。镜下典型表现是神经元脱失和胶质细胞增生,且神经元的脱失在癫痫易损区更为明显。

三、发病机制

神经系统具有复杂的调节兴奋和抑制的机制,通过反馈活动,使任何一组神经元的放电频率都不会过高,也不会无限制地影响其他部位,以维持神经细胞膜电位的稳定。无论是何种原因引起的癫痫,其电生理改变是一致的,即发作时大脑神经元出现异常的、过度的同步性放电。其原因为兴奋过程的过盛、抑制过程的衰减和(或)神经膜本身的变化。脑内最重要的兴奋性递质为谷氨酸和天冬氨酸,其作用是使钠离子和钙离子进入神经元,发作前,病灶中这两种递质显著增加。不同类型癫痫的发作机制可能与异常放电的传播有关:异常放电被局限于某一脑区,表现为局灶性发作;异常放电波及双侧脑部,则出现全面性癫痫;异常放电在边缘系统扩散,引起复杂部分性发作,异常放电传至丘脑神经元被抑制,则出现失神发作。

四、病因与诱因

癫痫病根据其发病原因的不同通常分原发性(也称特发性)癫痫、继发性(也称症状性)癫痫及隐源性癫痫。

原发性癫痫病指病因不清楚的癫痫,目前临床上倾向于由基因突变和某些先天因素所致,有明显遗传倾向。继发性癫痫病是由多种脑部器质性病变或代谢障碍所致,这种癫痫病比较常见。

(一)年龄

特发性癫痫与年龄密切相关。婴儿痉挛症在1岁内起病,6~7岁为儿童失神发作的发病高峰期,肌阵挛发作在青春期前后起病。

(二)遗传因素

在特发性和症状性癫痫的近亲中,癫痫的患病率分别为1%～6%和1.5%,高于普通人群。

(三)睡眠

癫痫发作与睡眠-觉醒周期关系密切,全面强直-阵挛发作常发生于晨醒后,婴儿痉挛症多于醒后和睡前发作。

(四)环境因素

睡眠不足、疲劳、饥饿、便秘、饮酒、情绪激动等均可诱发癫痫发作,内分泌失调、电解质紊乱和代谢异常均可影响神经元放电阈值而导致癫痫发作。

五、临床表现

(一)共性

所有癫痫发作都有的共同特征,包括发作性、短暂性、重复性、刻板性。

(二)个性

不同类型癫痫所具有的特征,如全身强直-阵挛性发作的特征是意识丧失、全身强直性收缩后有阵挛的序列活动;失神发作的特征是突然发生、迅速终止的意识丧失;自动症的特征是伴有意识障碍的,看似有目的,实际无目的的行动,发作后遗忘是自动症的重要特征。

评估癫痫的临床表现时,需了解癫痫整个发作过程如发作方式、发病频率、发作持续时间,包括当时环境,发作时姿态,面色、声音、有无阵挛性抽搐和喷沫,有无自主神经症状、自动症或行为失常、精神失常及发作持续时间等。

癫痫每次发作及每种发作的短暂过程称为痫性发作。依据发作时的临床表现和脑电图特征可将痫性发作分为不同临床类型(表6-5)。

表6-5 国际抗癫痫联盟癫痫发作分类

分类	发作形式
部分性发作	单纯部分性:无意识障碍
	复杂部分性:有意识障碍
	部分性继发全身发作:部分性发作起始发展为全面性发作
全面性发作	失神发作
	强直性发作
	阵挛性发作
	强直性阵挛性发作
	肌阵挛发作
	失张力发作
不能分类的发作	起源不明

1.部分性发作

部分性发作包括单纯部分性发作、复杂部分性发作、部分性继发全身性发作3类。

(1)单纯部分性发作。除具有癫痫的共性外,发作时意识始终存在,发作后能复述发作的生动细节是单纯部分性发作的主要特征。①运动性发作:身体某一局部发生不自主抽动,多见于一侧眼睑、口角、手指或足趾也可波及一侧面部肢体。②感觉性发作:一侧肢体麻木感和针刺感,多发生于口角、手指、足趾等部位,特殊感觉性发作可表现为视觉性(闪光、黑矇)、听觉性、嗅觉性和味觉性发作。③自主神经性发作:全身潮红、多汗、呕吐、腹痛、面色苍白、瞳孔散大等。④精神性发作:各种类型的记忆障碍(似曾相识、强迫思维)、情感障碍(无名恐惧、忧郁、愤怒等)、错觉(视物变形、声音变强或变弱)、复杂幻觉等。

(2)复杂部分性发作:占成人癫痫发作的50%以上,有意识障碍,发作时对外界刺激无反应,以精神症状及自动症为特征,病灶多在颞叶,故又称颞叶癫痫。①自动症:指在癫痫发作过程中或发作后意识模糊状态下出现的具有一定协调性和适应性的无意识活动。自动症均在意识障碍的基础上发生,表现为反复咀嚼、舔唇、反复搓手、不断穿衣、解衣扣,也可表现为游走、奔跑、乘车上船,还可以出现自言自语、唱歌或机械重复原来的动作。②仅有意识障碍。③先有单纯部分性发作,继之出现意识障碍。④先有单纯部分性发作,后出现自动症。

(3)部分性继发全身性发作:先出现部分性发作,随之出现全身性发作。

2.全面性发作

最初的症状学和脑电图提示发作起源于双侧脑部者,这种类型的发作多在发作初期就有意识丧失。

(1)强直-阵挛发作:意识丧失和全身抽搐为特征,表现全身骨骼肌持续性收缩,四肢强烈伸直,眼球上翻,呼吸暂停,喉部痉挛,发出叫声,牙关紧闭,意识丧失。持续10~20秒后出现细微的震颤,继而出现连续、短促、猛烈的全身屈曲性痉挛,阵挛的频率达到高峰后逐渐减慢至停止,一般持续30秒左右。阵挛停止后有5~8秒的肌肉弛缓期,呼吸先恢复,心率、血压、瞳孔等恢复正常,可发现大小便失禁,5~10分钟意识才完全恢复。

(2)强直性发作:表现为与强直-阵挛性发作中强直期的表现,常伴有明显的自主神经症状如面色苍白等。

（3）阵挛性发作：类似全身强直-阵挛性发作中阵挛期的表现。

（4）失神发作：儿童期起病，青春期前停止发作。发作时患者意识短暂丧失，停止正在进行的活动，呼之不应，两眼凝视不动，可伴咀嚼、吞咽等简单的不自主动作，或伴失张力如手中持物坠落等。发作过程持续 5～10 秒，清醒后无明显不适，继续原来的活动，对发作无记忆。每天发作数次至数百次不等。

（5）肌阵挛发作：表现为头、颈、躯干和四肢突然短暂单次或反复肌肉抽动，累及一侧或两侧肢体的某一肌肉的一部分或整块肌肉，甚至肌群。发作常不伴有意识障碍，睡眠初醒或入睡过程中易发作，还可呈成串发作。累及全身时常突然倒地或从椅子中弹出。

（6）失张力发作：部分或全身肌肉张力突然降低导致垂颈、张口、肢体下垂和跌倒。持续数秒至 1 分钟。

六、辅助检查

脑电图、脑电地形图、动态脑电图监测：可见明确病理波、棘波、尖波、棘-慢波或尖-慢波。如为继发性癫痫应进一步行头颅 CT、头颅 MRI、磁共振血管成像（MRA）、数字减影血管造影（DSA）、正电子发射断层显像（PET）等检查评估，发现相应的病灶。

脑电生理检查是诊断癫痫的首选检查，脑电图检查（EEG）是将脑细胞微弱的电活动放大 10^6 倍而记录下来，癫痫波常为高波幅的尖波、棘波、尖慢波或棘慢综合波。

应用视频脑电图系统可进行较长时间的脑电图记录和患者的临床状态记录，使医师能直接观察到脑电图上棘波发放的情况及患者临床发作的情况，可记录到多次睡眠 EEG，尤其是在浅睡状态下发现异常波较清醒状态可提高 80%，为癫痫的诊断、致痫灶的定位及癫痫的分型提供可靠的依据。

影像学检查是癫痫定位诊断的最佳手段。CT 检查和 MRI 检查可以了解脑组织形态结构的变化，进而做出病变部位和性质的诊断。

七、治疗

（一）治疗原则

药物治疗为主，达到控制发作或最大限度地减少发作次数的效果；没有或只有轻微的不良反应；尽可能不影响患者的生活质量。

（二）病因治疗

有明确病因者首先进行病因治疗，如手术切除颅内肿瘤、药物治疗寄生虫感染、纠正低血糖、低血钙等。

（三）发作时治疗

立即让患者就地平卧；保持呼吸道通畅，吸氧；防止外伤及其他并发症；应用地西泮或苯妥英钠预防再次发生。

发作间歇期治疗：服用抗癫痫药物。

八、护理评估

（一）一般评估

1.生命体征

癫痫发作时心率增快，血压升高。由于患者意识障碍，牙关紧闭，呼吸道分泌物增多等因素影响,很可能导致呼吸减慢甚至暂停,引起缺氧。

2.患者主诉

(1)诱因:发病前有无疲劳、饥饿、便秘、经期、饮酒、感情冲动、一过性代谢紊乱和变态反应等因素影响;过去是否患有什么重要疾病,如颅脑外伤、脑炎、脑膜炎、心脏疾病;家族成员是否有癫痫患者或与之相关疾病者。

(2)发作症状:发作时有无意识障碍、时间和地点的定向障碍、记忆丧失,身体或局部的不自主抽动程度及持续时间。

(3)发病形式:发作的频率,持续时间及复发的时间,症状的部位、范围、性质、严重程度等。

(4)既往检查、治疗经过及效果,是否有遵医嘱治疗。目前情况包括使用药物的名称、剂量、用法和有无不良反应。

3.相关记录

患者年龄、性别、体重、体位、饮食、睡眠、皮肤、液体出入量、NIHSS 评分、GCS 评分、Norton 评分、吞咽功能障碍评定、癫痫发作评估表等。

(二)身体评估

1.头颈部

患者意识是否清楚,是否存在感觉异常和幻觉现象。眼睑是否抬起,眼球是否上窜或向一侧偏转,两侧瞳孔是否散大、瞳孔对光反射是否消失;角膜反射是否正常。面部表情是否淡漠、颜色是否发绀,有无面肌抽动。有无牙关紧闭,口舌咬伤,吞咽困难、饮水呛咳,有无声音嘶哑或其他语言障碍。咽反射是否存在或消失。

2.胸部

肺部听诊是否异常,防止舌后缀或口鼻分泌物阻塞呼吸道。

3.腹部

患者有无腹胀,有无大、小便失禁,并观察大小便的颜色、量和性质,听诊肠鸣音有无减弱。

4.四肢

四肢有无震颤、抽搐、肌阵挛等不自主运动或瘫痪,四肢有无外伤等;四肢肌力及肌张力,痛刺激有无反应;抽搐后肢体有无脱白。

(三)心理-社会评估

癫痫是一种慢性疾病,且顽固性癫痫长期反复发作,严重影响日常工作学习,降低生活质量,加之担心随时可能发作,患者不但忍受着躯体的痛苦,还忍受着家庭的歧视、社会的偏见,而这一切深深地影响患者的身心健康,患者有时会感到恐惧、焦虑、紧张、情绪不稳等,因此对癫痫患者进行心理-社会评估,进行思想上的疏导,使其生活在一个良好的生活环境里,从而保持愉快的心情、良好的情绪以积极的态度面对疾病。

目前癫痫患者心理-社会评估主要包括语言能力测试、记忆能力测试、智力水平测试,以及生活质量评估。

(四)用药评估

癫痫患者用药评估包含以下几个方面:用药依从性(包括漏服情况和按时用药情况)、对药品知识的知晓程度、患者用药的合理性(包括平均用药品种数和按等间隔用药情况)、癫痫症状的控制情况,以治疗前 3 个月内患者的各种发作类型、发作频度记录为基线,与治疗后 6 个月的发作频度进行比较,以发作频度减少 50% 为有效标准、患者用药的安全性(包括出现药品不良反应和血药浓度监测)情况、患者的复诊率及对用药教育的满意度。

九、主要护理诊断/问题

(1)有窒息的危险:与癫痫发作时意识丧失、喉痉挛、口腔和气道分泌物增多有关。

(2)有受伤的危险:与癫痫发作时意识突然丧失、判断力失常有关。

(3)知识缺乏:缺乏长期、正确服药的知识。

(4)气体交换受损:与癫痫持续状态、喉头痉挛所致呼吸困难或肺部感染有关。

(5)潜在并发症:脑水肿,酸中毒,水、电解质紊乱。

十、护理措施

(一)保持呼吸道通畅

置患者于头低侧卧位或平卧位头偏向一侧;松开领带和衣扣,解开腰带;取下活动性义齿,及时清除口腔和鼻腔分泌物;立即放置压舌板,必要时用舌钳将舌拖出,防止舌后坠阻塞呼吸道;癫痫持续状态者插胃管鼻饲,防止误吸,必要时备好床旁吸引器和气管切开包。

(二)病情观察

密切观察生命体征及意识、瞳孔变化,注意发作过程中有无心率增快、血压升高、呼吸减慢或暂停、瞳孔散大、牙关紧闭、大小便失禁等;观察并记录发作的类型、发作频率与发作持续时间;观察发作停止后患者意识完全恢复的时间,有无头痛、疲乏及行为异常。

(三)发作期安全护理

告知患者有前驱症状时立即平卧;活动状态时发作,陪伴者应立即将患者缓慢置于平卧位,防止外伤,切忌用力按压患者抽搐肢体,以防骨折和脱臼;将压舌板或筷子、纱布、手绢、小布卷等置于患者口腔一侧上下臼齿之间,防止舌、口唇和颊部咬伤;用棉垫或软垫对跌倒时易擦伤的关节加以保护;癫痫持续状态、极度躁动或发作停止后意识恢复过程中有短时躁动的患者,应由专人守护,加保护性床栏,必要时用约束带适当约束。遵医嘱立即缓慢静脉注射地西泮,快速静脉滴注甘露醇,注意观察用药效果和有无出现呼吸抑制,肾脏损害等不良反应。

(四)发作间期安全护理

给患者创造安全、安静的休息环境,保持室内光线柔和,无刺激;床两侧均安装带床栏套的床栏;床旁桌上不放置热水瓶、玻璃杯等危险物品。对于有癫痫发作病史并有外伤病史的患者,在病室内显著位置放置"谨防跌倒,小心舌咬伤"的警示牌,随时提醒患者、家属及医护人员做好防止发生意外的准备。

(五)心理护理

对癫痫患者心理问题疏导应从其原因入手,建立良好的沟通技巧,通过鼓励、疏导的方式解除其精神负担,进行情感交流,提高自尊和自信,以积极配合治疗。同时消除患者家属的偏见和歧视,使患者得到家庭的支持,以提高治疗效果。

(六)健康教育

1.服药指导

向患者家属讲解按医嘱规范用药的重要意义,特别强调按期限、按时间、按用量服药对病情控制的重要性,擅自停、换药物和私自减量对机体的危害,强化患者或家属重视疾病及服药的意识,使之积极配合治疗,如有漏服,一般在下一次服药时补上。定期检测血药浓度,并调整药物剂量。

2.生活指导

对患者和家属进行癫痫知识的宣教,如疾病的病因、发病机制、症状、治疗等,宣教中与患者建立良好的护患关系,进行全程健康教育、个体化教育。癫痫患者生活中要注意生活规律、注意休息、保持充足的睡眠、适当运动、增强机体抵抗力,避免剧烈运动,尽量避免疲劳和减少参加一些带电磁辐射的娱乐活动。不宜从事高空、水上作业、驾驶等带有危险性的工作。饮食宜清淡,不吃辛辣刺激性食物和兴奋性食品(如可乐、浓茶等),戒烟酒,保持大便通畅。告知患者外出时随身携带写有姓名、年龄、所患疾病、住址、家人联系方式的信息卡。在病情未得到良好控制时,室外活动或外出就诊时应有家属陪伴,佩戴安全帽。特发性癫痫且有家族史的女性患者,婚后不宜生育,双方均有癫痫,或一方有癫痫,另一方有家族史者不宜结婚。

3.就诊指标

患者出现意识障碍、精神障碍,某一局部如眼睑、口唇、面部甚至四肢肌肉不自主抽动,口吐白沫等症状时应立即就诊;服药期间应定期复诊,查血常规、肝功能和血药浓度,监控药物疗效及不良反应,调整用药。

十一、护理效果评估

(1)患者呼吸道通畅,无窒息发生。

(2)患者无跌倒、无损伤发生。

(3)患者癫痫控制良好,且无药物不良反应发生。

(杨玉玲)

第九节　帕金森病

一、概念和特点

帕金森病(Parkinson's disease,PD)又称震颤麻痹,是中老年常见的神经系统变性疾病,以静止性震颤、运动减少、肌强直和体位不稳为临床特征,主要病理改变是黑质多巴胺能神经元变性和路易小体形成。

二、病理生理

黑质多巴胺能神经元通过黑质-纹状体通路将多巴胺输送到纹状体,参与基底节的运动调节。由于PD患者的黑质多巴胺能神经元显著变性丢失,黑质-纹状体多巴胺能通路变性,纹状体多巴胺递质浓度显著降低,出现临床症状时纹状体多巴胺浓度一般降低80%以上。多巴胺递质降低的程度与患者的症状严重程度相一致。

三、病因与发病机制

本病的病因未明,发病机制复杂。目前认为PD非单因素引起,可能为多因素共同参与所致,可能与以下因素有关。

(一)年龄老化

本病多见于中老年人,60岁以上人口的患病率高达1%,应用氟多巴显影的PET检查也显示多巴胺能神经元功能随年龄增长而降低,并与黑质细胞的死亡数成正比。

(二)环境因素

流行病学调查显示,长期接触杀虫剂、除草剂或某些工业化学品等可能是PD发病的危险因素。

(三)遗传因素

本病在一些家族中呈聚集现象,包括常染色体显性遗传或常染色体隐性遗传,细胞色素$P450_2D_6$型基因可能是PD的易感基因之一。

高血压脑动脉硬化、脑炎、外伤、中毒、基底核附近肿瘤及吩噻嗪类药物等所产生的震颤、强直等症状,称为帕金森综合征。

四、临床表现

常为60岁以后发病,男性稍多,起病缓慢,进行性发展。首发症状多为震颤,其次为步行障碍、肌强直和运动迟缓。

(一)静止性震颤

静止性震颤多从一侧上肢开始,呈现有规律的拇指对掌和手指屈曲的不自主震颤。类似"搓丸"样动作。具有静止时明显震颤,动作时减轻,入睡后消失等特征,故称为"静止性震颤";随病程进展,震颤可逐步涉及下颌、唇、面和四肢。少数患者无震颤,尤其是发病年龄在70岁以上者。

(二)肌强直

肌强直多从一侧的上肢或下肢近端开始,逐渐蔓延至远端、对侧和全身的肌肉。肌强直与锥体束受损时的肌张力增高不同,后者被动运动关节时,阻力在开始时较明显,随后迅速减弱,呈所谓"折刀"现象,故称"折刀样肌强直"多伴有腱反射亢进和病理反射。

(三)运动迟缓

患者随意动作减少,减慢。多表现为开始的动作困难和缓慢,如行走时起动和终止均有困难。面肌强直使面部表情呆板,双眼凝视和瞬目动作减少,笑容出现和消失减慢,造成"面具脸"。手指精细动作很难完成,系裤带、鞋带等很难进行;有书写时字越写越小的倾向,称为"写字过小症"。

(四)姿势步态异常

早期走路拖步,迈步时身体前倾,行走时步距缩短,颈肌、躯干肌强直而使患者站立时呈特殊屈曲体姿,行走时上肢协同摆动的联合动作减少或消失;晚期有坐位、卧位起立困难。迈步后碎步、往前冲,越走越快,不能立刻停步,称为"慌张步态"。

五、辅助检查

(1)一般检查无异常。

(2)CT检查:头颅CT可显示脑部不同程度的脑萎缩表现。

(3)功能性脑影像:采用PET或单光子发射计算机体层成像(SPECT)检查有辅助诊断价值。

(4)基因检测:DNA印记技术、聚合酶链反应、DNA序列分析等,在少数家族性PD患者中可能发现基因突变。

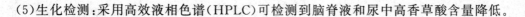

(5)生化检测:采用高效液相色谱(HPLC)可检测到脑脊液和尿中高香草酸含量降低。

六、治疗

(一)综合治疗

应采取综合治疗,包括药物治疗、手术治疗、康复治疗、心理治疗等,药物治疗是首选且主要的治疗手段。

(二)用药原则

药物治疗应从小剂量开始,缓慢递增,以较小剂量达到较满意疗效。延缓疾病进展、控制症状,尽可能延长症状控制的年限,同时尽量减少药物的不良反应和并发症。

(三)药物治疗

早期无须药物治疗,当疾病影响患者日常生活和工作能力时,适当的药物治疗可不同程度地减轻症状,并可因减少并发症而延长生命。以替代药物如复方左旋多巴、多巴受体激动剂等效果较好。

(四)外科治疗

采用立体定向手术破坏丘脑腹外侧核后部可以控制对侧肢体震颤;破坏其前部则可制止对侧肌强直。采用γ刀治疗本病近期疗效较满意,远期疗效待观察。

(五)康复治疗

进行肢体运动、语言、进食等训练和指导,可改善患者的生活质量,减少并发症。

(六)干细胞治疗

干细胞治疗是正在探索中的一种较有前景的新疗法。

七、护理评估

(一)一般评估

1.生命体征

生命体征一般无特殊。

2.患者主诉

(1)症状:有无静止性震颤,类似"搓丸"样动作;折刀样肌强直及铅管样肌强直;面具脸;写字过小症以及慌张步态。

(2)发病形式:何时发病,持续时间,症状的部位、范围、性质、严重程度等。

(3)既往检查、治疗经过及效果,是否有遵医嘱治疗。目前情况包括使用药物的名称、剂量、用法和有无不良反应。

3.相关记录

患者认知功能、日常生活能力、精神行为症状、年龄、性别、体重、体位、饮食、睡眠、皮肤、液体出入量、跌倒风险评估、吞咽功能障碍评定等记录结果。

(二)身体评估

1.头颈部

患者意识是否清楚,睁眼运动是否正常。两侧瞳孔是否等大、等圆、瞳孔对光反射是否灵敏;角膜反射是否正常。头颅大小、形状是否正常,注意有无头颅畸形。面部表情是否淡漠、颜色是否正常,有无畸形、面肌抽动、眼睑水肿、眼球突出、眼球震颤、巩膜黄染、结膜充血,额纹及鼻唇沟是否对称或变浅,鼓腮、示齿动作能否完成,伸舌是否居中,舌肌有无萎缩。有无吞咽困难、饮水呛咳,有无声音嘶哑或其他语言障碍。咽反射是否存在或消失。有无头部活动受限、不自主活动及抬头无力;颈动脉搏动是否对称。颈椎、脊柱、肌肉有无压痛。颈动脉听诊是否闻及血管杂音。

2.胸部

胸部无特殊。

3.腹部

腹部无特殊。

4.四肢

四肢有无震颤、肌阵挛等不自主运动,患者站立和行走时步态是否正常。肱二头肌、肱三头肌反射,桡反射、膝腱反射、跟腱反射是否阳性。

(三)心理－社会评估

1.疾病知识

患者对疾病的性质、过程、防治及预后知识的了解程度。

2.心理状况

了解疾病对其日常生活、学习和工作的影响,患者能否面对现实、适应角色转变,有无人格改变、反应迟钝、记忆力及计算力下降或丧失等精神症状。

3.社会支持系统

了解家庭的组成、经济状况、文化教育背景;家属对患者的关心、支持及对患者所患疾病的认识程度;了解患者的工作单位或医疗保险机构所能承担的帮助和支持情况;患者出院后的继续就医条件,居住地的社区保健资源或继续康复治疗的可能性。评估患者居住的环境舒适程度及其安全性;评估患者的决策能力,决定患者是否需要代理人;评估服药情况和护理评测需求,是否需要制订临终护理计划;确认患者的主要照料者,并对照料者的心理和生理健康也予以评价。

(四)辅助检查结果的评估

(1)常规检查:一般无特殊。

(2)头颅 CT:脑部有无脑萎缩表现。

(3)功能性脑影像、基因检测、生化检测有无异常。

(五)常用药物治疗效果的评估

1.应用抗胆碱能药物评估

(1)用药剂量、时间、方法的评估与记录。

(2)不良反应的评估:观察并询问患者有无头晕、视物模糊、口干、便秘、尿潴留、情绪不安、抽搐等症状。

(3)精神症状的评估:有无出现幻觉等。

2.应用金刚烷胺药物评估

(1)用药剂量、时间、方法的评估与记录。

(2)不良反应的评估:有无神志模糊、下肢网状青斑、踝部水肿。

(3)精神症状的评估:有无出现幻觉等。

3.应用左旋多巴制剂评估

(1)用药剂量、时间、方法的评估与记录。

(2)有无"开-关"现象、异动症及剂末现象。

(3)有无胃肠道症状:初期可出现胃肠不适,表现为恶心、呕吐等。

八、主要护理诊断/问题

(1)躯体活动障碍:与黑质病变、锥体外系功能障碍所致震颤、肌强直、体位不稳、随意运动异常有关。

(2)长期自尊低下:与震颤、流涎、面肌强直等身体形象改变和言语障碍及生活依赖他人有关。

(3)知识缺乏:缺乏本病相关知识与药物治疗知识。

(4)营养失调:低于机体需要量,与吞咽困难、饮食减少和肌强直、震颤所致机体消耗量增加等有关。

(5)便秘:与消化功能障碍或活动量减少等有关。

(6)语言沟通障碍:与咽喉部、面部肌肉强直,运动减少、减慢有关。

(7)无能性家庭应对:与疾病进行性加重,患者长期需要照顾,经济或人力困难有关。

(8)潜在并发症:外伤、压疮、感染。

九、护理措施

(一)生活护理

加强巡视,主动了解患者的需要,既要指导和鼓励患者自我护理,做自己力所能及的事情,又要协助患者洗漱、进食、淋浴、大小便料理和做好安全防护,增进患者的舒适,预防并发症。主要是个人卫生、皮肤护理、提供生活方便、采取有效沟通方式、保持大小便通畅。

(二)运动护理

告知患者运动锻炼的目的在于防止和推迟关节强直与肢体挛缩,与患者和家属共同制订切实可行的具体锻炼计划。

1.疾病早期

应指导患者维持和增加业余爱好,鼓励患者尽量参加有益的社交活动,坚持适当运动锻炼,注意保持身体和各关节的活动强度与最大活动范围。

2.疾病中期

告诉患者知难而退或简单的家人包办只会加速其功能衰退。嘱患者平时注意做力所能及的家务,尽量做到自己的事情自己做。起步困难和步行时突然僵住不能动时,应思想放松,尽量跨大步伐;向前走时脚要抬高,双臂要摆动,目视前方,不要目视地面;转弯时,不要碎步移动,否则易失去平衡;护士或家人在协助患者行走时,不要强行拉着走;当患者感到脚粘在地上时,可告诉患者先向后退一步,再往前走,这样会比直接向前容易得多。

3.疾病晚期

应帮助患者采取舒适体位,被动活动关节,按摩四肢肌肉,注意动作轻柔,勿造成患者疼痛和骨折。

(三)安全护理

(1)对于上肢震颤未能控制、日常生活动作笨拙的患者,应谨防烧伤、烫伤等。为端碗持筷困难者准备带有大把手的餐具,选用不易打碎的不锈钢饭碗、水杯和汤勺,避免玻璃和陶瓷制品等。

(2)对有幻觉、错觉、欣快、抑郁、精神错乱、意识模糊或智能障碍的患者应特别强调专人陪护。护士应该认真查对患者是否按时服药,有无错服或误服,药物代为保管,每次送服到口;严格交接班制度,禁止患者自行使用锐利器械和危险品;智能障碍患者应安置在有严密监控区域,避免自伤、坠床、坠楼、走失、伤人等意外发生。

(四)心理护理

护士应细心观察患者的心理反应,鼓励患者表达并注意倾听他们的心理感受,与患者讨论身体健康状况改变所造成的影响、不利于应对的因素,及时给予正确的信息和引导,使其能够接受和适应自己目前的状态并能设法改善。鼓励患者尽量维持过去的兴趣与爱好,多与他人交往;指导家属关心体贴患者,为患者创造好的亲情氛围,减轻他们的心理压力。告知患者本病病程长、进展缓慢、治疗周期长,而疗效的好坏常与患者的精神情绪有关,鼓励他们保持良好心态。

(五)用药指导

告知患者本病需要长期或终身服药治疗,让患者了解常用的药物种类、用法、服药注意事项、疗效及不良反应的观察和处理。告知患者长期服药过程中可能会突然出现某些症状加重或疗效减退,让患者了解用药过程可能出现的"开-关现象""剂末现象"以及应对方法。

(六)饮食指导

告知患者及家属导致营养低下的原因、饮食治疗的原则与目的,指导合理选择饮食和正确进食。给予高热量、高维生素、高纤维素、低盐、低脂适量优质蛋白的易消化饮食,并根据病情变化及时调整和补充各种营养素,戒烟、酒。

(七)健康教育

(1)对于被迫退休或失去工作的患者,应指导或协助其培养新的嗜好。

(2)教会家属协助患者计划每天的益智活动及参与社会活动。

(3)就诊指标:症状加重或者出现精神症状及时就诊。

十、护理效果评价

(1)患者能够接受和适应目前的状态并能设法改善。

(2)患者积极参与康复锻炼,尽量能够坚持自我护理。

(3)患者坚持按时服药,无错服、误服及漏服。

(4)患者未发生跌倒或跌倒次数减少。

(5)患者及家属合理选择饮食和正确进食,饮水时不发生呛咳。

(6)患者大便能维持正常。

(7)患者及家属的焦虑症状减轻。

(杨玉玲)

第十节　结核性脑膜炎

结核性脑膜炎是神经系统结核病最常见的类型。发病特点如下:①儿童发病高于成人。这是由于儿童抵抗力相对较低,防御功能薄弱,增加了感染的概率。②农村高于城市。这是由于农村卫生条件差,诊断、治疗和预防条件差。③北方高于南方。这是由于北方气候寒冷,人们为了保持室内温度,居室很少开窗通风换气,造成相对密闭状态。如果家中有传染源存在,则被感染的危险性很大。而且冬季长,阳光不足,结核菌易于生存,导致结核性脑膜炎发病。

一、感染途径与发病机制

(1)结核菌侵入血流,经脑膜动脉到达脑膜称为真性血行感染,多见婴幼儿。由于肺内原发灶恶化,发生干酪样坏死、液化形成原发空洞,或肺门淋巴结发生干酪样坏死,干酪物破溃使大量结核菌随之侵入血流内,形成结核菌血症,经血液循环播散至脑膜。

(2)结核菌经血行播散到脉络丛形成结核病灶,以后病灶破入脑室,累及脑室室管膜系统,引起室管膜炎、脉络丛炎,导致脑脊液分泌增多,故结核性脑膜炎通常并发交通性脑积水。

(3)全身粟粒性结核,通过血液循环直接播散到脑膜上。结核菌一旦在大脑皮质停留便有两种可能:一是不繁殖,故不产生活动性结核病变;二是繁殖,形成干酪样病变,侵犯脑室和蛛网膜下腔。该病变可突然排出干酪样物质和结核菌,引起急性结核性脑膜炎,而较多的情况是缓慢排出结核菌,引起亚急性或慢性结核性脑膜炎,临床以后者居多。

上述颅内结核病灶在某些诱因存在时,如高热、外伤、妊娠、传染病、营养缺乏、长期服用激素等都可使潜在病灶破溃,排出大量结核菌于蛛网膜下腔到脑基底池,直至全部脑膜感染。

(4)颅外感染灶以肺、纵隔内淋巴结为主,其次为脊柱结核或椎旁脓肿、盆腔结核、肠系膜淋巴结结核及泌尿生殖系统结核并发结核性脑膜炎。这是因为人的机体所有部位的活动性或干酪性结核病变都可借助淋巴、血行播散而发生结核性脑膜炎。上述各部位只是发生的概率多少有所不同。肺内任何类型的病变都可并发结核性脑膜炎,但是慢性纤维空洞型肺结核、肺硬化、肺结核瘤、已钙化的局灶型结核等并发结核性脑膜炎的概率明显减少。全身急性肺结核并发结核性脑膜炎概率最多,其次为原发复合征后期。

脊柱结核、椎旁脓肿、慢性结核性脓胸、盆腔及泌尿生殖系统结核病灶中的结核菌都可借椎动脉系统进入脑底动脉环,从而形成脑底脑膜炎。而椎静脉无静脉瓣且又与肋间静脉相通,胸腔内的长期炎症与充血,使肋间静脉长期充盈扩张,血流量增加。由于阵咳肺急剧收缩与扩张,不论肺或胸壁来的结核菌或干酪样物质,都易于通过肋间静脉沿椎静脉系统逆行感染形成脑底脑膜炎。

腹腔脏器结核处的结核菌及干酪物质,可因病变侵蚀门静脉系统与下腔静脉,结核菌进入肺血液循环,从而形成周身粟粒结核与结核性脑膜炎。

脑附近组织如中耳、乳突窦、颈椎或颅骨的结核病灶可能直接侵犯脑膜,但引起发病者为数较少。

二、病理改变

结核性脑膜炎是在血-脑屏障受到破坏,结核菌经血液循环侵入脑膜的基础上发生的。以脑膜病变为最突出,但实际上炎症常同时侵犯到脑实质或同时伴有结核瘤、结核性脑动脉炎并引起脑梗死,或脑血管炎坏死而破裂出血等病变。亦可侵犯脊髓蛛网膜。现将主要病理分述如下。

(一)脑膜病变

结核菌侵入血管,由脑膜动脉弥散而发生。因此最早期表现为血管的病变,血管的病理特点是以渗出和浸润性改变为主。脑膜血管充血、水肿,脑膜浑浊、粗糙、失去光泽,大量白色或灰黄色渗出物沿着脑基底、延髓、脑桥、脚间池、大脑外侧裂、视交叉等处蔓延,以底部与脑外侧裂最为显著。脑膜上有多数散在的粟粒样灰黄色或灰白色小结节。显微镜下见到软脑膜及蛛网膜下腔有弥散性细胞浸润。主要为单核细胞、淋巴细胞及少量中性粒细胞。血管周围也有单核细胞及淋巴细胞浸润。此时期如能得到及时治疗，脑膜渗出性病变可全部被吸收。如治疗不规则，病变可呈慢性经过，以增生性病变为主。此时颅底渗出物粘连、增厚、机化，出现较多的肉芽组织及干酪样坏死灶。

（二）脑实质病变

脑膜因炎症而产生渗出物，脑实质浅层可因脑膜炎而有脑炎改变，并发程度不等的脑水肿及脑肿胀。脑膜病变越重，在相近的脑实质病变越重。脑实质发生充血及不同程度的水肿。外观表现为脑沟变浅，脑回变宽。严重者脑沟回消失而连成一片。在脑实质有结核结节、结核瘤的形成。显微镜下见到血管周围淋巴细胞炎性浸润，神经细胞有不同程度的退行性病变及胶质细胞增生，还有髓鞘脱失。脑实质可见出血性病变，多数为点状出血，少数呈弥漫甚至大片出血。

（三）脑血管病变

结核性脑膜炎时，由于炎症的渗出和增生，可产生动脉内膜炎或全动脉炎。在脑膜动脉的外膜、中膜及在血管内膜都有炎症改变。这些血管的炎症变化可发展成类纤维性坏死或完全干酪样化，结果导致血栓形成梗死。这些情况在未经抗结核治疗的患者表现更为明显。梗死可以是表浅的，但当动脉被累及时，基底节动脉也往往发生梗死，从而导致脑组织软化。

（四）脑脊液通路阻塞及脑积水

结核性脑膜炎时，大量灰黄色或灰白色黏稠的渗出物蔓延到延髓、脑桥、脚间池、大脑外侧裂、视交叉等处蛛网膜。这些渗出物及水肿液包围、挤压颅底血管及神经引起第Ⅱ、Ⅲ、Ⅵ、Ⅶ对颅神经损害。随着病情迁延，聚集在脑底部的渗出物进而发生干酪样坏死及纤维蛋白增生机化，形成又硬又厚的结核肉芽组织，阻碍脑脊液的循环，继而发生交通性脑积水。

当结核性脑膜炎急性期，结核炎症侵及脑室内脉络丛及室管膜时，使之充血、水肿、浑浊、增厚，有结核结节和干酪坏死。当脑脊液循环通路发生阻塞时，如一侧或双侧室间孔狭窄，阻塞可出现一侧或双侧侧脑室扩张，如导水管狭窄或阻塞时可发生第三脑室以上的扩张。当第四脑室正中孔或外侧孔开口处被大量干酪物阻塞，可发生整个脑室扩张，称之为非交通性脑积水。在结核性脑膜炎晚期或慢性期因脑室极度扩大或结核瘤压迫脑血液循环使回流受阻，或蛛网膜回吸收障碍，或因颅底渗出物机化，粘连堵塞，脑脊液部分或全部不能流入蛛网膜下腔，而形成慢性脑积水。

（五）脊髓和脊膜病变

结核性脑膜炎常伴有脊髓蛛网膜炎，脊髓早期以炎性渗出为主，脊髓各段脊膜肿胀、充血、水肿、粘连增厚，可见大量结核结节和干酪样坏死。粘连脊膜可以包绕成囊肿，或形成瘢痕使蛛网膜下腔完全闭塞。其病变可以弥散而不规则分布在颈、胸、腰段，也可只局限于1～2脊髓节段。如粘连严重，病变范围广泛，影响了脊髓腔脑脊液循环，或使脊髓的血管受压，脊髓发生软化或退化性变化。脊髓实质在显微镜下可见单核细胞浸润、髓鞘脱失，神经细胞出现退行性变化和坏死。

（六）脑结核瘤的形成

脑结核瘤来自血行播散，在脑内或脊髓内形成块状结核肉芽肿，多见于脑内，好发于小脑、大脑半球、脑皮质等各部位。少见于脊髓内。大小不一，一般以 0.5 cm 以上的结核结节称为结核瘤。其小如黄豆，大如栗子，可单个孤立存在，也有多个融合成团或串状。一旦结核瘤液化破溃入脑部或脊髓血管或直接侵入脑室及蛛网膜下腔则发生结核性脑膜炎或结核性脊膜炎。

三、临床表现

(一)临床症状与体征

1.一般症状

发病年龄多为儿童及少年,但成人也不少见,儿童以3岁以下居多,成人以18~30岁发病较多。男女发病无差异。四季均可发病,以春季较多。起病多缓慢或呈亚急性,但也有呈急性的。起病时有怕冷发热、全身过敏、畏光、周身疼痛、食欲缺乏、精神差、便秘、头痛、呕吐。有的呼吸道症状较为突出,如咳嗽、喘憋、缺氧等;有的消化道症状突出,以腹泻多见,便秘较少。

2.神经系统症状

(1)脑膜刺激征:颈和腰骶神经根受炎症渗出物刺激,多数患者出现颈部伸肌收缩,颈项强直,克尼格征阳性,布鲁辛斯基征阳性。但少数患者没有或仅晚期出现。婴儿及老年患者此征不甚典型。

(2)脑神经损害症状:结核性脑膜炎的病理变化主要为颅底炎症。脑神经通过颅底受到炎症渗出物的刺激、包埋、压迫;或结核性栓塞性动脉内膜炎,使脑实质缺血、软化;或脑结核瘤侵及脑神经核及其通路;以及颅内高压的影响均可导致脑神经损害。临床多见于面神经,次为展神经、动眼神经、视神经,可以是部分的或完全的,也可以是一侧的或双侧的,可以是结核性脑膜炎的首发症状,但多数于病象明显时出现。

(3)颅内压增高的症状:①头痛。由于颅内压增高,引起脑血管张力增高及脑膜紧张,或脑膜炎症刺激脑神经末梢而产生头痛。头痛为结核性脑膜炎首发症状,常较剧烈而持久,以枕后痛多见,因结核性脑膜炎的病变部位大多以脑底为主,不少也可出现额颞部痛。②呕吐。由于脑室内压力增高或结核炎症刺激迷走神经核及延髓网状结构导致呕吐,是颅内压增高、脑膜受刺激的一个常见症状,多发生于头痛剧烈时,有的呈喷射性呕吐,可伴或不伴恶心,若在晨间空腹出现,且无恶心先兆,则更有意义。③视盘水肿。由于颅内压增高,压迫其内通过的视网膜中央血管,妨碍来自视网膜中央血管周围与视神经周围间歇的液体流通,发生视盘水肿,进而萎缩而失明。④意识障碍。颅内压增高,炎症刺激引起脑皮质缺血、缺氧及脑干网状结构受损,导致意识障碍,可表现为嗜睡、昏睡、意识模糊、谵妄,甚至昏迷。⑤脑疝。颅内压进一步增高,脑组织向压力小的地方移动,形成脑疝。临床上常见小脑幕切迹疝(颞叶钩回疝)及枕骨大孔疝(小脑扁桃体疝)。小脑幕切迹疝表现为昏迷、一侧瞳孔散大、光反射消失、对侧肢体瘫痪、全身抽搐及生命体征改变。枕骨大孔疝表现为急性发生、突然呼吸停止、深昏迷、双侧瞳孔散大、光反射消失、四肢弛缓、血压下降、迅速死亡。

(4)脑实质损害症状:由于结核性脑膜炎可同时侵犯脑实质,或合并脑血管病变,脑组织缺血、缺氧、软化,导致脑实质损害,临床表现多种多样,常见有以下几种。①瘫痪:可出现偏瘫、单瘫、截瘫、四肢瘫,以偏瘫多见。②去大脑强直:临床呈现牙关紧闭,向后伸仰,双侧上下肢伸直,常伴呼吸不规则,肌肉颤搐。系中脑红核水平以下和脑桥上部的神经结构破坏或功能中断所致,常见于小脑幕切迹疝。③去皮质强直:表现为双上肢屈曲,双下肢强直性伸直,是中脑红核水平以上的双侧内囊及皮质损害所致。强痛刺激可诱去大脑皮质强直反应。④四肢手足徐动、震颤,为基底神经损害所致。⑤舞蹈样运动:表现为极快的不规则和无意义的不自主运动,如挤眉、弄眼、吐舌、耸肩等,是基底节、小脑、黑质病损所致。

(5)自主神经受损症状:表现为皮质-内脏联合损害,如呼吸异常、循环障碍、胃肠紊乱、体温调节障碍。还可表现为肥胖、尿崩症和脑性耗盐综合征等。

(6)脊髓受损症状:结核性脑膜炎随病情的进展,病变可蔓延至脊髓膜、脊髓神经根和脊髓实质,临床上表现为脊神经受刺激和脊髓受压迫症状,椎管不通畅,脑脊液呈结核性脑膜炎改变等。结核性脊髓蛛网膜炎、椎管内结核瘤及脊柱结核均可伴发不同程度的脊髓损害。

(二)临床分型

目前国内大致把结核性脑膜炎分为以下几型。

1.单纯型结核性脑膜炎

这是临床上较常见的一种类型。病变主要限于脑膜,临床表现具有脑膜刺激症状和体征,以及典型的结核性脑膜炎脑脊液改变,无意识障碍、昏迷、抽搐等脑实质受损症状,若能早期诊断,及时治疗,则预后较好。

2.脑膜脑炎型

除脑膜炎症状外,同时出现脑实质弥散性或局限性受损表现如精神症状(精神运动性兴奋、幻觉);不同程度的意识障碍,严重时昏迷、瘫痪、抽搐、失语;少数可出现异常运动如偏侧舞蹈、手足徐动、震颤等以及自主神经功能紊乱症状如尿崩症、过度睡眠等。此型临床症状严重,一般预后较差。

3.结核性脑膜炎并发缺血性脑血管病

临床上也常见,表现为在清醒的发展过程中较快地(1~3天)出现或突然出现单瘫或偏瘫,以及其他神经系统局灶性症状和体征。如损害优势半球可伴有失语,此为大脑中动脉或颈内动脉发生闭塞。若四肢瘫伴小脑共济失调则为基底动脉闭塞。脑血管造影常显示管径变细、局部狭窄或闭塞。

4.浆液性结核性脑膜炎

婴幼儿、儿童较成人多见,常伴有活动性结核病灶,多起自于结核病的中毒反应。浆液渗出物只限于脑底部,视交叉附近,临床表现为脑膜刺激征轻微,脑脊液压力增高,细胞(以淋巴细胞为主)和蛋白轻度增高或正常。可出现头痛、发热、盗汗、感觉过敏等结核中毒症状。经过治疗,可以很快恢复,预后良好。

5.脊髓型

幼儿及儿童多见,结核炎症侵犯脊髓导致脊髓压迫和软化。临床表现除脑膜刺激征外,还合并脊髓横贯性完全性或部分性损害,表现为病灶水平以下运动障碍,深浅感觉障碍及二便障碍。脑脊液可黄变,蛋白细胞分离,脑脊液动力学试验可不通或半通。此型恢复很慢,预后不良。

6.结核性慢性蛛网膜炎

不多见,主要是由于结核性脑膜炎病变局限于部分脑膜或脊膜,呈一种慢性炎症经过,引起软膜、蛛网膜增厚,形成粘连。粘连的脑膜或脊膜可以包绕形成囊肿或形成瘢痕将脑或脊髓的蛛网膜下腔部分压闭。前者如阻碍了脑脊液循环可出现严重的颅压增高症状;后者如影响了脊髓的脑脊液循环或供应脊髓的血管受压,脊髓发生软化,则临床出现脊髓受损症状。脊髓碘油造影见低动缓慢,分散呈点滴状或索条状,或出现不规则充盈缺损。

(三)临床分期

结核性脑膜炎发病过程一般比较缓慢,临床上可以分为早期、中期、晚期。此三期是结核性脑膜炎在无化疗前自然发展的临床表现。

1.早期(前驱期)

一般见于起病的前1～2周,起病缓慢,多表现为一般结核的中毒症状如发热、食欲缺乏、消瘦、精神差、感觉过敏。由于脑膜刺激征缺乏,造成早期诊断的困难。

2.中期(脑膜刺激期)

1～2周,表现为头痛、呕吐、颈项强直,此期可出现颅压增高症状及脑实质受损症状,脊髓受损症状及自主神经功能障碍。腰穿脑脊液呈典型结核性脑膜炎变化。

3.晚期(昏迷期)

1～3周,以上症状加重,意识障碍加深进入昏迷,临床出现频繁抽搐,弛张高热,呼吸不整,去大脑或去皮质强直,可出现脑疝危象,多因呼吸和循环中枢麻痹而死亡。

4.慢性期(迁延期)

结核性脑膜炎经化疗后,特别是经不规则化疗后,使病情迁延达数月之久。头痛、呕吐轻微可间断出现,意识可以清楚,脑膜刺激征轻微或缺如,脑脊液基本正常或变化不大。这样既不能定为晚期,又不是早期或中期。属慢性迁延期即病程超过1个月而病情又不符合晚期者。如今在化疗时代,此型在临床上颇为多见。

四、实验室及辅助检查

(一)血液检查

少数伴有轻度贫血,与长期低热、食欲缺乏、呕吐及营养不良有关。白细胞数量大都正常或轻度升高,少数严重病例可有明显的中性粒细胞数量升高,个别可出现类白血病反应。血沉多升高,临床上一直将血沉升高作为判断结核病活动性的依据之一,但血沉并不能把结核病变的活动性部位反映出来。

(二)脑脊液检查

结核性脑膜炎脑脊液的变化出现较早,是诊断和鉴别诊断之一。

1.压力

一般都升高到1.765～1.961 kPa(180～200 mmH$_2$O)。外观:可为清亮或呈淡黄色,甚至呈草黄色,或稍浑浊或磨玻璃状。有时因纤维蛋白原含量过多,脑脊液放出后可立即凝固于试管内。有的静置数小时至24小时后液面可形成薄膜,对诊断结核性脑膜炎很有价值,但此现象并非结核性脑膜炎所特有。

2.脑脊液细胞学检查

结核性脑膜炎的脑脊液,绝大多数白细胞升高到$(300～500)×10^6/L$甚至少数可达$1.5×10^9/L$以上,中性粒细胞的比例较高,为$60\%～80\%$。

3.脑脊液生化改变

(1)糖含量降低,一般常低于4.5 mmol/L。病程早期糖量可以不低。随着病程的进展出现糖降低。糖越低越有诊断价值。其机制在于炎症时,细菌及白细胞对葡萄糖的利用增加;细菌毒素引起神经系统代谢改变;脑膜炎症细胞的代谢产物抑制了膜携带运转功能,致使糖由血向脑脊液转运发生障碍,脑脊液内糖量减少。但单独糖量降低一项指标不能作为诊断结核性脑膜炎的依据。因为影响糖量降低的因素很多,如脑脊液置放过久、呕吐、进食过少以及化脓性脑膜炎、隐球菌性脑膜炎等都可以影响脑脊液中糖的含量,而使糖量降低。

(2)氯化物降低,一般低于120 mmol/L。氯化物含量降低,比糖的指标灵敏,其诊断意义比糖量降低更大,可作为结核性脑膜炎诊断的重要参考。病程越长,氯化物含量越低,诊断价值越大。特别在氯化物含量降低与糖含量平行降低时,更有诊断价值。其机制与葡萄糖降低相同。也有人认为由于结核性脑膜炎患者频发呕吐、大量出汗、服盐过少,与血浆氯化物减少有直接关系。

(3)蛋白质含量增高,对诊断、处理和预后观察具有重要作用。一般在 450 mg/L 以上。后期若发生椎管内蛛网膜粘连,蛋白质含量可增至 10 000 mg/L 以上。但脑脊液蛋白变化没有葡萄糖、氯化物和细胞学检查敏感。如果结核性脑膜炎在治疗过程中,脑脊液蛋白含量持续增高或长期不能下降,则有可能成为慢性的危险,预后十分不良。同时,脑脊液蛋白含量增高不是结核性脑膜炎特有,只要脑膜及脉络丛有炎性改变或腰穿时外伤性出血,脑脊液蛋白含量就会增高甚至很高,且能持续很久不能吸收,故需结合葡萄糖及氯化物的变化综合分析判断。

4.脑脊液细菌学检查

细菌学检查为结核性脑膜炎的重要诊断依据,可用直接涂片,或用薄膜法找细菌,或培养结核菌生长。但目前无论集菌或培养阳性率均不很高,近年报道脑脊液 TB-PCR 及 TB-Ab 阳性率较高,对诊断有较高的意义。

5.脑脊液的实验室检查

近年来,许多学者努力在免疫学方面进行研究,探索新的有效诊断方法,以解决结核性脑膜炎早期实验室诊断的问题。脑脊液中免疫球蛋白测定及淋巴细胞转化试验对结核性脑膜炎的诊断、鉴别诊断及预后判定上有一定意义。脑脊液中醛缩酶活性在结核性脑膜炎初期即显示升高,可作为早期诊断参考。溶菌酶的测定可作为结核性脑膜炎诊断及判定预后的参考。利用结核菌特异性免疫反应来检测脑脊液中结核菌可溶性抗原或特异性抗体,无疑会对确定诊断提供更有力的证据。此外,其他方法,如荧光素钠试验和溴化测定有助于结核性脑膜炎的早期诊断。色氨酸试验对结核性脑膜炎的诊断亦有一定意义。脑脊液中乳酸含量测定也可用于结核性脑膜炎的诊断和鉴别诊断。脑脊液中氨基酸的分析可作为早期诊断的参考。色谱仪的应用为近年来诊断结核性脑膜炎提供了线索。

(三)CT 检查

结核性脑膜炎 CT 检查虽无特异性,但有其规律性变化。一般在 CT 检查上可显示直接及间接两方面的变化。直接变化主要有结核瘤、基底池渗出物及脑实质粟粒性结核;间接变化主要有脑积水、脑水肿及脑梗死等。CT 检查的主要表现如下。

1.脑实质粟粒性病灶

脑实质粟粒性病灶是结核性脑膜炎早期组织内形成的粟粒样肉芽肿。CT 表现为广泛分布于大脑皮质或脑组织内细小的密度均等的结节,强化扫描时密度增强。

2.脑膜密度增强

当位于大脑皮质或脑膜的粟粒样肉芽肿破入蛛网膜下腔后,脑膜产生大量渗出物,积聚于脑底各脑池内。早期病理变化以浆液性为主,此时 CT 检查无变化;当浆液渗出被纤维素性渗出代替,并有结核性肉芽肿形成时,CT 检查在脑底部可显示已有改变的各脑池轮廓及脑膜广泛密度增强。最常见的部位是鞍上池、环池、大脑外侧裂等。

3.环状、盘状、团块状和点状阴影

环状、盘状、团块状和点状阴影是结核瘤的 CT 表现。结核瘤可发生于大脑或小脑的任何部位,多位于小脑幕上,分布在额叶、颞叶、顶叶;小脑幕下多在分布小脑半球或蚓部。结核性脑膜炎早期有较多的炎性反应,边缘胶原组织较少,周围为程度不等的炎性水肿区,此时 CT 检查表现为高密度、等密度或低密度区,一般呈盘状或不规则团块状。等密度结核瘤平扫时仅可见一环形低密度带,即周围脑水肿区,如果没有周围脑水肿区,则等密度的结核瘤在平扫时不能辨认。平扫呈低密度的结核瘤不能与脑梗死鉴别,但强化扫描后结核瘤密度增强,脑梗死则不能增强。因此,强化扫描应视为确定结核瘤的必不可少的 CT 检查步骤。随病程延长,结核瘤边缘渐形成胶原组织,内部物质干酪化,周围组织水肿消失,平扫一般呈高密度盘状阴影,强化扫描表现中心密度较低,周边密度明显增强的环形影,少数可呈串珠样影,这是一种特征性表现。

4.脑室扩张和缩小

脑底部的渗出物阻塞脑脊液流通,导致脑脊液循环障碍,因而各脑室出现积水而扩张。CT 检查即可见各脑室有不同程度的扩张积水,其程度可随病程延长而加重,随抗结核治疗而减轻,直至恢复正常大小。但如脑池或其他梗阻部位形成纤维粘连时,则脑积水不能减轻甚至加重。在结核性脑膜炎的 CT 检查中,脑积水发生率最高,出现时间亦早,国内报道阳性率占 52.38%。此外尚见有脑室缩小,为急性广泛性脑实质水肿或低颅压综合征所致。

5.脑室周围密度减低

沿脑室周围分布的低密度带,强化扫描影像不增强,脑室周围密度减低与脑积水有密切关系。

6.局部或广泛低密度水肿区

结核性脑膜炎时因脑水肿程度不同,CT 检查可有局部或广泛性低密度影或伴随中线移位。强化扫描影像不增强。

7.脑实质密度减低梗死区

这是脑软化的 CT 表现。系由于结核性脑膜炎时结核性动脉炎或动脉周围炎导致局部脑组织缺血、软化而形成,多见为大脑中动脉支配区受累。CT 检查所见为脑实质局部或广泛性低密度区,形状不规则,范围大小不一,强化扫描不增强。

8.索状、结节状高密度影像

索状密度增高影像是由于结核性炎症累及动脉内膜及外壁所形成,强化扫描密度增强;结节状高密度影像是由结节性小肉芽肿所构成,强化扫描后密度增强。索状与结节混合高密度影像表明脑动脉、脑实质同时具有结核性改变强化,扫描后密度增强。索状与结节混合高密度影像表明脑动脉、脑实质同时具有结核性改变,强化扫描后密度增强。索状影像为早期结核性脑膜炎的特征性表现,具有诊断意义。

此外,对于结核性脑膜炎各型,CT 检查能显示的病变部位与临床表现基本一致,因此 CT 检查还可协助判断病变的部位和范围,为结核性脑膜炎的诊断提供了一种重要的检测手段。

五、诊断与鉴别诊断

(一)诊断

诊断结核性脑膜炎除脑脊液内结核菌检出阳性外,并没有其他特异性检查方法,因此在诊断方面还存在着一定的困难。但结核性脑膜炎脑脊液内结核菌的阳性率很低,因此单靠脑脊液结核菌检出以确定诊断是不明智的。综合判断是必需的,如症状的特征、颅内压高低;脑脊液氯化物、糖含量降低及蛋白含量的增多,脑脊液细胞学呈混合细胞反应;意识障碍与麻痹的出现;与临床表现一致的规律性 CT 变化等是惯用的诊断手段,其中动态观察脑脊液的生化及细胞学检查具有重要诊断价值,特别强调如下数值界限:①颅内压增高在 2.0 kPa(200 mmH₂O)以上。②脑脊液氯化物含量下降到 65 mmol/L 以下时,且有逐渐递减或持续的趋势。③脑脊液糖含量下降到4.5 mmol/L以下时,且有逐渐递减或持续的趋势。④脑脊液蛋白含量增高到 450 mg/L 以上,且有逐渐递增的趋势。⑤脑脊液白细胞总数局限于(300～500)×10⁶/L,持续时间较长,以淋巴细胞、激活淋巴细胞为主的混合细胞反应。⑥用玻片离心沉淀法收集脑脊液标本,发现结核菌,对诊断有重要意义。①～⑤项均超出正常数值对诊断有肯定意义;其中有 4 项异常对诊断有重要意义;②～③项异常仅具有参考意义。

为做到早期诊断,凡有以下情况者应高度怀疑结核性脑膜炎:①低热一周以上伴无症状者。②未查明原因的烦躁、嗜睡或哭闹、失眠等神经系统症状。③出现不明原因的神经定位症状。④癫痫样抽搐伴发热者。⑤呕吐伴有低热查不到原因者。⑥持续 2 周以上头痛查不到原因者。此时,需及时反复腰穿行脑脊液检查。

(二)鉴别诊断

典型的结核性脑膜炎临床诊断并不困难,但在结核性脑膜炎的早期或不典型病例,诊断不十分容易,常与结核性脑膜炎发生混淆而难于鉴别的疾病如下。

1.化脓性脑膜炎

起病急,除发热外很快出现呕吐、抽风、嗜睡、昏迷,早期即有脑膜刺激征,可伴感染性休克或全身败血症表现及硬膜下积液;白细胞计数高,中性粒细胞比例高,有核左移现象及中毒性颗粒;胸片可有肺炎、肺脓肿、脓胸;结核菌素试验多为阴性;脑脊液检查最为重要,化脓性脑膜炎时脑脊液外观早期仍清亮,稍后显浑浊或呈脓性。细胞数每立方毫米可达数千至数万;氯化物含量降低不如结核性脑膜炎明显,但糖含量降低显著,蛋白含量升高。离心后的脑脊液涂片及培养可找到化脓细菌。脑脊液细胞学检查在渗出期,以中性粒细胞反应为主。由于致病因素的持续作用,有些中性粒细胞胞体变小,染色变灰,核染色质浓密呈块状,胞质浑浊,颗粒消失,胞体破碎或轮廓模糊,而成为脓细胞,感染严重时中性粒细胞胞质内可见中毒性颗粒及相应的致病菌;增生期以单核-巨噬细胞反应为主,中性粒细胞数量急剧减少;修复期以淋巴细胞反应为主,直至中性粒细胞完全消失,小淋巴细胞和单核细胞比例正常化。

2.病毒性脑膜炎

发热、呕吐、抽搐、意识障碍、精神症状发展较快,伴有各种病毒感染的特殊症状,有些显示季节性,结核菌素试验多阴性,胸部 X 线片多正常,血常规白细胞总数及中性粒细胞可正常或偏高,脑积水罕见。脑脊液检查对鉴别极其重要。外观五色透明,白细胞计数为(50～500)×10⁶/L,糖及氯化物含量正常,蛋白含量正常或轻度增高。脑脊液细胞学检查早期可有明显的中性粒细胞反应,但因持续时间短(可仅数小时,一般为 24～48 小时),又因患者往往来诊较迟,致使化验检查很难见到病毒性脑膜炎时脑脊液的中性粒细胞反应。而由淋巴细胞、激活淋巴细胞和浆细胞数量的增加所代替,形成病毒性脑膜炎的典型的脑脊液细胞学图像——淋巴样细胞反应。随着病情发展而进入修复阶段时,可出现单核细胞反应。在单纯疱疹病毒性脑膜炎的淋巴样细胞中常可见到特征性的胞质内包涵体。国内已有学者用单克隆抗体(McAb)酶联免疫吸附试验(ELISA)和免疫荧光快速诊断法检测脑脊液单纯病毒抗原和抗体,使早期诊断成为可能。

3.新型隐球菌性脑膜炎

与结核性脑膜炎的临床表现和脑脊液改变很相似,唯一可靠的鉴别方法是脑脊液经细胞玻片离心后,对所收集物行 MGG 染色,常可在脑脊液标本中直接发现隐球菌,菌体呈圆形,直径

5～15 μm,MGG 染色呈蓝色,无核,常于圆形菌体上长出较小的芽孢,菌体中心折光性较强;或做墨汁染色黑底映光法可见圆形,具有厚荚膜折光的隐球菌孢子;脑脊液培养亦可发现隐球菌。脑脊液细胞学变化以激活淋巴细胞和单核-巨噬细胞反应为主,后者常可吞噬隐球菌,类似脂肪吞噬细胞和红细胞吞噬细胞。

4.癌性脑膜炎

有一些中枢神经系统转移癌为脑软膜的弥散性癌转移,而脑内并无肿块,称为癌性脑膜炎,多见于中年以上患者,是由肺癌或身体其他器官的恶性肿瘤转移到脑膜而引起,发病急,病程进展快,迅速恶化死亡。如为肺癌转移时,X线检查可显示癌性病灶,且无临床结核病中毒症状。脑脊液细胞学检查常常发现有癌细胞。而对部分此类患者采用 CT 检查也常常难以发现异常。

5.淋巴细胞脉络丛脑膜炎

结核性脑膜炎的脑脊液除了细胞数增加外,还有糖、氯化物含量的减少。而本病脑脊液糖和氯化物含量一般少有改变;淋巴细胞数量增多并占绝对优势,无粒细胞反应期;预后良好。

六、治疗

结核性脑膜炎应采取综合治疗,治疗必须及时和彻底。

(一)抗结核药物治疗

结核性脑膜炎的抗结核药物治疗原则同肺结核一样,即早期、适量、联合、规律及全程用药。为了提高疗效,结核性脑膜炎化疗药物选择应考虑脑膜的结构,从药物动力学和药物的通透性来决定。此外,一般有炎症的脑膜,其血管的通透性是增加的,有利于抗生素及化疗药物进入脑脊液。

以药物通透性及总体有效性的标准选择结核性脑膜炎系统治疗的药物,首选五化治疗,强化期治疗方案为 INH、RFP、SM、PZA、EMB(PAS)使用 3～4 个月,在此期脑脊液基本恢复正常,然后转入巩固期治疗,INH、RFP、PZA 或 INH、RFP、EMB 使用 5～6 个月。脊髓型或部分危重者疗程适当延长到 12 个月。一般经 9～12 个月的治疗可取得良好的效果。

用药剂量:成人每天 INH 0.6～0.9 g,SM 0.75～1 g,PZA 1.5 g,PAS 8～12 g,EMB 0.75～1 g,RFP 0.45～0.6 g,儿童每天每千克体重 INH 15～30 mg,SM 15～30 mg,RFP 10～20 mg,PZA 20～30 mg,PAS 200～300 mg。

近年来,国内外有关耐药菌逐年增加的报道,如从患儿接触史中提示有原发耐药或通过治疗发生继发耐药时,应及时改用其他抗结核药,如氟氧沙星、卷曲霉素、利福喷丁、阿米卡星、帕司烟肼等。

对有下列情况之一者应考虑耐药的可能:①脑脊液培养出结核菌,并证实为耐药菌株。②不规则治疗超过 3 个月或中途自行停药者。③不规则化疗 6 个月疗效不佳者。④传染源是久治不愈的结核患者或不规则治疗者,复发的结核性脑膜炎患者。⑤肺结核或肺外结核合并结核性脑膜炎者。可根据药物敏感试验,治疗反应,必要时再改动治疗方案。

(二)激素治疗

激素具有抗炎、抗感染、抗纤维化、抗过敏的作用。激素与抗结核药物合用可提高结核性脑膜炎之疗效,对此目前认识基本一致。

1.应用激素的作用

减少脑膜的炎性渗出,促进脑和脑膜的炎症消散和吸收,对防止纤维组织增生有良好的效果。减轻继发的动脉内膜炎和脑软化及神经根炎;减轻炎症反应,抑制结缔组织增生。

激素能防止患者在急性期死亡,有人解释急性期死亡是由于大量结核菌死亡,释放出大量结核蛋白引起反应所致;改善机体的应激能力和一般状态,促进食欲,增加消化液的分泌,有利于疾病的恢复,使患者较顺利地度过危险期;激素尚可补充某些严重的结核患者存在的肾上腺皮质功能不全,并可减少抗结核药物的毒性反应。

2.激素使用原则

(1)使用激素应有明确目的,一般是促使脑和脑膜的炎症消散和吸收,防止纤维组织增生和动脉炎等,它主要对渗出性病变疗效最好。因此,在急性期越早应用越好,急性期使用激素的剂量应该充分,以求迅速控制急性渗出性炎症。

(2)对于不同类型使用激素的原则也不尽相同,对脑膜炎型开始可用短期突击性的大剂量激素,以后维持时间也要长。此型不仅全身应用激素,还要积极配合鞘内注入激素,才能收到良好的效果。

(3)使用激素的具体剂量和时限根据机体的反应、病变的性质和轻重、体重大小等因素来确定,以达到上述临床效果为目的,经巩固一个阶段后应考虑及时减少激素的剂量和逐步停药的问题。

(4)对晚期患者虽疗效较差也可适当应用。因晚期患者以增生的干酪性病变占优势,但仍有渗出性病变,其临床征象主要是由于脑水肿和脑膜渗出性病变引起的。

(5)使用激素静脉输注比口服效果好。

3.应用剂量及疗程

对急性期患者多用短期突击大剂量的激素,以求迅速控制炎性反应。因患者多有呕吐,服药后不能保证吸收,所以对重症患者常采用静脉输注给药。

用法:氢化可的松(亦可用地塞米松)静脉输注,成人剂量为 $150\sim200$ mg/d,小儿 $5\sim7$ mg/(kg·d),情况好转后改用口服泼尼松,成人口服 30 mg/d,儿童口服 15 mg/d。临床症状和脑脊液检查明显好转,病情稳定时开始减量,一般首次减量在用药后第 $3\sim5$ 周,以后每 $7\sim10$ 天减量一次,每次减量为5 mg。总疗程为 $8\sim12$ 周(早期及部分患者 $8\sim10$ 周即可),总疗程不宜超过 3 个月,若病情实属需要而难以停药时,也可适当延长至半年,但用药时间超过 3 个月的患者尸检证实,肾上腺皮质萎缩程度与激素应用时间长短成正比。

激素减量的时间不应呆板地确定,主要根据具体情况而定。在激素减量过程中,由于减量过快脑膜炎症状未得到控制或由于患者对激素形成了依赖,此时可重新出现脑膜刺激征或颅内高压的症状,脑脊液化验又出现反跳现象。这种情况观察数天后,如仍未消退,应增加激素的用量至最低有效量,待上述症状完全消失,脑脊液基本变到原来水平时再缓慢减量。

(三)抗脑水肿治疗

无论急性期或慢性期出现颅内压增高时,采取适当措施来降低颅内压,控制脑水肿是结核性脑膜炎治疗极其重要的环节。

脱水疗法主要作用是利用高渗溶液提高血浆渗透压,使血与脑脊液和脑组织内不同浓度所造成的渗透压差异进行脱水,使脑组织及脑脊液中的部分液体通过血液循环经肾脏排出,从而达到减轻脑水肿、降低颅内压的目的。

1.甘露醇

甘露醇是临床最常用的脱水药,广泛用于结核性脑膜炎伴有颅压增高的患者。甘露醇通过血与脑和血与脑脊液间渗透压差而产生脱水作用。一般配成 20％过饱和溶液,同时须加温使其溶解,否则可发生休克。每次 1～2 g/kg,于 15 分钟内静脉滴注。静脉给药后 20 分钟开始起作用,2～3 小时作用达到最强,维持4～6 小时,一般每天用2～4 次。不良反应甚少,偶可引起一时性头痛和心律失常。

2.甘油

复方甘油注射液是由甘油和氯化钠配制而成的灭菌水溶液,使脑脊液同血液间形成暂时性渗透压梯度,从而将细胞间及组织间隙中的水分吸入血中,使组织发生脱水状态。其优点:①迅速降低颅内压,且因进入脑组织的量不多,并参与代谢,故一般不伴"反跳"。②选择性地脱去脑组织中的水分,对身体其他组织中的水分影响不大。③不引起过多的水及电解质的丢失,可较长时间使用。④能改善脑代谢及脑血流量,可提供热量。成人一次 500 mL,每天 1～2 次,静脉滴注。也可口服,配成 50％甘油盐水60 mL,每天4 次,适用于结核性脑膜炎所致的慢性脑积水,或甘露醇脱水后维持脱水。该药毒副作用甚少,偶出现血红蛋白尿,其发生率与滴注速度过快有关,故应严格控制滴注速度,以每分钟 2 mL 为宜。一旦发生血红蛋白尿,应及时停药,很快即可消失,恢复后可继续使用。

3.葡萄糖

葡萄糖能提高血浆渗透压,具有脱水利尿作用,使颅压迅速降低,血容量改善,提高血糖含量,供给能量,促进神经细胞的氧化过程,改善脑细胞代谢,有利于脑功能的恢复,且无不良反应,故常用于不需强烈脱水或其他脱水剂的 2 次用药之间,以防止"反跳"出现,一般用 50％葡萄糖液 60 mL,静脉滴注,每天 2～4 次。

4.血清蛋白或浓缩血浆

血清蛋白或浓缩血浆可直接使血胶体渗透压增高而引起脱水,降低颅内压;使抗利尿激素分泌减少而利尿;血液黏度降低而有助于脑循环,还能补充蛋白质,参与氨基酸代谢,产生能量,故有其优点。一般用20％～25％人血清蛋白 50 mL,或浓缩血浆 100～200 mL,每天静脉滴注 1～2 次,适用于重症结核性脑膜炎且营养及免疫功能低下者。由于脱水作用较差且价格昂贵,故不作为常规脱水剂。

5.利尿药

主要通过增加肾小球滤过率,抑制肾小管对钠、钾及氯离子的重吸收,使肾小管内保持较高的渗透压,减少水的再吸收,使尿量显著增加,而造成机体脱水,从而间接使脑组织脱水,降低颅内压。利尿剂的脱水功效远不及高渗脱水药,先决条件是肾功能良好和血压正常,适用于结核性脑膜炎时与甘露醇、葡萄糖合并使用,以增加脱水效果。

常用药物:①呋塞米,20～40 mg,每天 3～4 次,也有主张用大剂量呋塞米 250 mg,加入500 mL林格液,静脉滴注,1 小时内滴完。利尿作用持久,降低颅内压显著,可用于结核性脑膜炎急救。不良反应相对较少,偶见呕吐、皮疹、直立性低血压、粒细胞数量减少等。②乙酰唑胺,一般用量0.25～0.50 g,每天 2～3 次,连服一周。不良反应较少,长期大剂量服用可发生代谢性酸中毒,少见血尿、腹痛。适用于结核性脑膜炎急性脑积水进行性加剧及慢性进行性脑积水者,或用于高渗液静脉滴注疗程前后。

(四)脑代谢活化剂治疗

结核性脑膜炎炎症、水肿和充血可使脑细胞功能受到严重的损害。为积极改善脑代谢紊乱,促进脑功能恢复,防止和减少脑损害的后遗症,可在急性期已过,病情稳定后应用促进脑细胞代谢、改善脑功能的药物即脑代谢活化剂。

1.胞磷胆碱

胞磷胆碱可促进磷脂代谢,改善神经细胞功能;提高脑干网状结构上行激活系统的作用,促进意识恢复;改善脑血管运动张力,增加脑血流,提高脑内氧分压,改善脑缺氧。一般以250~500 mg加入25%~50%葡萄糖20~40 mL静脉注射或10%葡萄糖液500 mL静脉滴注,也可肌内注射250 mg,每天2次。

2.细胞色素C

细胞色素C对组织的氧化和还原起促进作用,可增加脑血流和脑氧代谢率,从而改善脑代谢。一般15~30 mg细胞色素C加入25%~50%葡萄糖液20~40 mL缓慢静脉推注或10%葡萄糖液500 mL静脉滴注,每天1~2次,连用7~30天。

3.三磷酸腺苷

三磷酸腺苷是机体能量的主要来源,可通过血-脑屏障,为脑细胞的主要能源,可增加脑血液循环,且能直接作用于脑组织,激活脑细胞的代谢。每次20 mg肌内注射,每天1~2次,或每次20~40 mg加入25%~50%葡萄糖液40 mL静脉注射,或加入5%~10%葡萄糖液500 mL静脉滴注,每天1次,2~3周。

4.辅酶A

辅酶A对糖、脂肪、蛋白质的代谢起重要作用,可促进受损细胞恢复功能,一般以50~100 U加25%~50%葡萄糖液40 mL静脉注射,或加入5%~10%葡萄糖液500 mL静脉滴注,每天1次,连用2~3周。常与三磷酸腺苷、细胞色素C合用可提高疗效。

(五)鞘内注射

目前临床上多采用INH+地塞米松鞘内注射,这样既可减少抗结核药物的局部刺激作用,又可迅速地控制脑膜炎局部炎症反应。在实际工作中鞘内注射有如下优点。

(1)可提高脑脊液中INH和激素有效浓度,形成局部高浓度的杀灭结核菌的环境,有利于治疗。

(2)避免INH全身给药通过肝脏乙酰化形成乙酰异烟肼。

(3)迅速降低脑脊液中细胞数和蛋白含量,使脑脊液恢复正常时间快1/2,并有效地预防和治疗椎管内脑脊液的阻塞。

(4)腰穿后放脑脊液降低颅内压,减轻脑水肿,防止脑疝形成,降低病死率。

因此,在全身应用抗结核药物和激素基础上并用鞘内注射可大大缩短结核性脑膜炎的疗程。鞘内注药:INH 50~100 mg,地塞米松1~2 mg,一次注入。开始每天1次,3天后隔天1次,7次为1个疗程。待病情好转、脑脊液恢复正常,则逐渐停用。注药前要放脑脊液5~6 mL,如颅内压很高时放液要慎重,可将腰穿针芯不要全部拔出,以使脑脊液缓慢流出后再注药。患者昏迷前、晚期结核性脑膜炎是鞘内注射的最好适应证。

七、外科手术

侧脑室引流:适用于结核性脑膜炎所致急性脑积水,内科治疗无效者,特别是脑疝将要形成,或刚形成时,可起到抢救生命的明显效果;慢性脑积水急性发作时或慢性进行性脑积水用其他降颅压措施无效时也可考虑使用。不良反应是引流过速可致脑内静脉破裂,造成脑出血;引流过多可造成脑脊液分泌过多;引流过久可继发颅内细菌感染。在结核性脑膜炎治疗过程中,经常发生粘连梗阻而致难以控制的脑积水。可采用脑室、脑池分流术以达到持久性减低颅内压的作用。

八、预后与转归

结核性脑膜炎发病急缓不定，但病程都较长，自愈者少，恶化、死亡者较多。自化疗应用以来，不良的预后大有改善。结核性脑膜炎的预后取决于抗结核药物治疗的早晚，以及开始治疗的方法正确与否；所感染的结核菌是否为耐药菌株；患者的发病年龄；治疗时期的病期、病型；是否合并脑积水；初治或复治（恶化或复发）；脑脊液生化和细胞学变化等都能影响治疗的效果。这些综合因素和预后都有密切的关系。

结核性脑膜炎早期，脑底渗出物可因及时治疗而完全吸收，临床可无症状或症状完全好转，治疗后可无任何后遗症。脑脊液恢复正常，结核菌转阴，中枢神经系统的病灶亦可完全吸收。但是如果诊断和治疗被延误，则结核性脑膜炎颅底炎症由脑膜延及脑实质，引起意识障碍和精神症状。炎症累及脑血管，引起脑软化、偏瘫、癫痫发作、失语。炎症波及间脑，引起严重自主神经功能紊乱。炎症累及锥体外系出现各种异常运动。炎症累及脑桥及延髓引起吞咽、迷走和副神经损害。患者因渗出物的粘连和压迫引起呼吸不畅或出现陈-施呼吸，可因呼吸中枢麻痹而死亡。上述不同程度的临床征象既是造成死亡的原因，也是出现后遗症的主要原因。常见后遗症有肢体运动障碍、视听觉障碍、智力障碍。当发生后遗症时，根据病情，可选择使用新针疗法、推拿按压、中医中药、康复锻炼。药物方面可根据病情选用脑细胞代谢活化剂、脱水药物、内分泌制剂及镇静安定剂型。

九、护理

（一）一般护理

（1）绝对卧床休息。卧床时间一般为半年，卧床给以头高位 15°～20°，颈项强直者去枕。

（2）保持病室安静，避免强光强声刺激。

（3）保持床单整齐、清洁、干燥，加强皮肤护理，防止压疮的发生。

（4）注意保持大便通畅。3 天无大便，遵医嘱给予缓泻剂，预防颅内压增高。

（5）如呕吐或惊厥时，将患者侧卧，以免呕吐物吸入气管。

（6）饮食护理：宜高蛋白、高热量、高维生素、高糖、低脂饮食，并做好口腔护理。

（7）心理护理：保持患者情绪稳定，避免精神紧张，帮助患者树立战胜疾病的信心，配合治疗。

（8）配合医师做好腰椎穿刺前、中、后的护理工作。

（9）密切观察神志、瞳孔、体温、脉搏、呼吸血压等变化，及时记录。瞳孔忽大忽小时提示中脑受损。注意颅内高压及肢体活动情况。观察药物的不良反应。

（10）遵医嘱给予持续低流量吸氧。

（11）发热患者遵医嘱给予降温。

（12）昏迷患者注意眼睛的保护，做好各种管道的护理，保持通畅；严格无菌操作，防感染。对烦躁不安、抽搐的患者，给予保护性措施。保持呼吸道通畅，头偏向一侧，定期翻身叩背以防坠积性肺炎的发生。

（13）加强肢体功能锻炼，制订有效的肢体训练计划。

（二）颅内高压的护理

（1）观察患者头痛的程度及持续时间，有无呕吐，呕吐是否为喷射性及呕吐物的性质，患者的呼吸情况,判断颅内压升高的程度,为降低颅内压的治疗提供依据。

(2)观察应用脱水剂的临床反应:①观察脱水前后患者头痛、呕吐物情况。②脱水剂注入的快慢对病情的影响。③脱水剂间隔时间的影响。④严重颅内压增高的患者甘露醇与呋塞米间隔使用。⑤肾功能不全者应观察尿量变化,以防肾功能恶化。

(3)侧脑室引流的护理:①首先做好侧脑室引流术前准备、术中护理。②术后观察脑脊液颜色及每天脑脊液引流量。③正确判断脑室内压力。④观察脑室内压力与临床症状的关系。⑤注意引流后的消毒、无菌处理。

十、健康教育

(1)讲解结核性脑膜炎患者的早期症状及特点,以便早发现、早治疗。

(2)宣传结核病的传染传播途径、传染方式,注意个人卫生,杜绝随地吐痰,加强个人防护。

(3)讲解卧床休息的重要性,避免过早下床活动。

(4)坚持长期、规律服药原则。

(5)新生儿接种卡介苗是预防儿童结脑的有效措施。

(6)合理膳食,进食高热量、高蛋白、高维生素、低脂、易消化的食物。

(7)加强肢体功能锻炼。

(8)定期复查肝、肾功能,以及脑脊液、尿、痰、血常规等检查项目。

(9)禁烟酒。

(杨玉玲)

第十一节　视神经脊髓炎

视神经脊髓炎(neuro myelitis optica,NMO)是免疫介导的主要累及视神经和脊髓的原发性中枢神经系统炎性脱髓鞘病。Devic(1849 年)首次描述了单相病程的 NMO,称为 Devic 病。视神经脊髓炎在中国、日本等亚洲人群的中枢神经系统脱髓鞘病中较多见,而在欧美西方人群中较少见。

一、病因及发病机制

NMO 的病因及发病机制尚不清楚。长期以来关于 NMO 是独立的疾病实体,还是 MS 的亚型一直存在争议。近年研究发现 CNS 水通道蛋白 4(aquaporin-4,AQP4)抗体,是 NMO 较为特异的免疫标志物,被称为 NMO-IgG。与 MS 不同,NMO 是以体液免疫为主,细胞免疫为辅的CNS 炎性脱髓鞘病。由于 NMO 在免疫机制、病理改变、临床和影像改变、治疗和预后等方面均与 MS 有差异,故大部分学者认为 NMO 是不同于 MS 的疾病实体。

二、临床表现

(1)任何年龄均可发病,平均年龄 39 岁,女:男为(5~10):1。

(2)单侧或双侧视神经炎(optic neuritis,ON)以及急性脊髓炎是本病主要表现,其初期可为单纯的视神经炎或脊髓炎,亦可两者同时出现,但多数先后出现,间隔时间不定。

（3）视神经炎可单眼、双眼间隔或同时发病。多起病急，进展快，视力下降可至失明，伴眶内疼痛，眼球运动或按压时明显。眼底可见视盘水肿，晚期可见视神经萎缩，多遗留显著视力障碍。

（4）脊髓炎可为横贯性或播散性，症状常在几天内加重或达到高峰，表现为双下肢瘫痪、双侧感觉障碍和尿潴留，且程度较重。炎症累及脑干时可出现眩晕、眼震、复视、顽固性呃逆和呕吐、饮水呛咳和吞咽困难，根性神经痛、痛性肌痉挛和内侧纵束综合征也较为常见。

（5）部分 NMO 患者可伴有其他自身免疫性疾病，如系统性红斑狼疮、干燥综合征、混合结缔组织病、重症肌无力、甲状腺功能亢进、桥本甲状腺炎、结节性多动脉炎等，血清亦可检出抗核抗体、抗 SSA/SSB 抗体、抗心磷脂抗体等。

（6）经典 Devic 病为单时相病程，在西方多见。80%～90% 的 NMO 患者呈现反复发作病程，称为复发型 NMO，常见于亚洲人群。

三、辅助检查

（一）脑脊液

细胞数增多显著，约 1/3 的单相病程及复发型患者 $MNC > 50 \times 10^6/L$；复发型患者脑脊液蛋白含量增高明显，脑脊液蛋白电泳可检出寡克隆区带，但检出率较 MS 低。

（二）血清 NMO-IgG（AQP4 抗体）

NMO 血清 AQP4 抗体多为阳性，而 MS 多为阴性，为鉴别 NMO 与 MS 的依据之一。

（三）MRI 检查

NMO 患者脊髓 MRI 的特征性表现为脊髓长节段炎性脱髓鞘病灶，连续长度一般≥3 个椎体节段，轴位像上病灶多位于脊髓中央，累及大部分灰质和部分白质。病灶主要见于颈段、胸段，急性期病灶处脊髓肿胀，严重者可见空洞样改变，增强扫描后病灶可强化。

（四）视觉诱发电位

P100 潜伏期显著延长，有的波幅降低或引不出波形。在少数无视力障碍患者中也可见 P100 延长。

（五）血清其他自身免疫抗体

NMO 患者可出现血清 ANAs 阳性，包括 ANA、抗 dsDNA、抗着丝粒抗体（ACA）、抗 SSB 抗体等。

四、治疗原则

视神经脊髓炎的治疗包括急性发作期治疗、缓解期治疗和对症治疗。

（一）急性发作期治疗

首选大剂量甲泼尼龙琥珀酸钠（甲强龙）冲击疗法，能加速 NMO 病情缓解。从 1 g/d 开始，静脉滴注 3～4 小时，共 3 天，剂量阶梯依次减半，甲强龙停用后改为口服泼尼松 1 mg/(kg·d)，逐渐减量。对激素有依赖性患者，激素减量过程要慢，每周减 5 mg，至维持量 15～20 mg/d，小剂量激素维持时间应较 MS 长一些。对甲强龙冲击疗法反应差的患者，应用血浆置换疗法可能有一定效果。一般建议置换 3～5 次，每次用血浆 2～3 L，多数置换 1～2 次后见效。无血浆置换条件者，使用静脉滴注免疫球蛋白（intravenous immunlobulin，IVIG）可能有效，用量为 0.4 g/(kg·d)，一般连续用 5 天为 1 个疗程。对合并其他自身免疫疾病的患者，可选择激素联合其他免疫抑制剂如环磷酰胺治疗。

(二)缓解期治疗

主要通过抑制免疫达到降低复发率、延缓残疾的目的,需长期治疗。一线药物方案包括硫唑嘌呤联用泼尼松或者利妥昔单抗。二线药物可选用环磷酰胺、米托蒽醌、吗替麦考酚酯等,定期使用 IVIg 或间断血浆交换也可用于 NMO 治疗。

(三)对症治疗

1.疲劳

药物治疗常用金刚烷胺或莫达非尼,用量均为 $100\sim200$ mg/d,早晨服用。职业治疗、物理治疗、心理干预及睡眠调节可能有一定作用。

2.行走困难

中枢性钾通道阻滞剂达方吡啶,是一种能阻断神经纤维表面的钾离子通道的缓释制剂,2010 年被美国食品药品管理局(Food and Drug Adminis tration,FDA)批准用来改善各种类型 MS 患者的行走能力。推荐剂量为 10 mg(一片)口服,2 次/天,间隔 12 小时服用,24 小时剂量不应超过 2 片。常见不良反应包括泌尿道感染、失眠、头痛、恶心、灼热感、消化不良、鼻部及喉部刺痛等。

3.膀胱功能障碍

可使用抗胆碱药物解除尿道痉挛、改善储尿功能,如索利那新、托特罗定、非索罗定、奥昔布宁等。此外,行为干预亦有一定效果。尿液排空功能障碍患者,可间断导尿,3~4 次/天。混合型膀胱功能障碍患者,除间断导尿外,可联合抗胆碱药物或抗痉挛药物治疗,如巴氯芬、多沙唑嗪、坦索罗辛等。

4.疼痛

对急性疼痛如内侧纵束综合征,卡马西平或苯妥英钠可能有效,也可用普瑞巴林治疗。加巴喷丁和阿米替林对感觉异常如烧灼感、紧束感、瘙痒感可能有效。配穿加压长袜或手套对缓解感觉异常可能也有一定效果。

5.认知障碍

目前仍缺乏疗效肯定的治疗方法。可应用胆碱酯酶抑制剂如多奈哌齐进行治疗。

6.抑郁

可应用选择性 5-羟色胺再摄取抑制剂(SSRI)类药物。心理治疗也有一定效果。

7.其他症状

如男性患者勃起功能障碍可选用西地那非治疗。眩晕症状可选择美克洛嗪、昂丹司琼或东莨菪碱治疗。

五、护理评估

(一)健康史

有无感染史(消化道、呼吸道),有无其他自身免疫性疾病如系统性红斑狼疮、干燥综合征、混合结缔组织病、重症肌无力、甲状腺功能亢进、桥本甲状腺炎、结节性多动脉炎等。

(二)症状

1.视神经损害

视力下降伴眼球胀痛,在眼部活动时明显。急性起病患者受累眼几小时或几天内部分或完全视力丧失。视野改变主要表现为中心暗点及视野向心性缩小,也可出现偏盲或象限盲;以视神经炎形式发病者,眼底早期有视盘水肿,晚期出现视神经萎缩。以球后视神经炎发病者早期眼底正常,晚期出现原发性视神经萎缩。

2.脊髓损害

脊髓损害为脊髓完全横贯性损害,症状常在几天内加重或达到高峰,表现为双下肢瘫痪、双侧感觉障碍和尿潴留,且程度较重。损害累及脑干时可出现眩晕、眼震、复视、顽固性呃逆和呕吐,饮水呛咳和吞咽困难。根性神经痛、痛性肌痉挛也较为常见。

(三)身体状况

1.生命体征

生命体征有无异常。

2.肢体活动障碍

受累部位肢体肌力、肌张力有无异常,肢体有无感觉障碍。

3.吞咽困难

有无饮水呛咳、吞咽困难,判断洼田饮水试验分级。

4.二便障碍

有无尿失禁、尿潴留,便秘。

5.视力障碍

有无视力丧失、下降,视野缺损,偏盲,复视等。

(四)心理状况

(1)有无焦虑、恐惧、抑郁等情绪。

(2)疾病对生活、工作有无影响。

六、护理诊断/问题

(一)生活自理能力缺陷

与肢体无力有关。

(二)躯体移动障碍

与脊髓受损有关。

(三)有受伤的危险

与视神经受损有关。

(四)有皮肤完整性受损的危险

与瘫痪及大小便失禁有关。

(五)便秘

与脊髓受累有关。

(六)潜在的并发症

感染,与长期应用激素导致机体抵抗力下降有关。

(七)有泌尿系统感染的危险

与长期留置尿管及卧床有关。

(八)知识缺乏

与疾病相关知识缺乏有关。

(九)焦虑

与担心疾病预后及复发有关。

七、护理措施

(一)环境与休息

保持病室安静舒适,病房内空气清新,温湿度适宜。病情危重的患者应卧床休息。病情平稳时鼓励患者下床活动,注意预防跌倒、坠床等不良事件的发生。

(二)饮食护理

指导患者进高热量、高蛋白质、高维生素食物,少食多餐,多吃新鲜蔬菜和水果。出现吞咽困难等症状时,进食应抬高床头,速度宜慢,并观察进食情况,避免呛咳。必要时遵医嘱留置胃管,并进行吞咽康复锻炼。

(三)安全护理

(1)密切观察病情变化,视力、肌力如有下降,及时通知医师。视力下降、视野缺损的患者要注意用眼卫生,不用手揉眼,保持室内光线良好,环境简洁整齐。将呼叫器、水杯等必需品放在患者视力范围内,暖瓶等危险物品应远离患者。复视患者活动时建议戴眼罩遮挡一侧眼部,以减轻头晕症状。

(2)感觉异常的患者,指导其选择宽松、棉质衣裤,以减轻束带感。洗漱时,以温水为宜,可以缓解疲劳。禁止给予患者使用热水袋,避免泡热水澡,避免因过热而导致症状波动。

(四)肠道护理

排泄异常的患者嘱其养成良好的排便习惯,定时排便。每天做腹部按摩,促进肠蠕动,排便困难时可使用开塞露等缓泻药物。平时多食含粗纤维食物,以保证大便通畅。留置尿管的患者,保持会阴部清洁、干燥。定时夹闭尿管,协助患者每天做膀胱、盆底肌肉训练,增强患者控制膀胱功能的能力。

(五)基础护理

保持床单清洁、干燥,保证患者"六洁四无"。定时翻身、拍背、吸痰,保持呼吸道通畅,保持皮肤完好。肢体处于功能位,每天进行肢体的被动活动及伸展运动训练。能行走的患者,鼓励其进行主动锻炼。锻炼要适度,并保证患者安全,避免外伤。

(六)用药护理

使用糖皮质激素应注意观察药物的不良反应及并发症,及时有效地遵医嘱给予处理。注意观察生命体征、血糖变化。保护胃黏膜,避免进食坚硬、有刺激的食物。长期应用者,要注意避免感染,并向患者及家属进行药物宣教,以取得其配合。使用免疫抑制剂应向患者及家属做好药物知识宣教,使其了解药物的使用注意事项及不良反应,注意观察药物的不良反应,预防感染,定期抽血,监测血常规及肝肾功能。

(七)心理护理

要做好患者心理护理,介绍有关疾病知识,鼓励患者配合医护人员的治疗,做好长期治疗的准备,树立战胜疾病的信心,减轻恐惧、焦虑、抑郁等不良情绪,以促进疾病康复。

八、健康指导

(1)合理安排工作、学习,生活有规律。

(2)保证充足睡眠,保持积极乐观的精神状态,增加自我照顾能力和应对疾病的信心。

(3)避免紧张和焦虑的情绪。

（4）进行康复锻炼,以保持活动能力,强度要适度。

（5）正确用药,合理饮食。

（杨玉玲）

第十二节　多发性硬化

多发性硬化(multiple sclerosis,MS)是发生在中枢神经系统的脱髓鞘疾病,临床表现以病变部位多,以及具有反复地复发缓解过程为特点,即具有时间和空间的多发性,以髓鞘脱失、神经胶质细胞增生、不同程度的轴索病变和进行性神经功能紊乱为主要特点。MS 的病因还未明确,但大量流行病学调查结果显示:MS 具有基因和环境易感性,其中环境因素引发的个体自身免疫机制起着重要的作用。因其发病率较高、呈慢性病程、倾向于年轻人罹患,故成为重要的神经系统疾病之一。

一、流行病学

MS 的发病年龄呈单峰分布,以 20～40 岁多见,高峰在 30 岁左右,10 岁以下及 60 岁以上少见。MS 患病情况与性别有关,女性发病率较高,性别差异在低年龄患者中较明显。

流行病学研究显示,MS 的发病率与地理纬度、种族、移民等有很大的关系。总体上讲,MS 存在着地理分布上的差异,可以分为 3 个区域:高危险区是指患病率≥30/10 万的地区,包括多数北欧国家、美国北部、加拿大、澳大利亚南部以及新西兰等;中危险区是指患病率介于(5～29)/10 万的地区,包括欧洲南部、美国南部、东南亚、印度、南非和部分北非国家,其中美国南部和欧洲南部为(6～14)/10 万;低危险区是指患病率＜5/10 万的地区,包括中国、日本、拉丁美洲等。中国目前缺乏流行病学资料。近年来,各地收治的 MS 患者有增多趋势,说明 MS 在我国亦不罕见。

二、病因与发病机制

病因尚不明确。综合流行病学、遗传学和免疫学资料,MS 的发病可能是某些遗传因素决定的易感个体,于儿童期被特定的外界因素(如环境因素、病毒感染等)所诱发,经过一定潜伏期后发生 MS。其发病机制与自身免疫机制有关。

三、病理

病变可累及视神经、视交叉、脊髓、脑干、小脑与大脑半球,以白质受累为主。

脑外观常无明显特征,仅患病多年的病脑显示脑沟增宽。脊髓急性横贯性病损时,病变阶段肿胀。少数慢性病例,可见脊髓轻度萎缩。

切面可见脑室扩大,在视神经、视交叉、脊髓、脑干、小脑与大脑白质内,有多发性的脱髓鞘病灶。脊髓病变以颈髓受累为多见,好侵犯皮质脊髓束与后索,病变严重时涉及多个阶段。脑部病损分布大致对称,脑室与导水管周围是特征性的好发部位,在大脑皮质、灰白质交界处与白质浅层可能有仅几毫米的明显小于脑室周围的小病灶。

镜下:急性期髓鞘崩解、脱失,小胶质细胞增生,炎性细胞浸润常围绕小静脉形成"血管套"。慢性期炎性细胞逐渐消退,遗留髓鞘脱失、星形细胞增生与胶质化的硬化斑。病程早期可见轴索的断裂或丧失,且与神经功能障碍的程度相关。病变也可累及灰质神经元,从组织学的角度来讲,皮质损害的发生率常被低估。另外可累及周围神经系统,主要表现在神经根,病灶呈斑块样分布,光镜下可见"洋葱球"样改变。

四、临床表现

起病快慢不一,以亚急性起病为多。病程多呈波动变化,缓解和复发为本病的重要特征。

MS最主要的症状是球后或视神经炎,也常是首发症状,临床表现为数天内多是一侧眼视力减退与视野缺损,少数患者可以致盲。视野缺损常是先累及色觉视野,最多见中心暗点,病情进展可累及双侧,极少患者双侧同时发病。病损靠近视盘时,可有视盘肿胀,边缘模糊。约有1/3的患者初次发病可以完全恢复,其他患者即便发病时视力减退很明显,甚至出现视盘苍白,也可以明显改善。视力的改善一般在发病两周之后,皮质类固醇激素可以加快其恢复速度。

由于病理损害的部位不同,临床表现不尽相同,常见的表现如下。

(一)精神症状

多数患者表现为欣快或情绪高涨愉快,情绪易激动,有些患者也可见强哭强笑。可出现抑郁症、焦虑等,抑郁症的发生率约为50%,常表现为情绪低落、兴趣感缺乏和主观能动性丧失等,严重者可出现自杀现象。少数患者可出现躁狂表现。所有患者都不同程度地出现认知功能的减退,记忆力、定向力、注意力均减退,最后甚至出现全面性的痴呆。

(二)脑神经功能障碍

脑干部位的病损是一大组病变,除视神经和(或)视交叉部位脱髓鞘病变引起的视野、视力等多发性硬化的特征性改变外,还伴有其他病变损伤。脱髓鞘病变发生于脑桥,可造成脑神经核损伤。波及动眼神经和展神经,可出现眼球运动功能障碍。内侧纵束的病变更多见,引起核间性眼肌瘫痪,对于年轻患者的双侧的核间性眼肌瘫痪应考虑此病的可能。临床上表现为复视,以及瞳孔的不等大、缩小、光反应迟钝等,可有霍纳氏征。眼球震颤也是常见症状之一,多与病变波及小脑和脑干有关,可以是水平性、垂直性及旋转性的,直视时可以有轻度摆动性眼震样动作,也可见扫视性眼球摆动;三叉神经核受损可以有面部感觉减退、发麻、异样感,部分患者有角膜反射减退以及三叉神经痛。面神经核受损可以导致类似面神经炎改变,临床上可以是同侧面肌痉挛或是起自同侧眼轮匝肌并扩展到整个面肌的面肌抽搐,有患者甚至可以进展到周围性面瘫。前庭神经核也可受到波及,常见症状为突发性眩晕,发作时伴有眼震和呕吐,也可由第四脑室底部前庭神经根脱髓鞘病变引起。延髓的多发性硬化病灶出现假性延髓性麻痹症状,临床上表现为构音障碍,言语不清晰,欠流利,有时为使语言清晰,出现语言顿挫,严重患者可因声带麻痹而失声。吞咽功能也可受到伤害,咽部和舌后部感觉障碍,腭上提运动减弱,咽反射减弱,出现呛咳、误咽、咀嚼困难、咽下困难甚至出现张闭口不能。

(三)运动功能障碍

皮质脊髓束受损可引起痉挛性瘫痪,小脑和脊髓小脑通路受损造成小脑性共济失调,以及深感觉障碍导致感觉性共济失调。在疾病后期可以出现感觉刺激(如床被的接触)引起的痛性屈肌痉挛反应。

（四）感觉障碍

患者感觉障碍常由于脊髓丘脑束、脊髓后索损害引起。最常见的主诉为麻刺感、麻木感，也可有束带感、烧灼感、寒冷感或痛性感觉异常。疼痛作为早期症状也是常见的，多见于背部、小腿部或上肢。检查时所能发现的感觉障碍随病灶的部位而定，可以为周围型、脊髓型、皮质型、内囊型或不规则形。深感觉障碍相对浅感觉障碍少见，一旦出现，表现较为明显。颈脊髓损害时的特征性表现为 Lhermitte 征，表现为屈颈时出现自后颈部向下放射的触电样感觉异常，由于颈髓损害累及后索与背根进入脊髓受到刺激而引起。偶尔也可遇到不典型的脊髓半横断征，也可表现为游走性的感觉异常。早期感觉症状一般持续不久，常在数周后缓解。疾病后期可出现持续的脊髓横贯性感觉障碍。

（五）其他

少数患者发病开始即出现尿急、尿频、尿潴留或尿失禁等膀胱功能障碍，或出现肠道的功能障碍，表现为便秘或大便失禁。该组患者中男性常伴有性功能障碍即阳痿和性欲低下。也有患者首先表现为典型的三叉神经痛幻肢觉、体像障碍、顽固性呃逆甚至偏瘫、失语，极个别患者还首先出现臂、咽和腰骶疼痛及痛温觉减退，常常给临床诊断带来困难。大约有 3% 的患者还有明显的大脑病变相关的局灶性癫痫。

五、诊断

目前，临床上采用 Poser 诊断标准。青壮年发病；中枢神经系统病损、病灶多发；病程波动，有缓解和复发这些典型表现，是诊断的主要依据。还应与一些酷似多发性硬化的疾病或综合征相鉴别，如急性播散性脑脊髓炎、亚急性联合变性、颅内多发病灶的血管源性疾病的多发脑梗死、抗磷脂抗体综合征、系统性红斑狼疮性血管炎、特发性主动脉炎以及各种颅内炎症性疾病等。

六、治疗

（一）发作期治疗

（1）在急性发作时首先选用皮质类固醇药物治疗，可抑制炎症、缩短病程，常用的方法有以下几种。①甲泼尼龙：英国国立临床规范研究所的 MS 诊断和治疗指南推荐甲泼尼龙大剂量、短程应用，日量 200～500 mg，静脉注射，连用 3～5 天；或日量 500～200 mg 口服，连用 3～5 天；不允许频繁使用（1 年内不能超过 3 次）或随意延长大剂量激素使用时间（超过 3 周）；②其他常用方法：包括 ACTH、地塞米松、口服泼尼松等。

（2）β-干扰素治疗主要应用于复发缓解型 MS 患者。国外报道应用 IFNβ-1b，小剂量为 1.6 mIU，每周应用 2 次，皮下注射，连续 2 年；大剂量 8 mIU，用法同前。另一种为 IFNβ-1a，每周应用 1 次，每次剂量 6 mIU，肌肉注射，连续应用 2 年。对复发缓解型 MS 的复发率减少 30%～40%。醋酸格拉替雷（Glatiramer acetate）：主要用于复发缓解型 MS 患者。国外报道可与干扰素联合应用，用量 20 mg/d，皮下注射，连续应用 1～2 年。

（二）缓解期的治疗

重点应为预防复发。

1. 免疫抑制剂

免疫抑制剂主要有硫唑嘌呤、环磷酰胺及环孢霉素。常用于复发频率较高的患者。但毒副作用较高，患者常在治疗过程中因毒副作用而必须停药。硫唑嘌呤常用剂量为 100～200 mg/d，可连用数月,其后期效果可维持数年。环磷酰胺 400～500 mg/d,10～14 天为 1 个疗程,后期效果也可维持数年。

2.转移因子及丙种球蛋白

转移因子常用剂量为 1 U,皮下注射,每周应用 1 次,连用 1 个月;每月 1 次,用 6 个月;其后每 2 个月 1 次,连续应用 1～2 年。丙种球蛋白每月应用 1 次,共 3 个月,其后每 3 或 6 个月应用 1 次,间歇应用 1～2 年。

3.干扰素治疗

干扰素治疗见发作期治疗。

4.自体外周造血干细胞移植(APB-SCT)

APB-SCT 主要用于进展型 MS 的治疗。

最新的治疗指南不建议使用环磷酰胺等免疫抑制剂,不使用结核菌素等免疫调节剂,不主张长期的皮质醇激素治疗、全身的放疗,高压氧治疗也不推荐。

(三)对症治疗

一些患者出现疲劳症状,多有情绪反应、睡眠欠佳、慢性疼痛、营养匮乏以及某些药物的不良反应等原因,去除诱因不见好转者,有人使用金刚烷胺治疗获满意效果,常用量 200 mg/d,但未做常规使用。

七、护理评估

(一)发病病因

(1)关于本病的病因及发病机制目前尚不完全清楚,目前主要有四种学说:①病毒感染,机体抗病毒免疫反应引起组织损伤和炎性反应;②免疫反应;③遗传因素,多发性硬化有家族易感性;④环境因素,某些环境因素在多发性硬化的发病中同样起重要作用,如 MS 发病率与高纬度寒冷地区有关。

(2)流行病学调查:本病好发于北半球的寒冷与温带地区,我国属中发地区。最多的发病年龄在 20～40 岁之间,女性稍多,其比例为(2～3):1。

(二)临床观察

多发性硬化由于是遗传易感个体与环境因素作用而发生的自身免疫系统的疾病,其因发病率较高呈慢性病程和倾向于年轻人罹患,而成为最重要的神经科疾病之一。多发性硬化表现不一,临床常见病程可分为:复发缓解型、原发进展型、进展复发型、继发进展型及良性型五类。由于 MS 可累及视神经、脊髓、脑干、小脑及大脑半球的白质,病灶散在多发,因此易出现不同的临床症状谱。

1.感觉障碍

感觉障碍是患者的最常见症状,常由脊髓后索或脊髓丘脑束病损引起。最常见的症状为疼痛或感觉异常,如麻木感,束带感、烧灼感或痛温觉减退、缺失,以肢体为主,可有深感觉障碍。

2.运动障碍

运动障碍包括皮质脊髓束损害引起的痉挛性瘫痪,小脑或脊髓小脑通路病损引起的小脑性共济失调,深感觉障碍引起的感觉性共济失调。

3.视觉障碍

视觉障碍多有缓解-复发的特点,早期眼底无改变,后期可见视神经萎缩和球后视神经炎,表现为视力减退或视野缺损,但很少致盲。首次发病较易缓解,反复发作可致视盘颞侧偏白,或遗留颞侧视盘苍白。

4.膀胱功能障碍

膀胱功能障碍包括尿急或尿不畅、排空不全、尿失禁等。

5.脑干症状

某些多发性硬化患者可有脑干损害的体征,包括眼球震颤和核间性眼肌麻痹引起复视、面部感觉缺失、面瘫、构音障碍、眩晕、延髓性麻痹等。

6.其他

精神症状、痴呆及认知功能障碍。

(三)诊断及检查

1.实验室检查

(1)脑脊液检查如下。

1)急性期约 60％的患者脑脊液单核细胞轻度增多。多数患者脑脊液蛋白含量正常,部分患者急性期脑脊液蛋白含量轻度增高。

2)检测 IgG 鞘内合成:①检测脑脊液 IgG(免疫球蛋白)指数,约 70％以上的患者 IgG 指数增高。②脑脊液寡克隆 IgG 带,患者脑脊液寡克隆区带阳性。

3)脑脊液 MBP 升高可提示多发性硬化急性发作,其升高如超过 9 ng/mL,则提示活动性脱髓鞘。

(2)特殊检查。①电生理检查:视觉诱发电位(VEP)、脑干听觉诱发电位(BAEP)和体感诱发电位(SEP)。50％～90％多发性硬化患者均有一项或多项异常。②影像学检查:CT 可检查出脑部早期病损;MRI 检出率明显高出 CT,为本病最有效的检查手段,除可显示大脑和小脑的病灶外,还能显示出脑干和脊髓的急性脱髓鞘病灶,主要表现为分布于白质的多个大小不一的片状长 T_1 长 T_2 信号,病程长的患者可伴有脑室系统扩张、脑沟增宽等脑白质萎缩征象。

2.诊断

Poser 的 MS 诊断标准指出临床确诊需要病程中做次数、病变的临床证据及实验室检查支持。

八、常见护理问题

(一)感知觉改变

(1)感知觉改变主要是指感觉异常或感觉减退,以肢体、躯干、头部较多见。因此患者易出现感觉障碍部位的损伤。

(2)视觉的改变:主要是球后视神经功能障碍而导致的视神经炎所致。因此易出现视觉减退或偏盲而导致不安全因素的发生。

(二)躯体移动障碍

躯体移动障碍主要与患者出现运动障碍、截瘫、四肢瘫、偏瘫、长期卧床肢体活动不能有关。

(三)皮肤受损的危险

皮肤受损的危险主要与患者脊髓受累后出现的膀胱功能障碍而引起的尿失禁有关。

(四)营养摄取不足

当患者出现脑干受累时,可见构音障碍、假性延髓性麻痹、咬肌肌力弱、吞咽困难等症状,因此易出现营养不良、消瘦等变化。

(五)焦虑

焦虑主要与疾病的反复发作与预后不良和青壮年患慢性疾病心理承受能力差有直接关系,因此出现精神抑郁、猜疑、迫害妄想、自杀的患者较多见。

(六)语言沟通障碍

由于脑干受累引起构音障碍、假性延髓性麻痹等症状,使患者与他人沟通受到阻碍,再加上精神异常出现交流障碍。

(七)自我形象的紊乱

主要是患者形象的突然改变,导致精神上不能承受,一般要经过精神、心理、生理及时间的延长等才能慢慢改变患者对疾病的认识。

(八)并发症

1.吞咽障碍

患者易出现呛咳、误吸等症状。

2.感染

由于患者疾病的反复发作,每次发作后易残留部分症状和体征,逐渐累积后会使病情逐渐加重,同时易出现高热、肺炎、压疮等并发症。

九、护理目标

(1)保障患者的安全,防止出现感觉缺失部位的损伤。

(2)提高患者的自理能力,保证患者肢体的基本活动。

(3)保证患者住院期间不出现皮肤的损伤。

(4)保证患者正常营养的供给。

(5)有效地进行沟通,保持患者心情愉快,不出现焦虑。

(6)患者能够积极配合治疗和护理。

(7)防止并发症的发生。

十、护理措施

(一)定时评估并做好安全措施

1.环境

(1)应向患者介绍入院环境并将患者安排在离护士站较近且安静的病房,并把餐具、水、呼叫器、便器放在患者的视力范围内。

(2)如果患者有精神症状,应给予必要的约束或由家人/护理员 24 小时进行陪护。

(3)给视力下降、模糊的患者提供适当的电源。

2.床单位

使用气垫床和带棉套的床挡,防止压疮及患者坠床。保持床单位清洁、平整、干燥、无沉渣,防止感觉障碍的部位受损。

3.卧位

给予患者功能位,并根据患者感觉缺失的部位和程度,定时给予翻身,并注意肢体的保暖。

4.温水擦洗

每天用温水擦洗有感觉障碍的身体部位。

5.保暖

患者肢体增加盖被进行保暖,慎用暖水袋。

6.知觉训练

用砂纸、丝绸刺激触觉;用冷水、温水刺激温度觉、用针尖刺激痛觉。

7.功能锻炼

经常给患者做肢体按摩和肢体被动活动。

(二)提高患者肢体活动能力

(1)为患者讲解活动的重要性,定时更换体位,操作时动作要轻柔。

(2)鼓励患者进行自主功能锻炼,帮助患者进行被动肢体活动,并保持关节功能位。

(3)恢复期患者鼓励并协助做渐进性活动:协助患者在床上慢慢坐起,坐在床边摆动腿数分钟,下床时有人搀扶或使用助行器。

(三)皮肤护理

(1)保持床单位清洁、平整、干燥、无沉渣,防止感觉障碍的部位受损。男性尿失禁患者可使用假性导尿,必要时给予留置导尿。

(2)留置导尿患者应每天进行会阴冲洗 1 次,每 4 小时进行尿管开放 1 次,以训练膀胱功能。

(3)如出现尿疹或湿疹应立即请皮科会诊,随时给予药物针对性治疗。

(四)患者营养的供给

(1)延髓性麻痹可能会引起吞咽困难,因此当患者进食缓慢时可由普通饮食改为高热量半流食或乳糜食,按体重计算患者每天所需的热量,就此提供饮食量及种类。

(2)鼻饲饮食。

(3)肠外营养:可根据患者的病情加用肠外高营养。

(五)排除焦虑,配合治疗

(1)应加强与患者的沟通,取得患者信赖,鼓励患者说出自己紧张、焦虑的原因,如因疾病的反复或迁延不愈等原因。

(2)满足患者的合理要求,医护人员主动帮助或协助照顾好患者。

(3)给患者讲解疾病知识,让年轻患者逐渐能够承受,并与家属做好沟通,尽可能让家属多做患者的心理工作。

(4)积极让患者参与制订护理计划,并鼓励患者自理。

(六)防止并发症发生

1.防止误吸

鼻饲前应给予患者吸痰,头抬高 15°～30°,并抽吸胃液,防止胃内残留液过多,而引起反流导致误吸。

2.肺炎

给予患者更换体位,定时进行翻身、叩背、排痰。给予雾化吸入,或使用叩背机,促使肺内深部痰液的及时排出。排痰时注意观察患者痰液的性质、量,出现Ⅲ度感染时,应立即通知医师,给予相应的护理。

3.压疮

因患者出现运动障碍,应给予气垫床和带棉套的床挡的使用,保持床单位清洁、平整、干燥、无沉渣。身体的骨突出部位应给予保护,温水擦背每天 2 次。

（七）治疗

1.治疗原则

原则是控制疾病的急性发作、阻止病情进行性发展、对症支持治疗。

2.急性期多发性硬化

(1)首选糖皮质激素治疗,最常使用甲泼尼龙、地塞米松等激素,因其显效较快,作用持久,副作用较少,可以减低多发性硬化恶化期的严重程度和时间。

(2)免疫抑制剂:常用环孢素,也可用硫唑嘌呤口服。

3.进展型多发性硬化

慢性进展型多发性硬化对糖皮质激素反应很差,可采用免疫抑制剂疗法,如甲氨蝶呤、环磷酰胺。

4.预防多发性硬化

硫唑嘌呤、环孢素、β-干扰素(IFN-β)。

5.对症治疗

(1)肌强直:可用巴氯芬。

(2)疼痛:可用阿米替林、氟西汀、卡马西平。

(3)小脑性震颤:可用卡马西平。

(4)强哭强笑:可用阿米替林。

(5)尿失禁:可用抗胆碱药,如溴丙胺太林或三环类抗抑郁药。

6.预后

约 80％的患者可有缓解－复发病程,特别是起病后的 10 年中较易复发。病情较轻的缓解-复发型的多发性硬化复发的次数不多,则预后较好。若患病 10 年生活仍能完全自理和能工作的患者,则属良性多发性硬化,一般不会因本病致残。约有 20％的患者病情进展较快,在 5 年内死亡。

十一、健康教育

(1)针对本疾病的特点给予患者进行讲解,并注意做好心理护理。

(2)讲解避免诱因的方法,一般患者在出现神经症状之前的数月或数周多有疲劳、感冒、感染、拔牙等病史,因此应避免诱因的发生。

(3)向患者介绍用药方法及用药后作用,同时应了解激素类药物的不良反应,防止不良反应发生。

(4)指导患者尽可能维持正常活动,避免用过热的水洗澡。

（于　爽）

第十三节 坐骨神经痛

一、疾病概要

坐骨神经通路及其分布区的疼痛综合征称坐骨神经痛,分为原发性和继发性。原发性坐骨神经痛即为坐骨神经炎,临床少见;继发性坐骨神经痛是因沿坐骨神经通路过程中遭受邻近组织病变影响所致。坐骨神经痛根性和干性坐骨神经痛。根性神经痛病变主要位于椎管内,如椎间盘突出、椎管内肿瘤和脊椎本身疾病。干性坐骨神经痛病变主要位于椎管外,如骶髂关节病、炎症、结核、骨盆炎、肿瘤、盆腔内子宫附件炎及肿瘤等。坐骨神经痛多为单侧。起病较急,先有下背部及腰部僵直感,继而下肢出现沿坐骨神经通路的剧烈疼痛,呈发作性加剧。其疼痛性质如烧灼、刀割、触电、夜间尤剧。为减轻疼痛患者常采取特殊姿势,如睡眠时躯干向健侧卧,病侧下肢屈曲;站立时躯干向健侧倾斜,病侧下肢屈曲或微屈。根性坐骨神经痛,在咳嗽、打喷嚏、屏气用力时疼痛加剧;干性坐骨神经痛,沿坐骨神经各点如臀中点、闭孔点、腓点、踝点、跖中点等压痛明显。可根据病史、症状、体征、脑脊液检查及 CT、MRI 扫描等检查协助诊断。针对病因进行治疗。

二、临床护理

(一)一般护理

急性期卧床休息,睡硬板床,对腰椎间盘突出的患者尤为重要。腰部垫以小枕可保持腰部适当曲度,减轻疼痛。卧床时间为 3～4 周,疼痛减轻后可逐渐下地活动,以防肌萎缩。为保持患者的特殊减痛姿势,可用软枕、海绵垫等给予支托,使其舒适。避免一种体位局部受压时间过长、注意皮肤清洁、干燥,预防压疮。疼痛使患者心情不悦食欲减退,应鼓励患者进食,多食用新鲜水果及含纤维素丰富的蔬菜。因水果和蔬菜不仅含有维生素、无机盐、水,还含有纤维素和果胶,均可促进肠蠕动,预防因便秘时用力排便而加剧疼痛。

(二)病情观察

患肢疼痛是本病的主要表现,需观察疼痛点、部位、性质及引起疼痛的诱发因素,如咳嗽时患肢疼痛加重等。注意有无低热、盗汗及体重下降等情况,以协助查找病因。

(三)对症护理

疼痛的肢体可给予热水袋、热沙袋、热盐袋等热敷,均可减轻神经肿胀及止痛。疼痛使患者卧床、心情烦躁,故应对患者的起居饮食给予全面的照护,避免因受凉或上呼吸道感染而咳嗽、打喷嚏加重疼痛。保持排便通畅,便秘时可给缓泻剂或肥皂水灌肠。对严重疼痛不能耐受的患者,可给镇静止痛剂或采用封闭疗法。

(四)治疗护理

急性期患者常因疼痛和急于治愈的心情而焦虑不安,故对患者的陈述需耐心听取,为缓解其疼痛尽量避免一切诱发因素。多与患者交谈,分散其注意力,使之感受到备受关怀,以缓解不愉快的心情。肌内注射用药宜在健侧,以防患肢疼痛发作。服用消炎止痛剂,如萘普生、吲哚美辛、布洛芬等,可能出现头晕、恶心、消化不良、皮疹等反应,一般不需停药。采用针灸、按摩或局部疼点敷药、蜡疗、短波透热及离子透入等治疗,均应注意局部皮肤有无损害,如局部皮肤发痒可涂用激素药膏等。

三、康复护理

症状减轻后,鼓励患者适当活动,以防引起失用性肌萎缩。日常生活避免直腿弯腰取物,勿使腰部负重过度,防止腰部扭伤,加强身体锻炼,勿在湿冷的地方睡觉,以防复发。

(于　爽)

第十四节　肝豆状核变性

一、概述

肝豆状核变性又称 Wilson 病(WD),是以铜代谢障碍为特征的常染色体隐性遗传病。由于 WD 基因(位于 $13q^{14.3}$)编码的蛋白(ATP7B 酶)突变,导致血清铜蓝蛋白合成不足以及胆管排铜障碍,血清自由态铜增高,并在肝、脑、肾等器官沉积,出现相应的临床症状和体征。本病好发于青少年,临床表现为铜代谢障碍引起的肝硬化、基底节变性等多脏器病损。该病是全球性疾病,世界范围的患病率约为 30/100 万,我国的患病率及发病率远高于欧美。

二、临床表现

(一)肝症状

以肝病作为首发症状者占 40%～50%,儿童患者约 80%发生肝脏症状。肝脏受累程度和临床表现存在较大差异,部分患者表现为肝炎症状,如倦怠、乏力、食欲缺乏,或无症状的转氨酶持续增高;大多数患者表现为进行性肝大,继而进展为肝硬化、脾大、脾功能亢进,出现黄疸、腹水、食管静脉曲张及上消化道出血等;一些患儿表现为暴发性肝衰竭伴有肝铜释放入血而继发的 Coomb 阴性溶血性贫血。也有不少患者并无肝大,甚至肝缩小。

(二)神经系统症状

以神经系统症状为首发的患者占 40%～59%,其平均发病年龄比以肝病首发者晚 10 年左右。铜在脑内的沉积部位主要是基底节区,故神经系统症状突出表现为锥体外系症状。最常见的症状是以单侧肢体为主的震颤,逐渐进展至四肢,震颤可为意向性、姿势性或几种形式的混合,振幅可细小或较粗大,也有不少患者出现扑翼样震颤。肌张力障碍常见,累及咽喉部肌肉可导致言语不清、语音低沉、吞咽困难和流涎;累及面部、颈、背部和四肢肌肉引起动作缓慢僵硬、起步困难、肢体强直,甚至引起肢体和(或)躯干变形。部分患者出现舞蹈样动作或指划动作。WD 患者的少见症状是周围神经损害、括约肌功能障碍、感觉症状。

(三)精神症状

精神症状的发生率为 10%～51%。最常见为注意力分散,导致学习成绩下降、失学。其余还有情感障碍,如暴躁、欣快、兴奋、淡漠、抑郁等;行为异常,如生活懒散、动作幼稚、偏执等,少数患者甚至自杀；还有幻觉、妄想等。极易被误诊为精神分裂症、躁狂抑郁症等精神疾病。

(四)眼部症状

具有诊断价值的是铜沉积于角膜后弹力层而形成的 Kayser-Fleischer(K-F)环,呈黄棕色或黄绿色,以角膜上、下缘最为明显,宽约 1.3 mm,严重时呈完整的环形。应行裂隙灯检查予以肯定和早期发现。7 岁以下患儿此环少见。

(五)肾症状

肾功能损害主要表现为肾小管重吸收障碍,出现血尿(或镜下血尿)、蛋白尿、肾性糖尿、氨基酸尿、磷酸盐尿、尿酸尿、高钙尿。部分患者还会发生肾钙质沉积症和肾小管性酸中毒。持续性氨基酸尿可见于无症状患者。

(六)血液系统症状

患者主要表现为急性溶血性贫血,推测可能与肝细胞破坏致铜离子大量释放入血,引起红细胞破裂有关。还有继发于脾功能亢进所致的血小板、粒细胞、红细胞减少,以鼻出血、齿龈出血、皮下出血为主要临床表现。

(七)骨骼肌肉症状

2/3 的患者出现骨质疏松,还有较常见的是骨及软骨变性、关节畸形、X 形腿或 O 形腿、病理性骨折、肾性佝偻病等。少数患者发生肌肉症状,主要表现为肌无力、肌痛、肌萎缩。

(八)其他

其他病变包括:皮肤色素沉着、皮肤黝黑,以面部和四肢伸侧较为明显;鱼鳞癣、指甲变形等。内分泌紊乱如葡萄糖耐量异常、甲状腺功能低下、月经异常、流产等。少数患者可发生急性心律失常。

三、诊断要点

(一)诊断

任何患者,特别是 40 岁以下者发现有下列情况应怀疑 WD,须进一步检查。

(1)其他病因不能解释的肝脏疾病、持续血转氨酶增高、持续性氨基酸尿、急性重型肝炎合并溶血性贫血。

(2)其他病因不能解释的神经系统疾病,特别是锥体外系疾病、精神障碍。

(3)家族史中有相同或类似疾病的患者,特别是先证者的近亲,如同胞、堂或姨兄弟姐妹等。

(二)鉴别诊断

对疑似患者应进行下列检查,以排除或肯定 WD 的诊断。

1.实验室检查

对所有疑似患者都应进行下列检查。

(1)血清铜蓝蛋白(ceruloplasmin,CP):CP 降低是诊断 WD 的重要依据之一。成人 CP 正常值为270～370 mg/L(27～37 mg/dL),新生儿的血清 CP 为成人的1/5,此后逐年增长,至 3～6 岁时达到成人水平。96%～98%的 WD 患者 CP 降低,其中 90%以上显著降低(0.08 g/L 以下),甚至为零。杂合子的 CP 值多在 0.10～0.23 g/L,但 CP 正常不能排除该病的诊断。

(2)尿铜:尿铜增高也是诊断 WD 的重要依据之一。正常人每天尿铜排泄量为 0.047～0.550 μmol/24 h(3～35 μg/24 h)。未经治疗的 WD 患者尿排铜量可略高于正常人甚至达正常人的数倍至数十倍,少数患者也可正常。

(3)肝铜量:肝铜测定是诊断 WD 最重要的生化证据,但肝穿为创伤性检查,目前尚不能作为常规的检测手段。

(4)血清铜:正常成人血清铜为 $11\sim22$ $\mu mol/L$($70\sim140$ $\mu g/dL$),90% 的 WD 患者血清铜降低,低于 9.4 $\mu mol/L$(60 $\mu g/dL$)有诊断价值。须注意,肾病综合征、严重营养不良和失蛋白肠病也可出现血清铜降低。

2.影像学检查

颅脑 CT 扫描多显示双侧对称的基底节区、丘脑密度减低,多伴有不同程度的脑萎缩。MRI 扫描多于基底节、丘脑、脑干等处出现长 T_1、长 T_2 异常信号,约 34% 伴有轻至中度脑萎缩,以神经症状为主的患者 CT 及 MRI 的异常率显著高于以肝症状为主的 WD 患者。影像学检查虽无定性价值,但有定位及排除诊断的价值。

(三)诊断标准

(1)肝、肾病史:肝、肾病征和(或)锥体外系病征。

(2)铜生化异常:主要是 CP 显著降低(<0.08 g/L);肝铜增高(237.6 $\mu g/g$ 肝干重);血清铜降低(<9.4 $\mu mol/L$);24 小时尿铜增高(>1.57 $\mu mol/24$ h)。

(3)角膜 K-F 环阳性。

(4)阳性家族史。

(5)基因诊断。

符合(1)(2)(3)或(1)(2)(4)可确诊 WD;符合(1)(3)(4)而 CP 正常或略低者为不典型 WD(此种情况少见);符合上述 1~4 条中的 2 条,很可能是 WD(若符合 2、4 可能为症状前患者),此时可参考脑 MRI 改变、肝脏病理改变、四肢骨关节改变等进行综合诊断。

基因诊断虽然是金标准,但因 WD 的突变已有 200 余种,因此基因检测目前仍不能作为常规检测方法。

四、治疗方案及原则

(一)治疗目的

(1)排除积聚在体内组织过多的铜。

(2)减少铜的吸收,防止铜在体内再次积聚。

(3)对症治疗,减轻症状,减少畸形的发生。

(二)治疗原则

1.早期和症状前治疗

越早治疗越能减轻或延缓病情发展,尤其是症状前患者。同时应强调本病是唯一有效治疗的疾病,但应坚持终身治疗。

2.药物治疗

(1)螯合剂:①右旋青霉胺是首选的排铜药物,尤其是以肝脏症状为主者。以神经症状为主的患者服用青霉胺后 1~3 个月症状可能恶化,而且有 37%~50% 的患者症状会加重,且其中又有 50% 不能逆转。使用前需行青霉素皮试,阴性者方可使用。青霉胺用作开始治疗时剂量为 $15\sim25$ mg/kg,宜从小剂量开始,逐渐加量至治疗剂量。然后根据临床表现和实验室检查指标决定逐渐减量至理想的长期维持剂量。本药应在进餐前 2 小时服用。青霉胺促进尿排铜效果肯定,10%~30% 的患者会发生不良反应。青霉胺的不良反应较多,如发热、皮疹、胃肠道症状、多发性肌炎、肾病、粒细胞减少、血小板计数降低、维生素 B_6 缺乏、自身免疫疾病(类风湿关节炎和重症肌无力等)。补充维生素 B_6 对预防一些不良反应有益。②曲恩汀或三乙撑四胺双盐酸盐排铜效果不如青霉胺,但不良反应低于青霉胺。250 mg,每天 4 次,于餐前 1 小时或餐后 2 小时服用。本药最适合用于不能使用青霉胺的 WD 患者。但国内暂无供应。③其他排铜药物包括二巯丙醇(BAL,因不良反应大已少用)、二巯丁二酸钠(Na-DMS)、二巯丁二酸胶囊、二巯基丙磺酸钠(DMPS)等重金属离子螯合剂。

(2)阻止肠道对铜吸收和促进排铜的药物:①锌制剂的排铜效果低于和慢于青霉胺,但不良反应少,是用于 WD 维持治疗和症状前患者治疗的首选药物;也可作为其他排铜药物的辅助治疗。常用的锌剂有硫酸锌、醋酸锌、甘草锌、葡萄糖酸锌等。锌剂应饭后服用,不良反应有胃肠道刺激、口唇及四肢麻木、烧灼感。锌剂(以醋酸锌为代表)的致畸作用被 FDA 定为 A 级,即无风险。②四硫钼酸胺(ammonium tetrathiomolybdate,TTM)能在肠道内与蛋白和铜形成复合体排出体外,可替代青霉胺用作开始驱铜治疗,但国内无药。

(3)对症治疗:非常重要,应积极进行。神经系统症状,特别是锥体外系症状、精神症状、肝病、肾病、血液和其他器官的病损,应给予相应的对症治疗。脾大合并脾功能亢进者,特别是引起血液 3 种系统都降低者应行脾切除手术;对晚期肝衰竭患者肝移植是唯一有效的治疗手段。

3.低铜饮食治疗

避免摄入高铜食物,如贝类、虾蟹、动物内脏和血、豆类、坚果类、巧克力、咖啡等,勿用铜制炊具;可给予高氨基酸或高蛋白饮食。

五、护理评估

(一)病因及发病机制分析

正常人每天从饮食中摄入铜 2~5 mg,从肠道吸收进入血液的铜大部分先与血清蛋白疏松结合,然后进入肝脏。在肝细胞中,铜与 α2 球蛋白紧密结合成铜蓝蛋白,后者具有氧化酶的活性,因呈深蓝色而得名。每天摄入铜的 1% 从尿中排出,正常血清中铜蓝蛋白的含量为 0.20~0.35 g/L,铜氧化酶活力在 0.2~0.5 光密度之间。由于血清铜氧化酶活力降低,血清中结合铜的含量下降,游离铜含量增加,尿铜排泄增加。铜在各脏器中更易形成各种特异的铜-蛋白结合体。剩余的铜通过胆汁、尿和汗液排出。

肝豆状核变性为常染色体隐性遗传性疾病,致病因子造成铜蓝蛋白的合成障碍,并影响铜在胆道中的排泄。循环中的铜 90%~95% 结合在铜蓝蛋白上,当铜-蛋白结合体减少以及正常含铜酶的缺乏使肠道摄取的铜量增加,而铜蓝蛋白低,首先造成的是铜在肝脏中大量沉积,引起小叶性肝硬化,直至肝细胞中溶酶体无法容纳时,通过血液使铜向各个器官散布和沉积。基底核的神经细胞和正常酶的转运对无机铜的毒性特别敏感,大脑皮质和小脑齿状核对铜的沉积也产生症状,但神经系统损害的主要部位是基底核。急性期患者壳核和苍白球先呈棕褐色,然后形成空洞,神经元、胶质细胞消失。慢性进展的病例,豆状核萎缩但无空洞形成,神经元萎缩变性,少胶质细胞增生。脑室扩大,脑沟增宽。大脑皮质尤其是额叶,接近皮质的白质,小脑齿状核以及脑桥等部位,均可见到神经元减少和脱髓鞘改变。铜在角膜弹力层的沉积产生角膜色素环(Kayser-Fleischering,K-F 环)。

评估患者时主要了解患者有无家族史,家系同胞一代或隔代有无患此病者。

(二)临床观察

本病多在 40 岁以前发病,以 10～20 岁多见,男女均可发生,一个家族中可有数名成员患病,缓慢起病。

1.神经精神症状

多数患者因手抖、流涎、动作不协调而就诊。常为一侧或双侧肢体不规则震颤,或以舞蹈、手足徐动和张力不全为主,躯干扭转,张口以及头后仰或歪斜等很不规则的不自主运动。常有不自主哭笑、表情淡漠与构音不清等现象。可有注意力不集中,记忆力减退,学习能力下降,情绪不稳等表现。也可出现冲动行为,后期可出现痴呆。

2.肝脏症状

80％左右的患者出现肝脏症状。表现为倦怠、无力、食欲缺乏、肝区疼痛、肝大或肝缩小、黄疸、腹水甚至出现肝性脑病等。极少数患者以急性肝衰竭和急性溶血性血液病为主要表现,可能为肝细胞内的铜向溶酶体转移过快,产生溶酶体损害,导致肝细胞大量坏死,大量铜从坏死肝细胞中释放,进入血液,从而出现溶血性贫血。此种情况多于短期内死亡。

3.眼部症状

角膜色素环是本病最重要的体征。95％以上的患者有此环出现,为铜沉积于角膜后弹力层所致,绝大多数为双眼,但也可见于单眼。此环位于角膜和巩膜交界处,在角膜的内表面上,出现绿褐色或金褐色,当光线斜照角膜时最清楚,但通常须用裂隙灯检查才能明确发现。

(三)辅助检查

(1)肝脏超声波检查可为弥漫性肝损害或肝硬化。

(2)头部 CT 及 MRI 异常率高达 85％,最多见为脑萎缩、基底节低密度灶,特别是双侧肝豆核区低密度灶最具有特征性。

(3)血清铜蓝蛋白＜0.2 g/L,血清铜氧化酶活性＜0.2 光密度,24 小时尿铜＞100 μg。

(4)裂隙灯检查:裂隙灯下可见 K-F 环。

六、常见护理问题

(一)肝衰竭

由于铜代谢障碍在肝脏大量沉积,引起肝小叶硬化所致。

(二)神经系统症状

由于铜代谢障碍在肝脏大量沉积,当肝细胞中溶酶无法容纳时,通过血液使铜向各个器官散布和沉积,神经系统受损后产生相应的症状如运动障碍、吞咽困难和精神异常。

七、护理目标

(1)患者及家属学会合理饮食。

(2)护士密切观察病情变化,配合急救。

八、护理措施

(一)饮食护理

告知患者及家属饮食治疗的原则与意义,指导患者避免食用含铜量多的食物。

1.饮食治疗原则

低铜、高蛋白、高热量、高维生素、低脂、易消化饮食。限制摄入可以减少铜在肝脏中的沉积，减慢和减轻肝细胞的损害程度。

2.避免食用含铜多的食物

如豌豆、蚕豆、玉米、坚果类、蕈类、软体动物类(鱿鱼、牡蛎、乌贼)、贝壳类、螺类、甲壳类动物、各种动物的肝和血，巧克力、可可等。

3.其他

避免使用铜制食具和炊具。

(二)病情监测

观察肝功能损害的表现有无加重，如黄疸是否加深，有无肝区痛、肝大、脾大、腹水、水肿；有无皮下出血、牙龈出血、鼻出血或消化道出血；有无血清电解质与尿铜的变化；防止急性肝衰竭或肝性脑病发生。

(三)晚期患者的生活护理

多巡视患者，主动了解患者的需要，协助做好日常生活护理。对于肢体抖动厉害，步行不稳或精神智能障碍者，要加强防护，确保安全。避免单独行走或外出，防止烫伤、跌伤或走失。协助进食、洗漱、大小便料理、口腔清洁、皮肤护理以及个人修饰。

(四)用药指导

指导患者及家属遵医嘱服药，并告知药物不良反应与服药注意事项。服用 D-青霉胺治疗前要做青霉素皮试，皮肤阴性者方可使用。当出现发热、皮疹、血白细胞减少等变态反应时，告诉医师暂时停药；少数患者服药早期可出现症状加重，尤其是神经系统症状，继续服药可逐渐改善。D-青霉胺常见的不良反应：胃肠道反应，如恶心、呕吐、上腹不适，皮肤变脆易损伤；长期服用可出现自身免疫性疾病，如肾病、溶血性贫血、再生障碍性贫血等；宜同时补充维生素 B_6，避免并发视神经炎。使用二巯丙醇治疗时，易导致局部疼痛、硬结或脓肿，应注意深部肌内注射。

(五)健康指导

(1)限制铜的摄入，给予低铜饮食和避免使用含铜的餐具和炊具，避免使用含铜药物。

(2)按医嘱长期不间断正确服药，并定期检测尿铜和肝、肾功能。

(3)保持平衡心态，避免焦虑、悲观等不良心理；生活有规律，坚持适当运动和锻炼。

(朱蕊彦)

第七章

结直肠外科护理

第一节　炎症性肠病

炎症性肠病(inflammatory bowel disease,IBD)一词专指病因未明的炎症性肠病,包括溃疡性结肠炎(ulcerative colitis,UC)和克罗恩病(Crohn's disease,CD)。IBD的流行病学有两个明显的特征,一是发病率有明显的地域差异及种族差异,以北美、北欧最高,亚洲较低,同一地域的白种人明显高于黑种人,犹太人明显高于非犹太人;二是近几十年来,IBD在世界范围内发病率有持续增高趋势。我国尚无流行病学研究报道。总的来说,UC在我国较欧美国家少见,且病情一般较轻,但近年患病率似有增加,重症也有报道;CD少见,但非罕见。IBD发病高峰年龄为15～25岁,亦可见于儿童或老年人,男女发病率无明显差异。

IBD的病因和发病机制尚未完全明确,已知肠道黏膜免疫系统异常反应所导致的炎症过程在IBD发病中起重要作用,目前认为这是由多因素相互作用所致,主要包括环境、遗传、感染和免疫因素。

一、溃疡性结肠炎

(一)概述

溃疡性结肠炎(ulcerative colitis,UC)是一种病因不明的直肠和结肠慢性非特异性炎症疾病。病变主要限于大肠黏膜与黏膜下层。病变呈连续性,由远端向近端发展。主要症状有腹泻、黏液脓血便、腹痛和里急后重。病程漫长,病情轻重不一,常反复发作。本病可发生在任何年龄,多见于20～40岁。男女发病率无明显差别。

(二)护理评估

1.评估患者的健康史

询问患者既往病史、身体状况、家族史、饮食不洁史及最近情绪变化情况。UC的病因不明,但其发病可能与免疫、遗传、感染(尤其是痢疾杆菌或溶血组织阿米巴感染)、神经精神因素有关。目前大多数专家认为,UC的发病既有自身免疫机制参与,也有遗传因素为背景,感染和精神因素为诱发因素。

2.临床症状评估与观察

(1)评估患者腹泻的症状:黏液脓血便是本病活动期的重要表现。轻者每天排便2～4次,便血轻或无;重者每天10～30次,脓血明显,甚至大量便血。粪质与病情轻重有关,多数为糊状,重者可至血水样。

(2)评估患者腹痛的症状:腹痛多为左下腹或下腹的阵发性痉挛性绞痛,可波及全腹。有疼痛-便意-便后缓解的规律,常有里急后重。如并发中毒性巨结肠或炎症波及腹膜,有持续性剧烈腹痛。

(3)评估患者有无消化道其他症状:患者还可有腹胀、食欲缺乏、恶心、呕吐的症状。

(4)评估患者有无发热的症状:急性期多出现发热。

(5)评估患者营养状况,有无营养障碍及电解质失衡,慢性腹泻、便血、食欲缺乏可致不同程度的营养不良,重症者可有毒血症及水电解质平衡失调、低蛋白血症、贫血等。

(6)评估患者有无肠外表现:UC可伴有多种肠外表现,以关节疼为多,还有虹膜炎、口腔溃疡、皮下结节及红斑等。

3.辅助检查评估

(1)血液检查:血红蛋白下降,中性粒细胞增多,血小板增多。血沉加快和C反应蛋白增高是活动期的标志。电解质紊乱,血清蛋白下降。

(2)粪便检查:肉眼见血、脓和黏液。但需排除感染性结肠炎,故需反复多次(至少连续3次)进行便培养、便找阿米巴、粪便集卵的检查。

(3)内镜检查:本病诊断与鉴别诊断的最重要手段之一。内镜下可见病变黏膜充血水肿,粗糙呈颗粒状,质脆易出血。黏膜上有多发浅溃疡,散在分布,亦可融合,表面附有脓性分泌物。假性息肉形成,结肠袋变钝或消失。

(4)自身抗体检测:血外周型抗中性粒细胞胞质抗体(P-ANCA)是UC的相对特异性抗体。

(5)X线钡剂灌肠检查:黏膜粗乱及颗粒样改变、多发性浅溃疡、结肠袋消失肠管呈铅管状。

4.心理—社会因素的评估

(1)评估患者对溃疡性结肠炎的认识程度。

(2)评估患者的人格类型及与人交往、沟通能力。

(3)评估患者有无焦虑及恐惧心理及现在的心理状态。

(4)评估患者是否对医疗费用担心。

(5)评估患者的生活方式及饮食习惯。

5.腹部体征的评估

左下腹或全腹部常有压痛,伴有肠鸣音亢进,常可触及硬管状的降结肠或乙状结肠,提示肠壁增厚。病变范围广泛的急性活动期患者,可有腹肌紧张。轻型病例或在缓解期可无阳性体征。直肠指诊常有触痛,指套染血。

(三)护理目标

(1)患者大便次数减少,恢复正常的排便形态。

(2)患者主诉腹痛减轻或缓解。

(3)患者体重增加;无贫血现象或贫血症状得到改善;水、电解质平衡,无脱水征。

(4)患者住院期间肛周皮肤完整无破损。

(5)患者体温恢复正常;患者发热时能够得到护士有效的降温治疗,舒适感增加。

(6)患者主诉活动耐力逐渐增加,生活能够自理。

(7)患者在卧床期间生活需要得到满足。

(8)患者焦虑程度减轻,能积极主动配合治疗。

(9)患者住院期间保证24小时机体需要量。

(10)住院期间通过护士的密切观察,能够及早发现或避免并发症的发生。

(四)护理措施

1.一般护理

(1)为患者提供舒适安静的环境,嘱患者多卧床休息,避免劳累。

(2)定时开窗通风,保持空气清新,控制人员探视,避免感染。

(3)正确指导患者食用质软、易消化、少纤维素又富含营养、有足够热量的饮食,避免食用冷饮、水果、多纤维的蔬菜及其他刺激性食物,忌食牛奶及乳制品。

2.心理护理

(1)患者入院时热情主动接待,为患者及家属介绍病房环境、作息时间及规章制度。

(2)耐心倾听患者倾诉,安慰患者,稳定患者情绪,放松心态,帮助患者建立信心。

(3)为患者讲解所需各项检查的目的、术前准备及术后注意事项,减少患者对检查的恐惧。

3.治疗配合

(1)观察患者的腹痛性质、部位、持续时间及大便的量、色、性质及次数。

(2)观察患者生命体征变化,尤其是体温的变化。

(3)评估患者营养状况及皮肤黏膜情况,观察电解质变化。

(4)急性期可予流食;待病情好转后改为高营养少渣低纤维饮食。病情严重者应禁食,并予全胃肠外营养(total parential nutrition,TPN)治疗。

(5)准确记录24小时出入量。观察患者进食情况,定期测体重,监测血红蛋白、血电解质和血清蛋白的变化。根据患者的身体状况,保证24小时机体需要量。

(6)基础护理,保持患者清洁,生活不能自理伴高热的患者注意皮肤的护理,避免压疮的发生。协助患者生活护理。腹泻严重者应注意肛周皮肤的护理,可于便后用温水洗净,软毛巾蘸干。肛周有发红者可用鞣酸软膏涂抹,烤灯局部照射15~20分钟,每天2~3次。

(7)给予患者灌肠时需注意低压灌肠,并动作轻柔,必要时可选用吸痰管灌肠,避免肠穿孔。

(8)如病情恶化、毒血症明显、高热伴腹胀、腹部压痛、肠鸣音减弱或消失,或出现腹膜刺激征,提示有并发症,应立即与医师联系协助抢救。

4.用药护理

(1)氨基水杨酸制剂。①柳氮磺氨力农:对磺氨过敏者慎用,长期服药可发生恶心、呕吐、药疹、药物热、白细胞减少等不良反应。服药期间应检查血常规,肝、肾病患者慎用。②美沙拉嗪:过敏者禁用,检测肝、肾功能。服药时要整粒吞服,绝不可嚼碎或压碎。

(2)糖皮质激素:注意激素不良反应,不可随意停药,防止反跳现象。检测血常规,预防感染。嘱患者饭后半小时服药,勿空腹服药,以免诱发或加重消化性溃疡,必要时遵医嘱给予保护胃黏膜的药物。

(3)免疫抑制剂:应用硫唑嘌呤或巯嘌呤时可出现骨髓抑制的表现,注意监测白细胞计数。饭后半小时服用,减轻消化道反应。治疗中监测肝功能。

5.健康教育

(1)向患者及家属介绍溃疡性结肠炎诱因及保健知识,帮助患者养成良好的生活习惯。

(2)指导患者合理选择饮食,避免粗纤维多渣及辛辣生冷刺激性饮食,少食或不食牛奶或乳制品,减少肠道刺激。

(3)讲解用药的注意事项及不良反应,教会患者自我观察。

(4)指导患者放松自己、分散注意力的一些技巧,如听音乐,看报纸、杂志,参加一些力所能及的娱乐活动等。

(5)遵医嘱按时服药,如有病情变化及不适,及时来院就医。

二、克罗恩病

(一)概述

克罗恩病(crohn disease,CD)又称局限性回肠炎、局限性肠炎、节段性肠炎和肉芽肿性肠炎,是一种原因不明的胃肠道慢性炎性肉芽肿性疾病。本病在整个胃肠道任何部位均可发病,多见于末端回肠和邻近结肠。病变呈节段性或跳跃性分布。临床表现以腹痛、腹泻、腹块、瘘管形成和肠梗阻为特点,且有发热、营养障碍等肠外表现。发病年龄多在 15~30 岁,但首次发作可出现在任何年龄组,男女患病率近似。

(二)护理评估

1.评估患者的健康史

询问患者的既往身体状况、家族史及饮食不洁史。该病病因尚不明,可能为多种致病因素的综合作用,与免疫异常、感染和遗传因素可能有关。

2.临床症状评估与观察

(1)评估患者腹痛的症状:最常见症状,因肠壁炎症、痉挛、狭窄所致。多呈部分性肠梗阻特征,阵发性绞痛,伴腹胀、腹鸣,进食加重,休息、饥饿或排便后减轻。

(2)评估患者腹泻的症状:大部分患者有腹泻症状。粪便多为糊状。一般无脓血及黏液。一般每天不超过 2~6 次,间断或持续发生。如下段结肠或直肠受累可有脓血及里急后重。

(3)评估患者有无腹部包块:10%~20%的患者可见包块,为肠粘连、肠壁增厚、肠系膜淋巴结肿大、内瘘或脓肿形成所致,以右下腹、脐周多见。

(4)评估患者有无瘘管形成:见于半数病例,因病变溃疡穿壁形成。

(5)评估患者有无肛门直肠周围病变:见于半数病例,局部形成脓肿、窦道及瘘管,个别以肛门瘘管为第一征象。

(6)评估患者有无发热症状:多为低热或中度热,如继发感染或肠道炎症活动可出现弛张热或间歇热。

(7)评估患者营养状况,有无营养障碍:因慢性腹泻、食欲缺乏,可致不同程度的营养不良。

(8)评估患者有无肠外表现:见于 20%病例,可有关节炎、结节性红斑、皮肤溃疡等表现。

3.辅助检查的评估

(1)血液检查:贫血;活动期白细胞计数增高;血沉增快;血清蛋白下降;血抗酿酒酵母抗体(ASCA)是 CD 特异性抗体。

(2)粪便检查:可见红、白细胞;潜血阳性。

(3)X 线及胃肠钡餐检查:X 线表现为肠道炎症性病变;钡剂检查可有跳跃征或线样征。

(4)电子肠镜检查。内镜特征可包括:①右半结肠受累为主;②直肠通常正常;③节段性损害;④慢性穿壁性炎症。

4.心理-社会因素的评估

(1)评估患者对克罗恩病的认识程度。

(2)评估患者的性格类型及与人交往、沟通能力。

(3)评估患者有无焦虑及恐惧心理。

(4)评估患者是否有医疗费用的担心。

(5)评估患者生活方式及饮食习惯。

5.腹部体征的评估

腹痛多位于右下腹或脐周,间歇性发作,压痛明显。右下腹及脐周还可见腹部包块,固定的腹块提示内瘘形成。

(三)护理目标

(1)患者主诉疼痛减轻或缓解。

(2)患者主诉大便次数减少或恢复正常的排便。

(3)患者体重增加;无贫血现象或贫血症状得到改善;水、电解质平衡,无脱水征。

(4)患者体温恢复正常。

(5)患者焦虑程度减轻,能积极主动配合治疗。

(6)患者住院期间保证 24 小时机体需要量。

(7)住院期间通过护士的密切观察,能够及早发现及避免并发症的发生。

(四)护理措施

1.一般护理

(1)为患者提供舒适安静的环境,嘱患者多休息,避免劳累。

(2)定时室内通风,保持空气清新。

(3)腹泻次数多的患者,指导患者肛周皮肤的护理,清洁皮肤,保持干燥,便后可用柔软手纸擦拭;如有发红,可涂抹 10% 鞣酸软膏保护。

2.心理护理

(1)患者入院时热情主动接待,为患者及家属介绍病房环境及制度。

(2)患者腹痛、腹泻时,应耐心倾听患者主诉,安慰患者,稳定患者情绪,帮助患者建立信心。

(3)向患者讲解所需各项检查的目的、术前准备及术后注意事项,减少患者对检查的恐惧。

3.治疗配合

(1)观察腹痛的部位、性质、持续时间和腹部体征的变化,及时发现、避免肠梗阻等并发症的发生。协助患者采取舒适体位。

(2)观察患者生命体征变化,尤其是体温变化,遵医嘱应用物理降温及药物降温。

(3)观察患者大便的量、色、性状及有无肉眼脓血和黏液,是否有里急后重等症状,及时通知医师给予药物治疗。

(4)评估患者营养状况,监测血电解质及血清蛋白变化,观察患者有无皮肤黏膜干燥、弹性差、尿少等脱水表现。

(5)指导患者合理选择饮食。一般给予高营养低渣饮食,适当给予叶酸、维生素 B_{12} 等多种维生素及微量元素。TPN 仅用于严重营养不良、肠瘘及短肠综合征者,应用时间不宜过长。

(6)指导患者合理用药,观察用药后效果及不良反应。

4.健康教育

(1)向患者及家属介绍克罗恩病的诱因及保健知识,帮助患者养成良好的生活习惯。

(2)指导患者合理选择饮食,避免粗纤维多渣及刺激性饮食。

(3)讲解用药的注意事项及不良反应,教会患者自我观察。

(4)嘱患者劳逸结合,放松心情,避免情绪激动。

(5)遵医嘱按时服药,如有病情变化及不适,及时来院就医。

(李元红)

第二节　直肠脱垂

直肠脱垂可分为直肠外脱垂和直肠内脱垂。脱垂的直肠如果超出了肛缘即直肠外脱垂;直肠内脱垂指直肠黏膜层或全层套入远端直肠腔或肛管内而未脱出肛门的一种疾病。直肠内脱垂又称不完全直肠脱垂、隐性直肠脱垂。由于直肠黏膜松弛脱垂,特别是全层脱垂,可导致直肠容量适应性下降,排便困难、大便失禁和直肠孤立性溃疡等。直肠内脱垂是出口梗阻型便秘的最常见临床类型,31%～40%的排便异常患者排便造影检查可发现直肠内脱垂。

一、病因与发病机制

解剖因素,腹压增高,其他内痔或直肠息肉经常脱出,向下牵拉直肠黏膜,造成直肠黏膜脱垂。影像学及临床观察结果等均表明直肠内脱垂和直肠外脱垂的变化相似,手术所见盆腔组织器官变化基本相似;因此,多数学者认为两者是同一疾病的不同阶段,直肠外脱垂是直肠内脱垂进一步发展的结果。

二、临床表现

排便梗阻感、肛门坠胀、排便次数增多、排便不尽感,排便时直肠由肛门脱出,严重时不仅排便时脱出,在腹压增高时也可脱出,并出现大便失禁、肛门瘙痒、黏液血便、腹痛、腹泻及相应的排尿障碍症状等症状。

三、辅助检查

(一)肛门直肠指检

指检时可触及直肠壶腹部黏膜折叠堆积、柔软光滑、上下移动,内脱垂的部分与肠壁之间可有环状沟。典型病例在直肠指检时让患者做排便动作,可触及套叠环。

(二)肛门镜检查

了解直肠黏膜是否存在炎症或孤立性溃疡以及痔疮。

(三)结肠镜及钡餐

排除大肠肿瘤、炎症等其他器质性疾病。

(四)排粪造影

排粪造影是诊断直肠内脱垂的主要手段,可以明确内脱垂的类型是直肠黏膜脱垂还是全层脱垂;明确内脱垂的部位是高位还是中位、低位;并可显示黏膜脱垂的深度。排粪造影的典型表现是直肠壁向远侧肠腔脱垂,肠腔变窄,近侧直肠进入远端的直肠和肛管,而鞘部呈杯口状。并常伴有盆底下降、直肠前突和耻骨直肠肌痉挛等。典型的影像学改变:直肠前壁脱垂、直肠全环内脱垂、肛管内直肠脱垂。

(五)盆腔多重造影

能准确全面了解是否伴有复杂性盆底功能障碍以及伴随盆底疝的直肠内脱垂。

(六)肌电图检查

肌电图是通过记录神经肌肉的生物电活动,从电生理角度来判断神经肌肉的功能变化,对判断括约肌、肛提肌的神经电活动情况有重要参考价值。

(七)直肠肛门测压

了解肛管的功能状态。

四、治疗要点

(一)非手术治疗

1.建立良好的排便习惯

让患者了解直肠脱垂发生、发展的原因,认识到过度用力排便会加重直肠脱垂和盆底肌肉神经的损伤。在排便困难时,应避免过度用力,避免排便时间过久。

2.提肛锻炼

直肠内脱垂多伴有盆底肌肉松弛,盆底下降,甚至阴部神经的牵拉损伤。坚持定期在膝胸位下进行提肛锻炼,可增强盆底肌肉及肛门括约肌的力量。

3.饮食调节

多食富含纤维素的水果、蔬菜,多饮水,每天 2 000 mL 以上;必要时可口服润滑油或缓泻剂,使粪便软化易于排出。

(二)手术治疗

1.直肠黏膜下注射术

治疗部分脱垂的患者,按前后左右四点注射至直肠黏膜下,每点注药 1~2 mL。注射到直肠周围可治疗完全性脱垂,造成无菌炎症,使直肠固定。

2.脱垂黏膜切除术

对部分性黏膜脱垂患者,将脱出黏膜做切除缝合。

3.肛门环缩术

在肛门前后各切一小口,用血管钳在皮下绕肛门潜行分离,使两切口相通,置入金属线(或涤纶带)结成环状,使肛门容一指通过,以制止直肠脱垂。

4.直肠悬吊固定术

对重度的直肠完全性脱垂患者,经腹手术,游离直肠,用两条阔筋膜将直肠悬吊固定在骶骨岬筋膜上,抬高盆底,切除过长的乙状结肠。

5.脱垂肠管切除术

经会阴部切除直肠乙状结肠或经腹部游离直肠后,提高直肠,将直肠侧壁与骶骨骨膜固定,同时切除冗长的乙状结肠。

五、护理评估

(一)术前护理评估

(1)询问患者是否有慢性咳嗽、便秘、排便困难等腹压增高情况,既往是否有内痔或直肠息肉病史。

(2)了解排便情况,有无排便不尽感,排便时是否有肿物脱出,便后能否回纳。

(3)了解辅助检查结果及主要治疗方式。

(4)评估患者对疾病的病因、治疗和预防的认知水平,是否因疾病引起焦虑、不安等情绪。

(二)术后护理评估

(1)了解术中情况,包括手术、麻醉方式、术中用药、输血、出血等情况。

(2)了解患者的生命体征,伤口的渗血、出血情况,及早发现出血;了解术后排尿情况,及时处理尿潴留。

(3)了解血生化、血常规的检验结果。了解患者的饮食及排尿、排便情况。

(4)评估患者对术后饮食、活动、疾病预防的认知程度。

(5)对术后的肛门收缩训练是否配合,对术后的康复是否有信心,对出院后的继续肛门收缩训练是否清楚。

六、护理诊断

(一)急性疼痛

与直肠脱垂、排便梗阻有关。

(二)完整性受损

与肛周炎症、皮肤瘙痒等有关。

(三)潜在并发症

与出血、直肠脱垂有关。

(四)焦虑

与担心治疗效果有关。

七、护理措施

(一)术前护理措施

(1)观察患者排便情况,有无排便困难、排便不尽感,排便时是否有肿物脱出、便后能否回纳。

(2)是否有出血、肛门周围肿胀、疼痛、黏液、瘙痒,症状明显时,嘱其卧床休息,肛门局部给予热水坐浴,以减轻疼痛。

(3)鼓励患者进食高纤维的蔬菜、水果,如番薯叶、芹菜、韭菜、茼蒿及苹果、香蕉,主食以燕麦、麦皮、番薯等为主,以软化大便,缓解患者的排便困难。

(4)术前1天半流质饮食,术前晚流质饮食食物,配合灌肠,以减少术后早期粪便排出。术前视手术和麻醉方式给予禁食禁饮。

(5)准备手术区域皮肤,保持肛门皮肤清洁。

(二)术后护理措施

(1)腰麻、硬膜外麻醉,术后需去枕平卧6小时,避免脑脊液从蛛网膜下腔针眼处漏出,致脑脊液压力降低引起头痛。监测脉搏、呼吸、血压6~8小时至生命体征平稳。

(2)做好排便管理:术后给予轻泻软便药乳果糖或麻仁丸及纤维增加剂,使粪便松软,易于排出。排便后及时坐浴和换药,以保持肛门周围皮肤清洁。

(3)术后3~5天,指导患者肛门收缩训练。

八、护理评价

(1)能配合术前的饮食,灌肠,保证粪便的排出。

(2)能配合坐浴、换药,肛周皮肤清洁。

(3)能配合术后的饮食、盆底肌锻炼及肛门收缩训练技巧。

(4)掌握复诊指征。

九、健康教育

(1)饮食指导:术后1~2天少渣半流质饮食,之后正常饮食,忌辛辣刺激性食物如辣椒及烈性酒等,进食高纤维的蔬菜、水果,如番薯叶、芹菜、韭菜、茼蒿及苹果、香蕉,主食以燕麦、麦皮、番薯等为主,以软化大便,利于粪便排出。

(2)肛门伤口的清洁:每天排便后用1:5 000高锰酸钾溶液或温水坐浴,坐浴时应将局部创面全部浸入药液中,药液温度适中。

(3)改变如厕的不良习惯:如长时间蹲厕或阅读,减少排便用力降低腹压。

(4)肛门收缩训练:具体做法包括以下内容。戴手套,示指涂液状石蜡,轻轻插入患者肛内,嘱患者收缩会阴、肛门肌肉,感觉肛门收缩强劲有力为正确有效的收缩,嘱患者每次持续30秒以上。患者掌握正确方法后,嘱每天上午、中午、下午、睡前各锻炼1次,每次连续缩肛100下,每下30秒以上,术后早期锻炼次数依据患者耐受情况而定,要坚持,不可间断,至术后3个月。

(5)如发现排便困难、排便有肿物脱出,应及时就诊。

(李元红)

第三节　结肠癌与直肠癌

一、结肠癌

结肠癌是消化道较为常见的恶性肿瘤之一,好发于41~51岁,男女比例为2:1。以直肠、乙状结肠交界处最为多见,其次为盲肠、升结肠、降结肠和横结肠。

(一)病因与发病机理

目前病因不是十分清楚,但与下列因素有关,如高脂肪、高蛋白质饮食的摄入,食物中纤维素和维生素的缺乏;缺少适度的体力活动;遗传因素,约1/4患者有癌肿家族史。目前家族性肠息肉病变,是已被公认的癌前病变。结肠腺瘤、溃疡性结肠炎及结肠血吸虫病肉芽肿与结肠癌的发病也有着密切的关系。

(二)临床表现

早期结肠癌患者常无自觉症状,随着病程发展与肿瘤增大,将会产生一系列的症状和体征。

1.排便习惯和粪便性质的改变

结肠癌最早出现的症状多表现为大便次数增多,腹泻,便秘,粪便中带血、脓或黏液。

2.腹痛

患者腹痛常为定位不确切的持续性隐痛,或仅为腹部不适或腹胀;发生肠梗阻时腹痛加剧或为阵发性绞痛。

3.腹部包块

癌肿较大时常可于腹部触及肿块,大多形状不规则,表面不平,质硬。如乙状结肠癌或横结肠癌,可有一定的活动度。

4.肠梗阻

肠梗阻一般属晚期症状,多为慢性低位肠梗阻表现,轻度梗阻时,则可腹泻与便秘相交替,梗阻加重后腹胀、便秘明显。

5.全身症状

全身症状,如发热、乏力、消瘦、贫血等。晚期,可有肝大、黄疸、水肿、腹水、锁骨上淋巴结肿大及恶病质等表现。

由于癌肿的病理分型和生长部位不同,左侧结肠癌和右侧结肠癌的临床表现有所区别。

左半结肠:由于肠腔较小,肿瘤多呈浸润生长,易使肠腔狭窄,加之粪便在肠腔已经形成,故主要是肠梗阻症状。当肿瘤破溃时,粪便表面可染有鲜血或黏液。由于症状出现较早,患者往往就诊早,没有出现明显的贫血、消瘦等。

右半结肠:肠腔较大,肿瘤多突出于肠腔,呈菜花状;粪便稀薄,患者可有腹胀、便秘交替出现,排便不困难,有便血,肉眼不易看出。因症状不明显,右半结肠癌不易被早期发现,患者往往有明显贫血、乏力、消瘦、腹部肿块时才就诊。

(三)辅助检查

1.实验室检查

结肠癌早期可能有少量出血,故大便潜血试验多呈阳性,有利于早期诊断。试验前3天素食并禁用维生素C、阿司匹林等药物以免影响检验结果。血清癌胚抗原(CEA)测定,诊断特异性不高,但对评估患者预后和复发有一定作用。

2.内镜检查

乙状结肠镜或纤维内镜检查,可直视病灶并取活组织做病理学检查,是诊断结肠癌最有效、可靠的方法。

3.影像学检查

X线钡剂灌肠或气钡双重对比造影检查,可明确癌肿范围,了解结肠其他部位有无病变。B超和CT检查,可提示腹部肿块、腹腔内肿大淋巴结和肝内有无转移。

(四)诊断要点

1.症状和体征

中年以上的患者出现不明原因的排便习惯改变,由正常变为腹泻或便秘和腹泻交替出现,黏液血便,持续腹部不适,隐痛或腹胀,腹部肿块,贫血,乏力或体重减轻等症状。

2.检查

结肠镜或影像学检查可明确结肠癌部位。

(五)治疗要点

以手术为主的综合治疗。

1.非手术治疗

(1)化疗：化疗是综合治疗的一部分，可控制体内潜在的血行转移的。目前多采用以 5-氟尿嘧啶为基础的联合化疗方案，可提高疗效、降低毒性、减少或延缓耐药性出现。应用化疗期间需定时复查血白细胞计数。

(2)中医中药治疗：以中药补益气血、调理脏腑，配合化疗，可减轻毒副作用。

2.手术治疗

(1)根治性手术：手术切除范围应包括癌肿所在的肠襻及其系膜和区域淋巴结。①右半结肠切除术：适用于盲肠、升结肠、结肠肝曲癌。②横结肠切除术：适用于横结肠癌肿。③左半结肠切除术：适用于横结肠脾曲、降结肠、乙状结肠癌肿。④乙状结肠切除术：根据肿瘤的位置调整切除范围。

(2)姑息性手术：对癌症晚期、有远处转移，但局部肿瘤尚能切除者，可做癌肿所在肠段局部切除与肠吻合术。

(3)结肠造口术：癌肿晚期，局部不能切除时，为解除梗阻，做梗阻近端与远端肠管端侧或侧吻合，或于梗阻近端做结肠造口术。

二、直肠癌

直肠癌是消化道最常见的恶性肿瘤之一。其发病率略高于结肠癌，发病年龄多在 40 岁以上。青年人发病率有增高趋势。

(一)病因

病因尚不十分明确，可能与下列因素有关。

(1)饮食习惯：高脂肪、高蛋白质的饮食能使粪便中甲基胆蒽物质增多，甲基胆蒽可诱发直肠癌；饮食中纤维素含量减少，使粪便通过肠道的速度减慢，致癌物质与肠黏膜接触时间延长，增加致癌作用。

(2)直肠慢性炎症：如溃疡性结肠炎、血吸虫病等可使肠黏膜反复破坏和修复而癌变。

(3)癌前病变：家族性肠息肉、直肠腺瘤已被视为癌前病变。

(4)遗传因素：临床发现为数较多的结、直肠癌与家族遗传因素有关。

(二)临床表现

早期无明显症状，随着癌肿增大并有溃疡或感染时才出现症状。

(1)直肠刺激症状：癌肿刺激直肠产生频繁便意，排便习惯改变，里急后重，有排便不尽感，晚期可有下腹痛。

(2)黏液血便：癌肿破溃感染时，大便表面带血及黏液，甚至脓血便。便血为直肠癌最常见的早期症状。

(3)肠腔狭窄症状：随癌肿增大，肠腔变窄，出现大便变形、变细。肠管部分梗阻时出现腹胀、腹痛、排便困难等梗阻征象。

(4)晚期症状：癌肿侵犯前列腺、膀胱，可发生尿频、尿痛；癌肿侵犯骶前神经则出现骶尾部疼痛;肝转移时出现腹水、肝大、黄疸、贫血、消瘦、水肿等恶病质表现。

(三)辅助检查

1.大便潜血试验

大便潜血试验可作为大规模检查或高危人群初筛手段。阳性者应做进一步检查。

2.直肠指诊

直肠指诊是诊断直肠癌的主要方法。75%以上的直肠癌为低位,能在直肠指检时触及,可了解癌肿的部位、大小、范围、固定程度、与周围脏器的关系。

3.内镜检查

内镜检查指可在直视下肉眼作出诊断并可取活组织进行病理检查,是诊断直肠癌最有效、可靠的方法。

4.影像学检查

(1)钡剂灌肠检查:对直肠癌的诊断意义不大,可用以排除结、直肠多发癌和息肉病。

(2)B超:用腔内探头可检测直肠癌的浸润深度及局部淋巴转移情况。

(3)CT检查:可了解直肠癌在盆腔内扩散情况,有无肝转移等。

5.CEA(血清癌胚抗原)测定

对直肠癌早期诊断价值不大。但对评估患者预后和复发有一定作用。

6.其他检查

癌肿位于直肠前壁的女性患者应做阴道检查及双合诊检查。男性患者有泌尿系统的症状时,应做膀胱镜检查,了解癌肿浸润范围。

(四)诊断要点

(1)症状:中年以上患者出现不明原因便血及大便习惯改变,次数增多,里急后重。

(2)体征:直肠指检,可触及直肠肿块。

(3)直肠镜等辅助检查:可明确病变部位和大小。

(五)治疗要点

1.非手术治疗

(1)放射治疗:放射治疗作为手术切除的辅助疗法有提高疗效的作用。术前放疗可提高手术切除率,降低术后复发率。术后放疗,可杀灭残留微小病灶,适用于晚期患者或局部复发者。

(2)化疗:化疗作为根治性手术的辅助治疗可提高5年生存率,给药途径有区域动脉灌注、门静脉给药、静脉给药、术后腹腔置管灌注给药等。

(3)局部治疗:对低位直肠癌造成肠管狭窄不能手术者,可用电灼、液氮冷冻和激光烧灼等治疗或放置金属支架,以改善症状。

(4)其他治疗:有基因治疗、导向治疗、免疫治疗等,但尚处于摸索阶段,疗效尚待评价。

2.手术治疗

(1)直肠癌根治术:切除范围包括癌肿、足够的两端肠段、已侵犯器官的全部或部分、四周可能被浸润的组织及全直肠系膜和淋巴结。根据癌肿在直肠的位置不同,有以下几种术式。①局部切除术,适用于早期癌体小、局限于黏膜或黏膜下层、分化程度高的直肠癌。②腹会阴联合直肠癌根治术(Miles手术),适用于腹膜返折以下的直肠癌。乙状结肠近端在左下腹做永久性人工肛门。③经腹腔直肠癌切除术(Dixon手术),适用于癌肿下缘距肛缘5 cm以上的直肠癌,切除乙状结肠和直肠大部,做直肠和乙状结肠端吻合,保留正常肛门。④经腹直肠癌切除、近端造口、远端封闭手术(Hartmann 手术),适用于一般情况差,不能耐受 Miles 手术或因急性梗阻不宜行 Dixon 手术的患者。

直肠癌根治有多种手术方式,但经典的术式仍然是 Miles 手术和 Dixon 手术。腹腔下施行 Miles 手术和 Dixon 手术具有创伤小,恢复快的优点,但对淋巴结清扫、周围被侵犯脏器的处理尚有争议。直肠癌侵犯子宫时,可一并切除子宫,称为后盆腔脏器清扫;直肠癌侵犯膀胱,行直肠和膀胱(男性)或直肠、子宫和膀胱切除时,称为全盆腔清扫。

(2)姑息性手术:适用于癌肿晚期,广泛转移且发生肠梗阻时,可行乙状结肠双腔造口。

三、疾病护理

(一)护理评估

1.健康史

询问患者年龄、生活和饮食习惯;有无家族性息肉,家族中有无肠癌或其他肿瘤患者;既往是否有溃疡性结肠炎、克罗恩病、腺瘤病史。

2.目前身体状况

了解患者的大便习惯改变情况,有无腹泻、便秘、腹痛、腹胀等。特别应了解患者大便是否带血、黏液和脓液等情况;了解患者全身营养状况,有无食欲减退、消瘦、贫血、乏力;有无淋巴结肿大、肿块大小、活动及压痛程度;了解直肠指检、X 线检查、B 超、CT 检查和内镜检查结果及肿瘤转移情况。

3.心理-社会状况

了解患者和家属对疾病的认识,患者对接受手术及手术可能导致的并发症、结肠造口带来的自我形象紊乱和生理功能改变的悲观、恐惧、焦虑程度和心理承受能力,是否把自己当成"废人"而产生绝望心理。了解家庭对患者的支持及经济状况等。

(二)常见护理诊断/问题

(1)焦虑:与对癌症、手术的恐惧、排便方式改变及担忧治疗效果有关。

(2)知识缺乏:缺乏有关肠道手术准备及结肠造口的护理知识。

(3)自我形象紊乱:与结肠造口术对身体形象及排便方式改变有关。

(4)自理能力缺陷综合征:与手术和结肠造口有关。

(5)潜在并发症:出血、感染、吻合口瘘。

(三)护理目标

(1)患者焦虑程度减轻。

(2)患者掌握结、直肠癌及其治疗护理方法。

(3)患者能适应身体形象的改变。

(4)患者自理能力提高。

(5)患者术后并发症得到预防、及时发现和处理。

(四)护理措施

1.术前护理

(1)心理护理:术前护士应与患者交谈,了解其心理状态,给予充分的理解、同情和支持,指导患者缓解心理压力,稳定情绪,积极配合术前各项准备和护理。

(2)改善全身营养状况:结、直肠癌患者由于长期食欲下降、腹泻及癌肿消耗,可导致营养不良、低蛋白血症。术前尽可能给患者提供高蛋白、高热量、丰富维生素、易于消化和吸收的饮食，必要时，少量多次输血、静脉补充氨基酸等。

（3）肠道准备对保证手术成功有着重要意义。①控制饮食：术前3天进少渣半流质饮食，术前2天起进流质饮食，减少粪便产生。②口服肠道抑菌药：术前3天口服肠道不易吸收的抗菌药，如卡那霉素1 g，每天2次，甲硝唑0.4 g，每天4次。并同时补充维生素K，因为控制饮食及服用肠道杀菌剂，使维生素K的合成及吸收减少。③清洁肠道：术前3天，每晚用番泻叶6～9 g泡茶饮用，或口服泻剂硫酸镁30 mL或蓖麻油30 mL，每天3次。手术前1天晚及术日晨行清洁灌肠。也可采用全肠道灌洗法，达到清洁肠道的目的。但后者对于年老体弱，心、肾等脏器功能障碍和肠梗阻者，不宜选用。

（4）术晨禁食、留置胃管、尿管。

（5）外科术前常规准备：备皮、配血、药物过敏试验、测定出凝血时间。

2.术后护理

（1）严密观察病情：术后应每半小时测量血压、脉搏、呼吸，至平稳后延长间隔时间；观察敷料的渗血、渗液及引流液的情况。

（2）饮食：术后禁食2～3天，禁食期间，胃肠减压，静脉补充营养，准确记录24小时出入量，待肠蠕动功能恢复、肛门排气后，停止胃肠减压，少量流质饮食，若无不良反应，改为半流质饮食，术后1周可进软食，2周左右可进少渣普食。

（3）体位：病情平稳者，可改半卧位，以利腹腔引流。

（4）腹腔引流管的护理：保持骶前引流管通畅，观察记录引流液的性质、量、颜色，2～3天后，如引流液每天＜10 mL，为非血性液体，可考虑拔管。

（5）留置导尿管护理：保持尿管通畅，避免扭曲、受压，定时做尿道口护理及膀胱冲洗，防止尿路感染。一般10天左右可拔管，拔管前先试行夹管，训练膀胱舒缩功能，防止排尿功能障碍。

（6）结肠造口护理：①造口开放前，用凡士林或盐水纱布外敷结肠造口，外层敷料浸湿后应及时更换，防止感染。②结肠造口一般于术后2～3天肠功能恢复后开放，开放时宜取左侧卧位，并预先用塑料薄膜将腹部切口与造口隔开，以防流出的粪便污染。③造口用凡士林纱布覆盖，并以氧化锌软膏涂抹周围皮肤，以免皮肤糜烂，每次排便后用温水洗净皮肤并擦干。④正确使用造口袋：袋口贴放于造口处，袋囊朝下，并用弹性带固定于腰间，造口袋内充满三分之一排泄物时，须及时更换；除使用一次性造口袋外，患者可备3～4个造口袋用于更换，使用过的造口袋可用中性洗涤剂和清水洗净，或用1：1 000氯己定溶液浸泡30分钟，晾干备用。⑤为促进定时排便习惯的建立，术后1～2周，可定时经造口管注入生理盐水500 mL。⑥注意饮食卫生，避免进食产气或刺激性食物，以免腹胀或腹泻。

（五）护理评价

（1）患者焦虑是否减轻。

（2）患者是否掌握与疾病有关的知识。

（3）患者对结肠造口的态度，能否正视造口，情绪是否稳定。

（4）患者自理能力是否提高，能否正确自我护理。

（5）患者术后并发症是否得到预防，及时发现和处理。

（六）健康指导

（1）定期检查：对结肠、直肠癌高危人群，应行筛选性及诊断性检查，如大便潜血试验，钡剂灌肠 X 线检查或内镜检查等。

(2)积极治疗结肠、直肠癌的癌前期病变:如结肠或直肠息肉、腺瘤、溃疡性结肠炎、结肠克罗恩病等;避免高脂肪、低纤维素饮食,预防和治疗血吸虫病。

(3)合理安排饮食,适量活动:可参加正常社交,加入造口患者协会,交流经验和体会,重新控制排便,获得自信。

(4)指导患者做好结肠造口的护理:出院后每周扩肛 1 次,用示指戴上指套涂上润滑油后轻轻插入肛门至第 2 指关节处,停留 5～10 分钟。若发现造口狭窄、排便困难应及时到医院就诊。

(5)向患者介绍结肠造口护理方法及护理用品:目前所采用的造口袋分为一件式或两件式。一件式造口袋背面有胶质贴面,直接贴在皮肤上。优点是用法简单,缺点是容易刺激皮肤。可使用造口护养胶片保护皮肤。两件式造口袋是在护养胶片上配有凸面胶环,与便袋上的凹面小胶环吻合,不漏气,不漏液,容易更换。此外,防漏药膏、防臭粉等配件可提高防漏、防臭效果。

(6)定期复查:一般 3～6 周复查一次。

(李元红)

第四节 肠造口护理

肠造口手术是外科最常施行的手术之一(图 7-1),手术改变了正常排便途径,术后不能随意控制粪便的排出,可以说肠造口手术是一种违反生理的致残性手术。肠造口是指通过手术将病变的肠段切除,将一段肠管拉出,翻转缝于腹壁,用于排泄粪便。全球每年由于结直肠癌、外伤、炎症、先天性畸形等疾病而需要行肠造口达数十万人之多。西方文献中有关肠造口的记载已有 500 多年的历史,但用于治疗目的、有计划的肠造口术仅有二三百年历史。肠造口术在世界各地都得到广泛应用:美国每年结肠造口患者约 10 万人,至今已有肠造口患者 75 万人;英国每年结肠造口约有 10 万人,回肠造口患者约 1 万人;估计我国至今累计有 100 万例永久性肠造口患者,而且每年新增 10 万左右。造口手术虽然挽救了很多生命,但是也给患者带来了很大的困惑。这个庞大的特殊群体需要特殊的治疗和护理,帮助他们提高生活质量,恢复正常人一样的生活。

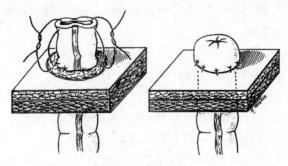

图 7-1 肠造口

一、肠造口种类

(一)常见疾病

1.结直肠恶性肿瘤

低位直肠癌、结直肠吻合口瘘、直肠癌姑息性切除。

2.炎症性肠病

溃疡性结肠炎、中毒性结肠炎、中毒性巨结肠等。

3.肠梗阻

梗阻病变复杂,解除病因困难,或患者全身情况差,不允许行复杂手术,多用于急性结肠梗阻。

4.大肠穿孔

左半结肠穿孔、穿孔大、腹腔污染严重。

5.家族性腺瘤性息肉病

全结肠切除预防性造口。

6.先天性疾病

高位直肠肛门闭锁、巨结肠中病变部位肠段太长。

7.新生儿坏死性小肠结肠炎

病变范围大、患儿全身情况差。

8.膀胱癌

肿瘤较大,非全膀胱切除不能达到根治目的、反复复发的高度恶性肿瘤、肿瘤侵犯两侧输尿管开口、肿瘤发生于膀胱颈和后尿道。

(二)造口分类

1.结肠造口

包括乙状结肠造口和横结肠造口。

(1)乙状结肠造口:最常见的造口手术,以乙状结肠单腔造口为多见,是永久性造口。单腔造口是把肠道切断,近端拉出腹腔,在腹壁上缝合形成一个末端功能性单腔造口。造口常位于左下腹。理想的乙状结肠造口为圆形(图 7-2),造口直径为 2～3 cm,开口位于圆心,黏膜高出皮肤 0.5～1 cm,造口有活动余地,黏膜颜色为红色,似口唇,黏膜湿润有光泽,与周围皮肤紧密愈合。乙状结肠造口排泄物为软便或成形大便,便于护理,有异味。皮肤并发症较少,造口康复期并发症多见。部分患者术后有便意感,可进行造口灌洗。

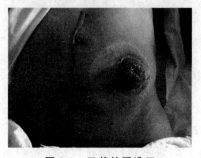

图 7-2　乙状结肠造口

（2）横结肠造口：横结肠袢式（双腔）造口是暂时性造口。袢式造口是腹部做一切口，将整段肠襻拉出腹腔，用支撑棒作支撑预防肠管回缩，并沿肠管行横切，使近端形成一个具有排泄功能的开口，远段则没有排泄功能，有黏液排出，称为"黏液瘘管"，造口外观仍为一个肠造口（图7-3）。造口位置在上腹部，理想的横结肠袢式造口为椭圆形，造口双腔开口在同一水平面，均高出皮肤，尤其造口近端开口需高出皮肤1～2 cm。横结肠袢式造口排泄物为稀便或软便，一般无异味。排泄物量偏多。对皮肤有刺激性，容易发生造口周围刺激性皮炎。因横结肠肠管粗，双腔造口黏膜体积大，造口直径大。造口位于上腹部，隐蔽性差，容易影响衣服的穿戴，体位改变时周围皮肤容易出现皱褶，造口袋粘贴有困难。有些患者造口偏大，需使用大口径的底盘。

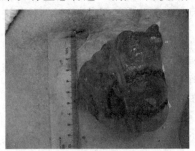

图7-3　横结肠造口

2.回肠造口

回肠造口有永久性及暂时性两种造口，回肠袢式造口多见，回肠袢式造口是暂时性造口。有些家族性腺瘤性息肉病，全大肠切除，行永久性回肠造口。造口常位于右下腹。理想的回肠袢式造口为椭圆形（图7-4），造口双腔开口在同一水平面，均高出皮肤，尤其造口近端开口需高出皮肤1～2 cm，造口有活动余地，黏膜颜色为红色，似口唇，黏膜湿润有光泽，与周围皮肤紧密愈合。回肠袢式造口排泄物为水便或稀便，无异味。排泄物量多，排泄物中含有大量消化酶，对周围皮肤有腐蚀作用，容易发生造口周围刺激性皮炎。回肠肠管细，造口小，同样是袢式造口，回肠袢式造口比横结肠袢式造口护理方便。

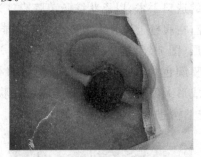

图7-4　回肠袢式造口

二、肠造口术前评估与护理

（一）肠造口术前评估

为促进造口患者术后康复，提升生活质量，应做好术前评估。了解患者的手术方式、造口类型、既往病史、职业特点和生活习惯、评估定位区域的皮肤是否完整、是否有皮肤病等；术前评估一般选择在术前1～2天，确定完手术的时间及手术方式后进行。

1.肠造口术前评估内容

(1)生活自理能力:患者术前的自理能力,直接决定患者术后的自我护理能力。生活自理能力强且心理健康的患者,术后能较快学会自我护理。生活自理能力差的患者,依赖性比较强,往往需要有人帮助护理造口,因此对此类患者应确定护理人选,以便对其进行指导。对于不能接受自身的造口而依赖家属的患者尤其要重视,应着重加强心理护理。

(2)视力:患者的视力好坏影响造口袋的更换和观察。对视力差者,术后可选择透明的造口袋,以便观察排泄物的情况和造口袋的粘贴,底盘可选择合适的开口的或事先有家人准备若干个裁剪好的底盘,底盘的内圈可稍偏大。也可以选择不用剪刀修剪的可塑底盘。失明的患者造口术后早期要确定护理人选,康复期可教会患者自己用手感觉自己完成造口底盘的粘贴。

(3)手的功能:患者手指功能是否健全、手的灵活性,将直接影响自我护理。造口护理需要手的配合,术前了解患者是否有影响手的功能的疾病,如中风后肢体偏瘫、强直性关节炎、帕金森病、外伤后遗症等。对手灵活性差的患者,可选择使用相对简单的一件式造口袋,开口式造口袋的夹子比较灵活,方便操作。也可以选择不用剪刀修剪的可塑底盘。

(4)体型:患者的特殊体型对自我护理有一定的影响,尤其是肥胖者,膨隆的腹部易挡住患者的视线,对这类患者术前定位时要注意,造口位置应偏上,定在腹部最膨隆的上方,便于患者自我护理。

(5)皮肤情况:造口周围的皮肤是否平整(如皮肤褶皱、瘢痕等),是否完整(如破损等),有无全身性皮肤病(如银屑病、过敏性皮炎)直接影响到造口的粘贴。选择平整的皮肤,有全身性皮肤病时可转诊给皮肤科医师,协助治疗。过敏性体质患者术前应做皮肤贴布试验,皮肤贴布试验通过在皮肤上贴常规使用的造口袋底盘来确认过敏、临时刺激、剥离反应的皮肤检查方法。可在患者腹部贴一块 2 cm×2 cm 大小的造口底盘,48 小时后剥离,并在刚刚剥离后、1 小时后、24 小时后的 3 个时段进行判断。皮肤贴布试验的结果判定:刚刚剥离后、1 小时后、24 小时后均无皮肤变化者为阴性;刚刚剥离后发红,1 小时后消失则为剥离反应阳性;刚刚剥离后、1 小时后发红,24 小时后消失则为一时性刺激;刚刚剥离后、1 小时后、24 小时后发红不消失或严重则为变态反应。实施皮肤贴布试验时的注意事项是禁止洗澡,禁止剧烈活动,以免出汗影响结果。剥离反应阳性和一时性刺激可谨慎使用原产品底盘,出现变态反应时应更换造口袋的品牌,继续行皮肤贴布试验。由于临床上术前患者多进行院前检查,入院后当日或第 3 天手术,术前很难安排皮肤贴布试验,当患者术后使用造口底盘出现发红、发痒等不适时,可以通过皮肤贴布试验的方法对不同的造口底盘进行测验,更换合适的造口底盘,避免发生造口周围皮肤出现并发症。

(6)语言沟通能力:患者听力下降或丧失会影响患者学习造口护理,可选择用笔写进行沟通,给患者看造口护理视频。对于只会讲方言不会讲普通话或听不懂普通话的患者,可以选择让家属进行讲解,确保患者能掌握自我护理的方法。

(7)教育状况:患者接受的教育程度不同,术后对康复的要求有差异,在康复指导中的接受能力也不同。对教育程度高者,可用文字性的材料来补充指导内容。对教育程度低,尤其老年患者可以选择视频或图片的形式,反复多次教育,使患者便于掌握。

(8)文化背景:患者的文化背景不同会有不同的生活习惯,尤其是少数民族患者,要充分尊重个人信仰和风俗习惯。如印度人习惯用右手抓饭吃,喜欢将造口定在左边;伊斯兰教徒认为腰围以上是清洁的,腰围以下是脏的,造口应定在腰围以下。

(9)职业特点:对年轻患者要考虑到患者术后的康复和回归社会,尊重其社会角色,根据其职业特点选择合适的造口位置。

(10)家庭及社会支持:如果患者术前生活不能自理、视力障碍、手功能障碍、过度肥胖,术前应确定一名家庭成员为其造口护理的支持者,负责其术后的造口护理。让患者自己决定由谁做其护理者,对确定的家庭成员进行造口护理指导。有一个近亲,如配偶、父母或子女在术前和术后的护理阶段能够陪伴在患者左右十分重要。家人的支持对患者造口术后能否恢复,能否回归社会起到关键的作用。

(11)心理状况:直肠癌患者造口患者要承受恶性肿瘤和造口带来双重打击,心理上会有很大的波动,术前评估时要特别关注患者的心理状况,有些患者表面上看着很开朗,往往在夜深人静时或独处时会唉声叹气,会偷偷流泪,甚至会有厌世情绪。造口专业护士要在术前多与患者交流,并从家属及同病房的病友处了解患者的心理变化,及时发现并对症进行心理护理。术前应安排造口治疗师与患者进行必要和充分的沟通,必要时安排造口志愿者进行床边探访活动,使其在良好的状态下接受手术。

2.肠造口术前评估注意点

造口专科护士进行肠造口术前评估时要注意以下几个方面。

(1)术前评估前熟悉了解患者的病情、诊断、可能施行的手术方式及造口种类。

(2)环境要求:最好选择专用的术前谈话室,保护患者的隐私,不受周围环境的干扰。

(3)合适的时间:选择术前1天或2天,避开患者行术前检查的时间。

(4)对评估者的要求:谈话前先进行自我介绍,谈话时注意眼神的交流,面部表情自然放松,交流时尽可能选择通俗的语言,尤其是老年患者。当患者谈到自身的心理变化时,要不断鼓励患者,让患者表达出真实的心理状况。

(5)评估情况要记录于评估表上,并保存在患者病历中。

(6)评估情况要及时与主诊医师沟通,共同做好患者的术前准备工作。

(二)肠造口术前健康教育

向患者及家属讲述造口手术的原因、重要性,造口的类型和相关护理知识,造口袋的用法,对造口患者进行针对性心理辅导,安排造口探访者进行术前访视,鼓励家属给予造口患者心理支持。

健康教育的注意事项:关于患者造口后生活的有关信息可以术后再告知,如果患者有咨询,可以简单回答。对于患者的疑问一定要澄清,建立平和的心态。健康教育切忌过细,以免增加患者的困扰。

三、肠造口术前定位

术前造口定位对造口患者非常重要,一个位置选择合适、结构完美的肠造口可提高造口术后生活质量,加速患者康复并及早回归社会。造口定位的原则是以腹直肌内侧为准,适应患者手术后的日常生活习惯。

(一)术前定位的目的

1.便于自我护理

造口位置要方便患者自我护理,如果患者无法直接看到自己的造口(图7-5),自我护理将无法实现。

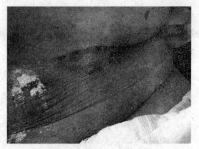

图 7-5　造口位置偏低

2.便于造口用品使用

由于肠造口处没有括约肌,患者术后无法控制粪便的排放,临床上用造口袋来收集粪便。尤其是永久性肠造口者需长期使用造口用品,选择一个合适的位置能便于造口用品的使用,避免频繁更换,减轻患者经济负担。

3.预防并发症的发生

永久性造口随着造口术后时间的延长,造口并发症发生率会上升,其中造口旁疝、造口脱垂等与造口位置有关的并发症更为明显,选择合适的造口位置可预防并发症的发生。

4.尊重患者生活习惯

造口不应该改变患者的生活习惯,造口者最终要像正常人一样生活,回归社会,术前定位应尊重患者利益,在不影响治疗的前提下,以患者需要而定位。

(二)术前定位的依据

肠造口的位置依据疾病、手术方式、患者个体差异而决定。疾病不同、手术方式不同、造口位置不同;疾病相同、手术方式不同、造口位置不同。造口专科护士应对患者情况有充分的了解,明确治疗方案,选择合适的造口位置。患者个体差异如性别、身高、体型、手术次数、文化背景、职业等,选择造口位置有差异,造口位置的选择因人而异。

(三)标准造口位置

1.患者看清楚造口

患者取不同体位时都能看清楚造口,尤其是半卧位、坐位、站立位。肥胖患者造口位置太低,腹部脂肪挡住视线,患者无法看到造口。当患者术后体力恢复,生活基本自理,患者仍无法自我护理造口。造口护理问题将困扰患者,也给家庭增加了负担。患者借助镜子看清自己造口后再护理,自我护理的难度增大。所以,患者能看清楚造口是参与自我护理的重要方面。

2.造口周围皮肤平整、健康

造口位于平整皮肤中,皮肤健康、无瘢痕、皱褶、骨突。造口处排泄物通过粘贴造口袋收集,有黏性的造口底盘,能较长时间地固定于身体的同一位置。皮肤不健康,有脱屑、感染等,底盘不能很好贴合。皮肤不平整,底盘不能紧贴皮肤,粪水易渗漏。避开不健康和不平整的皮肤可以延长造口袋使用时间。

3.造口位于腹直肌处

造口是在腹壁上开一个口,形成了一个腹壁薄弱处,随着术后时间的延长,如果有慢性咳嗽、排尿困难、重体力劳动、经常抬举重物、腹水等腹内压增高的情况,老年人腹部肌肉薄弱,腹腔内活动度大的小肠、大网膜通过造口的薄弱处突向体外,形成造口旁疝。造口旁疝是造口常见并发症之一,随着患者生存期的延长,造口旁疝的发生率有上升趋势,造口开口于腹直肌处可预防造口旁疝的发生。

腹直肌位于腹前壁正中线的两旁,居腹直肌鞘中,为上宽下窄的带形肌,起自耻骨联合和耻骨嵴,肌束向上止于胸骨剑突和第5~7肋软骨的前面。腹直肌与深层的腹外斜肌、腹内斜肌、腹横肌共同组成腹前外侧肌群,它的作用是保护腹腔脏器及维持腹内压,保护腹腔脏器位置的固定。造口位于腹直肌处使造口平时处于微微关闭状态,可预防造口脱垂。

4.不影响患者生活习惯

生活中,男性的裤腰带扎在平脐或脐以下,女性的裤腰带扎在脐以上。肥胖者穿衣喜欢宽松,消瘦者喜欢穿较紧身的衣服。体力劳动者经常弯腰,造口位置宜低一点;久坐者及坐轮椅者造口位置宜高一点;上肢功能不全或丧失者的造口位置应适合患者的需要;脊柱侧凸者的造口位置应在凸侧;二胡演奏员造口宜放在右下腹。造口不影响系腰带,以腰带下方最适宜。定位时应尊重患者的要求,尽可能不改变患者的生活习惯。

(四)造口术前定位的意义

1.不同体位皮肤皱褶的差异

平卧位时腹部皮肤皱褶最少。术前定位时造口治疗师可让患者改变体位,仔细观察腹部皮肤情况,避免造口在皮肤皱褶处。坐位、下蹲时腹部皮肤皱褶最多,必须观察不同体位患者的腹部皮肤皱褶情况,选择合适的造口位置。

2.开腹后解剖结构改变

传统的造口位置是由手术医师在术中完成,当腹腔打开后,腹部的解剖结构发生改变,术中选择的造口位置与术后造口位置差异很大,且术中皮肤暴露有限,造口与切口、切口与底盘的关系都难以确定。

3.可避免术中与造口者交流障碍

全麻患者意识完全丧失,操作者无法与患者交流。术后造口位置不易更改,不合适的造口位置将影响患者术后的生活质量。

(五)造口定位的流程

1.评估

根据患者病情、手术的方式确定造口的位置。评估患者的心理接受程度及相关知识的了解程度。

2.准备用物

治疗盘、弯盘、油性记号笔(或手术部位标识用笔)、直径为2.0~2.5 cm的红色圆形贴纸、棉签、75%酒精溶液、专用量尺均成清洁备用状态。

3.患者准备

向患者解释、关门窗、拉隔帘,操作者站于患者的定位侧,协助患者移至床边,患者取平卧位,暴露腹部皮肤,注意保暖。

4.确定腹直肌边缘

回肠造口或横结肠造口时操作者站在患者右侧,乙状结肠造口时操作者站在患者左侧。以乙状结肠造口定位为例,操作者右手放于患者背后,协助患者抬头看自己脚尖。操作者左手尺侧缘贴于患者腹部,能摸到一条纵形收缩肌肉,即为腹直肌,在腹直肌边缘用水笔画一条虚线(图7-6)。

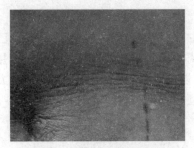

图 7-6 确定腹直肌边缘

5.预计造口位置

腹部造口位置区域为脐向左、右髂前上棘划连线,再由左、右髂前上棘向耻骨划连线联合形成的菱形区为最佳造口位置区(图 7-7)。以乙状结肠造口为例,操作者用右手示指和拇指,示指放于脐上,拇指放于脐与左髂前上棘连线上,左手示指放于左髂前上棘,拇指也放于脐与左髂前上棘连线上,将脐与左髂前上棘连线三等分(图 7-8),取脐与髂前上棘连线中上 1/3 交界处为预计造口位置(图 7-9)。确定预计造口位置后,用一个直径为 2.0 cm 的圆形红色粘贴纸,贴于预计造口处。

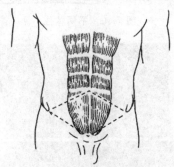

图 7-7 最佳造口位置区

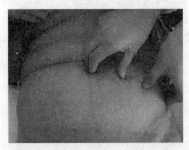

图 7-8 脐与髂前上棘连线三等分

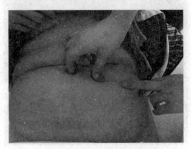

图 7-9 预计造口位置

6.实际造口位置

让患者取半卧位、坐位、站立位、下蹲位等不同体位观察自己的造口（图 7-10），以能看清楚造口为原则。为了明确造口与周围皮肤、解剖标志之间的关系，用 10 cm×10 cm 造口底板模型观察底板与脐、切口、皮肤皱褶、髂前上棘、腰带的关系（图 7-11）。在观察过程中上下左右调整粘贴纸的位置。调整时注意必须在腹直肌虚线范围内调整。

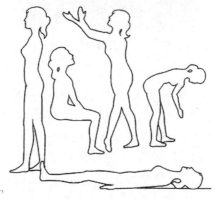

图 7-10   不同体位

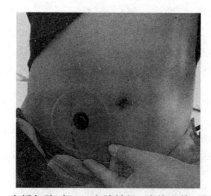

图 7-11   底板与脐、切口、皮肤皱褶、髂前上棘、腰带的关系

7.造口标记

造口位置确定后，使用油性记号笔（手术部位标识用笔）在确定的造口位置上做标记（图 7-12）。

8.造口定位后健康教育

嘱患者淋浴时不要大力擦洗，否则会影响标示的清晰度，若术前标记颜色变淡或模糊，应及时告知护士加固标记。

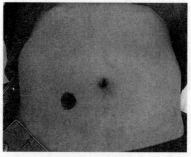

图 7-12   造口标记

9.记录

定位后需记录在病历和护理病历内

(六)造口定位的注意点

(1)造口定位应在肠道准备之前,因为排空粪便后会使患者腹部的外形发生变化。

(2)造口定位一般由造口治疗师或有经验的护士执行,定位前应主动向医师了解患者病情,了解患者和家人对疾病的了解程度。确定造口位置是患者、造口治疗师、医师之间紧密合作的过程,有任何违背常规原则的位置标记都要记录在患者的病历中,这样做可以使参与者都知道偏差的原因。如果因为外科手术的原因不能满足患者造口位置的需求时,应该向患者解释清楚。

(3)造口应避开陈旧的瘢痕、皮肤皱褶、脐、腰部、髂骨、耻骨、手术切口、肋骨、腹直肌外缘、慢性皮肤病、现有疝的部位。

(4)坐轮椅、安装义肢的患者,需按日常生活需要坐在轮椅或穿戴义肢后再定位。

(5)在急诊手术或剖腹探查手术时,造口的位置要方便手术者操作,可同时定2个或2个以上的位置,手术者视术中情况选择,避免术中盲目定位,也避免术前所定的位置给手术者术中操作带来难度。

(6)患者需同时做肠造口和尿路造口时,两个造口位置不应在同一平面上。在右侧腹直肌处尿路造口应该略高;在左侧腹直肌处肠造口稍低一点,两个造口之间留有底板粘贴的空间。回肠和结肠双造口时,回肠造口应偏上。

(7)肥胖患者脂肪组织形成的皱褶不易被发现,如果用手指能掐出皱褶便于检查,肥胖隆起的腹部造口定于腹部隆起之上,但不能定在腹部最隆起处,以方便患者能够清楚看见整个造口。

(8)造口位置确定后,患者可试戴造口袋。造口专科护士将患者选择的造口袋按常规更换造口袋方法示范给患者和家人看,造口袋贴于实际造口位置。造口袋内装有 100 mL 的清水,以增加患者对造口的真实感。24 小时后造口专科护士了解患者对造口的感受,并适当调整造口位置。造口定位要与手术医师沟通。

(9)腹腔镜手术不同于常规开腹手术,腹腔镜手术需在腹部打 3～4 个 Trotcar 孔,直径约 1 cm,手术医师为了减少患者痛苦,往往会在 Trotcar 孔的位置,就近拖出肠管行肠造口,这样就失去造口定位的意义,且增加了腹腔镜肠造口术后并发症。所以,术前及时和医师沟通,医护同时确定造口的位置(图 7-13),手术后发现造口位置有调整,也应与手术医师沟通,了解造口位置调整的具体原因,以便提高手术前定位的准确率。

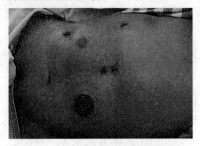

图 7-13　腹腔镜手术造口定位

四、肠造口术后管理与健康教育

(一)造口术后评估

1.伤口方面

护士应观察伤口渗液的颜色、量,由于伤口离造口较近,应注意伤口敷料是否被粪便或尿液污染,如有污染应及时更换伤口敷料,并遵医嘱给予抗感染的预防。

2.造口方面

评估造口的类型、颜色、形状与大小、高度、血运情况,观察造口黏膜与皮肤缝合处是否有出血或分离,观察造口支撑棒是否有松脱或太紧压迫黏膜和皮肤,观察造口周围皮肤是否平坦、有无损伤、溃疡等情况,观察造口排泄物的量、颜色。

造口患者术后,除了常规护理外还需要评估造口的功能及周围皮肤情况,评估造口一般在术后 24 小时内进行。

(1)造口类型:根据手术记录确认造口类型,乙状结肠单腔造口、回肠单腔造口、回肠袢式造口、横结肠袢式造口等。

(2)造口位置:造口位于右上腹、右下腹、左上腹、左下腹、中上腹、脐部、切口上等。

(3)造口的颜色:造口颜色即为正常肠黏膜的颜色,呈红色或粉红色,表面光滑且湿润,黏膜富有弹性,当造口黏膜苍白、暗红色、黑色,应进一步观察。如果患者术前肠镜检查提示有结肠黑变病,行结肠造口后造口黏膜为黑色。术后 14 天内黏膜水肿是正常现象,造口变得肿胀、发亮、呈半透明,水肿一般自然消退。

(4)造口形状及大小:回肠单腔造口圆形,大小为 1.5～2.0 cm;回肠袢式造口椭圆形、短轴为 1.5～2.0 cm、长轴为 2.0～3.0 cm;乙状结肠单腔造口圆形,大小为 2.0～3.0 cm;横结肠袢式造口椭圆形、短轴为 2.0～3.0 cm、长轴为 3.0～4.0 cm。造口底盘的裁剪应根据造口大小和形状来决定,造口的大小用专用测量板测量造口的基底部,圆形测直径、椭圆形测长轴和短轴、不规则图形时用图形表示。造口大小在术后 4～8 周内会有所变化。袢式造口支撑棒去除后应重新评估。

(5)造口高度:造口高度记录为突出、平坦、回缩、脱垂等。乙状结肠造口高出皮肤 0.5～1.0 cm;回肠造口高出皮肤 1～2 cm;横结肠造口高出皮肤 1～2 cm。适宜的造口高度便于造口袋的粘贴,可预防排泄物对造口边缘皮肤的刺激。造口回缩,贴上造口袋后,其开口处与造口底盘齐平,排泄物易渗漏到底板下排泄物刺激皮肤,造成皮肤损伤。造口脱垂,黏膜外露过多,造口底板对黏膜的摩擦,易引起黏膜的糜烂和坏死。

(6)造口周围皮肤:造口黏膜与周围皮肤经缝合后,皮肤黏膜紧密愈合。外露缝线一般为可吸收线,无需拆除。周围皮肤应健康、完整,是正常皮肤。对毛发稠密的患者,粘贴造口袋前应将毛发剪除。

(7)评估造口与切口的距离:因造口位置选择在腹直肌上,当造口离切口<2 cm,会影响造口底盘的粘贴。

(8)造口功能:回肠造口术后 24 小时内恢复功能,术后早期会排出大量小肠液,排出液量可达 2～3 L。当排出液量大于 1 000 mL 时称为高排量造口,此时应监测患者水电平衡。术后 2～8 周小肠分泌物会下降到 500～800 mL/d,患者进食后可补充纤维素达到每天最大排出量不超过 1 000 mL。结肠造口 2～3 天恢复,先排气后排便。早期时大便常呈液体状,随着时间的推移,肠道吸收逐渐增加,排出量减少,大便性质变得更黏稠。远端结肠造口比近端结肠造口的排出量黏稠且量少。

(二)造口袋的更换

1.排放造口袋的时间

当造口袋内的粪便量达到造口袋 1/3 时应及时排放造口袋内排泄物。当粪便超过 1/2 时，因重力的牵拉会导致造口底盘的脱落。当造口袋明显胀气时，要及时排放，以免造成造口袋胀破，甚至发生底盘的渗漏。

2.更换造口袋的时间

一般情况下造口袋粘贴时间为 3～5 天，如果发生造口袋底盘渗漏应及时更换造口袋，对于有造口并发症的造口患者应缩短更换时间，以便能及时观察造口情况。更换造口袋的时间一般选择在餐前半小时或餐后 2 小时，肠造口排出物相对较少，方便造口袋的更换。尤其是回肠造口患者，若选择在餐后短时间内换袋，不断有粪水排出，造成贴袋困难，有时刚换好的造口袋又发生渗漏的现象。

3.造口袋的更换程序

造口袋的更换应遵循国际造口护理指南中建议的 ARC 流程，实践操作更换流程应为 RCA，即正确的去除、检查及粘贴造口袋，及时发现及处理造口及周围皮肤并发症。

Apply(佩戴)：正确的产品佩戴，使造口底盘紧密的粘贴在造口周围，防止排泄物渗漏到皮肤上而引起皮肤浸渍。Remove(揭除)：轻柔地揭除造口底盘将机械性损伤的风险降至最低。Check(检查)：检查造口底盘及黏胶覆盖下的皮肤，可以观察更换流程是否恰当，底盘黏胶被腐蚀、造口周围皮肤上有排泄物或皮肤浸渍，提示需要缩短更换的时间。

(1)准备用物：包括造口袋及底盘、剪刀、造口测量尺、温水棉球、擦手纸及垃圾袋、造口护肤粉、防漏膏。造口患者取平卧位或半卧位，解开腹部的衣物露出造口，注意保暖。

(2)撕除造口袋：一手用湿棉球按压皮肤，另一手轻揭底盘，当撕除底盘有困难时，要慢慢湿润后再撕除，勿用力撕扯造成皮肤机械性损伤。

(3)清洗：用软纸初步清洁后，再用温水棉球清洁造口及周围皮肤，切忌用酒精、碘酊或其他消毒液，因为会刺激造口周围皮肤。选用软纸轻轻擦拭，勿选用粗糙质硬的草纸，以免损伤黏膜引起出血，一旦出血，用棉球或软纸轻压一会儿即可。

(4)观察：观察造口黏膜的色泽，有无水肿等。观察有无皮肤黏膜分离、造口周围皮肤有无破损、过敏等情况。

(5)测量和剪裁：测量造口的大小并将尺寸用笔划在造口底盘上，用剪刀尖部沿着记号比测出造口的大小大 1～2 mm 剪下，因为开孔过小，会影响到造口黏膜的血运，患者活动时易摩擦造口黏膜引起损伤或出血；开孔过大则皮肤外露，排泄物持续刺激并损伤皮肤。

(6)再次清洗并擦干造口黏膜及周围皮肤：在测量造口大小及裁剪造口底盘时，造口处可能会有排泄物排出，需再次清洗并擦干造口黏膜及周围皮肤。

(7)撒造口护肤粉：造口周围皮肤有损伤时，在擦干皮肤后，撒上造口护肤粉，护肤粉会粘在皮损处起保护作用，并能吸收少许渗液，促进愈合。但必须将多余的护肤粉擦拭掉，否则会影响造口袋的粘贴。

(8)涂防漏膏：当造口周围皮肤不平整时，使用防漏膏可以将皮肤填平，防止粪水渗漏至底盘下。回肠造口因排出大量碱性小肠液，对皮肤腐蚀性大，必须使用防漏膏。有两种方法：可以直接涂在皮肤凹陷或不平处，取湿棉球轻轻压平。由于防漏膏内含有酒精成分，对皮肤破损处有刺激,患者稍感疼痛;当排泄物多时,也可以撕除造口底盘背面的保护纸,将防漏膏涂在底盘上,再贴合到皮肤上。

(9)粘贴:粘贴造口底盘时,把底盘保护纸撕下,按照造口位置由下而上粘贴,轻压内侧周围,再由内向外侧加压,使造口底盘能紧贴在皮肤上。两件式造口袋要及时扣上,确保扣紧,防止从衔接处渗漏。使用开口袋,勿忘夹上夹子,将造口袋开口处反折后拉平,再夹上夹子。贴好造口袋后,让患者用自己的手掌轻轻按压造口处 10~15 分钟,通过手掌的温度增加底盘的黏性。

(三)造口护理指导程序

1.床边健康教育

(1)术后 1~2 天:观察和评估造口及周围皮肤;排放排泄物或更换造口袋;指导患者及家人观看换袋过程。

(2)术后 3~4 天:指导患者及家人观看换袋过程;鼓励患者观看和触摸造口。

(3)术后 5~8 天:指导患者及家人参与换袋过程;介绍防止造口袋渗漏的方法。

(4)术后 9~10 天:评估患者及家人换袋技能,并给予纠正;提供生活指导;为患者选择造口用品提供专业意见。

2.集中健康教育

由造口治疗师通过模型、图片、多媒体幻灯、打印成册的宣教资料等多种方式相结合进行造口护理讲解,主要内容:将宣教手册发给每位造口患者或家属,在造口模型上示范造口护理流程及造口护理的注意事项;造口术后日常生活指导;造口产品的选择;患者或家属动手在模型上操作练习等。在宣教过程中,造口治疗师通过适当提问与参与者进行互动,听取造口患者在造口护理中的反馈并给予解答,通过造口用品的介绍,可使患者认识到可根据不同的造口和阶段选择适当的造口用品。建立造口患者信息登记册,每次健康教育时有专人负责对参加大讲堂的造口患者进行信息登记,登记内容包括造口患者姓名、性别、年龄、手术名称、造口形式、通信地址及联系电话等,造口患者的信息便于定期对出院后的造口患者进行电话回访。

在集中教育的基础上,对造口患者实行个体化地指导落实,让患者及家属在思想上重视造口护理技术的学习,使造口患者手术后尽早掌握造口护理的技能,达到自我护理的能力,减少造口并发症的发生,恢复对造口后生活的信心。

3.造口术后的生活指导

肠造口手术后患者将面临新的排便方式,大部分患者术后早期会不习惯,甚至产生困惑。他们需要更多的专业指导,以帮助他们尽快恢复正常生活。

(1)衣着:患者术后避免穿紧身衣,以免压迫造口黏膜,引起黏膜的损伤及排泄物的排出。腰带不宜扎在造口上,建议穿高腰、宽松的衣裤或背带裤。

(2)饮食:造口术后患者的胃肠道消化吸收功能是健全的,所以患者手术前可以吃的东西术后一样可以吃。除患者伴有糖尿病、肾病、痛风、胃病、心血管疾病等需要特别注意限制饮食外,造口术后平时饮食只要略加注意就可以。正常饮食的基础上应注意以下几点。①注意饮食卫生:选择新鲜食品,忌油腻,防止发生腹泻时给造口护理带来不便。②定量进食:防止暴饮暴食,粪便量与进食量有一定关系。③少进易产气的食物:进食易产气的食品后,肠道产气过多,气体在造口袋内积聚会使造口袋膨胀而影响患者的外表形象,与他人一起时,造口排气的响声会使患者尴尬而产生自卑。易产气的食品有豆类、红薯、萝卜、卷心菜、韭菜、洋葱、土豆、黄瓜、巧克力、碳酸饮料、啤酒等。④有些行为也能使肠道内气体增多:如嚼口香糖、吸烟、进食时讲话等。⑤少进易产生异味的食物:异味的产生通常来自于脂肪痢或是肠道的细菌将某些特殊的食物发酵,产生酸性且令人不适的气味。产生异味的食物有洋葱、大蒜、蒜头、蒜薹、玉米、鱼类、蛋类、芦笋、卷心菜、花椰菜、香辛类的调味品等。如果患者使用的造口袋不具备防臭功能,应少吃产生异味的食物。酸奶、脱脂奶、含叶绿素高的绿叶蔬菜有助于控制粪臭。⑥必要时控制粗纤维食物:粗纤维食物能促进肠蠕动,增加粪便量。对便秘者建议多食粗纤维食物能帮助粪便的形成,减轻排便困难。外出活动者少食粗纤维食物,可减少粪便排放或造口袋更换,造口狭窄者少食粗纤维食物,可避免造口梗阻。含粗纤维较多的食物有玉米、芹菜、红薯、梨、南瓜、卷心菜、莴笋、绿豆芽、叶类蔬菜、贝类海鲜等。进食粗纤维食物后多饮水可避免粪便硬结。⑦在尝试某种新的食物时,一次进食不宜多,无反应时,下次可多吃。⑧回肠造口者应每天饮水量不少于 2 000 mL,避免食难消化的食物,如种子类食物、芹菜、玉米、蘑菇等。避免服胶囊类药物。

(3)沐浴:患者术后忌洗盆浴,提倡洗淋浴。患者术后体力恢复、伤口愈合后即可沐浴。初次沐浴者应选择在更换造口袋之前。检查造口袋粘贴是否牢靠,排空造口袋内排泄物,在底板的上、左、右侧贴防水胶布。沐浴时禁用热水龙头直接冲在造口袋上,水温不宜过高,为了避免视觉刺激,沐浴时可在造口袋处扎一个小围兜。使用一件式造口袋者,沐浴后用软布擦干造口袋外水;使用二件式造口袋者,沐浴后更换另一个干净造口袋。乙状结肠造口者沐浴时可不戴造口袋直接沐浴,或佩戴造口浴帽。回肠造口者沐浴时一定要佩戴造口袋。

(4)锻炼和运动:造口术后不妨碍适当的锻炼和运动,早期建议从散步开始,逐渐增加活动量。避免屏气、举重、剧烈活动。活动时可佩戴造口腹带,预防造口旁疝的发生。

(5)工作:造口术后随着体力的恢复,患者已掌握自我护理的方法,患者可恢复原来的工作。如果是肿瘤患者,放疗和化疗结束后再工作。工作中避免持续抬举重物,术后 1 年内避免重体力劳动。

(6)旅游:患者术后体力恢复后,可以外出旅游。初次旅游时应选择近距离的地方,以后逐步增加行程;选择使用方便的一件式造口袋;携带比平时较多数量的造口袋;造口用品应放在随身行李中;自备水一瓶可在意外时冲洗用;外出前将造口袋排空;每到一个地方应处理造口袋;造口灌洗者可继续灌洗;旅途中注意饮食卫生,防止腹泻。

(7)性生活:患者术后 3～6 个月,体力恢复后,可以享受正常性生活。患者术后由于排便习惯和形体的改变,部分患者常常视自己不正常,从而拒绝性生活,拒绝配偶的要求,造成家庭的不稳定,自身的内分泌的失调,不利于身心康复。造口者性生活前应检查造口袋的密闭性,排空或更换造口袋。结肠灌洗者,应先行灌洗,再贴造口袋。可选择不透明、迷你、有颜色图案的造口袋。可用腹带约束造口袋,防止造口袋脱落,增加安全感。必要时可喷洒香水,减少异味。鼓励患者在性交过程中尝试各种不同姿势,选择最舒适、最合适他们的方式。对因手术引起的性功能障碍者应从速就医。

4.造口患者延续护理方案

延续护理是将住院护理服务延伸至社区或家庭的一种新的护理模式,它是对患者转移期健康问题和健康需求的关注和应对。由于造口患者的住院时间越来越短,患者对造口的自我护理还不太熟练的时候就出院了,而且由于大部分的患者在刚刚手术后不能接受造口存在的事实,所以他们一般都是在出院后才学习造口的自护技能并且开始护理造口。采取的延续护理方案如下。

(1)电话干预:电话随访有很多优点,例如能够随访那些住在偏远地区的患者、减少患者来医院的次数、增加患者和专业人员的接触机会,提供个体化的护理、降低费用和提高患者的满意度等,是确保延续护理服务的有效手段。电话随访也有一些缺点,例如无法亲自检查患者,沟通问题,护患之间存在情感距离等。

(2)家庭访视:造口护理专业人士深入到患者家中,对患者实施具体指导,使患者能较好地掌握自我护理技能。同时,家庭访视能及时掌握患者的心理问题和社会适应状况,帮助患者适应疾病本身和造口带来的变化,促使其克服自卑、消极等心理,增强他们回归社会的信心。电话随访发现存在无法自行解决的造口问题而到造口门诊检查又存在困难的患者,进行家庭访视,了解患者的家庭支持系统,评估其自我护理技能,当面纠正患者自我护理中的问题,指导患者造口并发症的预防和处理,直接解决其问题。

(3)造口门诊随访:由造口治疗师(enterostomal therapist,ET)开设的造口门诊,利用医学知识和护理手段,为已出院的肠造口患者提供与造口相关的治疗、护理、营养以及预防保健知识,实施院外护理干预。有研究表明,82.7%的肠造口远期并发症出现于术后 1 年内,这些并发症的发生对造口患者的身心健康带来了严重影响,因此,出院后对造口患者进行造口复诊,对预防及治疗造口并发症非常重要。造口门诊是为患者提供长期全面护理及提供信息的一个重要场所,造口治疗师能够提高患者对造口护理知识的掌握程度,促进患者躯体功能和认知功能的恢复。

(4)造口联谊会:造口联谊会是造口协会组织的患者互助小组,由医护人员、造口者、家属、社会志愿者共同参与。造口者在相关医务人员的指导下,定期组织活动,开展关于疾病的诊治、康复、自我护理的小组讨论和经验交流。参加造口联谊会的造口者可以相互支持,共同分担苦恼、减轻孤独感,还可以使造口者逐渐适应社会,融入社会,体会到社会的关心和支持。实践证明造口联谊会帮助造口患者提高自我护理能力,可帮助减少造口并发症、建立自信,改善生活质量。目前由于社区力量薄弱,其职责、作用有限,难以满足造口者的需求,因此造口联谊会作为肠造口术后延续护理的重要方法是满足出院造口者的重要途径。

(5)同伴教育:同伴教育是社会支持的一种形式,是指具有相同年龄、性别、生活环境和经历、文化和社会地位,或由于某些原因使具有共同语言的人在一起分享信息、观念或行为技能的教育形式。研究报道,同伴间的支持可以改善患者的心理和行为,从而改善其生活质量。同伴教育的主要形式包括面对面的交谈、电话支持及网络支持。通过邀请已携带造口多年、具有丰富造口护理经验的志愿者对新造口人进行现身说法,传授造口护理心得,从而实现造口人之间的互助和信息互通。

(6)社区护理:社区护理工作在我国起步较晚,相应的配套政策尚不完善,在组织体系、人员管理、质量控制等方面都存在着局限性;社区卫生服务的补偿机制正在探索,还待建立。有报道将造口资料发放到医院所属社区,对社区医护人员进行造口知识培训,由社区医护人员承担部分造口患者的家访工作。

五、肠造口术后常见并发症的观察及护理

一般正常的肠造口外观呈红色或粉红色,肠黏膜表面平滑呈潮湿透明状,高出皮肤水平面 0.5～1 cm,周围皮肤须平整无皱褶、无瘢痕及偏离骨隆突处。当行肠造口手术时,如果肠造口位置设定不当、术后切口感染、患者因病情变化、营养不良或肠造口用具选用不当时,往往会造成肠造口并发症产生,导致患者护理上的不便,甚至威胁到生命。

（一）常见的造口并发症

临床上常见的造口并发症有：造口出血、造口黏膜缺血坏死、造口水肿、造口回缩、造口狭窄、造口皮肤黏膜分离、造口脱垂等。

1.造口出血

（1）相关因素：血管未结扎或结扎线脱落；黏膜摩擦；服用抗凝药物、伴有出血性疾病。

（2）临床表现：黏膜出血；黏膜与皮肤交界处渗血（图 7-14）。

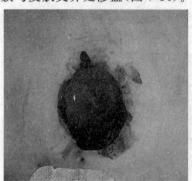

图 7-14　黏膜与皮肤交界处渗血

（3）护理措施：①去除造口袋；②纱布压迫止血；③量多时，用 1‰肾上腺素湿纱布压迫或云南白药粉外敷后纱布压迫；④活动性出血时，结扎血管；⑤黏膜摩擦出血时，护肤粉喷洒并压迫止血；⑥停用抗凝药物，治疗出血性疾病。

2.造口黏膜缺血坏死

（1）相关因素：①手术损伤结肠边缘动脉；②拉出肠管时张力过大，扭曲或压迫肠系膜血管；③造口开口太小或缝合过紧；④严重的动脉硬化或因肠梗阻过久引起肠肿胀导致肠壁长期缺氧；⑤肠造口系膜过紧等因素有关。

（2）临床表现：坏死性肠造口外观局部或完全变紫，若及时给予适当处理，变紫的黏膜可能会恢复正常；但如无改善则会变黑，最后导致造口坏死。根据严重程度分为轻度、中度和重度三种，轻度缺血黏膜呈暗红色或微紫色，范围不超过造口黏膜外侧 1/3，摩擦黏膜有出血点，无异常臭味，造口无改变；中度缺血坏死黏膜呈紫黑色，范围不超过造口黏膜外侧 2/3，摩擦黏膜有出血点，有异常臭味，坏死程度累及腹壁筋膜上方；重度缺血坏死整个黏膜外观呈漆黑色，摩擦黏膜无出血点，有大量异常臭味，坏死程度累及腹壁筋膜，可有腹膜炎（图 7-15）。

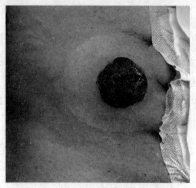

图 7-15　造口黏膜重度缺血坏死

（3）护理措施：①拆除围绕造口的纱条；②检查肠管的血运，坏死的深度；③换袋时在黏膜上撒护肤粉，促进自溶清创；④清除坏死组织，密切观察患者的转归，防止造口狭窄和造口回缩的发生；⑤有腹膜炎症状者必须行剖腹探查，切除坏死的肠管，造口重建。

3.造口水肿

（1）相关因素：①腹壁及皮肤开口过小；②腹带过紧；③腹壁没有按层次缝合；④支撑棒压力过大；⑤低蛋白血症；⑥造口袋底盘内圈裁剪过小。

（2）临床表现：①组织静脉回流障碍，引起细胞组织间隙渗出；②造口肿大、淡粉红色、半透明、质地结实；③回肠造口水肿会出现肠液分泌过多；④结肠造口水肿会出现便秘（图7-16）。

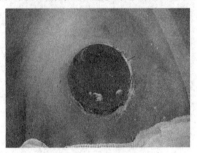

图7-16　造口水肿

（3）护理措施：①术后轻度水肿时注意卧床休息即可；②严重水肿用50％硫酸镁溶液或3％氯化钠溶液湿敷，改用二件式造口袋方便湿敷，每天湿敷3次（图7-17）；③术后早期造口袋底盘的内圈要稍大些；④腹带使用时不宜过紧，造口不能完全扎在腹带内；⑤更换造口袋时常规检查支撑棒的情况；⑥密切观察黏膜的颜色，避免缺血坏死。

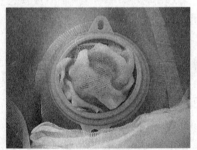

图7-17　造口水肿湿敷

4.造口回缩

（1）相关因素：①造口黏膜缺血性坏死后，坏死黏膜脱落肠管回缩；②肠管游离不充分，外翻肠管长度不够；③造口处缝线固定不牢或缝线过早脱落；④袢式造口支撑棒拔除过早；⑤术后体重增加过快，造口周围脂肪组织过多。

（2）临床表现：造口开口平齐或低于造口周围皮肤水平，当粪便稀软时，尤其是回肠造口者，容易引起排泄物渗漏，导致造口周围皮肤损伤（图7-18）。

（3）护理措施：①回肠造口回缩者可选用凸面底板加腰带固定，以抬高造口基底部，使黏膜被动抬高（图7-19）；②皮肤损伤者用皮肤保护膜、护肤粉、防漏膏，保护皮肤不受排泄物的刺激；③结肠回缩者可选用灌洗的方法；④过度肥胖者可减轻体重；⑤必要时手指扩张预防造口狭窄的发生。

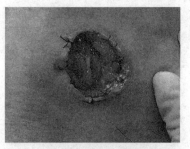

图 7-18 造口回缩

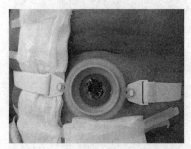

图 7-19 凸面底盘加腰带固定

5.造口狭窄

(1)相关因素:①手术时皮肤或腹壁内肌层开口过小;②造口术后黏膜缺血、坏死、回缩、皮肤黏膜分离后肉芽组织增生,瘢痕收缩;③局部肿瘤复发;④二期愈合后瘢痕组织收缩。

(2)临床表现:①肠腔或造口腔的缩窄或紧缩,狭窄可发生在皮肤或筋膜水平。浅度狭窄者外观皮肤开口缩小而看不见黏膜,深度狭窄者外观看起来像正常;②指诊时肠管周围组织紧缩,手指难于进入;③造口狭窄时排泄物排空不畅、粪便变细、严重者有不完全性肠梗阻症状(图 7-20)。

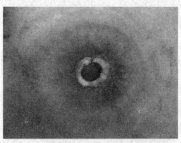

图 7-20 造口狭窄

(3)护理措施:①用充分润滑的手指仔细探查。②小指能通过者可采用手指扩张法(图 7-21):戴手套后小指涂石蜡油,轻轻插入造口内,插入深度为 2～3 cm,保留 5～10 分钟,每天 1 次。手指扩张时避免出血、疼痛。忌用锐器扩张。③饮食上少食粗纤维食物,保持大便通畅。④造口狭窄合并肠梗阻时,应禁食后急诊就医。⑤对黏膜缺血、坏死、回缩、皮肤黏膜分离者术后应定时随访,可行预防性造口扩张,每次换造口袋时扩张一次。⑥当小指无法通过时,可考虑手术治疗。

6.造口皮肤黏膜分离

(1)相关因素:①造口黏膜缺血坏死;②造口黏膜缝线脱落;③腹内压过高;④伤口感染;⑤营养不良;⑥糖尿病;⑦长期服用类固醇药物。

(2)临床表现:①造口黏膜与腹壁皮肤的缝合处组织愈合不良,使皮肤与黏膜分离形成伤口;

②根据分离的程度可分为部分分离和完全分离;③根据分离的深浅分为浅层分离和深层分离;④当完全深层分离时可出现腹膜炎症状(图7-22)。

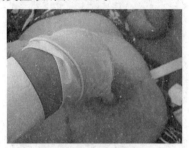

图7-21　手指扩张法

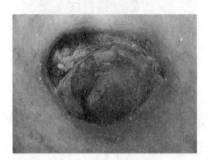

图7-22　皮肤黏膜分离

(3)护理措施:①清洗伤口后,评估伤口;②去除黄色腐肉和坏死组织;③部分、浅层分离,擦干创面后撒护肤粉,再涂防漏膏后贴造口袋;④完全、深层分离,伤口用藻酸盐敷料充填伤口,再用防漏膏或水胶体敷料覆盖伤口,贴造口袋;⑤完全分离合并造口回缩者,选用凸面底盘加腰带固定;⑥避免腹内压增高;⑦饮食和药物控制血糖,并监测血糖的变化;⑧造口底盘一般每2天更换一次,渗液多者需每天更换一次;⑨皮肤黏膜分离处愈合后,指导定期手指扩张,预防造口狭窄。

7.造口脱垂

(1)相关因素:①腹壁肌肉薄弱;②腹壁肌层开口过大;③腹部长期用力,造成腹内压过大;④结肠太松弛。

(2)临床表现:①肠管全层经造口处突出体外,突出长度不等;②单腔造口和袢式造口均可发生,以袢式造口多见;③突出的肠管黏膜可出现水肿、出血、溃疡、嵌顿等症状(图7-23)。

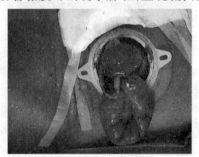

图7-23　造口脱垂

(3)护理措施:①选择一件式造口袋,造口袋的大小以能容纳脱垂的肠管为准;②底盘内圈裁剪合适,其大小以突出肠管最大的直径为准;③对结肠造口者,排泄物排空时可用腹带或束裤加以支持固定;④教会患者自行回纳脱垂的肠管,嘱患者戴手套,平卧放松,用生理盐水纱布盖在造口黏膜部位,顺势缓慢将造口推回腹腔内;⑤避免剧烈活动;⑥脱垂的黏膜有糜烂、坏死或脱垂伴旁疝时,应选择手术治疗。

(二)常见的造口周围并发症

临床上常见的造口周围并发症:刺激性皮炎、过敏性皮炎、毛囊炎、造口旁疝等。

1.刺激性皮炎

(1)相关因素:①造口位置不理想;②回肠造口平坦或回缩导致没有一个适当的乳头突起;③底盘内圈裁剪不合适;④底盘粘贴后过早改变体位;⑤底盘粘贴时间过长;⑥回肠流出液中蛋白酶的腐蚀作用;⑦结肠造口粪便中含高浓度细菌。

(2)临床表现:①造口周围粪水经常接触处皮肤发红;②表皮破溃、渗液明显;③疼痛;④造口袋渗漏(图 7-24)。

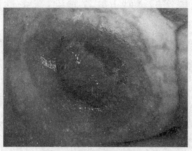

图 7-24　刺激性皮炎

(3)护理措施:①提倡造口术前定位,选择理想的造口位置,避免造口周围皮肤不平引起粪水的渗漏。②理想的造口黏膜能高出皮肤,尤其回肠造口者,对造口回缩者可选择凸面底盘,以抬高造口基底部便于排泄物的收集,减少渗漏现象。③底盘内圈的大小应合适,一般直径大于造口 1～2 mm,内圈过大使造口周围的皮肤外露,外露皮肤易受粪水刺激。可常规使用防漏膏,尤其是回肠造口者,可弥补内圈过大的不足。④对造口平坦后周围皮肤不平者,造口袋粘贴后应体位保持不变10～15 分钟,并用自己的手轻轻地按压在底板处,使其在体温的作用下与皮肤粘贴更牢,避免因体位的改变而使底盘内圈与皮肤分离,粪水即刻渗漏至皮肤。⑤造口底板使用时间不宜超过 7 天。

2.过敏性皮炎

(1)相关因素:对肠造口用品内各类成分过敏,包括底盘、造口袋、防漏膏、护肤粉、夹子、腰带、皮肤清洗剂等,对造口底盘及防漏膏过敏者最多见。

(2)临床表现:身体局部接触某种致敏物质后,表现为皮肤红斑及水疱,皮疹的部位仅限于变应原接触部位。自觉症状包括局部皮肤瘙痒及烧灼感(图 7-25)。

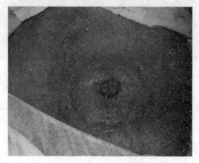

图 7-25　过敏性皮炎

（3）护理措施：①询问过敏史，并明确变应原；②更换造口用品的品牌；③局部可外涂类固醇药物，在粘贴底板前将皮肤清洗干净，然后涂类固醇软膏，保留15～20分钟，再用清水洗干净，擦干后贴袋；④必要时口服抗组织胺药物可缓解瘙痒症状；⑤严重过敏者或治疗无效者应转诊皮肤科。

3.毛囊炎

（1）相关因素：①毛发稠密；②更换底板时，粘贴部位的毛发被底盘粘胶连根拔起；③毛发未能完全拔起，但毛发根部松动，细菌易侵入；④夏季，底盘粘贴时间过长。

（2）临床表现：毛囊损伤，由金黄色葡萄球菌感染所致，毛囊周围点状红斑脓疱（图7-26）。

（3）护理措施：①建议每次更换造口底盘时，用剪刀剪除或电动刀剃除毛发；②底盘粘贴时间不宜过长，一般不超过7天；③毛发不要用手拔除，也不宜使用一般剃刀或脱毛剂，因为一般剃刀可造成皮肤上的微小擦伤，易在擦伤的基础上并发感染，脱毛剂可引起变态反应；④严重感染者需进行细菌培养和药物敏感性试验。

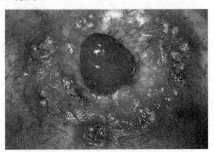

图7-26　毛囊炎

4.造口旁疝

（1）相关因素：①造口位于腹直肌外；②腹壁筋膜开口太大；③腹壁肌肉薄弱，如肥胖、老年、营养不良、多次手术等；④持续腹内压增高，如慢性咳嗽、经常抬举重物、尿路梗阻、便秘等。

（2）临床表现：①造口周围不适或胀痛；②造口旁有肿块；③肿块在站立时出现，平卧时肿块可消失或缩小；④用手按肿块并嘱患者咳嗽，有膨胀性冲击感；⑤可扪及造口旁缺损（图7-27）。

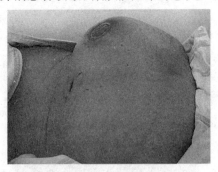

图7-27　造口旁疝

（3）护理措施。①永久性造口患者应定时自查造口两侧腹部是否对称。②使用造口腹带的注意事项：平卧时佩戴使用；腹带先垫于腰部；造口袋从造口圈开口处拖出；腹带的松紧以不影响呼吸为佳；腹带过紧，患者感觉胸闷时，可平卧将腹带松动；佩戴腹带前尽可能使旁疝完全还纳；因腹部有压迫感，故进食及餐后1小时内可暂时去掉腹带，以减少患者的不适感。③腹部松弛者术后应预防性使用造口腹带。加强腹肌锻炼嘱患者均匀地做收缩腹肌动作,随着呼吸,吸气时收紧腹肌,然后稍停顿,呼气时放松腹肌。每一个动作要慢,2次/天,每次30分钟。平时注意收腹。④控制慢性咳嗽,当咳嗽时,要嘱患者用手按压造口处,减轻咳嗽时腹壁的震动。⑤避免肥胖和过度消瘦。⑥限制剧烈活动及抬举重物。⑦解除尿路梗阻及保持大便通畅。⑧发生造口旁疝后造口灌洗者应停止灌洗。⑨凡有嵌顿、绞窄、梗阻、穿孔者,应手术治疗。

六、造口用品的选择

选择合适的造口用品可减少造口袋的渗漏,延长造口袋的使用时间,降低费用,减少并发症的发生,增加舒适度,有利于康复。

(一)常用的造口用品的特性

1.闭口式造口袋

闭口式造口袋适用于乙状结肠造口后期患者,大便成形,量不多,每天更换1～2次即可。

2.开口式造口袋

开口式造口袋适用于所有造口,造口袋下端有个夹子闭合开口,可以随时打开排空,造口袋更换时间取决于排泄物的性状及数量。

3.一件式造口袋

底板与袋子连为一体,底板与袋子需一起更换。一件式造口袋使用方便,比较经济。患者年老,视力和手灵活性欠佳,可选择一件式造口袋。缺点是贴在身上时间长后有异味,粪便排放和清洗麻烦。

4.二件式造口袋

底板与造口袋单独包装,利用卡环连接在一起。底板使用时间的长短取决于排泄物的性状、底板溶解的程度。备2个造口袋可轮流更换使用,清洗后晾干备用。二件式的底板对皮肤保护功能全。缺点是价格比较高。

5.透明造口袋

造口袋透明便于观察造口,适用于手术早期、视力差患者。

6.不透明造口袋

造口袋不透明可隐藏排泄物,减少视觉刺激,适用于恢复期、年轻患者。

7.防漏膏

防漏膏用来充填造口周围皮肤不平或皱褶,弥补底板造口圈剪得不合适,保护皮肤不受粪水的刺激,延长底板的使用时间,减少皮炎的发生。

8.护肤粉

护肤粉粉剂性的水胶体敷料,当造口周围皮肤有破损时,可吸收渗液形成凝胶,在凝胶上涂防漏膏便于底板的粘贴,保护皮肤,促进破损的皮肤愈合。使用护肤粉时不可过多,否则会影响底板的黏性。

9.碳片

碳片用来吸收臭味及使造口袋内的气体能经其小孔排出袋外。有些造口袋带有有碳片的装置;若造口袋没有碳片,可在袋外的左上或右上方刺2～3个小孔,然后贴上碳片。碳片的功能可维持12～24小时。结肠造口肠蠕动未恢复之前不可以用有碳片的造口袋,因为气体排除后无法及时了解肠蠕动恢复情况。

(二)造口用品的选择依据

1.造口用品的选择依据

造口用品的选择要依据患者的造口位置、造口形状大小、术后时间的长短、排泄物的性状、造口周围皮肤情况、生活自理能力状况、经济状况等综合因素。

2.造口用品的选择注意事项

(1)造口袋的外观、形状、大小必须满足患者的需要。

(2)造口袋应容易佩戴及更换。

(3)造口袋的材料应足够柔软,避免不愉快的噪声。

(4)价格合理,患者基本能承受。

(5)造口底板对皮肤良好,没有刺激性,其粘贴时间应至少保持 24 小时以上。

(6)根据患者并发症的情况,选择特殊类型的造口袋和附件。

(李元红)

第八章

妇 科 护 理

第一节　外阴炎及阴道炎

一、外阴炎

外阴炎是妇科常见病,是外阴部的皮肤与黏膜的炎症,可发生于任何年龄,以生育期及绝经后妇女多见。

(一)护理评估

1.健康史

(1)病因评估:外阴炎主要指外阴部的皮肤与黏膜的炎症,以大、小阴唇为多见。由于外阴与尿道、肛门、阴道邻近且暴露,同时,阴道分泌物、月经血、产后的恶露、尿液、粪便的刺激和糖尿病患者的糖尿的长期浸渍,均可引起外阴不同程度的炎症,此外,穿化纤内裤、紧身内裤、使用卫生巾使局部透气性差等,均可诱发外阴部的炎症。

(2)病史评估:评估有无外阴炎的因素存在,有无糖尿病、阴道炎病史。

2.身心状况

(1)症状:外阴瘙痒、疼痛、红、肿、灼热,性交及排尿时加重。

(2)体征:局部充血、肿胀、糜烂,常有抓痕,严重者形成溃疡或湿疹。慢性炎症者,外阴局部皮肤或黏膜增厚、粗糙、皲裂等。

(3)心理—社会状况:了解病程,了解患者对症状的反应,有无烦躁、不安等心理。

(二)护理诊断及合作性问题

(1)皮肤或黏膜完整性受损:与皮肤黏膜炎症有关。

(2)舒适改变:与外阴瘙痒、疼痛、分泌物增多有关。

(3)焦虑:与性交障碍、行动不便有关。

(三)护理目标

(1)患者皮肤与黏膜完整。

(2)患者病情缓解或好转,舒适感增加。

(3)患者情绪稳定,积极配合治疗与护理。

（四）护理措施

1.一般护理

炎症期间宜进食清淡且富含营养的食物，禁食辛辣、刺激性食物。

2.心理护理

患者常出现烦躁不安、焦虑紧张，应帮助患者树立信心，减轻心理负担，坚持治疗，讲究卫生。

3.病情监护

积极寻找病因，消除刺激原。

4.治疗护理

（1）治疗原则：去除病因，积极治疗原发病，如阴道炎、尿瘘、粪瘘、糖尿病等。

（2）治疗配合：保持外阴清洁干燥，局部使用约 40 ℃的 1：5 000 高锰酸钾溶液坐浴，每天 2 次，每次15～30分钟，5～10 次为 1 个疗程。如有破溃，可涂抗生素软膏或紫草油，急性期可用物理治疗。

（五）健康指导

（1）卫生宣教，指导妇女穿棉质内裤，减少分泌物刺激，对公共场所，如游泳池、公共浴室等谨慎出入，注意经期、孕期、产期及流产后的生殖道清洁，防止感染。

（2）定期妇科检查，积极参与普查与普治。

（3）指导用药方法及注意事项。

（4）加强性道德教育，纠正不良性行为。

（六）护理评价

（1）患者诉说外阴瘙痒症状减轻，舒适感增加。

（2）患者焦虑缓解或消失，掌握了卫生保健常识，能养成良好卫生习惯。

二、前庭大腺炎

细菌侵入前庭大腺腺管内致腺管充血、水肿称为前庭大腺炎。

（一）护理评估

1.健康史

（1）病因评估：前庭大腺腺管开口位于小阴唇与处女膜之间，在性交、流产、分娩或其他情况污染外阴部时，病原体易侵入引起炎症，因此，以育龄妇女多见，主要病原体为葡萄球菌、链球菌、大肠埃希菌、淋病奈瑟菌及沙眼衣原体等。急性炎症发作时，细菌先侵犯腺管，腺管口因炎症肿胀阻塞，渗出物不能排出，积存而形成脓肿，称为前庭大腺脓肿（又称巴氏腺脓肿），多发于一侧。如急性炎症消退，腺管口粘连阻塞，分泌物不能外流，脓液转清，则形成前庭大腺囊肿，多为单侧，大小不等，可持续数年不增大。患者往往无自觉症状。

（2）病史评估：了解患者有无反复的外阴感染史及卫生习惯。

2.身心状况

（1）症状：初起时局部肿胀、疼痛、烧灼感，行走不便，可伴有大小便困难等。有时可出现发热等全身症状（表 8-1）。

（2）体征：外阴部皮肤红肿、压痛明显。当脓肿形成时，疼痛加剧，并可触及波动感，脓肿直径可达5～6 cm。

表 8-1 前庭大腺炎临床类型及身体状况

临床类型	身体状况
急性期	(1)大阴唇下 1/3 处疼痛、肿胀,严重时行走受限。检查局部可见皮肤红、肿、热、压痛。 (2)脓肿形成时,可触及波动感,脓肿直径可达 5～6 cm,可自行破溃。如破口大,引流通畅,脓液流出后炎症消退;如破口小,引流欠佳,炎症持续不退或反复发作。 (3)可出现全身不适、发热等全身症状
慢性期	慢性期囊肿形成,患者感到外阴部有坠胀感或性交不适。检查时局部可触及囊性肿物,大小不一,有时可反复急性发作

(3)心理-社会状况:了解病程,了解患者对症状的反应,有无烦躁、不安等心理,患者常有因害羞或怕痛而未及时诊治的心理障碍。

(二)辅助检查

取前庭大腺开口处分泌物做细菌培养,确定病原体。

(三)护理诊断及合作性问题

(1)皮肤完整性受损:与脓肿自行破溃或手术切开引流有关。

(2)疼痛:与局部炎症刺激有关。

(四)护理目标

(1)患者皮肤保持完整。

(2)疼痛缓解或好转。

(五)护理措施

1.一般护理

急性期患者应卧床休息,饮食易消化且富含营养。

2.心理护理

患者常常烦躁不安、焦虑紧张,应尊重患者,为患者保密,以解除其忧虑,使其积极治疗,帮助其建立治愈疾病的信心和生活的勇气。

3.病情监护

观察患者的生命体征,重点观察体温变化,观察伤口愈合情况。

4.治病护理

(1)治疗原则:急性期局部热敷或坐浴,抗生素消炎治疗;脓肿形成或囊肿较大时,切开引流或行囊肿造口术,保持腺体功能,防止复发。

(2)治疗配合:急性炎症发作时,取前庭大腺开口处分泌物做细菌培养,确定病原体。根据细菌培养结果和药物敏感试验选用抗生素口服或肌内注射。脓肿形成或囊肿较大时,切开引流或行囊肿造口术,并放置引流条。术后保持局部清洁,引流条每天更换一次,外阴用 1∶5 000 氯己定棉球擦拭,每天擦洗外阴2次,也可用清热解毒中药热敷或坐浴,每天 2 次。

(六)健康指导

(1)向患者及家属讲解此病的病因及预防措施,指导患者注意外阴清洁卫生。

(2)告知患者及家属:月经期、产褥期禁止性交;月经期应使用消毒卫生巾预防感染;术后注意事项及正确用药。告知患者相关卫生保健常识,养成良好卫生习惯。

(七)护理评价

(1)患者诉说外阴不适症状减轻,舒适感增加。

(2)患者接受医护人员指导,焦虑缓解或消失。

阴道炎是阴道黏膜及黏膜下结缔组织的炎症,是妇科常见病。正常健康妇女由于解剖结构、组织特点,阴道对病原体的侵入有自然防御功能。当各种因素导致自然防御功能降低,阴道内生态平衡遭到破坏时,病原体侵入导致阴道炎症。幼女及绝经后妇女由于雌激素缺乏,阴道上皮薄,阴道抵抗力低,比青春期及育龄期妇女更易受感染。

三、滴虫性阴道炎

滴虫性阴道炎是由阴道毛滴虫引起的最常见的阴道炎。阴道毛滴虫主要寄生于女性阴道,也可存在于尿道、尿道旁腺及膀胱。男性可存在于包皮皱襞、尿道及前列腺内。滴虫适宜生长在温度为 25～40 ℃,pH 为 5.2～6.6 的潮湿环境中。月经前后,阴道内酸性减弱,接近中性,隐藏在腺体及阴道皱襞中的滴虫常得以繁殖,而发生滴虫性阴道炎。此病的传播途径有经性交的直接传播及经游泳池、浴盆、厕所、衣物、器械等途径的间接传播。

(一)护理评估

1.健康史

(1)病因评估:阴道毛滴虫呈梨形,体积为多核白细胞的 2～3 倍。滴虫顶端有 4 根鞭毛,体部有波动膜,后端尖并有轴柱凸出。活的滴虫透明无色,如水滴,鞭毛随波动膜的波动而活动(图 8-1)。阴道毛滴虫极易传播,pH 在 4.5 以下时便受到抑制甚至致死。pH 上升至 7.5 时,其繁殖可完全被抑制。在妊娠期和月经来潮前后,阴道 pH 升高,可使阴道毛滴虫的感染率和发病率升高。

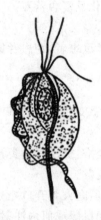

图 8-1　滴虫模式图

(2)病史评估:评估发作与月经周期的关系,既往阴道炎病史,个人卫生情况;分析感染经过;了解治疗经过。

2.身心状况

(1)症状:主要症状为白带呈稀薄泡沫状,量多及伴有外阴、阴道口瘙痒。如有其他细菌混合感染,白带可呈黄绿色、血性、脓性且有臭味。局部可有灼热、疼痛、性交痛。合并尿路感染时,可有尿频、尿痛、血尿。阴道毛滴虫能吞噬精子,阻碍乳酸生成,影响精子在阴道内存活,可致不孕。

（2）体征：妇科检查时可见阴道黏膜充血，严重时有散在的出血点。有时可见阴道后穹隆处有液性或脓性泡沫状分泌物。

（3）心理-社会状况：患者常因炎症反复发作而烦恼，出现无助感。

（二）辅助检查

（1）悬滴法：在玻片上加1滴温生理盐水，自阴道后穹隆处取少许分泌物混于生理盐水中，用低倍镜检查，如有滴虫，可见其活动。阳性率可达80%～90%。取分泌物检查前24～48小时，避免性交、阴道灌洗及阴道上药。

（2）培养法：适于症状典型而悬滴法未见滴虫者，可用培养基培养，其准确率可达98%。

（三）护理诊断及合作性问题

（1）知识缺乏：缺乏对疾病传染途径的认识及缺乏阴道炎治疗的知识。

（2）舒适改变：与外阴瘙痒、分泌物增多有关。

（3）组织完整性受损：与分泌物增多、外阴瘙痒、搔抓有关。

（四）护理目标

（1）患者能说出疾病传染的途径、阴道炎的治疗与日常防护知识。

（2）患者分泌物减少，舒适度提高。保持组织完整性，无破损。

（五）护理措施

1.一般护理

注意个人卫生，保持外阴部清洁、干燥，避免搔抓外阴导致皮肤破损。

2.心理护理

解除患者因疾病带来的烦恼，减轻其对确诊后的心理压力，增强其治疗疾病的信心。告知患者夫妇滴虫性阴道炎的传播途径、临床表现、治疗方法和注意事项，减轻他们的焦虑心理，同时鼓励他们积极配合治疗。

3.病情观察

观察患者的外阴瘙痒症状、阴道分泌物的量及颜色等。

4.治疗护理

（1）治疗原则：杀灭阴道毛滴虫，保持阴道的自净作用，防止复发；夫妻双方要同时治疗，切断直接传染途径。

（2）治疗配合。①局部治疗：增强阴道酸性环境，用1%乳酸溶液、0.5%醋酸溶液或1∶5 000高锰酸钾溶液冲洗阴道后，每晚睡前用甲硝唑200 mg，置于阴道后穹隆，每天一次，10天为1个疗程。②全身治疗：甲硝唑每次200～400 mg，每天3次口服，10天为1个疗程。③指导患者正确用药，按疗程坚持用药，注意冲洗液的浓度、温度。④观察用药后反应：甲硝唑口服后偶见胃肠道反应，如食欲缺乏、恶心、呕吐及白细胞减少、皮疹等，一旦发现，应报告医师并停药。妊娠期、哺乳期妇女应慎用，因为药能通过胎盘进入胎儿体内，并可由乳汁排泄。

（六）健康指导

（1）做好卫生宣教，积极开展普查普治，消灭传染源，严格禁止滴虫阴道炎或带虫者进入游泳池。医疗单位做好消毒隔离，防止交叉感染。治疗期间患者勤换内裤，内裤、坐浴及洗涤用物应煮沸消毒5～10分钟以消灭病原体，禁止性生活，避免交叉或重复感染。哺乳期妇女在用药期间或用药后24小时内不宜哺乳。经期暂停坐浴、阴道冲洗及阴道用药。

（2）夫妻应双双检查，男方若查出毛滴虫，夫妻应同治，有助于提高疗效，治疗期间应禁止性生活。

(3)治愈标准:治疗后应在每次月经干净后复查 1 次,连续 3 次均为阴性,方为治愈。

(七)护理评价

(1)患者自诉外阴不适症状减轻,舒适感增加。悬滴法试验连续 3 个周期复查为阴性。

(2)患者能够正确复述预防及治疗此疾病的相关知识。

四、外阴阴道假丝酵母菌病

外阴阴道假丝酵母菌病(vulvovaginal candidiasis,VVC)也称外阴阴道念珠菌病,是一种常见的外阴、阴道炎,80%～90%的病原体为白假丝酵母菌,其发病率仅次于滴虫阴道炎。白假丝酵母菌是真菌,不耐热,加热至 60 ℃,持续 1 小时,即可死亡。但对日光、紫外线及化学制剂的抵抗力较强。

(一)护理评估

1.健康史

(1)病因评估:念珠菌为条件致病菌,可存在口腔、肠道和阴道而不引起症状。当阴道内糖原增多、酸度增加、局部细胞免疫力下降时,念珠菌可繁殖并引起炎症,故外阴阴道假丝酵母菌病多见于孕妇、糖尿病患者及接受大量雌激素治疗者。此外,长期应用抗生素、服用皮质类固醇激素或免疫缺陷综合征等,可以改变阴道内微生物之间的相互制约关系,易发此症;紧身化纤内裤、肥胖可使会阴局部的温度及湿度增加,也易使念珠菌得以繁殖而引起感染。

(2)传播途径评估:①内源性感染为主要感染途径,假丝酵母菌除寄生阴道外,还可寄生于人的口腔、肠道,这些部位的假丝酵母菌可互相传染。②通过性交直接传染。③通过接触感染的衣物等间接传染。

(3)病史评估:了解有无糖尿病及长期使用抗生素、雌激素、皮质类固醇激素病史,了解个人卫生习惯及有无不洁性生活史。

2.身心状况

(1)症状:外阴、阴道奇痒,坐卧不安,痛苦异常,可伴有尿痛、尿频、性交痛。阴道分泌物为干酪样或豆渣样。

(2)体征:妇科检查见小阴唇内侧、阴道黏膜红肿并附着白色块状薄膜,容易剥离,下面为糜烂及溃疡。

(3)心理-社会状况:患者常因外阴瘙痒痛苦不堪,由于影响休息与睡眠,产生忧虑与烦躁,因此应评估患者心理障碍及分析影响疾病治疗的原因。

3.辅助检查

(1)悬滴法:在玻片上加 1 滴温生理盐水,自阴道后穹隆处取少许分泌物混于生理盐水中,用低倍镜检查,若找到白假丝酵母菌的芽孢和假菌丝即可确诊。

(2)培养法:适于症状典型而悬滴法未见白假丝酵母菌者,可用培养基培养。

(二)护理诊断及合作性问题

1.焦虑

焦虑与易复发、影响休息与睡眠有关。

2.组织完整性受损

组织完整性受损与分泌物增多、外阴瘙痒及搔抓有关。

（三）护理目标

（1）患者情绪稳定,积极配合治疗与护理。

（2）患者病情改善,舒适度提高。

（3）保持组织完整性,组织无破损。

（四）护理措施

1.一般护理

注意个人卫生,保持外阴部清洁、干燥,避免搔抓外阴导致皮肤破损。

2.心理护理

向患者讲解外阴阴道假丝酵母菌病的病因、治疗方法和注意事项等,消除患者的顾虑和焦虑心理,使其积极配合治疗。

3.病情观察

观察患者的外阴瘙痒症状、阴道分泌物的量及颜色等。

4.治疗护理

（1）治疗原则:消除诱因,改变阴道酸碱度,根据患者情况选择局部或全身应用抗真菌药杀灭致病菌。

（2）用药护理。①局部治疗:用2％～4％碳酸氢钠溶液冲洗阴道或坐浴,再选用制霉菌素栓剂、克霉唑栓剂、咪康唑栓剂等置于阴道内,一般7～10天为1个疗程。②全身用药:若局部用药效果较差或病情顽固者,可选用伊曲康唑、氟康唑、酮康唑等口服。③用药注意:孕妇要积极治疗,否则阴道分娩时新生儿易感染发生鹅口疮。妊娠期坚持局部治疗,禁用口服唑类药物。勤换内裤,内裤、坐浴及洗涤用物应煮沸消毒5～10分钟以消灭病原体,避免交叉和重复感染。④用药护理:嘱阴道灌洗或坐浴应注意药液浓度和治疗时间,灌洗药物要充分溶化,温度一般为40 ℃,切忌过烫,以免烫伤皮肤。

（五）健康指导

（1）做好卫生宣教,养成良好的卫生习惯,每天洗外阴、换内裤。切忌搔抓。

（2）约15％男性与女性患者接触后患有龟头炎,对有症状男性也应进行检查与治疗。

（3）鼓励患者坚持用药,不随意中断疗程。

（4）嘱积极治疗糖尿病等疾病,正确使用抗生素、雌激素,以免诱发外阴阴道假丝酵母菌病。

（六）护理评价

（1）患者分泌物减少,性状转为正常,舒适感增加。

（2）患者正确复述预防及治疗此疾病的相关知识,做到积极配合并坚持治疗。

五、萎缩性阴道炎

萎缩性阴道炎属非特异性阴道炎,常见于绝经后及卵巢切除后或盆腔放疗者。绝经后的萎缩性阴道炎又称老年性阴道炎。

（一）护理评估

1.健康史

（1）病因评估:①妇女绝经后;②手术切除卵巢;③产后闭经;④药物假绝经治疗;⑤盆腔放疗后等。由于雌激素水平降低,阴道上皮萎缩变薄,上皮细胞内糖原减少,阴道内 pH 增高,阴道自净作用减弱,局部抵抗力降低,致病菌入侵后易繁殖引起炎症。

(2)病史评估:了解有无糖尿病及长期使用抗生素、雌激素、皮质类固醇激素病史;了解个人卫生习惯及有无不洁性生活史;了解有无进行盆腔放疗等。

2.身心状况

(1)症状:白带增多,多为黄水状,严重感染时可呈脓性,有臭味。黏膜有浅表溃疡时,分泌物可为血性,有的患者可有点滴出血,可伴有外阴瘙痒、灼热、尿频、尿痛、尿失禁等症状。

(2)体征:妇科检查可见阴道皱襞消失,上皮菲薄,黏膜出血,表面可有小出血点或片状出血点,严重时可形成浅表溃疡。阴道弹性消失、狭窄,慢性炎症、溃疡还可引起阴道粘连,导致阴道闭锁。

(3)心理-社会状况:老年人常因思想比较保守,不愿就医而出现无助感。其他患者常因知识缺乏而病急乱投医,因此,应注意评估影响患者不愿就医的因素及家庭支持系统。

3.辅助检查

取分泌物检查,悬滴法排除滴虫性阴道炎和外阴阴道假丝酵母菌病;有血性分泌物时,常需做宫颈刮片或分段诊刮排除宫颈癌和子宫内膜癌。

(二)护理诊断及合作性问题

(1)舒适改变:与外阴瘙痒、疼痛、分泌物增多有关。

(2)知识缺乏:与缺乏绝经后妇女预防保健知识有关。

(3)有感染的危险:与局部分泌物增多、破溃有关。

(三)护理目标

(1)患者分泌物减少,性状转为正常,舒适感增加。

(2)患者正确复述预防及治疗此疾病的相关知识,做到积极配合并坚持治疗。

(3)患者无感染发生或感染被及时发现和控制,体温、血常规正常。

(四)护理措施

1.一般护理

嘱患者保持外阴清洁,勤换内裤。穿棉织内裤,减少刺激等。

2.心理护理

使患者了解老年性阴道炎的病因和治疗方法,减轻其焦虑;对卵巢切除、放疗者给予心理安慰与相关医学知识解释,增强其治疗疾病的信心;解释雌激素替代疗法可缓解症状,帮助其建立治愈疾病的信心。

3.病情观察

观察白带性状、量、气味,有无外阴瘙痒、灼热及膀胱刺激征等。

4.治疗护理

(1)治疗原则:增强阴道黏膜的抵抗力,抑制细菌生长繁殖。

(2)治疗配合。①增加阴道酸度:用0.5%醋酸溶液或1%乳酸溶液冲洗阴道,每天1次。阴道冲洗后,将甲硝唑200 mg或氧氟沙星200 mg,放入阴道深部,每天1次,7～10天为1个疗程。②增加阴道抵抗力:针对病因给予雌激素制剂,可局部用药,也可全身用药。将己烯雌酚0.125～0.250 mg,每晚放入阴道深部,4天为1个疗程。③全身用药:可口服尼尔雌醇,首次4 mg,以后每2～4周1次,每晚2 mg,维持2～3个月。

(五)健康指导

(1)对围绝经期妇女、老年妇女进行健康教育,使其掌握预防老年性阴道炎的措施及技巧。

(2)指导患者及其家属阴道灌洗、上药的方法和注意事项。用药前洗净双手及会阴,减少感染的发生。自己用药有困难者,指导其家属协助用药或由医务人员帮助使用。

(3)告知使用雌激素治疗可出现的症状,嘱乳腺癌患者或子宫内膜癌患者慎用雌激素制剂。

(六)护理评价

(1)患者分泌物减少,性状转为正常,舒适感增加。

(2)患者正确复述预防及治疗此疾病的相关知识,做到积极配合并坚持治疗。

(温华丽)

第二节 子宫颈炎

子宫颈炎是指子宫颈发生的急性/慢性炎症。子宫颈炎是妇科常见疾病之一,包括宫颈阴道部炎症及宫颈管黏膜炎症。临床上分为急性子宫颈炎和慢性子宫颈炎。临床多见的子宫颈炎是急性子宫颈管黏膜炎,若急性子宫颈炎未经及时诊治或病原体持续存在,可导致慢性子宫颈炎症。

由于宫颈管黏膜上皮为单层柱状上皮,抗感染能力较差,当遇到多种病原体侵袭、物理化学因素刺激、机械性子宫颈损伤、子宫颈异物等,引起子宫颈局部充血、水肿,上皮变性、坏死,黏膜、黏膜下组织、腺体周围大量中性粒细胞浸润,或子宫颈间质内有大量淋巴细胞、浆细胞等慢性炎细胞浸润,可伴有子宫颈腺上皮及间质增生和鳞状上皮化生。因子宫颈阴道部鳞状上皮与阴道鳞状上皮相延续,亦可由阴道炎症引起宫颈阴道部炎症。

病原体种类:①性传播疾病的病原体,主要是淋病奈瑟菌及沙眼衣原体。②内源性病原体,与细菌性阴道病病原体、生殖道支原体感染有关。

一、护理评估

(一)健康史

1.一般资料

年龄、月经史、婚育史,是否处在妊娠期。

2.既往疾病史

详细了解有无阴道炎、性传播疾病及子宫颈炎症的病史,包括发病时间、病程、治疗方法及效果。

3.既往手术史

详细询问分娩手术史,了解阴道分娩时有无宫颈裂伤;是否做过妇科阴道手术操作及有无宫颈损伤、感染史。

4.个人生活史

了解个人卫生习惯,分析可能的感染途径。

(二)生理状况

1.症状

(1)急性子宫颈炎:阴道分泌物增多,呈黏液脓性,阴道分泌物的刺激可引起外阴瘙痒及灼热感;可出现月经间期出血、性交后出血等症状;常伴有尿道症状,如尿急、尿频、尿痛。

(2)慢性子宫颈炎:患者多无症状,少数患者可有阴道分泌物增多,呈淡黄色或脓性,偶有接触性出血、月经间期出血,偶有分泌物刺激引起外阴瘙痒或不适。

2.体征

(1)急性子宫颈炎:检查见脓性或黏液性分泌物从子宫颈管流出;用棉拭子擦拭子宫颈管时,容易诱发子宫颈管内出血。

(2)慢性子宫颈炎:检查可见宫颈呈糜烂样改变,或有黄色分泌物覆盖子宫颈口或从宫颈管流出,也可见子宫颈息肉或子宫颈肥大。

3.辅助检查

(1)实验室检查:分泌物涂片做革兰氏染色,中性粒细胞>30/高倍视野;阴道分泌物湿片检查白细胞>10/高倍视野;做淋病奈瑟球菌及沙眼衣原体检测,以明确病原体。

(2)宫腔镜检查:镜下可见血管充血,宫颈黏膜及黏膜下组织、腺体周围大量中性粒细胞浸润,腺腔内可见脓性分泌物。

(3)宫颈细胞学检查:宫颈刮片、宫颈管吸片,与宫颈上皮瘤样病变或早期宫颈癌相鉴别。

(4)阴道镜及活组织检查:必要时进行,以明确诊断。

(三)高危因素

(1)性传播疾病,年龄<25岁,多位性伴侣或新性伴侣且为无保护性交。

(2)细菌性阴道病。

(3)分娩、流产或手术致子宫颈损伤。

(4)卫生不良或雌激素缺乏,局部抗感染能力差。

(四)心理-社会因素

1.对健康问题的感受

是否存在因无明显症状,而不重视或延误治疗。

2.对疾病的反应

是否因病变在宫颈,又涉及生殖器官与性,而不愿及时就诊;或因阴道分泌物增多引起不适;或治疗效果不明显而烦躁不安;或遇有白带带血或接触性出血时,担心疾病的严重程度,疑有癌变而恐惧、焦虑。

3.家庭、社会及经济状况

家人对患者是否关心;家庭经济状况及是否有医疗保险。

二、护理诊断

(一)皮肤完整性受损

皮肤完整性受损与宫颈上皮糜烂及炎性刺激有关。

(二)舒适的改变

舒适的改变与白带增多有关。

(三)焦虑

焦虑与害怕宫颈癌有关。

三、护理措施

(一)症状护理

1.阴道分泌物增多

观察阴道分泌物的颜色、性状、气味及量,选择合适的药液进行阴道冲洗。在不清楚种类时,不可滥用冲洗液,指导患者勤换会阴垫及内裤,保持外阴清洁干燥。

2.外阴瘙痒与灼痛

嘱患者尽量避免搔抓,防止外阴部皮肤破损,减少活动,避免摩擦外阴。

(二)用药护理

药物治疗主要用于急性子宫颈炎。

1.遵医嘱用药

(1)经验性抗生素治疗:在未获得病原体检测结果前,采用针对衣原体的经验性抗生素治疗,阿奇霉素 1 g,单次顿服,或多西环素 100 mg,每天 2 次,连服 7 天。

(2)针对病原体的抗生素治疗:临床上除选用抗淋病奈瑟球菌的药物外,同时应用抗衣原体感染的药物。对于单纯急性淋病奈瑟球菌性子宫颈炎,常用药物有头孢菌素,如头孢曲松钠 250 mg,单次肌内注射,或头孢克肟 400 mg,单次口服等;对沙眼衣原体所致的子宫颈炎,治疗药物有四环素类,如多西环素 100 mg,每天 2 次,连服 7 天。

2.用药观察

注意观察药物的不良反应,若出现不良反应,立即停药并通知医师。

3.用药注意事项

注意药物的半衰期及有效作用时间;注意药物的配伍禁忌;抗生素应现配现用。

4.用药指导

若病原体为沙眼衣原体及淋病奈瑟球菌,应对性伴侣进行相应的检查和治疗。

(三)物理治疗及手术治疗的护理

1.宫颈糜烂样改变

若为无症状的生理性柱状上皮异位,无须处理;对伴有分泌物增多、乳头状增生或接触性出血,可给予局部物理治疗,包括激光、冷冻、微波等,也可以给予中药作为物理治疗前后的辅助治疗。

2.慢性子宫颈黏膜炎

针对病因给予治疗,若病原体不清可试用物理治疗,方法同上。

3.子宫颈息肉

患者配合医师行息肉摘除术。

4.子宫颈肥大

一般无须治疗。

(四)心理护理

(1)加强疾病知识宣传,引导患者正确认识疾病,及时就诊,接受规范治疗。

(2)向患者解释疾病与健康的问题,鼓励患者表达自己的想法。对病程长、迁延不愈的患者,给予关心和耐心解说,告知疾病的过程及防治措施;对病理检查发现宫颈上皮有异常增生的患者,告知通过密切监测,坚持治疗,可阻断癌变途径,以缓解焦虑心理,增加治疗的信心。

（3）与家属沟通，让其多关心患者，支持患者，坚持治疗，促进康复。

四、健康指导

(一)讲解疾病知识

向患者讲解子宫颈炎的疾病知识，告知及时就诊和规范治疗的重要性。

(二)个人卫生指导

嘱患者保持外阴清洁，每天清洗外阴 2 次，养成良好的卫生习惯，尤其是经期、孕产期及产褥期卫生，避免感染的发生。

(三)随访指导

告知患者，物理治疗后有分泌物增多，甚至有多量水样排液，在术后 1～2 周脱痂时可有少量出血，这是创面愈合的过程，不必应诊；如出血量多于月经量则需到医院就诊处理；在物理治疗后 2 个月内禁止性生活、盆浴和阴道冲洗；治疗后经过 2 个月经周期，于月经干净后 3～7 天来院复查，评价治疗效果，效果欠佳者可进行第二次治疗。

(四)体检指导

坚持每 1～2 年做 1 次体检，及早发现异常，及早治疗。

五、注意事项

（1）治疗前，应常规做宫颈刮片行细胞学检查。

（2）在急性生殖器炎症期不做物理治疗。

（3）治疗时间应选在月经干净后 3～7 天内进行。

（4）物理治疗后可出现阴道分泌物增多，甚至有大量水样排液，在术后 1～2 周脱痂时可有少许出血。

（5）应告知患者，创面完全愈合时间为 4～8 周，期间禁止盆浴、性交和阴道冲洗。

（6）物理治疗有引起术后出血、宫颈管狭窄、感染的可能，应定期复查，观察创面愈合情况直到痊愈，同时检查有无宫颈管狭窄。

（温华丽）

第三节　盆腔炎性疾病

盆腔炎性疾病是指女性上生殖道的一组炎性疾病，主要包括子宫内膜炎、输卵管炎、输卵管卵巢脓肿、盆腔腹膜炎。最常见的是输卵管炎及输卵管卵巢脓肿。

女性生殖系统具有比较完善的自然防御功能，当自然防御功能遭到破坏，或机体免疫力降低、内分泌发生变化或外源性病原体入侵而导致子宫内膜、输卵管、卵巢、盆腔腹膜、盆腔结缔组织发生炎症。感染严重时，可累及周围器官和组织，当病原体毒性强、数量多、患者抵抗力低时，常发生败血症及脓毒血症，若未得到及时治疗可能发生盆腔炎性疾病后遗症。

一、护理评估

(一)健康史

(1)了解既往疾病史、用药史、月经史及药物过敏史。

(2)了解流产、分娩的时间、经过及处理。

(3)了解本次患病的起病时间、症状、疼痛性质、部位、有无全身症状。

(二)生理状况

1.症状

(1)轻者无症状或症状轻微不易被发现,常表现为持续性下腹痛,活动或性交后加重;发热、阴道分泌物增多等。

(2)重者可表现为寒战、高热、头痛、食欲减退;月经期发病者可表现为经量增多、经期延长;腹膜炎者出现消化道症状,如恶心、呕吐、腹胀等;若脓肿形成,可有下腹包块及局部刺激症状。

2.体征

(1)急性面容、体温升高、心率加快。

(2)下腹部压痛、反跳痛及肌紧张。

(3)检查见阴道充血;大量脓性臭味分泌物从宫颈口外流;穹隆有明显触痛;宫颈充血、水肿、巨痛明显;子宫体增大有压痛且活动受限;一侧或双侧附件增厚,有包块,压痛。

3.辅助检查

(1)实验室检查:宫颈黏液脓性分泌物,或阴道分泌物 0.9%氯化钠溶液湿片中见到大量白细胞;红细胞沉降率升高;血 C 反应蛋白升高;宫颈分泌物培养或革兰氏染色涂片淋病奈瑟球菌阳性或沙眼衣原体阳性。

(2)阴道超声检查:显示输卵管增粗,输卵管积液,伴或不伴有盆腔积液、输卵管卵巢肿块。

(3)腹腔镜检查:输卵管表面明显充血;输卵管壁水肿;输卵管伞端或浆膜面有脓性渗透物。

(4)子宫内膜活组织检查证实子宫内膜炎。

(三)高危因素

1.年龄

盆腔炎性疾病高发年龄为 15~25 岁。

2.性活动及性卫生

初次性交年龄小、有多个性伴侣、性交过频以及性伴侣有性传播疾病;性卫生不良有使用不洁的月经垫、经期性交等。

3.下生殖道感染

性传播疾病,如淋病奈瑟球菌性宫颈炎、衣原体性宫颈炎以及细菌性阴道病。

4.子宫腔内手术操作后感染

刮宫术、输卵管通液术、子宫输卵管造影术、宫腔镜检查、人工流产、放置宫内节育器等手术时,消毒不严格或术前适应证选择不当,导致感染。

5.邻近器官炎症直接蔓延

如阑尾炎、腹膜炎等蔓延至盆腔。

6.复发

盆腔炎性疾病再次发作。

（四）心理-社会因素

1.对健康问题的感受

是否存在因无明显症状或症状轻，而不重视致延误治疗。

2.对疾病的反应

是否由于慢性疾病过程长，患者思想压力大而产生焦虑、烦躁情绪；若病情严重，则担心预后，患者往往有恐惧、无助感。

3.家庭、社会及经济状况

是否存在因炎症反复发作，严重影响妇女生殖健康甚至导致不孕，且增加家庭与社会经济负担。

二、护理诊断

（一）疼痛

疼痛与感染症状有关。

（二）体温过高

体温过高与盆腔急性炎症有关。

（三）睡眠型态紊乱

睡眠型态紊乱与疼痛或心理障碍有关。

（四）焦虑

焦虑与病程长、治疗效果不明显或不孕有关。

（五）知识缺乏

知识缺乏与缺乏经期卫生知识有关。

三、护理措施

（一）症状护理

1.密切观察

分泌物增多，观察阴道分泌物颜色、性状、气味及量，选择合适的药液进行阴道冲洗。在不清楚阴道炎的种类时，不可滥用冲洗液，指导患者勤换会阴垫及内裤，保持外阴清洁干燥。

2.支持疗法

卧床休息，取半卧位，有利于脓液积聚于直肠子宫陷凹，使炎症局限；给予高热量、高蛋白、高维生素饮食或半流质饮食，及时补充丢失的液体；对出现高热的患者，采取物理降温，出汗时及时更衣，保持身体清洁舒服；若患者腹胀严重，应行胃肠减压。

3.症状观察

密切监测生命体征，测体温、脉搏、呼吸、血压，每4小时1次；物理降温后30分钟测体温，以观察降温效果。若患者突然出现腹痛加剧、寒战、高热、恶心、呕吐、腹胀，应立即报告医师，同时做好剖腹探查的准备。

（二）用药护理

1.门诊治疗

指导患者遵医嘱用药，了解用药方案并告知注意事项。常用方案：头孢西丁钠2 g，单次肌内注射，同时口服丙磺舒1 g，然后改为多西环素100 mg，每天2次，连服14天，可同时加服甲硝唑

400 mg,每天 2～3 次,连服 14 天;或选用其他第三代头孢菌素与多西环素、甲硝唑合用。

2.住院治疗

严格遵医嘱用药,了解用药方案并密切观察用药反应。

(1)头孢霉素类或头孢菌素类药物:头孢西丁钠 2 g,静脉滴注,每 6 小时 1 次。头孢替坦二钠 2 g,静脉滴注,每 12 小时 1 次。加多西环素 100 mg,每 12 小时 1 次,静脉滴注或口服。对不能耐受多西环素者,可用阿奇霉素替代,每次 500 mg,每天 1 次,连用 3 天。对输卵管卵巢脓肿患者,可加用克林霉素或甲硝唑。

(2)克林霉素与氨基糖苷类药物联合方案:克林霉素 900 mg,每 8 小时 1 次,静脉滴注;庆大霉素先给予负荷量(2 mg/kg),然后予维持量(1.5 mg/kg),每 8 小时 1 次,静脉滴注;临床症状、体征改善后继续静脉滴注 24～48 小时,克林霉素改口服,每次 450 mg,1 天 4 次,连用 14 天;或多西环素 100 mg,每 12 小时 1 次,连续用药 14 天。

3.观察药物疗效

若用药后 48～72 小时,体温持续不降,患者症状加重,应及时报告医师。

4.中药治疗

中药治疗主要为活血化瘀、清热解毒药物。可遵医嘱指导服中药或用中药外敷腹部,若需进行中药保留灌肠,按保留灌肠操作规程完成。

(三)手术护理

1.药物治疗无效

经药物治疗 48～72 小时,体温持续不降,患者中毒症状加重或包块增大者。

2.脓肿持续存在

经药物治疗病情好转,继续控制炎症数天(2～3 周),包块仍未消失但已局限化。

3.脓肿破裂

突然腹痛加剧,寒战、高热、恶心、呕吐、腹胀,检查腹部拒按或有中毒性休克表现。

(四)心理护理

(1)关心患者,倾听患者诉说,鼓励患者表达内心感受,通过与患者进行交流,建立良好的护患关系,尽可能满足患者的合理需求。

(2)加强疾病知识宣传,解除患者思想顾虑,增加其对治疗的信心。

(3)与家属沟通,指导家属关心患者,与患者及家属共同探讨适合个人的治疗方案,取得家人的理解和帮助,减轻患者心理压力。

四、健康指导

(一)讲解疾病知识

向患者讲解盆腔炎性疾病的疾病知识,告知及时就诊和规范治疗的重要性。

(二)个人卫生指导

保持会阴清洁做好经期、孕期及产褥期的卫生宣传。

(三)性生活指导及性伴侣治疗

注意性生活卫生,月经期禁止性交。

(四)饮食生活指导

给高热量、高蛋白、高维生素饮食,增加营养,积极锻炼身体,注意劳逸结合,不断提高机体抵抗力。

(五)随访指导

对于抗生素治疗的患者,应在72小时内随诊,明确有无体温下降、反跳痛减轻等临床症状改善。若无改善,需做进一步检查。对沙眼衣原体及淋病奈瑟球菌感染者,可在治疗后4~6周复查病原体。

五、注意事项

(一)倾听患者主诉

应仔细倾听患者主诉,全面了解患者疾病史,认真阅读治疗方案,制订相应的护理计划,配合完成相应治疗和处理。

(二)预防宣传

(1)注意性生活卫生,减少性传播疾病。

(2)及时治疗下生殖道感染。

(3)进行公共卫生教育,提高公民对生殖道感染的认识,明白预防感染的重要性。

(4)严格掌握妇科手术指征,做好术前准备,严格无菌操作,预防感染。

(5)及时治疗盆腔炎性疾病,防止后遗症发生。

(温华丽)

第四节 子宫内膜异位症

子宫内膜异位症是指具有生长功能的子宫内膜生长在子宫腔内壁以外引起的症状和体征。异位的子宫内膜绝大多数局限在盆腔内的生殖器官和邻近器官的腹膜面,故临床上称为盆腔子宫内膜异位症。当子宫内膜生长在子宫肌层内称子宫腺肌病,部分患者两者可合并存在。

子宫内膜异位症的发病率近年来明显增高,是目前常见的妇科病之一,多见于30~40岁的妇女。本病为良性病变,但有远距离转移和种植能力。初潮前无发病者,绝经后异位的子宫内膜组织可逐渐萎缩吸收,妊娠或使用性激素抑制卵巢功能可暂时阻止本病的发展,因此,子宫内膜异位症的发病与卵巢的周期性变化有关。也发生周期性出血,引起周围组织纤维化、粘连,病变局部形成紫蓝色硬结或包块。卵巢的子宫内膜异位症最为常见,卵巢内的异位内膜因反复出血而形成多个囊肿,但以单个多见,故又称为卵巢子宫内膜样囊肿。囊肿内含暗褐色黏稠的陈旧血,状似巧克力液体,故又称为卵巢巧克力囊肿。

一、护理评估

(一)病史

1.月经史

初潮年龄,月经周期、经期、经量是否正常,有无痛经或其他伴随症状。痛经的性质,是否为进行性加重。

2.婚育史

结婚年龄,婚次,夫妻性生活情况,有无经期性交。生育情况,足月产、早产、流产次数,现有子女数等。

3.既往史

有无先天性生殖道畸形、子宫手术或经期盆腔检查等情况。

(二)身心状态

1.身体状态

(1)痛经:痛经是子宫内膜异位症的典型症状,其特点为继发性和进行性加重。疼痛多位于下腹部和腰骶部,可放射至阴道、会阴、肛门或大腿,常于月经来潮前1~2天开始,经期第一天最为剧烈,以后逐渐减轻,至月经干净时消失。

(2)月经失调:部分患者有经量增多和经期延长,少数出现经前期点滴出血。月经失调可能与卵巢无排卵、黄体功能不足等有关。

(3)性交痛:由于异位的内膜出现在直肠子宫陷凹或病变导致子宫后倾固定,性交时子宫颈受到碰撞及子宫收缩和向上提升,可引起疼痛。

(4)不孕:占40%左右,其不孕的原因可能与盆腔内器官和组织广泛粘连和输卵管的蠕动减弱,影响卵子的排出、摄取和受精卵的运行有关。

2.心理状态

由于疼痛、不孕造成患者顾虑重重,心理压力大,需要手术的患者会有紧张、恐惧等心理问题。

(三)诊断性检查

1.妇科检查

典型者子宫后倾固定,盆腔检查可扪及盆腔内有触痛性结节或子宫旁有不活动的囊性包块。

2.辅助检查

(1)B超检查:可确定卵巢子宫内膜异位囊肿的位置、大小和形状。

(2)腹腔镜检查:可发现盆腔内器官或直肠子宫陷凹、子宫骶骨韧带等处有紫蓝色结节。

二、护理诊断

(一)焦虑

焦虑与不孕和需要手术有关。

(二)知识缺乏

知识缺乏与缺乏手术相关的知识有关。

(三)舒适改变

舒适改变与痛经及手术后伤口有关。

三、护理目标

(1)患者能正确认识疾病的性质及发生原因,解除紧张、恐惧的心理,坚定治疗信心。

(2)患者自觉疼痛症状缓解。

四、护理措施

(1)心理护理:许多年轻患者因顽固的痛经、不孕等情况而焦虑。护理人员应多关心和理解患者,说明该病只要坚持用药或采取必要的手术便可改善症状,鼓励患者树立信心,积极配合治疗,对尚未生育的患者应给予指导和帮助,促使其尽早受孕。

(2)做好卫生宣传教育工作,防止经血逆流,如有先天性生殖道畸形或后天性炎性阴道狭窄、宫颈粘连等应及时手术。凡进入宫腔内的经腹手术,应保护腹壁切口和子宫切口,防止子宫内膜种植到腹壁切口或子宫切口。经期应避免盆腔检查和性交。

(3)使用激素治疗的患者,应介绍服药的注意事项及用药后可能出现的反应(恶心、食欲缺乏、闭经、乏力或体重增加等),使其解除思想顾虑,提高治疗效果。

(4)用药期间注意有无卵巢子宫内膜异位囊肿破裂的征象,如出现急性腹痛应及时通知医师,并做好剖腹探查的各项准备。

(5)对需要手术者应按腹部手术做好术前准备和术后护理。

(6)出院健康教育,加强患者对病程及治疗的认识,指导伤口处理和康复教育,术后 6 周避免盆浴和性生活,6 周后来院复查。

五、评价

(1)患者无焦虑的表现并对治疗充满信心。

(2)患者能按时服药并了解药物的反应。

(3)患者自觉症状缓解和消失。

(温华丽)

第五节　子宫腺肌病

子宫腺肌病是指当子宫内膜腺体和间质侵入子宫肌层时,形成弥漫性或局限性的病变,是妇科常见病。多发生于 30～50 岁经产妇;约 15％患者同时合并子宫内膜异位症;约 50％患者合并子宫肌瘤;临床病理切片检查,发现 10％～47％子宫肌层中有子宫内膜组织,但 35％无临床症状。

多次妊娠及分娩、人工流产、慢性子宫内膜炎等造成子宫内膜基底层损伤,子宫内膜自基底层侵入子宫肌层内生长,可能是主要原因。此外,由于子宫内膜基底层缺乏黏膜下层的保护,在解剖结构上子宫内膜易于侵入肌层。子宫腺肌病常合并子宫肌瘤和子宫内膜增生,提示高水平雌孕激素刺激,也可能是促进内膜向肌层生长的原因之一。

治疗方法应视患者症状、年龄、生育要求而定。药物治疗,适用于症状较轻,有生育要求和接近绝经期的患者;年轻或希望生育的子宫腺肌瘤患者,可试行病灶挖除术;症状严重、无生育要求或药物治疗无效者,应行全子宫切除术。

一、护理评估

(一)健康史

了解患者年龄、婚姻、月经史、婚育史、生育史、出现典型症状的情况以及对患者身心的影响,了解患者既往患病史。子宫腺肌病多发生于生育年龄的经产妇,常合并内异症和子宫肌瘤,有多次妊娠及分娩或过度刮宫史。生殖道阻塞,如单角子宫、宫颈阴道不通畅等患者常同时合并子宫腺肌病。

（二）生理状况

1.症状

询问患者是否有经量过多、经期延长和逐渐加重的进行性痛经。

2.体征

妇科检查时子宫均匀性增大或局限性隆起、质硬且有压痛。

3.辅助检查

阴道 B 超提示子宫增大,肌层中不规则回声增强;盆腔 MRI 可协助诊断;宫腔镜下取子宫肌肉活检,可确诊。

（三）高危因素

1.年龄

40 岁以上的经产妇。

2.子宫损伤

多次妊娠、人工流产、慢性子宫内膜炎等造成子宫内膜基底层损伤。

3.先天不足

生殖道阻塞,如单角子宫、宫颈阴道不通、有子宫无阴道的先天畸形等。

4.卵巢功能失调

高水平雌孕激素刺激者,如子宫肌瘤、子宫内膜增生患者。

（四）心理-社会因素

了解患者对疾病的认知,是否存在焦虑、恐惧等表现;了解患者家庭关系,是否因不孕或继发不孕影响夫妻、家庭关系;了解患者的经济水平等。

二、护理诊断

（一）焦虑

焦虑与月经改变和痛经有关。

（二）知识缺乏

知识缺乏与缺乏自我照顾及与手术相关的知识有关。

（三）舒适改变

舒适改变与痛经有关。

三、护理目标

(1)患者能正确认识疾病的性质及发生原因,解除紧张、恐惧的心理,坚定治疗信心。

(2)患者自觉疼痛症状缓解。

四、护理措施

（一）症状护理

1.月经改变

经量增多者,指导患者使用透气棉质卫生巾,保留卫生巾称重,以评估月经量;经期延长者,早晚用温开水清洗外阴各 1 次,以防逆行感染。若合并贫血,需指导患者遵医嘱服用药物,观察贫血的改善情况。

2.痛经

询问患者疼痛部位、性质、疼痛开始时间及持续时间。疼痛轻者,指导患者腹部热敷、卧床休息;疼痛重者,遵医嘱给予前列腺素合成酶抑制剂。

(二)用药护理

1.口服避孕药

口服避孕药适用于轻度子宫内异症患者,常用低剂量高效孕激素和炔雌醇复合制剂,用法为每天 1 片,连续用 6～9 个月,护士需观察药物疗效,观察有无恶心、呕吐等不良反应。

2.促性腺激素释放激素激动剂

常用药物:亮丙瑞林 3.75 mg,月经第 1 天皮下注射后,每隔28 天注射 1 次,共 3～6 次。需观察有无潮热、阴道干燥、性欲减退和骨质丢失等不良反应,停药后可消失。连续用药 3 个月以上者,需添加小剂量雌激素和孕激素,以防止骨质丢失。

3.左炔诺孕酮宫内节育器

治疗初期部分患者会出现淋漓出血、下移甚至脱落等,需加强随访。

(三)手术护理

1.保守手术

如小病灶挖除术或子宫肌壁楔形切除术,可明显减轻症状并增加妊娠概率。指导其术后6 个月受孕。

2.子宫切除术

年轻或未绝经的患者可保留卵巢;绝经后或合并严重子宫内膜异位症者,可行双侧卵巢切除术。

(四)心理护理

(1)痛经、月经改变以及贫血者影响生活质量,患者焦虑烦躁,向患者说明月经时轻度疼痛不适是生理反应,给予舒缓的音乐、舒适的环境,保证足够的休息和睡眠,患者及家属、护士共同制订规律而适度的锻炼计划,家属督促患者适度锻炼,可缓解患者的心理压力。

(2)手术患者担心预后和性生活,说明子宫切除术后症状可基本消失,生活质量会得到改善。此外,子宫是月经来潮和孕育胎儿的器官,切除子宫不会男性化,增加对治疗的信心。

(五)健康指导

(1)指导患者随访:手术患者出院后 3 个月到门诊复查,了解术后康复情况。

(2)保守手术和子宫切除患者,术后休息 1～3 个月,3 个月之内避免性生活及阴道冲洗,避免提举重物,防止正在愈合的腹部肌肉用力,并应逐渐加强腹部肌肉的力量。未经医护人员许可避免从事可增加盆腔充血的活动,如跳舞、久站等。

(3)有生殖道阻塞疾病时,嘱患者积极治疗,实施整形手术。

(4)对实施保守手术治疗的患者,指导其术后 6 个月受孕。

(5)注意高危因素与妇科疾病的相关性,定期做好妇科疾病普查。

五、评估

(1)医务人员避免过度刮宫,减少子宫内膜碎片进入肌层的机会。

(2)药物治疗过程中如出现严重的绝经期症状,可酌情反向添加治疗提高雌激素水平,降低相关血管症状和骨质疏松的发生,也可提高患者的顺应性。

(温华丽)

第六节 子宫脱垂

子宫脱垂是指子宫从正常位置沿阴道下降,子宫颈外口达到坐骨棘水平以下,甚至子宫部分或全部脱出阴道口外,常伴有阴道前后壁膨出。

一、护理评估

(一)健康史

1.病因与发病机制

(1)分娩损伤:分娩损伤是最主要的原因。在分娩过程中,产妇过早屏气,第二产程延长或经阴道手术助产,盆底肌肉、筋膜以及子宫韧带过度伸展,甚至撕裂,分娩后未及时修补或修补不佳。产褥期产妇过早体力劳动,过高的腹压会压迫子宫向下移位发生脱垂。

(2)长期腹压增加:如长期慢性咳嗽、习惯性便秘、久站、久蹲等使腹内压增高,迫使子宫向下移位,导致脱出,产褥期腹压增加更容易导致子宫脱垂。

(3)盆底组织发育不良或退行性变:子宫脱垂偶见于未产妇女,主要为先天性盆底组织发育不良所致。老年妇女盆底组织萎缩退化或支持组织削弱,也可发生子宫脱垂。

2.病史评估

了解患者分娩史,评估其有无第二产程延长、阴道助产等难产史,产后恢复情况;了解患者有无慢性病病史,如长期慢性咳嗽等;是否存在先天性盆底组织发育不良。

(二)身心状况

1.症状

子宫脱垂轻度时(Ⅰ度)可无自觉症状,加重后(Ⅱ、Ⅲ度)出现以下症状:

(1)下坠感及腰背酸痛:常在久站、走路与重体力劳动时加重,卧床休息后症状减轻。

(2)肿物自阴道脱出:走路、蹲或排便等腹压增加时,阴道口有一肿物脱出。轻者平卧休息后可自行恢复,重者不能自行恢复,需用手还纳,甚至用手也难以还纳,行走不便。

(3)阴道分泌物增多:脱出的子宫及阴道壁由于反复摩擦而发生感染,有脓血性分泌物渗出。

(4)大小便异常:由于膀胱、尿道膨出,患者常伴有尿频、尿急甚至尿潴留或压力性尿失禁。直肠膨出的患者可伴有便秘和排便困难等。

2.体征

患者取膀胱截石位,根据患者向下用力屏气时子宫下降的程度,将子宫脱垂分为3度。

(1)Ⅰ度:轻型为子宫颈外口距处女膜处<4 cm,但未达处女膜缘;重型为宫颈外口已达处女膜缘,检查时在阴道口可见子宫颈。

(2)Ⅱ度:轻型为宫颈已脱出阴道口,但宫体仍在阴道内;重型为宫颈或部分宫体脱出阴道口外。

(3)Ⅲ度:子宫颈及宫体全部脱出至阴道口外。脱出的子宫及阴道壁由于长期暴露摩擦,导致宫颈及阴道壁可见溃疡,有少量阴道出血或脓性分泌物。

3.心理-社会状况

由于长期的子宫脱垂使患者行动不便,不能从事体力劳动,使工作和生活受到影响,患者感到烦恼、痛苦;严重的会影响性生活,患者常出现烦躁、焦虑、情绪低落等。

二、辅助检查

注意检查血常规,注意张力性尿失禁及妇科检查情况。

三、护理诊断

(1)焦虑:与长期的子宫脱出影响日常生活和工作有关。

(2)舒适的改变:与子宫脱出影响行动有关。

(3)组织完整性受损:与外露子宫、阴道前后壁长期摩擦有关。

四、护理目标

(1)患者情绪稳定,能配合治疗、护理活动。

(2)患者病情缓解,舒适感增加。

(3)患者组织完整,无受损。

五、护理措施

(一)一般护理

(1)指导患者保持外阴干燥、清洁,每天用流水冲洗外阴,禁止使用刺激性强的药液。有溃疡者每天用 0.02% 高锰酸钾溶液坐浴 1～2 次,每次 20～30 分钟,勤换内衣裤。

(2)有肿块脱出者及早就医,及时回纳脱出物并教会患者正确的回纳手法,病情重不能回纳者,应卧床休息,减少下地活动次数和时间。

(3)教给患者做盆底肌肉锻炼,如做提肛运动;指导患者避免增加腹压的因素,如咳嗽、久站及久蹲等;保持大便通畅,每天进食蔬菜应保持 500 g。

(4)每天为患者提供酸性果汁,可保持尿液呈酸性,不利于细菌生长;指导患者练习卧床排尿;若有肿块脱出影响排尿,指导患者排尿前先将脱出物还纳;尿潴留留置尿管者,应间歇放尿以训练膀胱功能。排尿功能恢复正常后,鼓励患者每天饮水 2 000 mL 以上。

(5)嘱患者加强营养,进食高蛋白、高维生素食物,增强体质。

(二)心理护理

帮助患者树立战胜疾病的信心,耐心讲解子宫脱垂的知识和预后,鼓励病友间交流沟通,促进积极因素。

(三)病情监护

观察患者有无外阴异物感及子宫脱垂的程度;注意阴道分泌物的颜色、气味、性状。

(四)治疗护理

1.治疗原则

治疗以安全、简单、有效为原则。

(1)非手术治疗:用于Ⅰ度轻型子宫脱垂,年老不能耐受手术或需要生育者。①支持疗法:注意休息,增加营养,保持大便通畅,避免重体力劳动,治疗增加腹压的疾病,加强盆底肌的锻炼。

②子宫托：子宫托是一种支持子宫和阴道壁使其维持在阴道内不脱出的工具,适用于各度子宫脱垂及阴道前后壁膨出的患者。重度子宫脱垂伴盆底肌明显萎缩以及宫颈或阴道壁有炎症或有溃疡者均不宜使用,经期和妊娠期停用。

(2)手术治疗：适用于非手术治疗无效或Ⅱ度、Ⅲ度子宫脱垂者。手术方式：阴道前后壁修补术；阴道前后壁修补加主韧带缩短及宫颈部分切除术,也叫曼彻斯特(Manchester)手术；经阴道子宫全切除及阴道前后壁修补术；阴道纵隔成形术等。

2.治疗配合及特殊专科护理

(1)支持治疗的护理：教会患者做盆底肌肉锻炼来增强盆底肌肉张力。做缩肛运动,用力收缩 3～10 秒,放松 5～10 秒,每次连续 5～10 分钟,每天 3～4 次,持续 3 个月。

(2)教会患者使用子宫托(图 8-2)。①放托：患者排空直肠、膀胱,洗净双手,取半卧位或蹲位,双腿分开,一手持子宫托盘呈倾斜位进入阴道内,将托柄向内、向上旋转,直至托盘达子宫颈,向下屏气,使托盘吸附于宫颈,托柄弯曲度朝前,对正耻骨弓后面。②取托：手指捏住托柄轻轻摇晃,待负压消失后向后外方牵拉取出。③注意事项：放置子宫托之前阴道应有一定水平的雌激素作用,绝经后的妇女可用阴道雌激素霜剂,4～6 周后再使用子宫托；经期和妊娠期停用；选择大小合适的子宫托,以放置后不脱出又无不适为宜；每晚取出洗净,次晨放入,切忌久置不取,以免过久压迫导致生殖道糜烂、溃疡甚至瘘；放托后,分别于第 1、3、6 个月时到医院检查 1 次,以后每3～6 个月到医院复查。

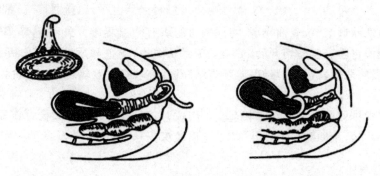

图 8-2　喇叭形子宫托及放置

(3)做好术前、术后护理：术前护理同外阴、阴道手术护理。术后除按外阴、阴道手术患者的护理外,应卧床休息 7～10 天,留尿管 10～14 天。避免增加腹压,坚持肛提肌锻炼。

六、健康指导

休息 3 个月,3 个月内禁止性生活、盆浴,半年内避免重体力劳动；术后 2 个月、3 个月分别门诊复查；宣传产后护理保健知识,进行产后体操锻炼和盆底肌锻炼,增强体质；积极治疗便秘、慢性咳嗽等长期性疾病；实行计划生育。

七、护理评价

评价护理目标是否达到,护理措施的实施情况,健康指导是否落实到位,有无新的护理问题出现。

(温华丽)

第七节 子 宫 肌 瘤

子宫肌瘤是女性生殖器官中最常见的一种良性肿瘤。主要由子宫平滑肌组织增生而成,其间还有少量的纤维结缔组织。多见于30～50岁女性。由于子宫肌瘤生长速度慢,对机体影响不大。所以,子宫肌瘤的临床报道发病率远比真实的要低。

一、病因

确切病因仍不清楚。好发于生育年龄女性,而且绝经后子宫肌瘤停止生长,甚至萎缩、消失,发生子宫肌瘤的女性常伴发子宫内膜增生。所以,绝大多数的人认为子宫肌瘤的发生与女性激素有关,特别是雌激素。雌激素可以使子宫内膜增生,使子宫肌纤维增生肥大,肌层变厚,子宫增大,而且肌瘤组织经过检验,其中雌激素受体和雌二醇的含量比正常子宫肌组织高。所以,目前认为子宫肌瘤与长期和大量的雌激素刺激有关。

二、病理

(一)巨检

肌瘤为实质性球形结节,表面光滑,与周围肌组织有明显界限。外无包膜,但是肌瘤周围的肌层受压可形成假包膜。肌瘤切开后,切面呈漩涡状结构,颜色和质地与肌瘤成分有关,若含平滑肌较多,则肌瘤质地较软,颜色略红;若纤维结缔组织多,则质地较硬、颜色发白。

(二)镜检

肌瘤由皱纹状排列的平滑肌纤维相互交叉组成,切面呈漩涡状,其间掺有不等量的纤维结缔组织。细胞大小均匀,呈卵圆形或杆状,核染色质较深。

三、分类

(一)按肌瘤生长部位分类

子宫体肌瘤(90%)与子宫颈肌瘤(10%)。

(二)按肌瘤生长方向与子宫肌壁的关系分类

1.肌壁间肌瘤

肌壁间肌瘤最多见,占总数的60%～70%。肌瘤全部位于肌层内,四周均被肌层包围。

2.浆膜下肌瘤

浆膜下肌瘤占总数的20%。肌瘤向子宫浆膜面生长,突起于子宫表面,外面仅有一层浆膜包裹。这种肌瘤还可以继续向浆膜面生长,仅留一细蒂与子宫相连,成为带蒂的浆膜下肌瘤,活动度大。蒂内有供应肌瘤生长的血管,若因供血不足,肌瘤易变性、坏死;若发生蒂扭转,可出现急腹痛。若因扭转而造成断裂,肌瘤脱落至腹腔或盆腔,可形成游离性肌瘤。有些浆膜下肌瘤生长在宫体侧壁,突入阔韧带,形成阔韧带肌瘤。

3.黏膜下肌瘤

黏膜下肌瘤占总数的10%～15%。肌瘤向宫腔内生长,并突出于宫腔,仅由黏膜层覆盖,称黏膜下肌瘤。黏膜下肌瘤使宫腔变形、增大,易形成蒂。在宫腔内就好像长了异物一样,可刺激子宫收缩,在宫缩的作用下,黏膜下肌瘤可被挤压出宫颈口外,或堵于宫颈口处,或脱垂于阴道。

各种类型的肌瘤可发生在同一子宫,称为多发性子宫肌瘤(图 8-3)。

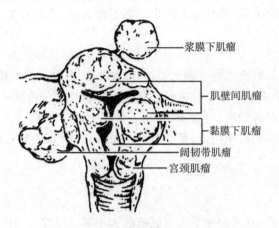

图 8-3　各型子宫肌瘤示意图

四、临床表现

(一)症状

多数患者无明显症状,只是偶尔在进行盆腔检查时发现。肌瘤临床表现的出现与肌瘤的部位、生长速度及是否发生变性有关。而与其数量及大小关系不大。

1.月经改变

月经改变为最常见的症状。主要表现为月经周期缩短,经期延长,经量过多,不规则阴道出血。其中以黏膜下肌瘤最常见,其次是肌壁间肌瘤。浆膜下肌瘤及小的肌壁间肌瘤对月经影响不明显。若肌瘤发生坏死、溃疡、感染,则可出现持续或不规则阴道流血或脓血性白带。

2.腹部包块

腹部包块常为患者就诊的主诉。当肌瘤增大超过妊娠 3 个月子宫大小时,可在下腹部扪及肿块,质硬,无压痛,清晨膀胱充盈将子宫推向上方时更加清楚。

3.白带增多

子宫肌瘤使宫腔面积增大,内膜腺体分泌增多,加之盆腔充血,所以患者白带增多。若为黏膜下肌瘤脱垂于阴道,则表面易感染、坏死,产生大量脓血性排液及腐肉样组织排出,伴臭味。

4.腰酸、腹痛、下腹坠胀

患者常有腰酸或下腹坠胀,经期加重症状。通常无腹痛,只是在发生一些意外情况时才会出现:如浆膜下肌瘤蒂扭转时,可出现急性腹痛;妊娠期肌瘤发生红色变性时,可出现腹痛剧烈伴发热、恶心,黏膜下肌瘤被挤出宫腔时,可因宫缩引起痉挛性疼痛。

5.压迫症状

大的子宫肌瘤使子宫体积增大,可对周围的组织器官产生一定的压迫症状。如前壁肌瘤压迫膀胱可出现尿频、尿急;宫颈肌瘤可引起排尿困难、尿潴留;后壁肌瘤可压迫直肠引起便秘、里急后重;较大的阔韧带肌瘤压迫输尿管可致肾盂积水。

6.不孕或流产

肌瘤压迫输卵管使其扭曲管腔不通,或使宫腔变形,影响受精或受精卵着床,导致不孕、流产。

7.继发性贫血

长期月经过多、不规则出血,部分患者可出现继发性贫血,严重时全身乏力,面色苍白、气短、心悸。

(二)体征

肌瘤较大时,可在腹部触及质硬。表面不规则,结节状物质。妇科检查时,肌壁间肌瘤子宫增大,表面不规则,有单个或多个结节状突起。浆膜下肌瘤外面仅包裹一层浆膜,所以质地坚硬,呈球形块状物,与子宫有细蒂相连,可活动;黏膜下肌瘤突出于宫腔,整个子宫均匀增大,有时宫口扩张,肌瘤位于宫口内或脱出于阴道,呈红色、实质、表面光滑,若感染则表面有渗出液覆盖或溃疡形成,排液有臭味。

五、治疗原则

根据患者的年龄、症状、有无生育要求及肌瘤的大小等情况综合考虑。

(一)随访观察

若肌瘤小(子宫<孕2月):且无症状,通常不需治疗,尤其近绝经年龄患者,雌激素水平低,肌瘤可自然萎缩或消失,每3~6个月随访1次;随访期间若发现肌瘤增大或症状明显时,再考虑进一步治疗。

(二)药物治疗(保守治疗)

肌瘤在2个月妊娠子宫大小以内,症状不明显或较轻,近绝经年龄及全身情况不能手术者,均可给予药物对症治疗。

1.雄性激素

雄性激素常用药物有丙酸睾酮。可对抗雌激素,使子宫内膜萎缩,直接作用于平滑肌,使其收缩而减少出血,并使近绝经期的患者提早绝经。

2.促性腺激素释放激素类似物

促性腺激素释放激素类似物(GnRH-a)常用药物有亮丙瑞林或戈舍瑞林。可抑制垂体及卵巢的功能,降低雌激素水平,使肌瘤缩小或消失。适用于肌瘤较小、经量增多或周期缩短、围绝经期患者。不宜长期使用,以免因雌激素缺乏导致骨质疏松。

3.其他药物

常用药物有米非司酮。作为术前用药或提前绝经使用。但不宜长期使用,以防其拮抗糖皮质激素的不良反应。

(三)手术治疗

手术治疗为子宫肌瘤的主要治疗方法。若肌瘤≥2.5个月妊娠子宫大小或症状明显出现贫血者,应手术治疗。

1.肌瘤切除术

肌瘤切除术适用于年轻要求保留生育功能的患者,可经腹或腹腔镜切除肌瘤,突出宫内或脱出于阴道内的带蒂的黏膜下肌瘤也可经阴道或经宫腔镜下摘除。

2.子宫切除术

肌瘤较大,多发,症状明显,年龄较大,无生育要求或已有恶变者可行子宫全切。50岁以下,卵巢外观正常者,可保留卵巢。

六、护理评估

(一)健康史
了解患者一般情况,评估月经史、婚育史,是否有不孕、流产史;询问有无长期使用雌激素类药物。如果接受过治疗,还应了解治疗的方法及所用药物的名称、剂量、用法及用药后的反应等。

(二)身体状况
1.症状

了解有无月经异常、腹部肿块、白带增多或贫血、腹痛等临床表现,了解出现症状的时间及具体表现。

2.体征

了解妇科检查结果,子宫是否均匀或不规则增大、变硬,阴道有无子宫肌瘤脱出等情况。了解 B 超检查所示结果中肌瘤的大小、个数及部位等。

(三)心理-社会状况
患者及家属对子宫肌瘤缺乏认识,担心肿瘤为恶性,对治疗方案的选择犹豫不决,对需要手术治疗而焦虑不安,担心手术切除子宫可能会影响其女性特征,影响夫妻生活。

七、护理诊断

(1)营养失调:低于机体需要量,与月经改变、长期出血导致贫血有关。

(2)知识缺乏:缺乏子宫肌瘤疾病发生、发展、治疗及护理知识。

(3)焦虑:与月经异常,影响正常生活有关。

(4)自我形象紊乱:与手术切除子宫有关。

八、护理目标

(1)患者获得子宫肌瘤及其健康保健知识。

(2)患者贫血得到纠正,营养状况改善。

(3)患者出院时,不适症状缓解。

九、护理措施

(一)心理护理
评估患者对疾病的认知程度,尊重患者,耐心解答患者提出的问题,告知患者和家属子宫肌瘤是妇科最常见的良性肿瘤,手术或药物治疗都不会影响今后日常生活和工作,让患者消除顾虑,纠正错误认识,配合治疗。

(二)缓解症状
对出血多需住院的患者,护士应严密观察并记录其生命体征变化情况,协助医师完成血常规及凝血功能检查、备血、核对血型、交叉配血等。注意收集会阴垫,评估出血量。按医嘱给予止血药和子宫收缩剂,必要时输血、补液、抗感染或刮宫止血。巨大子宫肌瘤者常出现局部压迫症状,如排尿不畅者应予以导尿;便秘者可用缓泻剂缓解不适症状。带蒂的浆膜下肌瘤发生扭转或肌瘤红色变性时应评估腹痛的程度、部位、性质,有无恶心、呕吐、体温升高征象。需剖腹探查时,护士应迅速做好急诊手术前准备和术中、术后护理。保持患者的外阴清洁干燥,如黏膜下肌瘤脱出宫颈口者,应保持其局部清洁,预防感染,为经阴道摘取肌瘤者做好术前准备。

(三)手术护理

经腹或腹腔镜下行肌瘤切除或子宫切除术的患者按腹部手术患者的一般护理,并要特别注意观察术后阴道流血情况。经阴道黏膜下肌瘤摘除术常在蒂部留置止血钳24～48小时,取出止血钳后需继续观察阴道流血情况,按阴道手术患者进行护理。

(四)健康教育

1.保守治疗的患者

需定期随访,护士要告知患者随访的目的、意义和随访时间。应3～6个月定期复查,期间监测肌瘤生长状况、了解患者症状的变化,如有异常及时和医师联系,修正治疗方案。对应用激素治疗的患者,护士要向患者讲解用药的相关知识,使患者了解药物的治疗作用、使用剂量、服用时间、方法、不良反应及应对措施,避免擅自停药和服药过量引起撤退性出血和男性化。

2.手术后的患者

出院后1个月门诊复查,了解患者术后康复情况,并给予术后性生活、自我保健、日常工作恢复等健康指导。任何时候出现不适或异常症状,需及时随诊。

十、结果评价

(1)患者能叙述子宫肌瘤保守治疗的注意事项或术后自我护理措施。

(2)患者面色红润,无疲倦感。

(3)患者出院时,能列举康复期随访时间及注意问题。

(温华丽)

第八节　子宫颈癌

子宫颈癌又称宫颈浸润癌,是除乳腺癌以外最常见的妇科恶性肿瘤。虽然它的发病率很高,但是宫颈癌有较长的癌前病变阶段,加上近40年来国内外已经普遍开展宫颈细胞防癌普查,使宫颈癌和癌前病变得以早期诊断和早期治疗,宫颈癌的发病率和死亡率也随之不断下降。

一、分类及病理

宫颈癌的好发部位是位于宫颈外口处的鳞-柱状上皮交界区。根据发生癌变的组织不同,宫颈癌可分为3种。鳞状细胞浸润癌,占宫颈癌的80％～85％;腺癌,占宫颈癌的15％～20％;鳞腺癌,由鳞癌和腺癌混合构成,占宫颈癌的3％～5％,少见,但恶性度最高,预后最差。

本节原位癌、浸润癌指的都是鳞癌。鳞癌与腺癌在外观上并无特殊差别,因为鳞状细胞与柱状细胞都可侵入对方领域,所以,两者均可发生在宫颈阴道部或宫颈管内。

(一)巨检

在发展为浸润癌以前,鳞癌肉眼观察无特殊异常,类似一般的宫颈糜烂(主要是环绕宫颈外口有较粗糙的颗粒状糜烂区,或有不规则的溃破面,触之易出血),随着浸润癌的出现,子宫颈可以表现为以下 4 种不同类型(图 8-4)。

1.外生型

外生型又称增生型或菜花型,癌组织开始向外生长,最初呈息肉样或乳头状隆起,继而又发展为向阴道内突出的大小不等的菜花状赘生物,质地脆,易出血。

2.内生型

内生型又称浸润型,癌组织向宫颈深部组织浸润,宫颈变得肥大而硬,甚至整个宫颈段膨大像直筒一样。但宫颈表面还比较光滑或是仅有浅表溃疡。

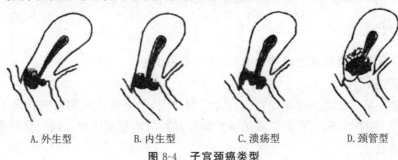

A.外生型　　B.内生型　　C.溃疡型　　D.颈管型

图 8-4　子宫颈癌类型

3.溃疡型

不论外生型还是内生型,当癌进一步发展时,肿瘤组织发生坏死脱落,可形成凹陷性溃疡,有时整个子宫颈都为空洞所代替,形如火山口样。

4.颈管型

癌灶发生在宫颈外口内,隐蔽在宫颈管,侵入宫颈及子宫峡部供血层以及转移到盆壁的淋巴结。不同于内生型,后者是由特殊的浸润性生长扩散到宫颈管。

(二)显微镜检

1.宫颈上皮内瘤样病变

在移行带区形成过程中,未分化的化生鳞状上皮代谢活跃,在一些物质(精子、精液组蛋白、人乳头瘤病毒等)的刺激下,可发生细胞分化不良、排列紊乱,细胞核异常、有丝分裂增加,形成宫颈上皮内瘤样病变,包括宫颈不典型增生和宫颈原位癌。这两种病变是宫颈浸润癌的癌前病变。

通过显微镜下的观察,宫颈癌的进展可分为以下几个阶段(图 8-5)。

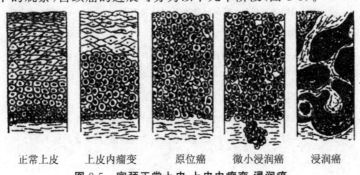

正常上皮　　上皮内瘤变　　原位癌　　微小浸润癌　　浸润癌

图 8-5　宫颈正常上皮-上皮内瘤变-浸润癌

(1)宫颈不典型增生:指上皮底层细胞增生活跃、分化不良,从正常的 1～2 层增生至多层,甚至占据了大部分上皮组织,而且细胞排列紊乱,细胞核增大、染色加深、染色质分布不均,出现很多核异质改变,称为不典型增生。又可分为轻、中、重 3 种不同程度。重度时与原位癌不易区别。

（2）宫颈原位癌：鳞状上皮全层发生癌变，但是基底膜仍然保持完整，称原位癌。不典型增生和原位癌均局限于上皮内，所以合称子宫颈上皮内瘤样病变。

2.宫颈早期浸润癌

原位癌继续发展，已有癌细胞穿过鳞状上皮基底层进入间质，但浸润不深＜5 mm，并未侵犯血管及淋巴管，癌灶之间孤立存在未出现融合。

3.宫颈浸润癌

癌继续发展，浸润深度＞5 mm，且侵犯血管及淋巴管，癌灶之间呈网状或团块状融合。

二、转移途径

转移途径以直接蔓延和淋巴转移为主，血行转移极少见。

（一）直接蔓延

直接蔓延最常见。癌组织直接侵犯邻近组织和器官，向下蔓延至阴道壁。向上累及到子宫腔；向两侧扩散至主韧带、阴道旁组织直至骨盆壁；向前、后可侵犯膀胱、直肠、盆壁等。

（二）淋巴转移

癌组织局部浸润后侵入淋巴管形成瘤栓，随淋巴液引流进入局部淋巴结，在淋巴管内扩散。淋巴转移一级组包括宫旁、宫颈旁、闭孔、髂内、髂外、髂总、骶前淋巴结；二级组包括腹股沟深浅淋巴结、腹主动脉旁淋巴结。

（三）血行转移

血行转移极少见，晚期可转移至肺、肝或骨骼等。

三、临床分期

采用国际妇产科联盟修订的宫颈癌临床分期，大体分为 5 期（表 8-2，图 8-6）。

表 8-2　子宫颈癌的临床分期

期别	肿瘤累及范围
0 期	原位癌（浸润前癌）
Ⅰ 期	癌灶局限于宫颈（包括累及宫体）
Ⅰ$_a$期	肉眼未见癌灶，仅在显微镜下可见浸润癌
Ⅰ$_{a1}$期	间质浸润深度≤3 mm，宽度≤7 mm
Ⅰ$_{a2}$期	间质浸润深度＞3 至≤5 mm，宽度≤7 mm
Ⅰ$_b$期	肉眼可见癌灶局限于宫颈，或显微镜下可见病变＞Ⅰ$_{a2}$期
Ⅰ$_{b1}$期	肉眼可见癌灶最大直径≤4 cm
Ⅰ$_{b2}$期	肉眼可见癌灶最大直径＞4 cm
Ⅱ 期	癌灶已超出宫颈，但未达盆壁。癌累及阴道，但未达阴道下 1/3
Ⅱ$_a$期	无宫旁浸润
Ⅱ$_b$期	有宫旁浸润
Ⅲ 期	癌肿扩散至盆壁和（或）累及阴道下 1/3，导致肾盂积水或无功能肾
Ⅲ$_a$期	癌累及阴道下 1/3，但未达盆壁
Ⅲ$_b$期	癌已达盆壁，或有肾盂积水或无功能肾

期别	肿瘤累及范围
Ⅳ期	癌播散超出真骨盆,或癌浸润膀胱黏膜及直肠黏膜
Ⅳ$_a$期	癌播散超出真骨盆或癌浸润膀胱黏膜或直肠黏膜
Ⅳ$_b$期	远处转移

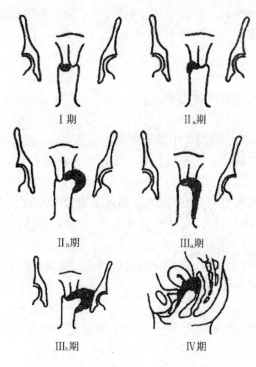

图 8-6 子宫颈癌临床分期示意图

四、临床表现

(一)症状

一般外生型癌出血较早,量多;内生型癌出血较晚,量少。一旦侵犯较大血管可引起致命大出血。

2.阴道排液

阴道排液一般发生在阴道出血之后,白色或血性,稀薄如水样或米泔样。初期量不多、有腥臭;晚期,癌组织坏死、破溃,继发感染则出现大量脓性或米汤样恶臭白带。

3.疼痛

疼痛为癌晚期症状。当宫旁组织明显浸润,并已累及盆壁、神经,可引起严重的腰骶部或坐骨神经痛。盆腔病变严重时,可以导致下肢静脉回流受阻,引起下肢肿胀和疼痛。

4.其他

(1)邻近器官受累症状。①压迫或侵犯膀胱、尿道及输尿管:排尿困难、尿痛、尿频、血尿、尿闭、膀胱阴道瘘、肾盂积水、尿毒症等。②累及直肠:里急后重、便血、排便困难、便秘或肠梗阻、直肠阴道瘘。③宫旁组织受侵:组织增厚、变硬、弹性消失,可直达盆壁,子宫固定不动,可形成"冰冻盆腔"。

(2)恶病质:晚期癌症,长期消耗,出现身心交瘁、贫血、低热、消瘦、虚弱等全身衰竭表现。

(二)体征

早期宫颈癌局部无明显病灶,宫颈光滑或轻度糜烂与一般宫颈炎肉眼难以区别。随着病变的发展,类型不同,体征也不同。外生型宫颈上有赘生物呈菜花状、乳头状,质脆易出血。内生型宫颈肥大、质硬、如桶状,表面可光滑。晚期癌组织坏死脱落可形成溃疡或空洞。阴道受累时,阴道壁变硬弹性减退,有赘生物生长。若侵犯宫旁组织,三合诊检查可扪及宫颈旁组织增厚、变硬、呈结节状,甚至形成冰冻骨盆。

五、治疗原则

治疗以手术治疗为主,配合放疗和化疗。

(一)手术治疗

手术治疗适用于 I₂ 期~II₂ 期无手术禁忌证患者。根据临床分期不同,可选择全子宫切除术、子宫根治术和盆腔淋巴结清扫术。年轻患者可保留卵巢及阴道。

(二)放疗

放疗适用于各期患者,主要是年老、严重并发症或 III 期以上不能手术的患者。分为腔内和体外照射两种方法。早期以腔内放射为主、体外照射为辅;晚期则以体外照射为主、腔内放射为辅。

(三)手术加放疗

手术加放疗适用于癌灶较大,先行放疗局限病灶后再行手术治疗;或手术后疑有淋巴或宫旁组织转移者,放疗作为手术的补充治疗。

(四)化疗

化疗用于晚期或有复发转移的患者,也可用于手术或放疗的辅助治疗,目前多主张联合化疗方案。

六、护理评估

(一)健康史

详细了解年轻患者有无接触性出血、年老患者有无绝经后阴道不规则流血情况。评估患者有无患病的高危因素存在,如慢性宫颈炎的病史及是否有 HPV、巨细胞病毒等的感染;婚育史、性生活史、高危男子性接触史等。

(二)身体状况

1.症状

详细了解患者阴道流血的时间、量、质、色等,有无妇科检查或性生活后的接触性出血;阴道排液的性状、气味;有无邻近器官受累的症状;有无疼痛,疼痛的部位、性质、持续时间等。全身有无贫血、消瘦、乏力等恶病质的表现。

2.体征

评估妇科检查的结果,如宫颈有无异常、有无糜烂和赘生物,宫颈是否出血、肥大、质硬、宫颈管外形呈桶状等。

(三)心理-社会状况

子宫颈癌确诊早期,患者常因无症状或症状轻微,往往对诊断表示怀疑和震惊而四处求医,希望否定癌症诊断；当诊断明确，患者会感到恐惧和绝望，害怕疼痛和死亡，迫切要求治疗，以减轻痛苦、延长寿命。另外，恶性肿瘤对患者身体的折磨会给患者带来巨大的心理应激，而且手术范围大，留置尿管的时间长，疾病和手术对身体的损伤大，恢复时间长，患者很长时间不能正常地生活、工作。

(四)辅助检查

宫颈癌发展过程长尤其是癌前病变阶段，所以应该积极开展防癌普查，提倡"早发现、早诊断，早治疗"。早期宫颈癌因无明显症状和体征，需采用以下辅助检查。

1.宫颈刮片细胞学检查

普查宫颈癌的主要方法，也是早期发现宫颈癌的主要方法之一。注意在宫颈外口鳞-柱上皮交界处取材，防癌涂片用巴氏染色。结果分5级：Ⅰ级正常、Ⅱ级炎症、Ⅲ级可疑癌、Ⅳ级高度可疑癌、Ⅴ级癌。巴氏Ⅲ级及以上细胞，需行活组织检查。

2.碘试验

将碘溶液涂于宫颈和阴道壁，观察其着色情况。正常宫颈阴道部和阴道鳞状上皮含糖原丰富，被碘溶液染成棕色或深赤褐色。若不染色为阳性，说明鳞状上皮不含糖原。瘢痕、囊肿、宫颈炎或宫颈癌等鳞状上皮不含糖原或缺乏糖原，均不染色，所以本试验对癌无特异性。碘试验主要识别宫颈病变危险区，以便确定活检取材部位，提高诊断率。

3.阴道镜检查

宫颈刮片细胞学检查Ⅲ级或以上者，应行阴道镜检查，观察宫颈表面上皮及血管变化，发现病变部位，指导活检取材，提高诊断率。

4.宫颈和宫颈管活组织检查

确诊宫颈癌和癌前病变的金标准。可在宫颈外口鳞-柱上皮交界处3、6、9、12点4处取材或碘试验不着色区、阴道镜病变可疑区取材做病理检查。宫颈活检阴性时，可用小刮匙刮取宫颈管组织送病理检查。

七、护理诊断

(1)排尿异常：与宫颈癌根治术后对膀胱功能影响有关。

(2)营养失调：与长期的阴道流血造成的贫血及癌症的消耗有关。

(3)焦虑：与子宫颈癌确诊带来的心理应激有关。

(4)恐惧：与宫颈癌的不良预后有关。

(5)自我形象紊乱：与阴道流恶臭液体及较长时间留置尿管有关。

八、护理目标

(1)患者能接受诊断，配合各种检查、治疗。

(2)出院时，患者排尿功能恢复良好。

(3)患者能接受现实，适应术后生活方式。

九、护理措施

(一)心理护理

多陪伴患者，经常与患者沟通，了解其心理特点，与患者、家属一起寻找引起不良心理反应的原因,教会患者缓解心里应激的措施,学会用积极的应对方法,如寻求别人的支持和帮助、向别人倾诉内心的感受等,使患者能以最佳的心态接受并积极配合治疗。

(二)饮食与营养

根据患者的营养状况、饮食习惯协助制订营养食谱,鼓励患者进食高能量、高维生素及营养素全面的饮食,以满足机体的需要。

(三)阴道、肠道准备

术前3天需每天行阴道冲洗2次,冲洗时动作应轻柔,以免损伤子宫颈脆性癌组织引起阴道大出血。肠道按清洁灌肠来准备。另外,术前教会患者进行肛门、阴道肌肉的缩紧与舒张练习,掌握锻炼盆底肌肉的方法。

(四)术后帮助膀胱功能恢复

由于手术范围大,可能损伤支配膀胱的神经,膀胱功能恢复缓慢,所以,一般留置尿管7~14天,甚至21天。

1.盆底肌肉的锻炼

术前教会患者进行盆底肌肉的缩紧与舒张练习,术后第2天开始锻炼,术后第4天开始锻炼腹部肌肉,如抬腿、仰卧起坐等。改变体位的肌肉锻炼有利排尿功能的恢复,锻炼的强度应逐渐增加。

2.膀胱肌肉的锻炼

在拔除尿管前3天开始定时开放尿管,每2~3小时放尿1次,锻炼膀胱功能,促进排尿功能的恢复。

3.导残余尿

在膀胱充盈的情况下拔除尿管,让患者立即排尿,排尿后,导残余尿,每天1次。如残余尿连续3次在100 mL以下,证明膀胱功能恢复尚可,不需再留置尿管;如残余尿超过100 mL,应及时给患者再留置尿管,保留3~5天后,再行拔管,导残余尿,直至低于100 mL以下。

(五)保持负压引流管的通畅

手术创面大,渗出多,同时淋巴回流受阻,术后常在盆腔放置引流管,应密切注意引流管是否通畅,引流液的量、色、质,一般引流管于48~72小时后拔除。

(六)出院指导

(1)定期随访:护士应向出院患者和家属说明随访的重要性及随访要求。第1年内,出院后1个月首次随访,以后每2~3个月随访1次;第2年每3~6个月随访1次;第3~5年,每半年随访1次;第6年开始每年随访1次。如有不适随时就诊。

(2)少数患者出院时尿管未拔,应教会患者留置尿管的护理,强调多饮水、外阴清洁的重要性,勿将尿袋高于膀胱口,避免尿液倒流,继续锻炼盆底肌肉、膀胱功能,及时到医院拔尿管、导残余尿。

(3)康复后应逐步增加活动强度,适当参加社交活动及正常的工作等,以便恢复原来的角色功能。

十、结果评价

(1)患者住院期间能以积极态度配合诊治全过程。

(2)出院时,患者无尿路感染症状,拔管后已经恢复正常排尿功能。

(3)患者能正常与人交往,正确树立自我形象。

(温华丽)

第九节 子宫内膜癌

子宫内膜癌发生于子宫体的内膜层,又称子宫体癌。绝大多数为腺癌,故亦称子宫内膜腺癌。多见于老年妇女,是女性生殖器三大恶性肿瘤之一,仅次于子宫颈癌,居第2位,近年来我国该病的发病率有上升趋势。腺癌是一种生长缓慢,发生转移也较晚的恶性肿瘤。但是,一旦蔓延至子宫颈,侵犯子宫肌层或子宫外,其预后极差。

一、病因

确切病因尚不清楚,可能与下列因素相关。

(一)体质因素

易发生于肥胖、高血压、糖尿病、绝经延迟、未孕或不育的妇女。这些因素是子宫内膜癌的高危因素。

(二)长期持续的雌激素刺激

在长期持续雌激素刺激而又无孕激素拮抗的情况下,可发生子宫内膜增生症(单纯型或复杂型,伴有或不伴不典型增生),子宫内膜癌发病的危险性增高。临床常见于无排卵性疾病、卵巢女性化肿瘤等。

(三)遗传因素

约20%的癌患者有家族史。

二、病理

(一)巨检

病变多发生于子宫底部内膜,尤其是两侧宫角。根据病变形态及范围分为两种类型。

1.局限型

肿瘤局限于部分子宫内膜,常发生在宫底部或宫角部,呈息肉状或菜花状,表面有溃疡,容易出血,易侵犯肌层。

2.弥漫型

癌肿累及大部分或全部子宫内膜,呈菜花状,可充满宫腔或脱出子宫颈口外。癌组织表面灰白色或淡黄色。质脆,易出血、坏死或有溃疡形成,侵入肌层少。晚期癌灶可侵入深肌层或宫颈,若阻塞宫颈管可引起宫腔积脓。

(二)镜检

1.内膜样腺癌

内膜样腺癌最常见,占子宫内膜癌的80%～90%,腺体异常增生,癌细胞大而不规则,核大深染。分裂活跃。

2.腺癌伴鳞状上皮分化

腺癌中含成团的分化良好的良性鳞状上皮称为腺角化癌,恶性为鳞腺癌,介于两者之间为腺癌伴鳞状上皮不典型增生。

3.浆液性腺癌

浆液性腺癌占有 10％。复杂乳头样结构、裂隙样腺体、明显的细胞复层、芽状结构形成和核异型。恶性程度很高,常见于年老的晚期患者。

4.透明细胞癌

肿瘤呈管状结构,镜下见多量大小不等、背靠背排列的小管,内衬透明的鞋钉状细胞。

三、转移途径

子宫内膜癌多数生长缓慢,局限于内膜或宫腔内时间较长,也有极少数发展较快,短期内出现转移。

(一)直接蔓延

癌灶沿子宫内膜向上蔓延生长,经子宫角达输卵管,向下蔓延累及宫颈、阴道;向肌层浸润,可穿透浆膜而延及输卵管、卵巢,并广泛种植于盆腔腹膜、直肠子宫陷凹及大网膜。

(二)淋巴转移

淋巴转移为内膜癌的主要转移途径。其转移途径与肿瘤生长的部位有关。宫底部的癌灶可沿阔韧带上部的淋巴管网转移到卵巢,再向上到腹主动脉旁淋巴结。子宫角及前壁的病灶可经圆韧带转移到腹股沟淋巴结。子宫后壁的病灶可沿骶韧带至直肠淋巴结。子宫下段及宫颈管的病灶与宫颈癌的淋巴转移途径相同。

(三)血行转移

血行转移少见,出现较晚,主要转移到肺、肝、骨等处。

四、临床分期

现广泛采用国际妇产科联盟规定的手术病理分期(表 8-3)。

表 8-3　子宫内膜癌临床分期

期别	肿瘤累及范围
0 期	原位癌(浸润前癌)
Ⅰ期	癌局限于宫体
Ⅰₐ	癌局限于子宫内膜
Ⅰ_b	癌侵犯肌层≤1/2
Ⅰ_c	癌侵犯肌层＞1/2
Ⅱ期	癌累及宫颈,无子宫外病变
Ⅱₐ	仅宫颈黏膜腺体受累
Ⅱ_b	宫颈间质受累
Ⅲ期	癌扩散于子宫外的盆腔内,但未累及膀胱、直肠
Ⅲₐ	癌累及浆膜和(或)附件和(或)腹腔细胞学检查阳性
Ⅲ_b	阴道转移
Ⅲ_c	盆腔淋巴结和(或)腹主动脉淋巴结转移
Ⅳ期	癌累及膀胱及直肠(黏膜明显受累),或有盆腔外远处转移
Ⅳₐ	癌累及膀胱和(或)直肠黏膜
Ⅳ_b	远处转移,包括腹腔内转移和(或)腹股沟淋巴结转移

五、临床表现

(一)症状

极早期的患者无明显症状,随着病程进展后出现下列症状。

1.阴道流血

不规则阴道流血为最常见的症状,量一般不多。绝经后患者主要表现为间歇性或持续性出血,量不多;未绝经者则表现为月经紊乱,经量增多,经期延长,或经间期出血。

2.阴道排液

少数患者述阴道排液增多,为癌肿渗出液或感染坏死所致。早期多为浆液性或浆液血性白带,晚期合并感染则为脓性或脓血性,有恶臭。

3.疼痛

通常不引起疼痛。晚期癌肿侵犯盆腔或压迫神经,可引起下腹部及腰骶部疼痛,并向下肢放射。若癌肿累及宫颈,堵塞宫颈管致使宫腔积脓时,可出现下腹胀痛或痉挛样疼痛。

4.全身症状

晚期可出现贫血、消瘦、乏力、发热、恶病质、全身衰竭等症状。

(二)体征

早期妇科检查无明显异常。随着病情发展,可有子宫增大、质地变软。有时可见癌组织自宫颈口脱出,质脆,易出血。若并发宫腔积脓,子宫明显增大、有压痛。若周围有浸润,子宫常固定,宫旁、盆腔内可触及不规则结节状物。

六、治疗原则

主要治疗方法为手术、放疗及药物治疗。早期以手术为主,晚期则采用放射、药物等综合治疗。

七、护理评估

(一)健康史

了解患者一般情况,评估高危因素,如老年、肥胖、高血压、糖尿病、不孕不育、绝经期推迟及用雌激素替代治疗等,了解有无家族肿瘤史;了解患者疾病诊疗过程及用药情况。

(二)身体状况

1.症状

评估阴道流血、排液、疼痛及有无肿瘤转移的临床表现。

2.体征

了解妇科检查的结果,如有子宫增大、变软,是否可以触及转移性结节或肿块,有无明显触痛等情况。

(三)心理-社会状况

子宫内膜癌多发生于绝经后妇女,因子女工作忙,疏于对患者的关心,使患者在精神上有较强的失落感;或因未婚、婚后不孕等易产生孤独感;加上恶性肿瘤的发生,更增加了患者的恐惧心理。

（四）辅助检查

根据病史、临床表现及辅助检查作出诊断。

1.分段诊刮

分段诊刮是确诊子宫内膜癌最可靠的方法。先刮宫颈管，再刮宫腔，刮出物分瓶标记送病理检查。刮宫时操作要轻柔，特别是刮出豆渣样组织时，应立即停止操作，以免子宫穿孔或癌肿扩散。

2.B超

子宫增大，宫腔内可见实质不均的回声区，形态不规则，宫腔线消失。若肌层中有不规则回声紊乱区，则提示肌层有浸润。

3.宫腔镜检查

宫腔镜检查可直接观察病变大小、形态，并取活组织病理检查。

4.细胞学检查

用宫腔吸管或宫腔刷取宫腔分泌物找癌细胞，阳性率可达90％。

5.其他

CT、MRI、淋巴造影检查及血清CA125检查等。

八、护理诊断

（一）焦虑

焦虑与住院及手术有关。

（二）知识缺乏

缺乏子宫内膜癌相关的治疗、护理知识。

九、护理目标

（1）患者获得有关子宫内膜癌的治疗、护理知识。

（2）患者焦虑减轻，主动参与诊治过程。

十、护理措施

（一）心理护理

帮助患者熟悉医院环境，为患者提供安静、舒适的休息环境。告知患者子宫内膜癌的病程发展慢，是女性生殖系统恶性肿瘤预后较好的一种，以缓解或消除心理压力，增强治病的信心。

（二）生活护理

（1）卧床休息，注意保暖。鼓励患者进食高蛋白、高热量、高维生素、易消化饮食。进食不足或营养状况极差者，遵医嘱静脉补充营养。

（2）严密观察生命体征、腹痛、手术切口、血常规变化；保持会阴清洁，每天用0.1％苯扎溴铵溶液会阴冲洗，正确使用消毒会阴垫，发现感染征象及时报告医师，并遵医嘱及时使用抗生素和其他药物。

(三)治疗配合

对于采用不同治疗方法的患者,实施相应的护理措施。手术患者注意术后病情观察,记录阴道残端出血的情况,指导患者适度地活动。孕激素治疗过程中注意药物的不良反应,指导患者坚持用药。化疗患者要注意骨髓抑制现象,做好支持护理。

(四)健康教育

1.普及防癌知识

大力宣传定期防癌普查的重要性,定期进行防癌检查;正确掌握使用雌激素的指征;绝经过渡期妇女月经紊乱或不规则流血者,应先排除子宫内膜癌;绝经后妇女出现阴道流血者警惕子宫内膜癌的可能;注意高危因素,重视高危患者。

2.定期随访

手术、放疗、化疗患者应定期随访。随访时间:术后 2 年内,每 3～6 个月 1 次;术后 3～5 年内,每6～12 个月 1 次。随访中注意有无复发病灶,并根据患者康复情况调整随访时间。随访内容:盆腔检查、阴道脱落细胞学检查、胸片(6 个月至 1 年)。

十一、结果评价

(1)患者能叙述子宫内膜癌治疗和护理的有关知识。

(2)患者睡眠良好,焦虑缓解。

(温华丽)

第十节 卵巢肿瘤

卵巢肿瘤是女性生殖系统常见肿瘤之一,可发生于任何年龄。由于卵巢位于盆腔深部,卵巢肿瘤早期无症状,又缺乏早期诊断的有效方法,患者就医时,恶性肿瘤多为晚期,预后差。其死亡率已居妇科恶性肿瘤的首位,严重地威胁着妇女生命和健康。

一、分类

卵巢肿瘤的分类方法较多,世界卫生组织(WHO)1973 年制定的卵巢肿瘤组织学分类方法,将卵巢肿瘤分为卵巢上皮性肿瘤、卵巢性索间质肿瘤、卵巢生殖细胞肿瘤和卵巢转移性肿瘤。

二、常见肿瘤及病理特点

(一)卵巢上皮性肿瘤

卵巢上皮性肿瘤是最常见的卵巢肿瘤,占卵巢肿瘤的 2/3,来源于卵巢表面的生发上皮。可分良性、交界性、恶性3 种。交界性肿瘤是一种低度潜在恶性肿瘤,无间质浸润,生长缓慢,转移率低,复发迟。

1.浆液性囊腺瘤

浆液性囊腺瘤约占卵巢良性肿瘤的 25%。多为单侧,分单纯性和乳头状两种。前者中等大小,囊壁光滑,单房,囊内为淡黄色清亮液体;后者多房,囊壁上有乳头状物生长,穿透囊壁可发生腹腔种植。镜下可见囊壁内为单层立方上皮或柱状上皮,间质内见砂粒体。

2.浆液性囊腺癌

浆液性囊腺癌是最常见的卵巢恶性肿瘤,占 40%～50%。多为双侧,实性或囊实性,表面光滑,或有乳头状生长,有出血坏死。镜下见瘤细胞大小不一,复层,排列紊乱,并向间质浸润。恶性度高,预后差。

3.黏液性囊腺瘤

黏液性囊腺瘤约占卵巢良性肿瘤的 20%。常为单侧多房,表面光滑,灰白色,囊壁较厚,内为胶冻状黏液,可长成巨大卵巢肿瘤。镜下见囊壁内衬单层柱状上皮,产生黏液,可见杯状细胞和嗜银细胞。如囊壁破裂,瘤细胞可广泛种植于腹膜上,继续生长并分泌黏液,形成结节状,称腹膜黏液瘤。

4.黏液性囊腺癌

黏液性囊腺癌约占卵巢恶性肿瘤的 10%,由黏液性囊腺瘤恶变而来,多为单侧,表面光滑,实性或囊实性。镜下见腺体密集,间质较少,瘤细胞复层排列,有间质浸润。预后较好。

(二)卵巢生殖细胞肿瘤

卵巢生殖细胞肿瘤为来源于生殖细胞的一组肿瘤,其发生率仅次于上皮性肿瘤,多见于儿童及青少年。

1.畸胎瘤

畸胎瘤通常由 2～3 个胚层组织组成,这些组织可以是成熟的,或不成熟,肿瘤可以是囊性,也可以是实性。其恶性程度与组织分化程度有关。

(1)成熟畸胎瘤:又称皮样囊肿,是最常见的卵巢良性肿瘤。可发生于任何年龄。单侧为主,中等大小,圆形或椭圆形,表面光滑呈灰白色,囊腔内充满油脂及毛发,有时可见牙齿或骨组织。

(2)未成熟畸胎瘤:由分化程度不同的未成熟的胚胎组织组成,多为原始神经组织。多为实性,转移及复发率均较高,预后差。

2.无性细胞瘤

无性细胞瘤属中度恶性肿瘤。单侧居多,中等大小,实性,表面光滑,切面呈淡棕色。间质中常有淋巴浸润。对放疗极敏感。

3.内胚窦瘤

内胚窦瘤又称卵黄囊瘤,较罕见。瘤体较大,单侧,圆形或卵圆形。切面实性为主,灰黄色,常有出血坏死。瘤细胞可产生甲胎蛋白。生长迅速,早期即出现转移,故恶性度极高,预后差。

(三)卵巢性索间质肿瘤

来源于原始性腺中的性索及间质,占卵巢恶性肿瘤的 5%～8%。本组肿瘤多具有内分泌功能,可分泌性激素。

1.颗粒细胞瘤

颗粒细胞瘤占性索间质肿瘤的 80% 左右,为低度恶性肿瘤,任何年龄均可发生,45～55 岁常见。多为单侧,圆形或卵圆形,大小不一,表面光滑。切面组织脆而软,伴有出血坏死灶。一般预后良好,5 年生存率达 80% 以上。

2.卵泡膜细胞瘤

卵泡膜细胞瘤为实质性的良性肿瘤,单侧,大小不一,呈圆形或卵圆形,切面灰白色,瘤细胞呈短梭形,胞质中含有脂质,排列呈漩涡状。可分泌雌激素,故有女性化作用。

3.纤维瘤

纤维瘤为良性肿瘤,多发生于中年妇女,常为单侧,中等大小,实性,表面光滑。切面灰白色,质地坚硬,纤维组织呈编织状排列。可伴有胸腔积液或腹水,称为梅格斯综合征,肿瘤切除后,胸腔积液、腹水可自然消退。

4.支持细胞-间质细胞瘤

支持细胞-间质细胞瘤又称睾丸母细胞瘤,是一种能分泌男性激素的肿瘤,为低度恶性,罕见,多发生于 40 岁以下的妇女。单侧,实性、较小,表面光滑,有时呈分叶状,切面灰白色。镜下可见不同程度的支持细胞及间质细胞。患者常有男性化症状。5 年存活率为 70%～90%。

(四)卵巢转移性肿瘤

卵巢转移性肿瘤占卵巢肿瘤的 5%～10%。身体各部位的肿瘤均可能转移到卵巢,以乳腺、胃肠道、子宫的肿瘤最多见。库肯勃瘤是来自胃肠道的卵巢转移癌,呈双侧性、实性、中等大小、表面光滑。镜下可见印戒细胞。恶性度高,预后极差。

三、恶性肿瘤的分期

采用国际妇产科联盟的手术病理分期(表 8-4)。

表 8-4　原发性卵巢恶性肿瘤的手术病理分期

期别	肿瘤累及范围
Ⅰ 期	肿瘤局限于卵巢
Ⅰₐ	肿瘤局限于一侧卵巢,包膜完整,表面无肿瘤,腹水或腹腔冲洗液中未查见恶性细胞
Ⅰ_b	肿瘤局限于两侧卵巢,包膜完整。表面无肿瘤。腹水或腹腔冲洗液中未查见恶性细胞
Ⅰ_c	肿瘤局限于单侧或两侧卵巢,伴有以下任何一项者:包膜破裂、卵巢表面有肿瘤、腹水或腹腔冲洗液中查见恶性细胞
Ⅱ 期	肿瘤累及一侧或双侧卵巢,伴盆腔内扩散
Ⅱₐ	蔓延和(或)转移到子宫和(或)输卵管,腹水或冲洗液中无恶性细胞
Ⅱ_b	蔓延到其他盆腔组织,腹水或冲洗液中无恶性细胞
Ⅱ_c	Ⅱₐ或Ⅱ_b病变,但腹水或冲洗液中查见恶性细胞
Ⅲ 期	一侧或双侧卵巢肿瘤,镜检证实有盆腔外的腹膜转移和(或)区域淋巴结转移,肝表面转移为Ⅲ期
Ⅲₐ	淋巴结阴性,组织学证实盆腔外腹膜表面有镜下转移
Ⅲ_b	淋巴结阴性,腹腔转移灶直径≤2 cm
Ⅲ_c	腹膜转移灶直径>2 cm 和(或)腹膜后区域淋巴结阳性
Ⅳ 期	远处转移(胸腔积液有癌细胞,肝实质转移)

四、临床表现

（一）症状

卵巢肿瘤早期多无自觉症状，常在妇科检查或做 B 超时发现。随着肿瘤的增大，出现腹胀不适、尿频、便秘、心悸、气急等压迫症状，腹部触及肿块。如为恶性肿瘤，腹部肿块短期内迅速增大，出现腹胀、腹水；若肿瘤压迫神经、血管或向周围组织浸润，可引起腹痛、腰痛、下肢疼痛及水肿。晚期可出现恶病质。

（二）体征

妇科检查在子宫一侧或双侧扪及囊性或实质性肿物，良性肿瘤包块多囊性、表面光滑、活动与子宫不相连；恶性肿瘤包块多为双侧、实性、表面高低不平、固定不动，直肠子宫陷凹可触及大小不等的结节。

（三）卵巢良、恶性肿瘤的鉴别

卵巢良、恶性肿瘤的鉴别如表 8-5。

表 8-5　卵巢良性肿瘤与恶性肿瘤的鉴别

	卵巢良性肿瘤	卵巢恶性肿瘤
病史	生长缓慢，病程长，多无症状，生育期多见	生长迅速，病程短，幼女、青春期或绝经后妇女多见
体征	多为单侧，囊性，表面光滑，活动，一般无腹水	多为双侧，实性或囊性表面不规则，固定，直肠子宫陷凹可触及结节，常伴腹水，且为血性，可查见癌细胞
一般情况	良好，多无不适	逐渐出现恶病质
B 超	边界清楚，液性暗区，有间隔光带	肿块边界不清，液性暗区，光点杂乱

五、常见并发症

（一）蒂扭转

蒂扭转是卵巢肿瘤最常见的并发症，也是妇科常见的急腹症之一。多见于瘤蒂长，活动度好，中等大小，重心不均的肿瘤，以成熟畸胎瘤最多见。常发生于体位改变或妊娠期、产褥期子宫位置发生变化时。卵巢肿瘤的蒂由骨盆漏斗韧带、卵巢固有韧带及输卵管组成。发生扭转后，因血液循环障碍，瘤体增大、缺血坏死呈紫黑色，可发生破裂或继发感染（图 8-7）。

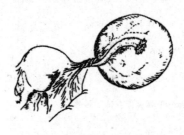

图 8-7　卵巢肿瘤蒂扭转

其主要症状是突然发生的下腹部一侧剧烈疼痛，伴有恶心、呕吐甚至休克，系腹膜牵引绞窄所致。妇科检查子宫一侧扪及肿块，张力较高，压痛以瘤蒂部最明显，并有局限性肌紧张。扭转有时可自然复位，腹痛随之缓解。

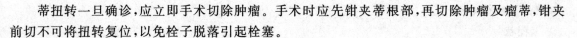

蒂扭转一旦确诊,应立即手术切除肿瘤。手术时应先钳夹蒂根部,再切除肿瘤及瘤蒂,钳夹前切不可将扭转复位,以免栓子脱落引起栓塞。

(二)破裂

有外伤性破裂和自发性破裂2种。外伤性破裂可因腹部受到重击、分娩、性交、妇科检查及穿刺引起,自发性破裂则可由肿瘤生长过快或恶性肿瘤浸润穿透囊壁所致。其症状轻重与破口大小、流入腹腔囊液的性质、数量有关。轻者仅有轻度腹痛,重者致剧烈腹痛伴恶心、呕吐,有时导致内出血、腹膜炎。

(三)感染

感染多继发于蒂扭转或破裂后,也可由邻近器官感染蔓延所致。主要表现为发热、腹痛,肿块压痛、腹肌紧张,白细胞升高。

(四)恶变

恶变早期多无症状,若肿瘤短时间内迅速增大,应疑有恶变。若出现腹水,已属晚期。因此,确诊为卵巢肿瘤者应尽早手术。

六、治疗原则

(一)良性肿瘤

良性肿瘤一经确诊,即应手术治疗。可根据患者的年龄、有无生育要求及对侧卵巢情况决定手术范围。年轻、单侧良性肿瘤可行卵巢肿瘤剥出术、卵巢切除术或患侧附件切除术。围绝经期妇女可行全子宫及双附件切除术。

(二)恶性肿瘤

恶性肿瘤以手术为主,辅以化疗、放疗。

1.手术

手术是恶性卵巢肿瘤的首选方法。首次手术尤为重要。疑为恶性肿瘤者,应尽早剖腹探查。早期患者一般做全子宫、双附件加大网膜切除及盆腔、腹主动脉旁淋巴结清扫术。晚期可行肿瘤细胞减灭术。

2.化疗

化疗为主要的辅助治疗方法。卵巢恶性肿瘤对化疗比较敏感,可用于预防肿瘤复发、消除残留病灶,或已无法施行手术的晚期患者。常用的化疗药物有顺铂、环磷酰胺、多柔比星、氟尿嘧啶、放线菌素D等。多采用联合化疗。

3.放疗

放疗常作为手术后的辅助治疗,无性细胞瘤对放疗最敏感;颗粒细胞瘤中度敏感,上皮性癌也有一定的敏感性。

七、护理评估

(一)健康史

卵巢肿瘤病因不清楚,一般认为与遗传和家族史有关,20%～25%卵巢恶性肿瘤患者有家族史;此外,还与饮食习惯(如长期食用高胆固醇食物)及内分泌因素有关。所以需评估患者年龄、生育史、有无其他肿瘤疾病史及卵巢肿瘤的家族史。了解有无相关的内分泌、饮食等高危因素。

(二)身体状况

1.症状

卵巢肿瘤体积较小或发病初期常无症状。产生激素的卵巢肿瘤在发病初期可以引起月经紊乱。随着卵巢肿瘤体积增大，患者会有肿胀感，继续长大可出现尿频、便秘等压迫症状。晚期卵巢肿瘤患者出现消瘦、贫血、恶病质表现。

2.体征

评估患者妇科检查的结果，注意有无腹围增大、有无腹水、卵巢肿瘤的性质、肿瘤的部位及其大小等情况。

(三)心理-社会状况

卵巢肿瘤性质确定之前，患者及家属多表现为紧张不安和焦虑，既想得到确切的结果，又怕诊断为恶性肿瘤。而一旦确诊为恶性，因手术和反复化疗影响其正常生活、疾病可能导致死亡等原因，患者表现为悲观、抑郁甚至绝望的情绪。

(四)辅助检查

1.B超检查

可了解肿块的位置、大小、形态和性质，与子宫的关系，并可鉴别卵巢肿瘤、腹水或结核性包裹性积液。

2.细胞学检查

腹水或腹腔冲洗液找癌细胞，可协助诊断及临床分期。

3.腹腔镜检查

可直接观察肿块的部位、形态、大小、性质，并可行活检或抽取腹腔液进行细胞学检查。

4.肿瘤标志物检查

卵巢上皮性癌患者血清中癌抗原水平升高，黏液性卵巢癌时癌胚抗原升高，卵巢绒癌时人绒毛膜促性腺激素(human chorionic gonadotropin, HCG)升高；甲胎蛋白则对内胚窦瘤、未成熟畸胎瘤有诊断意义；颗粒细胞瘤、卵泡膜细胞瘤患者体内雌激素水平升高。睾丸母细胞瘤患者尿中17-酮、17-羟类固醇升高。

八、护理诊断

(1)疼痛：与卵巢肿瘤蒂扭转或肿瘤压迫有关。

(2)营养失调：低于机体需要量，与恶性肿瘤、治疗不良反应及产生腹水有关。

(3)预感性悲哀：与卵巢癌预后不佳有关。

九、护理目标

(1)患者疼痛减轻或消失。

(2)患者营养摄入充足。

(3)患者能正确面对疾病，焦虑程度减轻。

十、护理措施

(一)心理护理

护理人员应有同情心，关心体贴患者，建立良好的护患关系，详细了解患者的疑虑和需求，认真听取患者的诉说,并对患者所提出的各种疑问给予明确答复;鼓励患者尽可能参与护理计划,鼓励家属参与照顾患者,让患者能感受到来自多方面的关爱,尤其是确定肿瘤是良性者,要及时将诊断结果告诉患者,消除其紧张焦虑心理,从而增强战胜疾病的信心。

(二)饮食护理

疾病及化疗通常会使患者营养失调。应鼓励患者进食高蛋白、高维生素、营养素全面且易消化的食物。进食不足和全身营养状况极差者,遵医嘱静脉补充高营养液及成分输血等,以保证治疗效果。

(三)病情观察

术后注意观察切口及阴道残端有无渗血、渗液并及时更换敷料与会阴血垫。对切口疼痛者遵医嘱应用镇痛剂。对行肿瘤细胞减灭术者,术后一般放置腹膜外引流管与腹腔化疗管各1根。对留置的化疗管末端用无菌纱布包扎,固定于腹壁,防止脱落,以备术后腹腔化疗所用。引流管接负压引流袋,固定好,保持引流通畅,记录引流量与引流液性质。

(四)接受各种检查和治疗的护理

1.手术后一般护理

一般术后第2天血压稳定后患者取半卧位,利于腹腔及阴道分泌物的引流,减少炎症与腹胀发生。对行肠切除患者应暂禁食,根据医嘱行持续胃肠减压,保持通畅,记录引流量及性质。对未侵及肠管者,于第2天可给予流质饮食,同时服用胃肠动力药,促进肠蠕动恢复,3天后根据肠蠕动恢复情况改半流质饮食或普通饮食,保持大便通畅。卧床期间,做好皮肤护理,避免压疮。鼓励患者床上活动,叩背,及时清除痰液,防止肺部并发症,待病情许可后,协助患者离床活动。

2.腹腔插管化疗的护理

卵巢癌患者术中往往发现盆腹腔各脏器浆膜表面广泛播散粟粒样或较大的植入病灶,经肿瘤减灭术后仍存散在病灶,术后腹腔插管化疗可使化疗药物与病灶直接接触,使局部药物浓度升高,而体循环的药物浓度降低。腹腔化疗能提高疗效并减少因化疗引起的全身反应。化疗方案根据组织学分类而定,多在腹部切口拆除缝线后行第1个疗程,或术中腹腔即放置化疗药,待1个月后再行第2个疗程。腹腔灌注化疗药物时应严格无菌操作,防止感染,注药前先注入少量生理盐水,观察注药管是否通畅,有无外渗。灌注药液量多时,应先将液体适当加温,避免药液过凉,导致患者寒战。灌注完毕,注药管末端包扎,嘱患者进行翻身活动,使药物在腹腔内均匀分布。

3.并发症观察与护理

同腹部手术后并发症观察与护理。

(五)健康教育

1.预防

30岁以上妇女,应每年进行1次妇科检查。高危人群不论年龄大小,最好每半年接受1次检查,以排除卵巢肿瘤。

2.出院指导

对手术后患者出院前应进行康复指导。对单纯一侧附件切除的患者也可因性激素水平波动而出现停经、潮热等症状。让患者了解这些症状,有一定心理准备,必要时可在医师指导下接受雌激素补充治疗,以缓解症状。对行卵巢癌根治术后患者应根据病理报告的组织学类型、临床分期和组织学分级,告知家属,并讲清后期化疗的必要性,化疗既可用于预防复发,也可用于手术未能全部切除者。化疗多需 8～10 个疗程,一般为每月 1 次,化疗应在医院进行,以便随时进行各系统化疗不良反应的监测,护士应督促、协助患者克服实际困难,正确指导患者减轻化疗反应,顺利完成治疗计划。

3.做好随访

未手术的患者 3～6 个月随访 1 次,观察肿瘤的大小变化情况。良性肿瘤术后按一般腹部手术后 1 个月常规进行复查。恶性肿瘤术后易于复发,应长期随访。术后 1 年每月 1 次;术后第 2 年每 3 个月 1 次;术后 3～5 年每 3～6 个月 1 次;以后可每年 1 次。

十一、结果评价

(1)患者能说出应对疼痛的方法,自述疼痛减轻。

(2)患者合理膳食,能维持体重。

(3)患者能正常与人交往,树立正确的自我形象。

(温华丽)

第九章

助产护理

第一节 责任制助产与陪产的实施及管理

一、概述

(一)定义

1.责任制助产

责任制助产是指由一名助产士专门负责一名产妇分娩,包括从进入分娩室至离开分娩室的全过程助产服务。本概念适合目前我国大多数医院对助产士执业范围的界定,随着助产服务模式的变化和助产专业的发展,助产服务会向两端延伸,责任制助产的概念也将不断扩展,形成"我的孕产妇、我的助产士"的责任制助产模式。

2.陪产

广义的概念是指孕产妇分娩时有人陪伴,包括助产士陪伴、家人陪伴、专职"导乐"陪伴;狭义的概念特指"导乐"陪产。

3.导乐

导乐是来源于希腊语"Doula"的译音,意为"女性照顾者",即一个有生育经验的妇女陪伴另一个妇女完成生产,在产前、产时及产后给予孕产妇持续的生理上的支持、生活上的照顾和心理上的安慰,陪伴孕产妇完成分娩。导乐的身份是"一个受过训练的非医护人员"。20 世纪 80 年代初,伴随国内住院分娩率的不断提高,医疗干预技术的不断应用,分娩产妇被置于与家人隔离的"大产房"流水线上,生产的过程也逐步医疗化,剖宫产率开始出现惊人的上升。导乐被引入国内后,即被作为新的产科服务模式变革的主要措施加以应用,鉴于我国医疗服务市场化不完善,导乐的职业化也不成熟,于是,产科医师、助产士、产科护士陪伴孕产妇的"天赋"职能被异化成了"导乐"。

(二)主要机制

责任制助产通过营造一个充满信任、亲情、理解和支持的人际环境和安全、舒适、私密的分娩空间,使分娩更顺利。提供陪伴支持的理论基础如下。

1.分娩过程的正常性

分娩是一个自然、正常、健康的过程,健康的产妇和智力发育正常的胎儿有天生的潜能完成分娩。分娩可在医院、保健中心安全地进行。自然分娩对大多数产妇是最合适的助产士服务模式,要重视、支持和保护分娩的正常性。

2.支持的重要性

产妇对分娩的信心和能力受环境和周围人的影响很大。母婴在妊娠、分娩及产后虽然是两个独立的个体,却又密切相连,母婴间的联系非常重要,必须受到尊重。分娩的经历对母亲、婴儿、父亲及整个家庭都有重要而持久的影响。

3.维护产妇的自主权

产妇应有权得到关于妊娠和分娩的科学知识,应有权经历愉快而健康的分娩过程,应有权选择她认为安全满意的分娩场所,应有权得到产时各种干预措施及用药利弊的最新信息,并有选择采用或者拒用的权利。

4.无损伤性

不宜常规采用干预措施,许多干预措施会对母婴造成影响,必须有指征时才能使用。

5.医务人员的职责

医务人员应根据产妇的需求提供服务。

(三)原则

帮助孕产妇树立自然分娩的信心,减轻分娩时的焦虑与恐惧,提供心理、生理、精神、技术、情感全方位的支持,达到保护、促进和支持自然分娩,提高产时服务质量,保障母婴健康。

二、护理评估

(一)健康史

既往史、孕产史(包括计划生育手术和人工生殖)、分娩史、月经周期及末次月经、本次妊娠经过、查看历次产前检查记录、核对孕周。

(二)生理状况

1.临床表现

是否临产,产程阶段及进展情况,头盆关系,产妇一般情况,胎儿宫内状况。

2.适应证与禁忌证

(1)适应证:①有阴道分娩意愿的正常产妇。②虽有某种并发症但有条件试产的产妇。③产妇自愿选择。

(2)禁忌证:①产妇拒绝。②生命体征不稳定,随时需要抢救的产妇。③有阴道分娩禁忌证的产妇。

3.辅助检查

行胎心监护,了解胎儿宫内状况;行超声检查,了解胎盘功能及胎儿成熟度;实验室检查,血尿常规及出凝血时间。

(三)心理-社会因素

(1)孕产妇对自然分娩是否充满信心及对产痛的恐惧程度。

(2)孕产妇及家人对陪伴者的信任及接受程度。

(3)家人的参与性与支持程度。

(4)医院能否提供单间产房、专业陪伴者及责任制助产服务等。

三、护理措施

(一)一般护理

同分娩期产妇的护理。

(二)责任制助产的实施与管理

1.责任制助产的职能

(1)密切观察产程。

(2)随时告知分娩进程及母儿健康状况的信息。

(3)回答待产及分娩过程中的问题并提供帮助。

(4)采取措施,缓解分娩疼痛。

(5)完成自然分娩接产及新生儿即时处理。

(6)指导母乳喂养,产后观察,分享分娩体验。

2.责任制助产的实施条件

(1)硬件改造,提供"小产房"(一间产房只供一位孕产妇使用)服务。

(2)更新观念,提供围生期母儿一体化护理。

(3)人员配置必须满足"一对一"责任制助产的需要,实施弹性排班。

(4)人员培训:责任助产士必须有较强的独立处理助产专业问题的能力;具有发现分娩过程中异常情况的能力及应急能力。

3.责任制助产实施的管理

(1)完善各项规章制度:包括岗位管理制度、助产工作制度、排班制度、绩效考核制度。

(2)加强运行质量控制:包括督导、访谈、满意度调查及质量指标核定。

(3)建立与完善激励机制:实行绩效分配能体现工作量、工作时间、技术难度等,多劳多得,优劳优酬。

(三)陪产的实施与管理

1.陪产者的选择

(1)丈夫陪伴:现代产科服务模式鼓励男性参与分娩活动,认为丈夫参与分娩不是问题,而是解决问题的方法之一。男性参与分娩活动,也改变了"分娩是女人的事"的传统观念,因此,丈夫陪产是孕产妇的首选。

(2)亲友陪伴:家族血源浓郁的亲情,闺中密友相同的价值观,使陪伴支持变得强有力,也是部分孕产妇的选择。

(3)导乐陪伴:目前国内导乐的职业化尚不成熟,多由产科医护人员异化而来,成为一种特需服务项目,随着医疗服务市场的完善和导乐的职业化,这一人群会逐步成为现代产科服务模式中一项人性化措施的具体表现,通过同伴支持、经验分享和桥梁作用,赋予孕产妇分娩的信心和力量。

2.陪产者的培训

(1)理论培训:分娩基本知识;医院的常规医疗程序(针对专职导乐);妇女孕期、产时、分娩及产后早期的生理、心理和感情变化特征、需求把握与支持;产程的概念、分期、进展、表现特点及守护;分娩痛的应对等。

(2)实践培训:包括交流技巧、移情训练、支持技巧。专职导乐要认识到每个产妇的生活经历不同、性格不同,需要也不同,克服困难的技巧也不同。要学会适宜地、机智地、积极地去发现和满足产妇及其家属的需要。并保证不干扰正常的医疗程序。

3.陪产者的职能

(1)丈夫或亲友陪伴:①精神上的鼓励、支持与安慰。②生活上的照护,包括进食、饮水、如厕、沐浴、休息、睡眠、活动等。

(2)专职导乐陪伴:①分享经验与观念,输注力量。②提供生理上的帮助,包括进食、饮水、排尿及活动。③通过按摩、指导呼吸、调整体位等方法协助应对分娩疼痛。④桥梁作用,促进产妇、丈夫与医务人员的联系沟通。

(3)陪伴分娩支持技术:分娩体位应用(舒适分娩);分娩辅助工具使用;拉玛泽分娩法(呼吸减痛分娩法);神经-肌肉运动训练;按摩等。

4.陪产者的管理

(1)注册与登记:专职导乐必须经过职业培训,获得相应资格;孕产妇家属(包括丈夫和亲友)须经过医院父母学校培训,懂得陪产的一般知识和要求。

(2)考核与监管:专职导乐进入医疗机构从事陪产工作,必须出示职业资格证书及相关培训证书,并有相应的职业评价证明。如支持分娩的实践活动中服务对象、医务人员对导乐陪产工作的评价及反馈意见。

(3)专职导乐的职业素养:有生育经验;富有爱心、同情心和责任心;具有良好的人际交流、沟通及适应能力;有使用分娩支持工具的能力;能为产妇提供生活上的照顾和帮助;动作轻柔、态度和蔼,给人以信赖感;经过正规职业培训,熟悉工作范围,获得执业资格;有良好的执业服务记录。

(四)心理护理

(1)了解孕产妇分娩时的特殊心理变化,给予适度的关注。

(2)通过沟通,了解孕产妇的文化背景、分娩观念和行为习惯,尽量满足其合理需求。

(3)掌握一定的心理干预技术,包括倾听技术、提问技术、鼓励技术、内容反应技术、情感反应技术、面质技术、解释技术、非语言沟通技巧等,适时应用。

(4)关注分娩体验,保持正向激励。

四、健康指导

(1)向孕产妇及其家人说明陪伴分娩的意义:在孕妇分娩的全过程中引入包括专业的导乐、产妇家属(丈夫、其他亲属或朋友)、助产士陪伴,不仅是产时服务的一项适宜技术,亦是一种以产妇为中心的全新服务模式,可以降低手术产率,减少对分娩的干预,有利促进正常分娩。

(2)若选择家属陪产,应提醒准备陪产的家属完成产前健康教育课堂的相关课程学习,了解分娩的基本过程和陪产过程中帮助孕产妇的实用技术,如按摩、搀扶、擦汗、进食饮水、如厕等生活照顾,鼓励、赞扬、感谢、亲密行为等情感支持。

(3)若为专职导乐陪产,应向导乐介绍医院的环境与制度,强调其不可以参加医疗活动,如调整输液速度等;也不可以替代医护人员向孕产妇发出各种影响产程的行为指令,如屏气用力等。

(4)陪产人员在陪产过程中,保持与助产士的良好沟通,充当桥梁的作用,表达和传递孕产妇的需求。

五、注意事项

（1）陪伴分娩是针对住院分娩的普及、产时服务中医疗干预的增多而造成的难产率上升提出的一项适宜技术，也是一种以产妇为中心的服务模式。

（2）助产士即"陪伴孕产妇的人"，她们陪伴在孕产妇身边并帮助她们完美、自主地完成生产，守护孕产妇是助产士的天赋使命，也是责任制助产模式的实践，因此，不能将助产士的陪产作为医院的特殊服务项目，也不能将助产士等同或异化为"导乐"。

（肖巧娜）

第二节　引产术与催产术

一、引产术

（一）概述

引产术是指因母病或胎儿因素采用人工方法诱发子宫收缩达到终止妊娠的目的，是临床常用的一种处理高危妊娠的方法。按孕周分为中期引产和晚期引产，晚期引产是指妊娠满 28 周以后。这里主要讲述的是晚期引产的处理方法，临床常用的是药物引产。

（二）引产前的评估

不论引产原因是什么，引产前一定要对孕妇进行综合评估，首先要检查宫颈是否成熟，如果没有成熟，应先促宫颈成熟，然后再进行引产，以增加引产成功率和安全性。目前公认的评价宫颈成熟度的方法是 Bishop 评分，它是对宫颈管长度、宫颈口扩张程度、宫颈软硬度、宫颈位置及胎先露位置进行评价，总共 13 分。评分越高，宫颈越成熟，引产越容易成功。如果宫颈评分总分在 6 分以下，应促宫颈成熟。

1.促宫颈成熟的方法

目前尚无理想的促宫颈成熟的方法，临床比较常用的有机械性扩张和药物性方法。然而临床处理过程中很难将促宫颈成熟和引产截然分开，故有的促宫颈成熟的药物也是引产药物。

（1）机械性扩张：采用水囊或 Foley 导尿管。水囊或 Foley 导尿管促宫颈成熟的方法比较久远，目前临床使用的双球囊装置促宫颈成熟效果较好，放置简单、操作方便、痛苦小、容易被孕妇接受。但这种方法的局限性是有感染、宫颈损伤、出血和胎膜早破的风险。

（2）药物性方法：采用前列腺素制剂。

1）地诺前列酮：引产前将含有 10 mg 的普贝生放在阴道后穹隆，它的优点是单次用药，不需严格无菌。①禁忌证：已临产；已破膜；正在使用缩宫素；瘢痕子宫；可疑胎儿窘迫；3 次以上足月妊娠分娩史；多胎妊娠；对前列腺素过敏；有青光眼或哮喘。②注意事项：放置后，产妇应卧床 2 小时，以保证栓剂固定，避免脱落。2 小时后检查，如位置正常，产妇可下地；如位置不正常可重新放置。常规监测宫缩和胎儿情况。放置后 12 小时、临产、破膜、宫缩异常、胎儿窘迫或其他异常情况时应取出栓剂。不要与缩宫素同时使用，可在取出栓剂 30 分钟后给予缩宫素静脉滴注。地诺前列酮仅用于足月妊娠促宫颈成熟，如妊娠不足月者使用，应充分告知。

2)米索前列醇:为前列腺素 E_1 衍生物,又称米索,也可用来促宫颈成熟。常用方法是阴道放置,合适的剂量为 $25~\mu g$,$4\sim6$ 小时阴道后穹隆放置一次,一般用 4 次($100~\mu g$)。国内主张 $25~\mu g$ 米索阴道放置,6 小时无宫缩者可再放一次,每天总量不超过 $50~\mu g$,如需加用缩宫素,应在最后一次放置米索后 4 小时以上。由于药物说明书上没有此项适应证,使用前应充分告知引产者该药促宫颈成熟的利弊,由引产者知情选择。禁忌证和注意事项同地诺前列酮。

(3)药物并发症的防治。①宫缩过强:取出药物,观察宫缩情况,如仍强可用宫缩抑制剂,如硫酸镁。②胎儿窘迫:阴道检查,取出药物,如短期内不能分娩者,手术终止妊娠。③子宫破裂:注意宫缩,如宫缩过强,及时处理。④药物不良反应:如恶心、呕吐等,情况不严重,可继续观察,情况严重者可停药。⑤变态反应:任何药物均有变态反应的可能性,需要临床严密观察,一旦出现可按过敏处理。

(4)促宫颈成熟相关问题。①引产前应查宫颈条件,促成熟可增加引产的成功率。②宫颈成熟后再引产可缩短产程,减少缩宫素的使用。③地诺前列酮在促宫颈成熟中具有重要作用。④最终决定时应充分评估产妇的状态和医院的条件。⑤必须考虑药物的安全性和有效性。

2.药物引产方法

小剂量缩宫素静脉滴注是常用的引产法。

(三)药物引产适应证和禁忌证

1.适应证

(1)妊娠期高血压疾病。

(2)各种妊娠合并症,如妊娠合并肾脏病、妊娠合并心脏病、妊娠合并糖尿病等。

(3)急性羊水过多出现压迫症状者。

(4)胎膜早破。

(5)过期妊娠。

(6)严重的胎儿畸形,如脑积水、无脑儿等。

(7)死胎。

(8)母儿血型不合,胎儿处于高危阶段又无条件宫内换血者。

2.禁忌证

(1)明显头盆不称,不能阴道分娩者。

(2)产道阻塞如宫颈肌瘤、阴道肿瘤和宫颈异常者。

(3)胎位异常如横位、初产妇臀位估计经阴道分娩有困难者。

(4)前置胎盘、胎盘血管前置、胎盘功能严重减退者。

(5)子宫有瘢痕如古典式剖宫产或子宫肌瘤剔除术后尤其是剔除肌瘤较大数目多、透过内膜者。一次子宫下段剖宫产史者为相对禁忌证。

(6)宫颈恶性肿瘤。

(7)急性生殖道病毒感染。

(8)对引产药物过敏者。

(四)引产方法

1.人工破膜术

人工破膜术常用于催产,但它也是一种最常用的引产方法,一般破膜后 $1\sim2$ 小时内即可出现宫缩,2 小时后仍无宫缩应静脉滴注缩宫素。由于单纯人工破膜引产成功率和失败率难以估

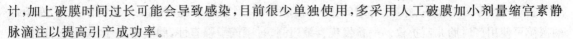

计,加上破膜时间过长可能会导致感染,目前很少单独使用,多采用人工破膜加小剂量缩宫素静脉滴注以提高引产成功率。

2.缩宫素静脉滴注术

(1)缩宫素的使用方法及剂量。美国妇产科学会(American College of bstetics And Gyencdogy,ACOG)提供了一个使用缩宫素的方案:低剂量时,开始剂量为 0.5~2.0 mU/min,增加浓度 1~2 mU/min,间歇时间 15~40 分钟。高剂量时,开始剂量为 0.5~1.0 mU/min 直至 6 mU/min,增加浓度 1~6 mU/min,间歇时间 15~40 分钟。出现宫缩过强,要调整剂量。

从安全角度出发,低剂量比较安全。国内目前推荐小剂量、低浓度、静脉滴注给药的方法。①持续性给药法:采用静脉滴注方法,由低浓度(0.5%)开始,即 500 mL 5%葡萄糖液或葡萄糖盐水中加缩宫素 2.5 个单位,每分钟 8 滴(2.5 mU/min),密切观察子宫收缩反应,每隔 10~20 分钟调整滴数,至有效子宫收缩,即达到每 3 分钟一次宫缩,持续 30~60 秒。有两种调节方法:等差法即 2.5 mU/min—5.0 mU/min—7.5 mU/min。等比法即 2.5 mU/min—5.0 mU/min—10 mU/min。若仍无宫缩,可增加缩宫素浓度至 500 ml 5%葡萄糖液或葡萄糖盐水中加缩宫素 5 个单位,每分钟滴数不能超过 40 滴。②脉冲式给药法:此法符合体内缩宫素释放规律,可减少缩宫素和液体的量,但需要有输液泵才能进行,基层医疗单位缺乏此项设备。故多数医院仍采用持续性静脉滴注给药。

(2)使用缩宫素注意事项:虽然小剂量、低浓度缩宫素静脉滴注引产是一种安全有效的引产方法。但其成功率只有 69%~87%,缩宫素引产是否成功与宫颈成熟度、孕周、先露高低有关。不可盲目增加剂量,因为使用不当会造成严重后果。

(3)缩宫素不良反应及处理:缩宫素最常见的不良反应是宫缩异常,如宫缩过频(10 分钟内宫缩≥6 次)和过强甚至强直性宫缩(单次宫缩持续 2 分钟或以上,伴有或不伴有胎心变化);及由此导致的急产、子宫破裂、胎儿窘迫;少见的有羊水栓塞;恶心和呕吐;药物变态反应;甚至孕产妇死亡。

(4)并发症的防治。①宫缩过强:一旦发现宫缩异常,应减慢静脉滴注速度,或停止静脉滴注,必要时给硫酸镁缓解子宫收缩。25%硫酸镁 4 g 加入 25%葡萄糖溶液 20 mL 中静脉推注,20 分钟推完,然后,接着用 25%硫酸镁 40 mL 加入 5%葡萄糖 500 mL 中,以 2 g/h 静脉滴注,直至宫缩消失,并取左侧卧位。小剂量给药可以克服宫缩过强、恶心、呕吐等不良反应。②急产:注意宫缩和产程,如进展较快,应调整滴数或停止使用。③子宫破裂:静脉滴注缩宫素应有专人管理,宫缩过频过强,应及时调整。④胎儿窘迫:及时停用,左侧卧位,吸氧,如不能缓解,应手术终止妊娠。

(5)手术技巧与难点。①缩宫素的半衰期短,呈脉冲式释放,并需要与缩宫素受体结合才能发挥作用。缩宫素一旦被吸收,3~5 分钟起作用,20~30 分钟血浆中药物达到稳定水平。剂量过大或调整间歇时间过短,都会出现合并症,导致宫缩过强,造成胎儿窘迫。用量过大,大部分不能与受体结合,会引起其他不良反应。故应采用小剂量、低浓度、静脉滴注给药,不能肌内注射;不能口腔或鼻腔黏膜滴入。②子宫平滑肌对缩宫素的敏感程度和体内灭活速度个体差异较大。所以缩宫素使用无标准剂量、安全剂量和危险剂量,只能按生物测定原则,以子宫收缩反应来定。有的孕妇使用极小量就可引起强烈宫缩,有的孕妇使用大量也只能引起轻微宫缩。临床使用剂量应以个人子宫收缩反应决定,不可盲目加大剂量。③滴注缩宫素时,应先做静脉穿刺调好输液滴数(8 滴/分),然后再加入缩宫素混匀,根据宫缩情况逐渐调整;或使用输液泵。④滴注时必须有专人密切观察孕妇的血压、脉搏、宫缩频率和持续时间以及胎儿情况,每 15 分钟记录 1 次,有条件的医院可使用产时胎儿监护仪。一旦发现宫缩过强、过频或呈强直性,胎心率高于 160 次/分,低于 120 次/分,应立即减慢滴速,甚至停止滴入以免胎儿发生宫内窘迫或子宫破裂。

(6)缩宫素引产术应该注意:①缩宫素一定要静脉滴注;②从小剂量开始;③先调好滴数再加缩宫素,配成合适的浓度;④滴注过程中应有人定期观察;⑤根据产程进展随时调整滴数。

3.前列腺素制剂

普贝生或米索:这两种药物主要用来促宫颈成熟,也可用于引产。一般情况下,宫颈条件不成熟时,应该用前列腺素制剂,宫颈条件成熟时,应使用人工破膜加小剂量缩宫素静脉滴注引产。适应证和禁忌证同促宫颈成熟。

(五)引产相关问题探讨

(1)首先要仔细核对孕周,确定胎儿娩出后有存活能力。如当地儿科条件有限,应采取宫内转运到条件较好的医院分娩。

(2)充分了解所采用的引产方法对母儿潜在的危害。

(3)掌握引产的指征和禁忌证,并与引产者充分沟通,交代清楚病情,知情选择引产方法。

(4)引产前应检查阴道、盆腔,了解宫颈条件,胎儿的大小及先露。引产前应行胎心监护。

(5)熟悉引产药物的使用方法和注意事项,了解并能处理药物所造成的不良反应。

(6)引产过程中要做好紧急情况下行急诊剖宫产的条件和医护人员。

(7)对待特殊情况下的引产要结合具体情况,酌情处理。

(六)手术难点与技巧

1.延期妊娠的处理

妊娠满 41 周是否引产应结合孕妇的情况和当地的医疗条件,如宫颈条件已经成熟,可考虑引产,条件不成熟者应先促宫颈成熟后再行引产术。美国妇产科学会建议无妊娠合并症、胎儿状况良好的妊娠满 41 周的孕妇,宫颈条件成熟者给予引产,条件不成熟者加强监测,每周 2 次监测羊水量、胎心监护,若无异常等待宫颈自然成熟或促宫颈成熟后引产。

2.有剖宫产史的孕妇能否引产

剖宫产后阴道分娩(vaginal birth after cesarean,VBAC)已成为临床常见问题。由于胎心监护的应用、初产臀位、产妇对产钳助产的顾虑以及剖宫产技术和麻醉方法的改进等原因,使得初次剖宫产率逐渐升高,剖宫产后再次妊娠者增多。对子宫下段横切口剖宫产史,本次妊娠头先露,又无绝对剖宫产指征的孕妇再次分娩问题越来越受到关注。ACOG 关于剖宫产后再次妊娠阴道分娩指南,即一次子宫下段横切口剖宫产者都适合 VBAC,应该进行咨询;骨盆合适;没有其他的子宫瘢痕或子宫破裂史;有监测产程或急诊行剖宫产的条件;具备急诊行剖宫产的麻醉医师和有关人员;VBAC 时也可使用硬膜外麻醉镇痛。

(1)引产禁忌证:①前次剖宫产切口的类型不详。②有子宫破裂史。③绝对的头盆不称。④前置胎盘。⑤严重近视伴有视网膜剥离,或有妨碍阴道分娩的内科合并症。⑥胎位异常。⑦两次剖宫产史且未有过阴道分娩者。⑧没有急诊剖宫产的条件。

(2)剖宫产后再次妊娠阴道分娩处理的注意点:①充分了解孕妇产科病史,如前次剖宫产的类型、指征、切口恢复情况以及距离此次妊娠间隔的时间。②本次妊娠孕周超过40周者,VBAC成功率下降。③估计胎儿体重,巨大胎儿会增加 VBAC 的危险性。④孕妇是否肥胖,如果孕妇肥胖也会降低 VBAC 的成功率。⑤有无 VBAC 的禁忌证,如有禁忌证则再次剖宫产。

（3）引产方法：小剂量缩宫素静脉滴注。

与孕妇探讨 VBAC 的利弊，孕妇愿意试产，又具备阴道分娩条件，需要引产或改善宫颈条件，最好在严密观察下使用小剂量缩宫素静脉滴注，产程中加强监测。产程进展顺利者阴道分娩，出现并发症经处理改善适合阴道分娩者则阴道分娩，不顺利者则再次剖宫产。如果孕妇自然临产，又无阴道分娩禁忌证，产程中如果出现宫缩乏力可使用小剂量缩宫素催产，严密观察产程进展和子宫下段的情况。①引产前一定要排除头盆不称。②严格掌握适应证、方法和剂量。③要密切观察产程和产妇及胎儿情况。

二、催产术

（一）概述

催产是指临产后因宫缩乏力，采用人工的方法促进宫缩，使得产程得以进展，减少因产程延长导致的母婴并发症的一种方式。常用的方法有两种：即人工破膜和小剂量缩宫素静脉滴注。

（二）催产前的评估

1.适应证

原发性或继发性宫缩乏力者。

2.禁忌证

（1）明显头盆不称。

（2）胎位异常（忽略性横位、不均倾位、高直位、颏后位）。

（3）宫缩不协调。

（4）胎儿窘迫。

（三）手术方法

1.人工破膜术

可在产程的不同阶段进行人工破膜术，但要掌握适应证。

（1）操作步骤：取膀胱截石位，常规消毒外阴及阴道。用弯血管钳在手指引导下撕破胎膜使羊水流出，若羊水流出不多，可将胎头轻轻推动，以利于羊水流出。观察羊水的性状、颜色。

（2）注意事项：①破膜前医护人员应做全面病史询问和检查，确定孕妇无经阴道分娩的禁忌证。②严格无菌操作，防止感染。③破膜应在宫缩间歇期进行。④破膜前后应听胎心音，观察羊水的性状。⑤人工破膜后观察 1 小时，若宫缩无加强，再使用小剂量缩宫素。

（3）并发症的防治。①脐带脱垂：破膜时不要向上推动胎头；破膜后应立即听胎心；不要让羊水流出过快。②羊水栓塞：破膜时应避开宫缩，在宫缩间歇期破膜。③感染：破膜前应消毒外阴和刷手；注意无菌操作；监测体温。

（4）手术难点与技巧：人工破膜操作时动作要轻柔，在手指的指引下，血管钳应紧贴胎膜，钳尖张开约 1 cm 轻轻钳起胎膜，轻轻牵拉看看有无阻力，如果阻力过大应重新开始，以免夹伤宫颈和胎儿。每次操作都应仔细检查血管钳上有无胎儿的毛发，或有无羊水流出。

（5）手术相关问题探讨：人工破膜术作为产科常用的一种方法，简单容易操作。如果处理不当，也会引起纠纷。因此要认真对待：①术前要告知；②要有适应证；③要无菌操作；④动作要轻柔；⑤操作时要避开宫缩期；⑥破膜后要密切观察宫缩情况。

2.缩宫素静脉滴注术

(1)操作步骤:产程中出现宫缩乏力时,一定要先行人工破膜加强宫缩,如果无效果,再用缩宫素静脉滴注。

(2)注意事项:①一定要静脉使用,不能采用其他方法。②从小剂量开始,逐渐增加浓度。③监测宫缩和胎心。④注意产程进展。⑤注意变态反应。

(3)并发症的防治:①宫缩过强:减慢滴速或停用;使用宫缩抑制剂。②胎儿窘迫:停用缩宫素;左侧卧位;吸氧;不能缓解者应及时终止妊娠(阴道助产或剖宫产)。③羊水栓塞:停用缩宫素;按羊水栓塞常规处理。④子宫破裂:除停用外,按子宫破裂常规处理。

(四)相关问题

产程一旦出现停滞,应积极寻找原因,可从产力、产道、胎儿和产妇的精神心理等方面去考虑,不可盲目使用促宫缩药。因为难产不是单一因素所致,往往是几个因素相互作用的结果。以下几点应注意:①首先除头盆不称外,产道有无异常。②慎重估计胎儿体重。③纠正产妇一般情况,解除产妇紧张情绪和恐惧心理,鼓励产妇的信心。④若是产力异常可行人工破膜,了解羊水性状和胎儿宫内安危状况。⑤人工破膜 1 小时,如无效果,可使用小剂量缩宫素静脉滴注加强宫缩。⑥处理后还应密切观察产程进展及母儿情况;阴道检查除头盆不称外;先人工破膜,再用缩宫素;催产时缩宫素只能静脉使用,禁忌其他使用方法。

(肖巧娜)

第三节 产钳助产术

一、概述

产钳助产术是指在产妇进入第二产程后,由产科医师借助产钳对胎头进行牵引而帮助胎儿娩出。多数学者认为产钳助产术具备剖宫产术和胎头吸引术不能具有的独特优点,非其他产科手术所能完全取代,在产科临床工作中具有一定的地位。

Chamberlen 家族于 1600 年左右首次发明并使用产钳。直到 18 世纪,产钳及其应用才被世人广泛知晓。

根据助产时胎儿骨质部所到的位置,美国妇产科协会分类标准如下。

(一)出口产钳

(1)在阴道口不用分开阴唇就可以看到胎儿头皮。

(2)胎儿骨质部已到达盆底。

(3)矢状缝位于骨盆前后径上,或为左枕前、右枕前或左枕后、右枕后。

(4)胎头位于或在会阴体上。

(5)胎头旋转≤45°。

(二)低位产钳

(1)胎头骨质部最低点位于或超过坐骨棘水平下 2 cm,但未达盆底。

(2)旋转 45°或<45°(左枕前或右枕前转至枕前位,或左枕后或右枕后转至枕后位)。

（3）旋转>45°。

（三）中位产钳

胎头衔接但先露在坐骨棘水平下2 cm以上。

（四）高位产钳

在上述分类中未包括的。

二、术前评估及术前准备

（一）施行产钳助产术应具备的条件

（1）宫口必须开全、胎心存在、阴道检查产道无异常、明确胎方位、胎头双顶径平面已通过宫颈口，确定所需用助产产钳的种类。

（2）胎膜已破。

（3）胎头已经衔接，无明显头盆不称，即胎头已降入骨盆腔达到盆底，在耻骨联合上方扪不到胎头，阴道检查胎头颅骨无明显重叠，其矢状缝已与骨盆下口前后径平行或接近。

（4）胎先露已达S+3或以下（即胎头骨质部达坐骨棘平面以下3 cm），胎头无明显变形。

（5）胎方位明确，先露部应是枕先露、面先露的颏前位或者于臀位后出头。

（6）术时取膀胱截石位，置放钳叶前导尿排空膀胱，行双侧会阴阻滞麻醉或持续性硬膜外麻醉，为避免会阴撕伤，可行会阴切开术。

（7）术前与产妇及其委托人充分沟通，告知实施产钳术的原因及可能导致的母胎并发症，征得患方的知情同意选择及签字后方能实施。

（8）所在单位具备新生儿复苏的人员及设备的支持。

（二）产钳术适应证

（1）产妇患有各种合并症及并发症，需缩短第二产程，如心脏病、心功能Ⅰ～Ⅱ级、哮喘、妊娠期高血压疾病等。

（2）宫缩乏力，第二产程延长。

（3）胎儿窘迫。

（4）剖宫产胎头娩出困难者、臀位后出头困难者。

（5）胎头吸引术失败者，经检查可行产钳者用产钳助娩，否则改行剖宫产。

（6）早产。

（三）产钳术禁忌证

（1）不具备产钳助产条件者。

（2）异常胎方位如颏后位、额先露、高直位或其他异常胎位。

（3）胎儿窘迫，估计短时间不能结束分娩者。

三、手术方法

（一）Simpson产钳使用方法

（1）产妇取膀胱截石位。

（2）常规消毒外阴，铺消毒巾，导尿。

（3）再次阴道检查，确定宫口已开全，触摸囟门位置和产瘤大小、胎方位及先露下降平面，再次排除头盆不称。

（4）行会阴侧切。

（5）放置产钳左叶：左手以握毛笔方式握左叶钳柄，钳叶垂直向下，右手伸入胎头与阴道壁之间做引导，使左叶产钳沿右手掌慢慢进入胎头与阴道壁之间，直至到达胎头左侧顶颞部，钳叶与钳柄在同一水平位，钳柄内面正向产妇左侧，将左钳柄交助手握住并保持原位不变。

（6）放置产钳右叶：右手垂直握右叶钳柄如前述，以左手中、示指伸入阴道后壁与胎头之间诱导右钳叶（在左产钳上面）缓慢滑向胎头右侧方到达与左侧对称的位置。

（7）合拢钳柄：两个产钳放置在正确位置后，左右产钳锁扣恰好吻合，左右钳柄内面自然对合。

（8）检查钳叶位置：再次检查产钳位置，钳叶与胎头之间有无夹持宫颈组织。

（9）扣合锁扣：阵缩来临时指导产妇屏气，并用右手保护会阴，左手向外、向下牵引胎头，当先露部拨露时，应逐渐将钳柄向上旋转使胎头逐渐仰伸而娩出。

（10）取出产钳：当胎头双顶径露出会阴口时应取出产钳。按照放置产钳的相反方向先取出右叶产钳，再取出左叶产钳，随后娩出胎体。

（二）后进胎头产钳术

后进胎头产钳术即 Piper 产钳术。Piper 产钳特点为产钳钳柄比较长，钳柄弯曲与骨盆弯曲方向相反，独特的结构给钳叶提供了较大的扩展空间，从而减少了胎头所受的压力（图 9-1）。

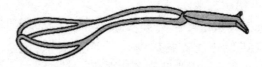

图 9-1　后进胎头产钳

该方法适用于臀位分娩后胎头娩出困难或手法娩出胎头失败者。使用前提条件是胎儿上肢已经娩出，胎头已经入盆并转正。

其优点在于实施过程中 Piper 产钳下垂的钳柄使得产钳可以直接放置于胎头两侧，而不必过高地上举胎体，以避免损伤胎儿颈部。缺点在于 Piper 产钳钳叶的骨盆弯曲曲度小，在实施过程中容易引起会阴部的损伤。

操作方法：①胎儿上肢及胎肩娩出后，胎头已经入盆且为颏后位时，方能使用 Piper 产钳。放置产钳前，应再次确定胎头的方位。②施术时助手使用手术巾包裹并提起胎体，同时将胎体移向母体的右侧，移动过程中胎体保持成水平位，术者采取跪式或低坐位，左手执产钳左叶，沿骨盆左侧上置产钳左叶于胎儿右耳上。③助手将胎体移向母体的左侧，移动过程中胎体保持成水平位，术者以右手沿骨盆右侧壁置入产钳右叶至胎儿右耳上。④合拢锁扣，钳柄置于术者右手手掌上，中指放于钳胫之间的空隙中，向下牵引，至会阴口显现颏部后，边牵引边向上抬高钳柄以顺应骨盆轴的弯曲弧度。牵引的同时，术者右手的拇指在钳柄上方要抓住胎儿的股部，左手的示、中指下压胎儿枕骨下区域，固定胎儿颈部。⑤向上抬高钳柄接近水平位，俯屈牵引娩出胎头。

（三）Kielland 产钳术

Kielland 产钳有胎头的钳叶弯曲，无向上的骨盆轴弯曲，钳叶瘦长而薄，左叶的钳锁可以与右叶钳胫的任何一点扣合，上下滑动，放置骨盆任何径线都可以旋转，故对胎头位置较高或倾势不均时具有特殊作用。当放置呈不均倾时，仍能扣合而挟持胎头，适用于旋转胎头。

Kielland 产钳操作方法分 5 个步骤：上钳、合锁、旋转、牵引、下钳。

较 Simpson 产钳相比，其优势为不用手转胎头，不易头位脐带脱垂，对产妇的软产道损伤小，伤口延裂血肿少，胎儿损伤小，不易伤及眼。既有旋转胎头，又有牵引胎头的双重功能，适用于持续性枕后位及持续性枕横位时旋转胎头，胎头位置较高或倾势不均时。但操作难度、所要求的操作技巧及经验均大于 Simpson 产钳，不适合基层医院临床推广。

(四)面先露的产钳助产术

产钳适用于颏前位的手术助产。钳叶沿枕颏径方向置于胎头侧，此时盆弯指向胎儿颈部，向下牵引，待颏部出现在耻骨联合下时，钳柄向上牵引，随后鼻、眼、眉及枕部依次娩出。在颏后位，不能应用产钳助产，该种胎方位无法行阴道分娩。

(五)剖宫产术中产钳助产术

剖宫产手术当中胎头高浮、或胎头较深入盆腔时，用手娩出胎头会遇到困难，须用剖宫产术所用的短柄产钳娩出胎头。

剖宫产所用产钳因柄短，钳叶仅有胎头弯曲，现主要用于横切口，子宫切口较低、胎头高浮者。通常是用双叶产钳娩出胎头，也有单叶产钳。剖宫产产钳见图 9-2。

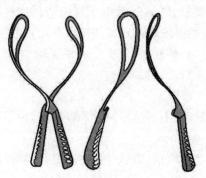

图 9-2　剖宫产术中产钳

1.双叶产钳术

(1)用右手检查确定胎头方位，如为持续性枕后位时，以右手示指伸入胎儿口内，使胎面转向宫壁切口，拭去胎儿鼻腔内羊水。

(2)产钳放置在胎头两侧枕颏径上，产钳的弯面朝向骨盆，先向上牵引产钳使胎头仰伸，直至颏部完全显露于子宫切口外，然后将产钳柄向母体腹部方向压，使胎头屈曲，便于牵出胎头。

2.单叶产钳术

当胎头双顶径在子宫切口稍上方或胎头双顶径已达切口，可选用单叶产钳滑在胎儿顶额部或面额部与子宫壁之间，直至产钳滑到其头弯位于胎头的一侧后，始于宫缩时轻轻将胎头撬出，助手可推压宫底以协助。

(六)瘢痕子宫产钳助产术

对于有剖宫产史的孕妇试产应特别注意了解上次剖宫产术指征、术式、胎儿体重、胎儿是否健存、胎儿或新生儿死亡原因以及术后是否有异常发热、感染等情况。如上次剖宫产原因为绝对指征如骨盆明显狭窄、畸形、软产道异常，或上次手术指征此次又复存在，或此次又有新的剖宫产适应证，或妊娠晚期、临产后原手术瘢痕处有明显压痛或有子宫先兆破裂征兆者均应再次剖宫产。

如产妇无以上情况,本次孕期产前检查正常,距上次手术时间>2年,估计本次胎儿体重不超过上次,且胎位正常者可考虑阴道试产,产程中需认真观察产妇和胎儿的情况,尤应注意瘢痕处有无压痛,如产程进展顺利亦应缩短第二产程,应用低位产钳助产是比较妥当的分娩方式。

四、并发症防治

(一)母体并发症

1.产道损伤

产道损伤常见,主要是软产道的撕裂伤,如会阴裂伤、阴道壁裂伤、宫颈裂伤。严重时发生会阴Ⅲ度及以上裂伤,会阴Ⅲ度及Ⅳ度裂伤可达8%～12%。大部分情况下实施产钳术都行会阴侧切术,会阴部裂伤除与保护会阴部技术有关外,也和助产时会阴切开口过小、产钳牵引时未按产道轴方向而行暴力牵引、产钳牵引速度过快有关。

阴道壁裂伤多为沿会阴侧切口黏膜向上延伸,而在中位产钳时可深达穹隆部,因此术后常规的软产道检查和处理是十分重要的,特别是瘢痕子宫的产钳助产术,一定要检查子宫瘢痕的情况,防止瘢痕破裂导致产妇严重的并发症。13%的出口产钳发生Ⅲ度到Ⅳ度的会阴撕伤,低位产钳旋转<45°者中的发生率为22%,旋转>45°者中的发生率为44%,而在中位产钳者中的发生率为37%。

2.阴道壁血肿

阴道壁血肿由裂伤出血所致,向上可达阔韧带及腹膜后,向下可达会阴深部。

3.感染

由于阴道检查、会阴切开、产钳放置、牵引时损伤产道等,均可增加感染机会。

4.产后出血

产道的损伤增加了产后的出血量。

5.伤口裂开

伤口裂开多与术前多次阴道检查及切口裂伤较深、缝合时间过长等有关。

6.远期后遗症

术时盆底软组织损伤,可后遗膀胱、直肠膨出或子宫脱垂等。严重的损伤还可以有生殖道瘘及骨产道的损伤。目前已废弃高中位产钳,这种损伤已少见。

(二)新生儿并发症

1.头皮血肿

头皮血肿较常见,发生率可达1%～12%。

2.头面部皮肤擦伤

头面部皮肤擦伤常见,发生率可达10%。

3.新生儿窒息

新生儿窒息发生率达10.88%,低位产钳和出口产钳的新生儿窒息率与正常分娩比较差异无显著性,而中位产钳的新生儿窒息率与正常分娩比较差异有显著性。

4.颅内出血

胎头位置较高的中位产钳术或产钳旋转不当,均可造成颅内出血,严重者可致新生儿死亡,存活者可发生瘫痪、行为异常、智能低下、脑积水等后遗症。

5.其他

面瘫、臂丛神经损伤、颅骨骨折、锁骨骨折、颅内出血、新生儿死亡等。

五、手术难点与技巧

产钳术技术要求高，较难掌握，要求施术者具备一定的经验和技术操作技巧，同时要熟悉其所用标准器械的适应性、安全性和有效性以及恰当的应用时机。掌握好适应证，熟练而正确地施行产钳助产术，是比较安全而实用的助产方法，在一定程度上可降低剖宫产率，并在降低母儿发病率和新生儿病死率方面起一定的作用。产钳助产不当则可导致母儿严重创伤。在具体实施过程中应注意以下几点。

（1）根据不同情况选择适宜的产钳，Simpson 产钳适用于枕前位牵引娩出，Kielland 产钳适用于枕横位、枕后位的牵引和旋转，而 Piper 产钳则适用于臀位后出头的助产。

（2）施行产钳助产术前应进行严格的术前评估，包括手术的必备条件、适应证、禁忌证等，确定施术的必要性和合理性。经评估属出口产钳或低位产钳可行产钳术；同时，在产程中如出现危及母儿情况，选择产钳不能增加母儿危险性，否则应选择剖宫产术。

（3）放置钳叶后发现钳柄难于合拢或易滑脱时，应取出产钳，行内诊复查，无明显异常者，重新放置产钳，试行牵引，如再次失败应及时改行剖宫产术。

（4）牵引应在阵缩时进行，宜持续缓慢加力，方向要遵循骨盆轴方向，切忌暴力牵引及左右摇摆钳柄。

（5）胎头娩出时注意保护会阴，缓慢娩出胎头，避免造成严重会阴撕裂伤。

（6）术毕仔细检查会阴、阴道、子宫颈等处有无裂伤；胎儿有无损伤；并再次导尿和肛诊，观察有无膀胱、尿道、直肠损伤，如有损伤立即处理。

（7）产后酌情使用抗生素预防感染。

六、手术相关问题的研究与探讨

（1）产钳术的优势与胎吸助产术相比，产钳术所导致的新生儿并发症如头皮血肿、视网膜出血等明显减少，助产成功率高，适用于早产分娩的助产，但对母体软产道的损伤明显高于胎吸助产。

（2）以下特殊情况不宜行产钳助产：①施术者无实施产钳的经验；②胎位不明确，胎头未入盆、胎方位异常，如面先露、额先露等；③腹部及盆腔检查疑为头盆不称；④胎儿存在某些病理情况时，选择产钳助产应慎重；胎儿存在骨折的潜在因素，如患有成骨不全症等；胎儿已被诊断或疑患有出血性疾病如血友病、免疫性血小板减少症等。

（3）针对不同个体情况做出个性化的治疗选择，充分评估实施产钳助产的利弊，施术前征得产妇及监护人的书面同意。

（4）实施产钳助产前，要充分考虑使用产钳的先决条件，综合评估产妇及胎儿情况、在实施过程中所能得到的产科及新生儿医护人员的支持、施术者使用产钳的熟练度、实施产钳术失败后有无条件改行急诊剖宫产术、对并发症如肩难产、软产道撕伤的修补、产后出血等的处理能力等。评价可行性后宜谨慎使用产钳，并选用最适宜产妇状态的产钳类型，将母婴的并发症降到最低程度。①严格掌握产钳助产术适应证和必备条件。②放置钳叶后发现钳柄难于合拢或易滑脱时，应取出产钳,行内诊复查,重新放置后试行牵引,如再次失败应及时改行剖宫产术。③牵引应在宫缩时进行,持续缓慢加力,切忌暴力牵引及左右摇摆钳柄。

(沙涟漪)

第四节 胎头吸引助产术

一、胎头吸引器使用的适应证和禁忌证

(一)使用胎头吸引器患者的术前评估

即使在有明确的使用胎头吸引器适应证存在时,术前评估也是非常重要的。在使用胎头吸引器助产之前应充分评估一些可能对助产结局产生重要影响的因素,这些相关因素包括以下4方面:妊娠和分娩期合并症及并发症,孕妇的心理状态,胎儿的状况以及操作者的技能。

1.在使用胎吸助产前应充分评估孕妇在妊娠期及分娩期是否存在可能性影响

阴道分娩的高危因素如产前出血,妊娠合并心肺疾病,糖尿病等。其次应评估第一产程和第二产程的时间和进展,近年来由于无痛分娩的广泛应用,第二产程的时间都有所延长,但如果整个产程进展都不很顺利,无论用哪种方式助产,母儿的不良并发症都将明显增加。

2.应评价母亲的全身状况以及母亲是否愿意配合接生者使用胎头吸引器

在使用胎头吸引器助产时,孕妇本人的屏气用力是非常重要的辅助力量,孕妇用力越好,牵引所需的力量越小,可能造成的损伤也相应减少。此外,在鼓励孕妇用力的同时,适当应用小剂量缩宫素加强宫缩也是必不可少的。

3.应评价胎儿的状况包括胎位,胎心以及胎儿体重

做胎吸助产之前应做详细的阴道检查,排除明显的头盆不称。阴道检查对胎儿的评估应包括胎先露的高低,胎方位,胎头塑形程度,胎头水肿的范围和程度。胎先露部位高低强调为骨质部分最低点,有时由于产瘤大,在阴道口看到胎发,先露骨质部分却在坐骨棘上1～2 cm以上,此时若误上胎头吸引器,可能造成吸引器滑脱失败。胎头塑形反应胎头受压的程度,并可分为轻、中、重度,两侧顶骨在矢状缝并拢但不重叠为轻度塑形,顶骨重叠但可以被手指轻轻推开复位称为中度塑形,如果重叠的颅骨不能复位为重度塑形。当胎头发生重度塑形时,常存在胎头俯屈不好或不均倾,此时使用胎吸助产可能增加颅骨损伤的风险。同时应再次了解骨盆的情况。胎心和胎儿估计体重也是接生者在决定使用胎吸助产时应考虑的因素之一,若估计胎儿体重过大(>4 500 g),应考虑发生肩难产的可能,此时应以剖宫产结束分娩为宜。

4.操作者使用胎吸的技巧及熟练程度是决定胎吸是否成功的重要因素

既往人们对这个因素对手术助产成功与否的影响不够重视,但现在已逐渐意识到其重要性。加强对年轻医师手术助产技能的培训是提高手术助产成功率的重要措施之一。

(二)使用胎头吸引器的必备条件

(1)无明显头盆不称。

(2)只能用于顶先露,不适用于面先露、额先露或臀位。

(3)宫口已开全或接近开全。

（4）双顶径已达坐骨棘水平以下，先露部已达盆底。

（5）胎膜已破。

（6）排空膀胱。

（7）术前已向产妇及家属交代可能的并发症，取得知情同意。

（8）若胎吸失败有条件立即施行剖宫产。

（9）接生者已掌握胎吸助产的技能。

（三）使用胎头吸引器的适应证

（1）第二产程延长，包括持续性枕横位，持续硬膜外麻醉致产妇用力差。

（2）需要缩短第二产程，如产妇有高血压、心脏病、哮喘或其他全身性疾病，以及有胎儿宫内窘迫者。

（3）子宫瘢痕，有剖宫产史或子宫手术史，不宜在第二产程过度用力。

（4）轻度头盆不称，胎头内旋转受阻者。

（四）使用胎头吸引器的禁忌证

（1）头盆不称。

（2）异常胎位如臀位、面先露或胎位不清，胎头未衔接。

（3）无阴道分娩条件如骨盆狭窄，软产道畸形、梗阻。

（4）子宫脱垂或尿瘘修补术后。

（5）巨大儿。

（6）早产（＜34 周），怀疑胎儿有凝血功能障碍。

（7）产钳助产失败后。

（8）宫口未开全，双胎第二胎顶先露（小胎儿）或由于胎心率异常以及大出血需尽快结束分娩等原因，这时需要经验丰富的医师来完成操作。

二、胎吸助产的手术操作和注意事项

（一）麻醉选择

因为腰麻和硬膜外麻醉都可能影响产妇屏气用力，故在胎吸助产中不推荐使用。一般采用双侧阴部神经阻滞麻醉或局部麻醉，在紧急情况下也可不用麻醉。

（二）术前准备

（1）检查吸引器有无损坏，漏气，橡皮套是否松动，将导管接在吸引杯上并连接好负压装置。

（2）取膀胱截石位，外阴准备同正常接生。

（3）导尿排空膀胱。

（4）行双侧阴部神经阻滞麻醉，初产妇需常规做会阴侧切口。

（5）阴道检查排除头盆不称等禁忌证，明确胎先露的位置和胎方位。

（三）手术步骤

1.放置吸引器

在吸引器胎头端涂消毒液石蜡或肥皂冻，左手分开两侧小阴唇，暴露阴道外口，以左手中、示指掌侧向下撑开阴道后壁，右手持吸引器将胎头端向下压入阴道后壁前方，然后左手中、示指掌面向上，分开阴道壁右侧，使吸引器右侧缘滑入阴道内，继而手指转向上，提拉阴道前壁，使吸引器上缘滑入阴道内,最后拉开左侧阴道壁,使吸引器完全滑入阴道内并与胎头顶部紧贴(图 9-3、图 9-4)。

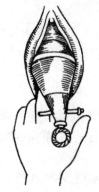

图 9-3 胎头吸引器的放置(正面观)

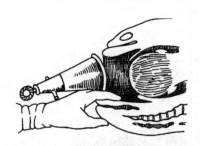

图 9-4 胎头吸引器的放置(侧面观)

在放置胎头吸引器时应注意以下几个问题:①胎头吸引器的中心应位于胎头的"俯屈点"。胎头俯屈点是指矢状缝上,后囟前方二横指(约 3 cm)处。胎头吸引器的中心应位于这个俯屈点上(图 9-5),在牵引时才能让胎头更好地俯屈并沿骨盆轴方向娩出;②吸引器的纵轴应与胎头矢状缝一致,并可作为旋转的标志;③牵引前应检查吸引器附着位置。左手扶持吸引器,并稍向内推压,使吸引器始终与胎头紧贴,右手中、示指伸入阴道内,沿吸引器胎头端与胎头衔接处摸 1 周,检查二者是否紧密连接,有无阴道壁或宫颈软组织夹入吸引器与胎头之间,若有将其推开。

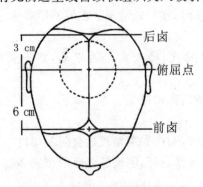

图 9-5 放置胎头吸引器的俯屈点

2.抽吸负压

(1)电动吸引器抽气法:将吸引器牵引柄气管上的橡皮管与电动吸引器的橡皮管相连,然后开动吸引器抽气,胎头位置低可用 39.9 kPa(300 mmHg)负压,胎头位置高或胎儿较大,估计分娩困难者可用 59.9 kPa(450 mmHg)负压,一般情况选用 50.6 kPa(380 mmHg)负压。

(2)注射器抽吸法:术者左手扶持吸头器,不可滑动,由助手用 50 mL 空针逐渐缓慢抽气,一般抽出空气 150 mL 左右,如胎头位置较高,可酌情增加抽气量,负压形成后用血管钳夹紧橡皮导管,然后取下空针。

无论采用上述哪种方式形成负压,都应注意负压形成一定要缓慢,时间一般不要少于 3 分钟,使胎头在由小到大的负压作用下,逐渐形成产瘤,以避免损伤胎头微血管,造成头皮血肿。

3.牵引

先用右手中指、示指轻轻握持吸引器的牵引柄,左手中指、示指顶住胎头枕部,先轻轻缓慢适当用力试牵引,了解吸引器与胎头是否衔接正确,不漏气。牵引方向应根据先露所在平面,循产道轴所取的方向在宫缩时进行,先向下向外协助胎头俯屈下降,当胎头枕部抵达耻骨联合下方时,逐渐向上向外牵引,使胎头逐渐仰伸,直至双顶径娩出。在宫缩间歇期应停止牵引,但应保持吸引器不随胎头回缩而回缩。在枕左、右前或枕横位时,牵引同时应顺势旋转胎头,若为枕后位,最好用手旋转胎位至枕前位后再行胎吸助产,每次宫缩旋转 45°为宜,旋转时助产应在腹部行外倒转以协助。

4.取下吸引器

当可触及胎儿颌骨时,即应拔开橡皮管或放开气管夹,消除吸引器内的负压,取下吸引器,按正常机转娩出胎儿。

三、手术操作技巧及特殊情况的处理

(一)手术操作技巧

(1)吸引器的放置,吸引器的中心一定要放在胎头的俯屈点上。吸引器放置不正确可以导致牵引失败。在正枕前位时吸引器的正确放置较容易,但若助产的指征是胎位不正(枕左/右前或枕横位)导致胎头不下降,吸引器的放置会比较困难,且不易牵引成功。

(2)在开始抽吸负压和牵引之前,一定要仔细检查吸引器的边缘,若吸引器中嵌入母体组织,可导致母体组织裂伤和出血,同时也可导致吸引器滑脱,牵引失败。

(3)胎吸助产时吸引器的牵引应该是间歇性的,与宫缩及孕妇的屏气用力相配合,在宫缩间歇应放松。拉力方向应与吸引器胎头端的横断面垂直,这样才能保持拉力与产道轴方向一致,只有保持沿产道轴方向用力才能用最小的牵拉而使产程进展最大。牵引用力要均匀,不可过大,牵引过程中禁忌左右摇摆,以防吸引器漏气滑脱。

(4)连接吸引器牵引柄一端的橡皮管,要求质量好,不应过软,否则在达到要求的压力之前,管会被吸扁。管长要求 20 cm,管子过长或过软均会影响负压形成。

(5)关于吸引持续时间和次数胎吸助产的牵引次数应≤3 次,持续时间≤20 分钟,澳大利亚的 Vacca 提出一个新的观点即"3 加 3 次牵引"。该学者认为只要牵引力量适度,每次牵引都有胎头下降,可以牵引 6 次。前面 3 次牵引使胎头更好地俯屈下降至盆底,后面 3 次牵引协助胎头娩出。牵引总时间控制在 30 分钟以内,这种方法可以让会阴充分地扩张,避免会阴撕伤及会阴切口延长的发生。

(6)牵引滑脱的处理,牵时若发生滑脱,应查找原因。若因放置困难或负压维持不满意等技术失误导致滑脱可换由经验丰富的医师再次尝试胎吸助产或改用产钳。因产钳可以提供更大的牵引力,吸引器失败后产钳助产有可能成功,但如果没有经验丰富的人员在场,最好改行剖宫产结束分娩。若吸引器放置满意和负压维持良好情况下发生滑脱,应高度考虑相对头盆不称、不均倾或巨大儿而需更大牵引力,此时建议改行剖宫产结束分娩。

(7)吸引器的选择,硅胶或软塑料头的吸引器易于安放,对产妇及胎儿的损伤小,是低位或出口助产的理想选择,金属头的吸引器因拉力较大而适用于需要辅助胎头旋转的情况,但同时它可能增加严重头颅损伤的风险,因此需要特殊训练和具有一定经验才能使用。

(二)特殊情况的处理

1.胎位不正时应用胎头吸引器

在枕横位和枕后位采用胎吸助产的成功率为96%,仅有个别病例在胎吸后又改用产钳助产。胎吸助产的一大优点为可以在牵引的同时旋转胎头,尤其是在枕横位时。在吸引器牵拉下,胎头顶下降压迫到盆底,此后胎儿可以找到最有利的平面自动内旋转到枕前位分娩。虽然有学者仍倾向于在胎位不正时采用 Barton 或 Kielland 产钳助产,但若正确使用胎吸助产处理胎位不正,母儿并发症明显低于产钳助产。

2.剖宫产术中应用胎头吸引器

在剖宫产术中使用胎头吸引器取得良好效果。和产钳以及手术医师的手相比,胎头吸引器所占的空间更小,更有利于胎头的娩出,尤其是在胎头高浮时,同时也不易造成子宫切口的撕伤。

3.双胎分娩中应用胎头吸引器

在双胎阴道分娩时采用胎头吸引器协助第二胎娩出是非常有效的方法,尤其是在宫口未完全开全,胎头高浮时运用胎吸助产可以协助宫口的扩张及胎儿的娩出。此时应用胎头吸引器明显优于徒手牵引或内倒转。

四、胎头吸引助产术的并发症及其处理

(一)产妇并发症

1.宫颈裂伤

宫颈裂伤多因宫口未开全造成,阴道检查时应确认宫口已开全。若裂口较浅(≤0.5 cm),无活动性出血,可不必缝合,>1.0 cm 的裂伤可用 1/0 可吸收线缝合,恢复宫颈正常的解剖形态。

2.外阴阴道裂伤

外阴阴道裂伤多因会阴阴道壁组织弹性差,会阴切口过小所致,术前应行充分的会阴侧切术。在胎盘娩出后应依次进行缝合,先阴道后外阴,对有活动性出血的部位,应先结扎止血,以免失血过多。

3.阴道血肿

阴道血肿可因阴道壁被吸入吸引器所致,也可因阴道壁撕伤所致。放置吸引器后必须仔细检查,排除软组织受压,阴道血肿的处理详见相关章节。

4.远期并发症

盆底组织损伤、尿失禁是胎头吸引助产术的远期并发症。胎头吸引助产术可能造成盆底肌肉及软组织的损伤,造成产后尿失禁,大多数患者的症状不是十分明显,但仍可能对其生活质量发生影响。和产钳助产术相比,胎吸助产所导致的尿失禁要轻微一些,但仍应注意这部分患者产后盆底肌肉功能的恢复和训练,以减少尿失禁的发生。

(二)胎儿并发症

1.头皮水肿(产瘤)

胎吸助产的胎儿头皮均有水肿,产瘤形成,但大多为一过性的,产后12~24小时自行吸收消退,对胎儿无不良影响。

2.头皮擦伤或撕伤

胎吸助产所致胎儿头皮擦伤和撕伤发生率大约为10%,大多为轻度的浅表的损伤。其原因多为系吸引器放置位置不正确,过长时间的牵引及吸引器突然滑脱,在操作时应注意避免上述错误的发生。

3.头皮血肿

头皮血肿是由于牵引导致骨膜下血管破裂,血液积留在骨膜下形成的。因颅骨处骨膜与骨粘连紧密,故血肿易局限,不超越骨缝,边界清楚。小的头皮血肿数天内可自行吸收,消退,不需特殊处理。大的头皮血肿可导致黄疸或贫血,需数周才能被吸收,需给予对症特殊处理。

4.帽状腱膜下血肿

帽状腱膜下血肿是由于外力作用导致连接头皮静脉,颅内板障静脉及颅内静脉窦的血管破裂出血并沿颅骨外膜与帽状腱膜之间的腱膜下间隙蔓延形成的血肿,因出血发生在疏松的组织内,无骨缝限制,故出血量多,易于扩散,可造成严重的贫血和失血性休克。胎吸助产所致帽状腱膜下血肿的发生率约为1%,但若未及时处理其病死率高达25%。因此对所有胎吸助产分娩的新生儿均应随访观察,警惕帽状腱膜下血肿的发生。

5.视网膜出血

胎吸助产的新生儿发生视网膜出血的概率比产钳助产及自然分娩的新生儿高,具体机制不十分明确。但这种视网膜出血多为一过性的,不会造成远期的视网膜损伤的后果。

6.新生儿黄疸

新生儿黄疸在胎吸助产新生儿中发生概率较高,但需要光疗的重度新生儿黄疸在胎吸助产和产钳助产新生儿中的发生率无明显差异。新生儿黄疸的发生与头皮血肿及帽状腱膜下血肿有关。

(三)吸引器助产术后的护理

应仔细检查产妇及新生儿有无创伤。若有软产道损伤,应逐层止血缝合。新生儿常规肌内注射维生素 K 4 mg,局限性的产瘤和小的头皮血肿一般在产后24~48小时内消失,无须特殊处理,要高度警惕帽状腱膜下血肿的发生。

(肖巧娜)

第五节　肩难产助产术

肩难产是一种发病率低(0.6%~1.4%)的急性难产,如果处理不当,会发生严重的母婴并发症,导致严重后果,给患者和家属带来极大的痛苦,引起医患纠纷。因此,从事分娩接生的医护人员应熟知肩难产的高危因素,熟练掌握紧急情况下解除胎肩嵌顿的技能,随时做好处理这种产科急症的准备。

一、定义

国内文献常将肩难产定义为胎头娩出后,胎儿前肩嵌顿于耻骨联合后上方,用常规手法不能娩出胎儿双肩的少见急性难产。而国外文献中广泛采用的定义为:胎头娩出后除向下牵引和会阴切开之外,还需其他手法娩出胎肩者称为肩难产。并强调胎肩娩出困难,不仅仅发生于前肩,也并不一定是嵌顿于耻骨联合后方,胎儿后肩被母体骶骨岬嵌顿时也可发生肩难产。

Spong 等为使肩难产诊断标准化,进行了一系列研究表明:在正常分娩,胎头躯体分别娩出的时间间隔为 24 秒,而肩难产该时间为 79 秒。该学者建议将肩难产定义为:胎头至胎体娩出的时间间隔≥60 秒,和(或)需要任何辅助手法协助胎肩娩出者为肩难产。Beall 等对这一定义方式进行了前瞻性分析,结果表明:这种定义方法无论在肩难产诊断的实用性或有效性上均较传统定义好,有一定的临床应用价值。

二、危险因素

肩难产的发生与产前和产时的危险因素有关。

(一)巨大儿

目前公认巨大儿为肩难产的主要因素,肩难产发生率随胎儿体重增加而明显增加。新生儿体重在 4 000～4 250 g 肩难产的发生率为 5.2%,新生儿体重在 4 250～4 500 g 肩难产的发生率为9.1%,新生儿体重在 4 500～4 750 g 肩难产的发生率为 21.1%。

(二)糖尿病

因高血糖与高胰岛素的共同作用,胎儿常过度生长,由于肩部结构对胰岛素更敏感,胎肩异常发育使胎肩成为胎儿全身最宽的部分,加之胎儿过重、胎体体型改变使糖尿病患者存在肩难产双重危险性。研究显示:糖尿病女性在无干预分娩中,新生儿体重在 4 000～4 250 g 肩难产的发生率为 8.4%,新生儿体重在 4 250～4 500 g 肩难产的发生率为12.3%,新生儿体重在 4 500～4 750 g肩难产的发生率为19.9%,新生儿体重＞4 750 g 肩难产的发生率为 23.5%。因此糖尿病女性较非糖尿病孕妇的肩难产发生率高。孕期重视对高危人群行血糖筛查,及时发现糖尿病,及时治疗就显得尤为重要。

(三)肩难产病史

有肩难产病史的孕妇再次发生肩难产的概率为 11.9%～16.7%。这可能与再次分娩胎儿体重超过前次妊娠、母亲肥胖或合并糖尿病等因素有关。但这并不意味着有肩难产病史的患者,再次分娩则必须以剖宫产结束分娩,此类患者再次分娩方式仍应综合考虑患者产前、产时的高危因素,与患者及家属充分沟通后,再做决定。

三、预测

肩难产是一种令人恐惧的产科急症,围生儿病死率及新生儿严重并发症高,近 50 年来逐渐受到产科界的普遍关注,国内外一直在研究肩难产发生的相关因素以及预防手段,希望能够预测或预防发生,提出了各种可能对肩难产有预测价值的因素,但通过对这些临床研究的循证医学评价(ACOG)显示:由于缺乏准确识别肩难产的方法,很难确定哪一个胎儿会发生肩难产,因而肩难产无法预测和预防。一些预测方法理论上推测可能有效,或部分专家认为有效,但临床上效果如何仍有待进一步研究。尽管没有循证医学的证据支持,但仍希望这些方法能够有助于临床工作。

(一)预防性引产是否能预防肩难产

糖尿病和巨大儿均为肩难产发生的主要危险因素。理论上,适时终止妊娠将阻止胎儿继续生长,降低剖宫产和肩难产的危险性。Boulvain 对糖尿病孕妇中因怀疑巨大儿进行选择性分娩的文献进行了 Meta 分析,结果显示预防性引产确实降低了胎儿体重,但是并没有降低肩难产发生,亦没有改善母儿结局。Irion 对非糖尿病孕妇中"怀疑巨大儿,而行预防性引产"的文献进行了 Meta 分析,结果显示:预防性引产并没有降低剖宫产率、产钳助产率,亦没有减少肩难产发生率。

ACOG 和 RCOG 的指南均提出:目前证据尚不支持对怀疑巨大儿的孕妇进行早期引产。

(二)选择性剖宫产是否能预防肩难产

现有资料表明巨大儿为肩难产的主要因素,肩难产发生率随胎儿体重增加而明显增加。但值得注意的是①50%～60%的肩难产发生在新生儿体重低于 4 000 g 的分娩中,骨髓非红系有核细胞 on 等曾报道了 1 例 2 260 g 新生儿发生肩难产;②即使新生儿出生体重超过 4 000 g,肩难产的发生率也仅仅是 3.3%。因此人们对可能分娩巨大儿的孕妇是否应行预防性剖宫产产生了质疑。Rouse 等研究显示:对于胎儿体重＞4 500 g,而非糖尿病的孕妇每预防一例永久性臂丛神经瘫痪,需进行 3695 例选择性剖宫产。对所有巨大儿均选择性剖宫产使剖宫产率至少上升 5～6 倍。ACOG 对既往研究进行循证医学评价中也提出:对所有怀疑巨大儿的孕妇行剖宫产是不恰当的,除非非糖尿病孕妇新生儿出生体重估计＞5 000 g 和糖尿病患者新生儿出生体重估计＞4 500 g。

目前国内选择性剖宫产比例较国外要大得多,主要表现在以下几个方面:①国内巨大儿的诊断标准为"新生儿体重≥4 000 g",而国外对巨大儿的诊断尚无统一标准,ACOG 对巨大儿的描述为:"巨大儿"只是对那些出生时体重≥4 500 g 胎儿的一个适当的名称;②国内学者认为胎儿体重是可以预测的,但是 ACOG 有关巨大儿预测的指南却对可疑巨大儿行选择性剖宫产的指出:可以足够精确预测巨大儿并能够帮助临床处理的公式还没有得出。并指出妊娠晚期非选择性常规进行超声检查,对筛选巨大儿或降低发病率并无好处;③国内学者仅仅从医学的角度出发来选择处理措施,没有关注到选择性剖宫产所带来的"利"是否大于其在社会、人文、经济等方面所产生的"弊"等;④国内举证倒置的医疗环境导致医护人员承受着难以想象的心理负担,导致剖宫产率明显高于国外医疗机构。但是这种高剖宫产率的医疗形式是否能够降低肩难产的发生率,是否又导致了产后出血等母儿并发症的增加?这些问题仍有待分析国内大样本临床观察及循证医学资料后才能得出结论。

(三)产时预测

分娩期与难产有关的表现如产程延长、停滞、胎先露下降缓慢,尤其伴第二产程延长应视为肩难产的预警信号,结合孕妇并发症、胎儿体重分析,理论上应该可以预测肩难产的发生。但是 Mcfarland 对照研究却提示:第一产程、第二产程延长并不能预测肩难产。

四、处理

肩难产基本上无法预测也无法预防,所以肩难产的处理就格外重要。接产过程中一旦发生肩难产,应避免惊慌,迅速通知相关人员,行详细阴道检查,明确诊断,孕妇充分供氧,迅速清理婴儿口鼻黏液、吸氧,并准备新生儿复苏。

（一）处理流程

制定常规，肩难产常出现得很突然，死产及新生儿死亡秘密调查协会（CESDI）报道 47％的新生儿会在胎头娩出后 5 分钟死亡，若要做到紧急情况下仍能准确无误地做好每一项操作，最重要的就是制定抢救流程，对医院所有可能参与肩难产抢救的人员进行培训，反复训练及考核，使所有医护人员能够各尽其职。只有这样才能为紧迫的肩难产抢救赢得时间。

美国妇产科学会介绍处理肩难产的口诀——"HELPERR"。

"Help：请求帮助，请产科高年资医师、助产士、麻醉师、儿科医师迅速到位，导尿排空膀胱。Episiotony：做会阴侧切，以利手术操作及减少软组织阻力。Leg McRobert：手法，协助孕妇大腿向腹壁屈曲。Pressure：耻骨联合上方加压配合接生者牵引胎头。Eenter：旋肩法。Remove：牵后臂法。Roll：如以上方法失败，采用 Gasbin 法，孕妇翻身，取双手掌、双膝着床呈跪式。

每项操作所用时间应为 30～60 秒。要注意虽然口诀有先后顺序，但是操作不一定按照口诀的先后顺序完成，可以同时应用多项操作，有效且合理地使用每项操作比按部就班地完成口诀要重要。

（二）预防性处理

对于有危险因素的产妇，考虑可能发生肩难产，"高级产科生命支持"（ALSO）建议用"头肩操作法"经"连续分娩"娩出胎肩，即助产士在胎头娩出后立即娩出胎肩，而不应中断操作去吸口咽的黏液，以维持胎儿先前的冲力。但是另外一种观点却认为胎肩娩出前应给予短暂的停顿，以利于胎头娩出复位和外旋转，双肩径转到斜径，便于胎肩娩出。但是究竟哪种方法更利于预防肩难产的发生，目前尚无随机对照的临床研究。

关于会阴侧切的必要性目前尚有很大争议，部分学者认为对于所有可能发生肩难产的病例，均需要行会阴侧切，但是另外一部分学者的研究却表明，会阴侧切术并不降低臂丛神经损伤的风险，不影响肩难产患者分娩结局。产科急症管理小组（managing obstetric emergencies and trauma，MOET）建议有选择性地行会阴侧切，在实施"旋肩法"或"牵后臂法"时方可使用。

五、操作方法

（一）McRoberts 法

1985 年由 Gonik 等首先提出的 McRoberts 法，因其简单、有效，已被公认为是处理肩难产的首选方法。操作方法是让孕妇大腿极度屈曲，并压向腹部。此方法并不能改变孕妇骨盆的确切尺寸，但是可使骶骨连同腰椎展平，使原阻塞产道的骶岬变平，并使胎儿脊柱弯曲，使后肩越过骶岬，进一步下降到骶骨窝内，并且缩小了骨盆倾斜度，使母体用力的方向与骨盆上口平面垂直。同时耻骨向母体头部方向靠拢，使受压的前肩松解。当操作有效时，正常的牵引就可以娩出胎儿。McRoberts 法在处理肩难产的成功率为 42％～58％。然而，McRoberts 法也是有风险的。在严重肩难产时反复尝试 McRoberts 法会增加臂丛损伤的风险。另外亦有 McRoberts 法导致产妇耻骨联合分离和暂时的股神经病变的个案报道。因此在操作过程中要警惕屈曲过度和母亲大腿在腹部的过度外展。

（二）压前肩法

助手在孕妇耻骨联合上方触及胎儿前肩，按胎肩使胎肩内收或向前压下通过耻骨联合。压前肩法常与 McRoberts 手法同时应用。最初应持续加压，如果无法娩出胎儿，则应改为间断加压，使胎肩通过耻骨联合。应该注意的是应避免在实施处理肩难产操作过程中加腹压，因为孕妇

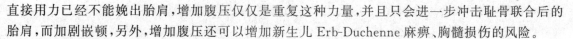

直接用力已经不能娩出胎肩,增加腹压仅仅是重复这种力量,并且只会进一步冲击耻骨联合后的胎肩,而加剧嵌顿,另外,增加腹压还可以增加新生儿 Erb-Duchenne 麻痹、胸髓损伤的风险。

(三)旋肩法

旋肩法包括 Rubin 法和 Woods 法。

1.Rubin 法

Rubin 法为由 Rubin 首次报道并命名的操作手法。将一只手的手指伸入阴道内,放在胎儿前肩或后肩的背侧将肩膀向胸侧推动。

2.Woods 法

Woods 法为由 Woods 首次报道并命名的操作手法。将一只手从胎儿一侧进入到胎儿后肩处,向胎儿后肩前表面施压外展后肩。

如未能起效,还可以尝试采用 Rubin 法和 Woods 法联用。术者一只手放在胎儿前肩背侧向胸侧压前肩(Rubin 法),另一只手从胎儿前方进入胎儿后肩处向背侧压后肩(Woods 法)。两手协同使胎肩在耻骨联合下转动,像转动螺丝钉一样将胎肩娩出。

需要注意的是肩难产时胎肩嵌顿在耻骨联合下,阴道内充满了胎体,常很难将手指插入阴道。在旋转过程中,注意勿转胎儿颈部及胎头,以免损伤臂丛神经,旋肩法不宜牵拉胎头,以减少胎儿损伤。

(四)牵后臂法

1945 年 Barnum 首次报道了牵后臂法。该操作是将后臂拉出,以腋肩径代替双肩峰径,使胎儿降到骨盆陷凹内而使前肩内收从前方解脱嵌顿的手法。术者一手进入阴道,找到胎儿后臂,并使胎儿手臂肘关节屈曲,紧接着将胎儿后臂掠过胎儿胸部,以"洗脸"的方式使后臂从胸前娩出。通常先拉出手,然后是胳膊,最后是肩膀。当手臂被拉出时,胎儿呈螺旋样旋转。前肩转至耻骨联合下方,然后娩出。

注意:①有时候是需要旋转胎体使后臂转至前面以利于牵出;②正确的受力点应作用于后臂肘窝处,使肘关节屈曲,再使肘关节从胎儿胸前滑出。不能紧握和直接牵拉胎儿上肢,以免造成骨折。

(五)手-膝位(Gasbin 法)

手-膝位以最早从危地马拉土著人处学习到这一技术并加以推广的美国助产士 Gasbin 的名字命名,又称"四肢着床"操作法,是处理肩难产的一种安全、快速而有效的操作方法。Bruner 等报道了 82 例通过这种"四肢着床"体位来处理肩难产的病例,其中 68 名产妇(83%)没有借助额外的措施成功分娩,也没有母婴增加并发症发生率。国内已有多名医师采用此法成功娩出肩难产胎儿。

将孕妇由仰卧位转为双手掌和双膝着床,呈趴在床上的姿势。向下的重力和增大的骨盆结合径和后矢状径可以使部分胎肩从耻骨联合下滑出,如无效,可先借助重力轻轻向下牵拉,先娩出靠近尾骨的后肩;如胎肩仍然无法娩出,Gasbin 法还可以与上文所提到的肩难产的操作手法(除压前肩法)相结合进行助产。其中最常用到的就是 Gasbin 法+牵后臂法,当患者翻转后,后肩变成了前肩,但是应该注意体位改变后,一般医护人员会不适应这种体位,常发生接生者对胎儿定向错误。正确的操作手法是不再行会阴保护,操作者从胎儿面部、胸一侧,将同侧手掌进入阴道(如胎儿面部朝向术者右侧则进入右手,否则术者左手进入阴道),找到胎儿在母体骶尾关节下方的手臂(多选择后臂,此时后肩已变成前肩),并使胎儿手臂肘关节屈曲,紧接着将胎儿后臂掠过胎儿胸部呈洗脸式并通过会阴娩出。通常先拉出后臂的手,然后是胳膊,最后是肩膀,当手臂被拉出时,前肩就会解除嵌顿,然后娩出。该方法极其有效,建议推广应用。

(六)Walcher 体位

Walcher 体位是 McRoberts 体位的倒转形式,大腿要过伸,可导致耻骨联合向下增加 1～1.5 cm。Walcher 体位在一些比较旧的文献中提到可作为一种方法来缓解肩难产,而最近的文献没有报道它的用法并且在最新的美国妇产科学会关于肩难产的公告中也没有被提到。

(七)锁骨切断法

锁骨切断法大部分是在比较旧的文献中有所提及,在靠着母亲耻骨支的方向折断锁骨。尽管这样可以减小胎儿双肩周径,但损伤臂丛和肺脉管系统的风险明显增加。此外,国外尚有文献报道锁骨切断术,用刀片或剪刀将锁骨切断,这种在胎儿皮肤上形成永久性瘢痕,且可能会导致胎儿宫内死亡,因此,国内有专家不提倡用器械行锁骨切断法,在万不得已的情况下,也应实施三指法压断锁骨。

(八)Zavanelli 法

Zavanelli 法即指胎头复位剖宫产。对于困难的肩难产,胎头复位,子宫切开术,耻骨联合切开术是最后可求助的手段。Zavanelli 法是一种必要的分娩过程的逆转,那时胎儿颈部是俯屈的,复位就是逆转,胎头旋转回复到枕前位,应用指压使胎头在宫腔内回复。宫缩抑制剂可与氟烷或其他麻醉剂联合应用使手法成功完成,然后剖宫产结束分娩。O'Leary 报道的 59 例尝试用胎头复位的病例中,只有(10.2%)未成功。Sandberg 回顾了 12 年的关于 Zavanelli 手法文献,报道有 92% 的成功率。而 Sandberg 提到这些婴儿的多数损伤是由于行 Zavanelli 手法之前的操作和延长了缺氧造成的。报道的母亲并发症包括子宫和阴道破裂,但是再一次强调这些损伤不能直接归因于 Zavanelli 法。他总结道"在大部分的胎头复位的病例中,Zavanelli 法表明是简单及成功的,即使没有以前的经验"。尽管这些评论,美国妇产科学会仍强调 Zavanelli 手法与明显增加的胎儿发病率、病死率及母亲病死率相关,Zavanelli 手法只有在严重的肩难产其他常规方法无效的情况下才能使用。这种方法在国外文献报道较多,国内尚未见报道。

(九)耻骨联合切开术

耻骨联合切开术与膀胱颈损伤、感染等产妇并发症明显相关,因此,只能在尝试挽救胎儿生命时才能使用。要施行耻骨联合切开术,患者应置于过度外展的膀胱截石位,放置导尿管。局部麻醉后,医师切开或剪开耻骨联合。Goodwin 等报道了一系列病例,分别在出现肩难产后大约 12、13 和 23 分钟实施紧急耻骨联合切开术,不幸的是 3 例婴儿均因重度缺氧而死亡。因此 Goodwin 提出,由于操作者经验不足及产妇合并症的存在,紧急耻骨联合切开术对抢救肩难产中的价值仍不明确。此外,学者强调由于从做出决定开始这个操作至少需要 2 分钟,因此在胎头娩出后 5～6 分钟内应立即进行该项操作。这项操作在国内应用尚未见报道。

(十)子宫切开术

严重肩难产时,全身麻醉后行剖宫产术。术者经腹部在子宫切口内以类似于 Woods 旋转手法转动胎肩,另一位医师经阴道牵拉出胎儿。

六、肩难产操作中严禁使用的方法

肩难产操作过程中加腹压会进一步压迫胎肩进入骨盆并增加宫腔内压力,因此增加了永久性神经损伤的风险和骨损伤的风险。Hankins 报道了一个病例,当肩难产时加腹压导致了胎儿下胸段脊髓永久性损伤。美国妇产科学会关于肩难产的实践公告也指出:在宫底加腹压可加重肩部的嵌塞可能导致子宫破裂。因此,在肩难产时应避免在宫底加压。

任何脐带绕颈,仅胎头娩出,胎体未娩出前都不应该切断或钳夹脐带。即使伴有脐带绕颈的肩难产,胎体娩出前仍有一些脐带血液循环会继续,一旦剪断脐带,因仅有胎头娩出,胎体挤压在阴道内新生儿无法建立正常有效的呼吸,加重胎儿缺氧和低血压。Iffy 和 Varandi 报道了5例肩难产胎儿娩出前剪断脐带的病例,断脐至分娩延迟时间间隔3分钟到7分钟,结果所有5例婴儿均为脑瘫。

七、产后处理

肩难产是产科医疗诉讼的4个常见的原因之一,资料显示因肩难产导致的医疗诉讼占所有产科诉讼的10%以上。如何提高医疗质量,减少母儿并发症,减少医疗诉讼,如何处理因肩难产导致的医疗诉讼是产科医师面临的难题。在所有难产中,对于医疗诉讼比较重要的信息:①胎儿娩出后立即进行脐静脉血气测量;②与孕妇及其家属进行告知;③详实准确地记录分娩过程。

Acker 推荐肩难产干预措施的记录应该包括以下信息。①难产被诊断的时间及方法。②产程(活跃期和第二产程)。③胎头位置及旋转。④会阴切开术的记录。⑤麻醉方法。⑥牵拉力量的估计。⑦所使用的手法的顺序,持续时间和结果。⑧肩难产的持续时间。⑨在开始分娩诱导和加强前充分的骨盆测量的记录。⑩胎儿娩出后新生儿评分。⑪分娩前及肩难产发生后告知孕妇出现肩难产的信息。

但是,在临床工作中大部分肩难产病例的记录常不完整。这对于应对一个法律性的病案是很难胜诉的。

八、肩难产常见的并发症及处理

肩难产发生于胎头娩出后,情况紧急,如处理不当会发生严重的母婴并发症,甚至会导致新生儿重度窒息和新生儿死亡。

母体并发症:重度会阴撕裂伤、血肿,产后出血感染、子宫破裂、泌尿道损伤及生殖道瘘等。

婴儿并发症:新生儿窒息、臂丛神经损伤、锁骨骨折、颅内出血、吸入性肺炎,甚至膈神经麻痹死亡。远期后遗症有神经精神心理发育障碍、语言功能障碍、口吃等。常见并发症如下。

(一)产后出血、会阴伤口感染

注意仔细检查软产道。对产程较长者及时留置导尿管,及早发现泌尿道损伤,如有泌尿道损伤应及时请相关科室会诊,决定治疗方案。会阴伤口严重撕裂伤,可能发生伤口感染者,宜采用碘伏或甲硝唑注射液冲洗伤口,会阴皮肤切口宜采用丝线全层缝合,术后注意会阴部的清洁、预防感染。

(二)子宫破裂

宫腔内旋转胎肩,牵拉后臂、特别是 Zavanelli 法常易导致子宫破裂。胎肩嵌顿于耻骨联合上导致分娩梗阻,使子宫下段过度拉长、变薄,形成上、下段间的病理收缩环,加上阴道内操作,上推胎肩易导致子宫破裂。子宫破裂表现为急腹痛,常伴有低血容量性休克的症状。检查孕妇时可发现腹部有压痛,尤其是耻骨联合上区,子宫下段形状可不规则,或上、下段之间有病理收缩环。随着病程的进展,全腹都可有压痛、反跳痛、肌紧张、肠鸣音消失等腹膜刺激症状。子宫破裂后,胎先露从骨盆上口处消失,胎儿部分易扪及,胎心音消失。孕妇有贫血及休克的体征,血压进行性下降、脉快,下段子宫破裂累及膀胱时,尿中可有血或胎粪。一旦发现子宫破裂应迅速准确估计患者情况,查血型、配血、输血输液,尽快补充血容量。如患者情况尚可耐受手术,需立即剖腹探查,立即进入腹腔,迅速探查止血,取出胎盘及胎儿。注意探查膀胱有无损伤。阔韧带血肿需清除血肿,结扎子宫动脉,注意输尿管及膀胱的损伤。术后需给广谱抗生素预防或控制感染。

(三)新生儿窒息

产时预测有肩难产的发生应立即准备新生儿复苏,及时请儿科、麻醉科医师配合,降低窒息的发生。

(四)分娩性臂丛神经损伤

分娩性臂丛神经损伤又称产瘫,是指在分娩过程中胎儿的一侧或双侧臂丛神经因受到头肩分离牵力作用而发生的牵拉性损伤。肩难产时,过度向一侧牵拉胎头,或臀位分娩胎头尚未娩出时,用力向下牵拉胎肩,均可致臂丛神经损伤。对疑有臂丛神经损伤的患儿应早认识、早诊断并给予适当的处理。对所有新生儿进行详细查体,并请新生儿重症监护科、骨科、康复科医师会诊,协助诊断,制定详细的康复锻炼计划,尽快恢复新生儿的神经功能。

总之,肩难产是一种发生率很低并难以预料的产科急症,目前尚无准确方法预测肩难产发生,肩难产易引起母儿产生严重并发症,形成残疾,甚至发生新生儿、孕产妇死亡等;肩难产目前尚无准确的预测方法,难以有效预防,因此,应提高肩难产处理能力,对各级医师应加强产科技术培训,提高接生技术,特别是对突发难产的紧急处理,平时在模型上练习肩难产操作手法,预防臂丛神经损伤;同时与相关科室合作建立产科急救小组,并与孕妇及家属保持沟通,取得配合与理解,及时做好各种记录,争取尽量减少肩难产及各种相关并发症的发生。

(肖巧娜)

第六节　持续性枕后位助产术

持续性枕后位助产术是指经阴道徒手旋转胎头,协助枕后位旋转成枕前位分娩的助产技术。持续性枕后位者,如处理不当,手术产率、母婴并发症增多。通过积极处理包括加强子宫收缩和徒手旋转胎头,超过 1/2 的产妇可以阴道分娩,近 1/3 可能顺产。但在头盆不称、胎儿窘迫、巨大儿等情况时,应考虑剖宫产。

一、目的

促进产程进展,降低母婴并发症,降低剖宫产率。

二、用物准备

接产包、无菌手套、臀部垫巾、利多卡因、10 mL 注射器、新生儿复苏台、气管插管等复苏器材和药品。

三、操作程序

(一)评估

1.产妇评估

沟通、理解和合作能力。

2.环境评估

环境是否安全、安静、私密,温度是否适宜。

(二)准备

1.助产士准备

着装整齐,洗手,剪指甲,戴口罩、帽子。

2.物品准备

备齐用物,将用物放在合适的位置。

3.产妇准备

向产妇解释操作目的,取得其合作,并行连续胎心监护。

(三)操作

(1)协助产妇取截石位,臀部放置一次性垫巾。消毒外阴,导尿。

(2)检查阴道,了解骨盆径线,明确宫口扩张情况,先露高低及胎方位。

(3)旋转胎头,一手掌侧朝上插入阴道,四指放置要转至前位的侧面,拇指在对侧(图9-6)。右枕后时,用左手沿顺时针方向旋转枕骨;左枕后位时用右手。等待2~3次宫缩后才取出手。

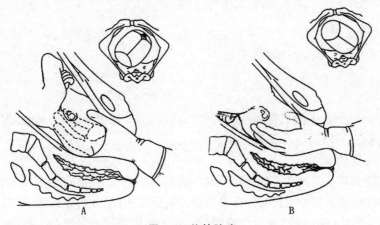

图9-6 旋转胎头

A.手转胎头,左手抓住胎头;B.手转胎头至右枕前位

(4)更换产妇臀部垫巾,注意保暖。

(5)整理用物,洗手。

(6)记录。

四、注意事项

(1)操作中胎头不能上推过高,避免脐带脱垂。

(2)宫缩间歇时方能旋转胎头。

(3)胎头转正后,应同时用右手示指及中指将水肿的宫颈前唇上推,宫口即迅速开全。

(4)手转胎头时,如有胎心变化,应立即停止旋转,以产钳或胎头吸引器助产。

(5)旋转胎头时,如发现脐带脱垂或脐带隐性脱垂,应立即停止操作,抬高床尾,帮助脐带缩回,并改用其他方式,立即结束分娩。

五、技术拓展

判断胎方位的方法有 2 种。

(一)触摸胎头颅缝法

术者将右手沿骶凹进入阴道,示指及中指触摸胎头颅缝,如颅缝呈"十"字形,则为大囟门,小囟门为"人"字形。但产程较长时,胎头水肿,颅骨重叠变形,颅缝不易查清。

(二)触摸胎耳法

术者右手伸入阴道较高位,示指及中指触摸及拨动胎儿耳郭,耳郭边缘所在方向为枕骨的方向。因胎儿耳郭柔软,一定要仔细辨认耳轮、耳孔及耳根,方可确定胎方位。

(沙涟漪)

第七节 分娩期非药物镇痛的应用与观察处理

一、概述

(一)定义

1.分娩痛

分娩痛是分娩时子宫平滑肌生理性收缩的独具特征,分娩痛伴随着分娩的发动而出现,分娩的结束而消失,因有节律性,也称分娩阵痛。

2.分娩期非药物镇痛

分娩期非药物镇痛是帮助孕产妇应对分娩疼痛的有用的工具和方法,可用来替代类阿片活性肽和硬膜外镇痛或作为其辅助手段而使母婴受益。常用方法:①自然分娩法(于 20 世纪30 年代由 Dick-Read 创建)。②Lamaze 呼吸减痛分娩法(于 1951 年由法国产科医师 Lamaze 创建)。③陪伴分娩(于 20 世纪 80 年代提出,已作为现代助产服务模式的基本内容之一)。④自由体位。⑤水疗法(20 世纪 80 年代开始出现在产科文献上)。⑥针刺或经皮电刺激法(中国传统治疗方法之一)。

(二)主要镇痛机制

1.自然分娩法

自然分娩法认为分娩痛源于社会诱导的期待,"恐惧-紧张-疼痛"综合征是大部分分娩痛的原因,通过产程教育,纠正关于分娩痛的错误期待,将呼吸技巧与放松技巧结合应用,并鼓励丈夫参与,共同面对,达到疼痛缓解。

2.Lamaze 呼吸减痛分娩法

Lamaze 呼吸减痛分娩法又称精神预防性无痛分娩法、心理助产法,是一种分娩预备和训练方法。将孕产妇的正条件反射和产程教育结合起来,通过放松训练来缓解肌肉的紧张,通过集中精力于呼吸的调整来建立新的注意中心,分散对产痛的注意,达到呼吸的频率与宫缩的节律相一致,呼吸的深度与宫缩的强度相协调,从而于宫缩时放松身体,增加子宫肌的供氧,达到缓解疼痛的效果。

3.陪伴分娩

陪伴分娩通过陪伴者持续的情感支持(陪伴、倾听、承诺、鼓励、分享信息等)来降低产妇的情绪紧张和焦虑,从而缓解疼痛。

4.自由体位

自由体位产妇通过频繁变换身体姿势,找到相对舒适的体位,增加产妇的自我控制能力和自主的感受,达到减轻疼痛的效果。

5.水疗法

通过浮力、流体静压及特殊的热量,达到镇静和放松的作用。

6.针刺或经皮电刺激法

针刺疗法通过纠正"气"的不平衡来缓解分娩痛;经皮电刺激通过电刺激传入神经系统来阻断痛觉的传导,达到止痛的效果。

(三)原则

所有措施必须安全、无不良反应。WHO 提倡非药物性镇痛。

二、评估

(一)健康史

既往史、孕产史、分娩史、月经周期及末次月经、本次妊娠经过,查看历次产前检查记录,核对孕周。

(二)生理状况

1.临床表现

(1)疼痛评估与分级:可选用 Mc Gill 疼痛调查表或简易疼痛评估量表。

(2)产程进展情况:评估宫颈变化及宫颈口扩张情况;宫缩持续时间、间隔时间、节律性、极性;胎先露下降程度及速度;胎方位及头盆关系等。

(3)胎儿情况:大小、胎心率及胎儿宫内状况。

2.适应证和禁忌证

非药物镇痛技术适用于所有孕产妇,没有禁忌证。

3.辅助检查

行胎心监护,了解胎儿宫内状况;行超声检查,了解胎盘功能及胎儿成熟度;行实验室检查,了解血尿常规及出凝血时间。

(三)心理-社会因素

(1)孕产妇对自然分娩是否充满信心及对产痛的恐惧程度。

(2)孕产妇及家人对分娩期非药物镇痛技术的了解及接受程度。

(3)家人的支持以及孕产妇配合程度。

(4)医院能否提供单间产房、分娩陪伴及责任制助产服务等。

三、措施

(一)一般护理

同分娩期妇女的护理。

(二)分娩期非药物镇痛的护理

1.自然分娩法的应用

(1)做好正常分娩产程教育,纠正错误的分娩观念。

(2)进行肌肉放松和呼吸技巧的训练。

(3)提供条件让丈夫参与训练,并教其在产妇分娩中紧紧围绕。

2.Lamaze 呼吸减痛分娩法的应用

(1)廓清式呼吸的训练。①目标:身体真正放松。②应用时间:每项运动开始和结束前。③训练方法:坐、躺皆可,眼睛注视一个焦点,身体完全放松,用鼻慢慢吸气至腹部,用口唇像吹蜡烛一样慢慢呼气。④检查判断放松的程度:将检查的部位(一般选择上肢和下肢)慢慢抬起时会感觉肢体的重量,放开时,被抬起的部位会因重力作用而重重下垂,则表示完全松弛;否则应继续练习,直到孕妇完全放松。

(2)神经-肌肉控制运动。①目标:通过缩紧身体的某一部位,模拟子宫收缩,同时训练身体其他部位的放松,直到形成条件反射,一旦宫缩真正来临,即可在子宫收缩时,达到身体放松。②应用时间:妊娠期间≥1 次/天,15～20 分钟/次。③训练方法:廓清式呼吸-缩紧身体的某一部位(右臂、左臂、右腿、左腿、右手右腿、左手左腿、右手左腿、左手右腿,每次一个部位)-放松-廓清式呼吸。

(3)呼吸运动。①目标:用意志控制呼吸,建立新的注意中心。②应用时间:妊娠满 7 个月后至分娩时。将产程分为 4 个阶段,即初步阶段(生产早期,收缩波不太规则,宫口开大约 3 cm)、加速阶段(收缩波高且持久,宫口开 4～8 cm)、转变阶段(收缩波起伏而尖锐,宫口开 8～10 cm)、胎儿娩出阶段。不同阶段采用不同呼吸模式,呼吸时间与宫缩时间一致。③训练方法:初步阶段胸式呼吸,由鼻孔吸气口吐气,腹部保持放松,一次吸气吐气过程 8～10 秒;加速阶段浅而慢加速胸式呼吸,随子宫收缩增强而加速呼吸,随子宫收缩减缓而减慢呼吸,每次缩短 2～4 秒,至宫缩峰位时快速吸吐,宫缩减弱时每次增加 2～4 秒,直到平常状态呼吸;转变阶段浅的胸部高位呼吸,微张嘴快速吸吐,气流在喉头处打转发出"嘻嘻"音,又称"嘻嘻轻浅式呼吸",完全用口呼吸,吸气与呼气相等量,避免换气过度;胎儿娩出阶段,学会聆听身体的感受,直到有不由自主用力的冲动,大口吸气,憋气(下巴往前缩,眼睛看肚脐),往下用力(像解大便一样),吐气(预产期前 3 周开始练习,只可模拟不要真的用力);哈气运动,嘴巴张开,像喘息式急促呼吸,同时全身放松,直至想用力地冲动过去。训练时偶尔下口令:"不要用力",及时哈气,达到快速的本能反应。

(4)体操运动。①运动种类:腿部运动、盘腿坐式、脊柱伸展运动、产道肌肉收缩运动、腰部运动、膝胸卧式。②训练方法:在日常起居中有意识进行,随时可做。③目标:锻炼腹肌、臀肌、肛提肌、会阴肌群等分娩中使用的组织和器官,增加其韧性与支撑力,有利于分娩正常进行。

3.陪伴分娩的应用

分娩过程中有一个支持伙伴是帮助孕产妇处理疼痛的最成功方式之一。

4.自由体位的应用

分娩时常用体位有立位、行走、跪立、双手双膝位、蹲坐位、仰卧及侧卧位。①完成孕期自然分娩教育,教会使用各种分娩支持工具(分娩球、助行车等)。②分娩时,为产妇提供各种分娩支持工具,供选择分娩体位时使用。③按常规监测孕产妇及胎儿情况,并做好记录。

5.水疗法的应用

(1)提供水疗环境和设备。

(2)调节好水温。

(3)保持水的清洁,防止交叉感染。

(三)心理护理

(1)鼓励产妇表达自己的感受与需求,加强与医护人员的沟通,消除紧张恐惧情绪。

(2)提供陪伴支持,充分发挥陪伴的作用,应用各种非药物镇痛技术,增加分娩信心。

四、健康指导

(1)讲解分娩的生理过程。

(2)解读分娩痛,让孕妇认识分娩痛的性质,了解分娩痛的影响因素及分娩痛对母儿健康的意义和影响。

(3)详细介绍分娩期非药物镇痛的原理、方法、效果、适用性和局限性、分娩的帮助、相关要求及注意事项,取得孕产妇及家人的认同。

(4)指导并示范 Lamaze 呼吸减痛分娩法,鼓励陪伴者共同参与,以便更有效地帮助孕产妇。

(5)在孕妇学校就教会使用各种分娩支持工具。

五、注意事项

(1)客观评价孕产妇疼痛的程度及耐受水平,做好记录。

(2)根据孕产妇对分娩痛知识的了解、孕期教育训练程度、镇痛的愿望及可提供的镇痛技术选择镇痛方法。

(3)非药物镇痛,目的不是消除分娩痛,而是通过心理暗示、转移注意力、放松技巧、呼吸运动等将疼痛降低到可以忍受的程度,因此,应预先告知,非药物镇痛不能达到绝对无痛。

(4)Lamaze 呼吸减痛分娩法的原理是条件反射,强调充分的教育和训练,其效果与技巧的掌握和训练程度密切相关,因此特别强调孕期训练。

(5)分娩期非药物镇痛方法彼此不相冲突,应结合产程不同阶段,产妇的信念、意愿和偏好,综合应用各种方法,并提供帮助。

(6)分娩痛易受精神心理因素的影响,家属的支持及工作人员良好的态度是一剂好的镇痛剂,因此应努力改善分娩环境、允许家属陪产。

(7)产房环境安全、舒适、洁净,可满足分娩活动的需要。

(沙涟漪)

第八节　硬膜外麻醉分娩镇痛的应用与观察处理

一、概述

(一)定义

硬膜外麻醉分娩镇痛是指通过向硬膜外腔隙置管后,选择注入局部麻醉药、阿片类药和(或)肾上腺素及一些新药,以达到阻滞分娩过程中痛觉神经的传导,解除由于子宫收缩引起的疼痛,用于阴道分娩及剖宫产分娩。常用方法:①连续硬膜外麻醉镇痛。②产妇自控硬膜外麻醉镇痛。③腰麻-硬膜外联合阻滞等。

(二)主要机制

1.分娩致痛机制

造成疼痛的原因尚不明确。一般认为,分娩痛有如下几种可能的原因,①收缩致子宫肌缺氧。②交锁的肌束压迫宫颈和下段神经节。③宫颈扩张中的牵拉。④宫底覆盖腹膜的牵拉。

2.分娩痛的神经传导机制

分娩痛的主要感觉神经传导至 $T_{11}\sim S_4$ 脊神经后,经脊髓上传至大脑痛觉中枢,因此,阴道分娩麻醉镇痛需将神经阻滞范围控制在 $T_{11}\sim S_4$。

3.分娩镇痛机制

通过药物的应用,阻断特定神经纤维的传导作用,抑制痛觉向中枢的传递,达到解除疼痛的作用。

(三)原则

理想的分娩镇痛技术的应用,应对维护母婴健康有意义。基本原则:①简便;②安全;③对胎循环无影响。

二、评估

(一)健康史

既往史、孕产史、分娩史、月经周期及末次月经、本次妊娠经过,查看历次产前检查记录,核对孕周。

(二)生理状况

1.临床表现

疼痛评估与分级;宫缩情况、宫口开大、产程阶段及进展情况;胎儿大小、胎方位、胎心率及胎儿宫内状况。

2.适应证和禁忌证

(1)适应证:①无剖宫产适应证。②无硬膜外麻醉禁忌证。③产妇自愿。

(2)禁忌证:①产妇拒绝。②凝血功能障碍、接受抗凝治疗期间。③局部皮肤感染和全身感染未控制。④产妇难治性低血压及低血容量、显性或隐性大出血。⑤原发性或继发性宫缩乏力和产程进展缓慢。⑥对所使用的药物过敏。⑦已经过度镇静。⑧合并严重的基础疾病,包括神经系统严重病变引起的颅内压增高、严重主动脉瓣狭窄和肺动脉高压、上呼吸道水肿等。

3.辅助检查

行胎心监护,了解胎儿宫内状况;行超声检查,了解胎盘功能及胎儿成熟度;行实验室检查,了解血尿常规及出凝血时间。

(三)高危因素

(1)孕产妇基础疾病、妊娠分娩合并症及并发症。

(2)麻醉的问题,包括直立性低血压、胃食管反流、药物过敏、麻醉意外。

(3)知情不够充分。

(四)心理-社会因素

(1)孕产妇的身心状态、对产痛的恐惧程度及对镇痛技术的渴求。

(2)孕产妇及家人对分娩镇痛观念的认同、技术的了解及接受程度。

(3)家人的支持以及孕产妇配合程度。

三、措施

(一)一般护理
同分娩期产妇的护理。

(二)硬膜外麻醉镇痛的护理
(1)评估孕产妇疼痛的程度、耐受性、镇痛愿望及身心状态等,做好记录。

(2)详细介绍硬膜外麻醉镇痛的适应证、禁忌证、镇痛效果及利弊,同时介绍可以提供的其他分娩镇痛的方法(包括药物镇痛和非药物镇痛),让孕产妇知情并进行选择。

(3)准备麻醉穿刺间,配齐麻醉穿刺及急救所有物品和设备,包括多普勒听诊仪、胎心监护仪、正压通气复苏囊、给氧面罩、喉镜(母儿各1套)、气管导管(多种型号)、吸氧装置及氧源、吸痰装置、自控式给药泵、分娩支持工具、紧急呼叫系统。

(4)若孕产妇选择硬膜外麻醉分娩镇痛,则由专业麻醉师完成术前谈话,签署知情同意书。做好下列准备:①常规建立输液通道。②留取血标本,进行血常规及出凝血时间检查,并进行交叉配血备用。③监护孕产妇生命体征及胎儿情况。④协助孕产妇摆好麻醉体位。

(5)麻醉术后配合麻醉师,严密监测生命体征,防止并发症的发生。

(6)密切观察产程进展及母儿情况变化,完善各项记录。

(7)做好接产、可能剖宫产及新生儿复苏的准备。

(三)心理护理
(1)鼓励产妇表达自己的感受、意愿与需求,加强与医护人员的沟通,消除紧张恐惧情绪。

(2)提供陪伴支持,增加分娩信心。

(四)危急状况处理
主要是麻醉相关并发症的处理与预防。

1.麻醉相关并发症

低血压;局部麻醉药毒性反应;高位阻滞;麻醉意外。

2.处理

(1)配合麻醉医师进行相应急救处理(麻醉医师应在产妇身边守护)。

(2)团队协作,包括助产士、产科医师、麻醉师、新生儿医师。

3.预防

(1)要避免与麻醉相关的并发症和产妇死亡的发生,需要对麻醉医师进行良好的培训、选择恰当的麻醉药物、仔细谨慎地用药。

(2)倡导非药物镇痛。

四、健康指导

(1)讲解分娩的生理过程。

(2)告诉孕产妇及其家属一般情况下,分娩痛属生理性的,可以承受且不构成伤害,然而,分娩时剧烈的疼痛也可以导致体内一系列神经内分泌反应,对产妇及胎儿产生相应的影响。

(3)逐项介绍分娩镇痛的方法、效果、适用性和局限性、对母儿健康的影响、相关要求及注意事项,包括非药物镇痛、药物镇痛和麻醉镇痛等镇痛技术的利与弊,达到充分知情,理性选择。

五、注意事项

(1)客观评价孕产妇疼痛的程度及耐受水平,做好记录。

(2)掌握疼痛评估技术,并能正确评价、解读分娩痛。

(3)客观解读硬膜外麻醉分娩镇痛技术的效果及注意事项,不可夸大宣传和刻意引导,孕妇及家属在知情基础上理性选择。

(4)熟悉理想的分娩镇痛的标准,能合理选择分娩镇痛技术并有效实施。理想的分娩镇痛的标准是:①对产妇及胎儿不良反应小。②药物起效快,作用可靠,便于给药。③避免运动阻滞,不影响子宫收缩和产妇活动。④产妇清醒,能配合分娩过程。⑤能满足整个产程镇痛要求。

(5)严格执行操作规程,不可小视风险的存在,做好充分应对风险的准备。

(6)尽量让产妇避免持续仰卧位。

(7)实施麻醉分娩镇痛时,麻醉医师必须坚守在产妇身边,不时地检查并与产妇交谈,对药物滴注速度或局部麻醉药的浓度进行必要的调整,及时识别任何导管进入血管或蛛网膜下腔的迹象,并与产科医师、助产士密切合作,共同监测,注意药物的不良反应。

(8)注意产程进展,不严格控制第2产程,经产妇分娩镇痛者允许达3小时,初产妇分娩镇痛者允许达4小时。

(9)做好可能剖宫产、新生儿复苏及产妇抢救的准备。

(沙涟漪)

第九节　围产期健康宣教

围产期是指产前、产时和产后的一段时期。围产期的定义有以下4种。①围产期Ⅰ:从妊娠满28周至产后一周。②围产期Ⅱ:从妊娠满20周至产后4周。③围产期Ⅲ:从妊娠满28周至产后4周。④围产期Ⅳ:从胚胎形成至产后1周。国内采用围产期Ⅰ计算围产期相关统计指标。

围产期保健是在近代围产医学发展的基础上建立起来的新兴学科。围产期保健是指一次妊娠从妊娠前、妊娠期、分娩期、产褥期(哺乳期)到新生儿期,为孕母和胎婴儿的健康所进行的一系列保健措施。

一、围产期保健

(一)孕前期保健

孕前期保健是为了选择最佳的受孕时机。通过孕前期保健能减少许多危险因素和高危妊娠。

通过婚前咨询和医学检查可以筛查出遗传性疾病,以及对子代有影响的疾病。对双方为三代以内旁系血亲或更近的亲戚关系或患有医学上认为不宜结婚的疾病,应"建议不宜结婚";对患有医学上认为不易生育疾病者应"建议不宜生育";指定传染病在传染期内、有关精神病在发作期内或患有其他医学上认为应暂缓结婚的疾病时,应"建议暂缓结婚";对于婚检发现的可能会终生传染的不在发病期的传染病患者或病原体携带者,若受检者坚持结婚,应充分尊重受检双方的意愿,提出预防、治疗及采取医学措施的建议。

选择适当的生育年龄有利于生育健康。<18岁或>35岁的女性,妊娠的危险因素增加,易造成难产及产科其他合并症,以及胎儿的染色体疾病。女性生育年龄在21~29岁为佳,男性生育年龄在23~30岁为好。在这段年龄中,选择工作学习不是特别紧张、收入相对稳定的时期受孕,最有利于母儿身心健康。妊娠前应避免接触对妊娠有害的物质,如化学毒物及放射线等,必要时应调换工作,以免影响胚胎胎儿发育或致畸。使用长效避孕药避孕者,停药后最好隔6个月后再怀孕,以免避孕药对胎儿造成影响。若前次有不良孕产史,应及时针对造成不良孕产史原因进行诊治,尽量减少类似情况再次发生。同时,应积极治疗对妊娠有不良影响的疾病,如病毒性肝炎、肺结核、糖尿病、甲状腺功能亢进、心脏病、高血压等,待疾病痊愈或好转后再选择适当的时间妊娠。

妊娠前,妇女尽量保持良好的精神状态。饮食营养丰富,生活有规律,工作适度,在生理上和精神上都不要过于紧张,睡眠充足。若有吸烟、喝酒不良嗜好,最好在妊娠前戒除。孕前应做一次 TORCH 检查,明确没有对胎儿有影响的病原微生物感染。

(二)早孕期保健

早孕期是胚胎、胎儿分化发育阶段,易受生物、物理、化学等因素的影响,导致胎儿畸形或发生流产,应注意防病防畸。早孕期保健的主要内容:①确诊早孕(超声检查和 HCG 检查),登记早孕保健卡;②确定基础血压,基础体重;③进行高危妊娠的初筛,了解有无高血压、心脏病、糖尿病、肝肾疾病等病史,以及有无不良孕产史;④询问家族成员有无遗传病史;⑤胎儿染色体非整倍体异常的早孕期母体血清学筛查和胎儿颈后透明层厚度(nuchal translucency,NT)检查;⑥保持室内空气清新,避免接触空气污浊环境,避免病毒感染,戒烟酒;⑦患病用药要遵医嘱,以防药物致畸;⑧了解有无接触过有害的化学制剂及长期放射线接触史;⑨早孕期避免精神刺激,保持心情舒畅,注意营养,提供足够热量、蛋白质,多吃蔬菜水果;⑩生活起居要有规律,避免过劳,保证睡眠时间,每天有适当活动。

(三)中孕期保健

中孕期是胎儿生长发育较快的阶段。胎盘已形成不易发生流产,晚孕期并发症尚未出现。此阶段应仔细检查早孕期各种影响因素是否对胎儿造成损伤,进行中孕期产前诊断,晚孕期并发症也应从中孕期开始预防。该期应注意加强营养,适当补充铁剂、钙剂;继续预防胎儿发育异常,进行胎儿开放性神经管畸形和胎儿染色体非整倍体异常的中孕期母体血清学筛查;进行胎儿系统超声筛查,筛查胎儿的严重畸形;对疑有畸形或遗传病及高龄孕妇的胎儿要进一步做产前诊断;监测胎儿生长发育的各项指标(如宫高、腹围、体重、胎儿双顶径等);预防妊娠并发症如妊娠期高血压疾病、妊娠期糖尿病等;做好高危妊娠的各项筛查工作。

(四)晚孕期保健

晚孕期胎儿生长发育最快,胎儿体重明显增加。此时营养补充及胎儿生长发育监测极为重要。补充营养时应注意热量、蛋白质、维生素、微量元素、矿物质等既要增加又要平衡。检测胎儿生长发育的各项指标,注意防治妊娠并发症(妊娠期高血压疾病、胎膜早破、早产、胎位异常、产前出血等)。晚孕期还应加强胎儿监护,及时发现且及时纠正胎儿宫内缺氧;做好分娩前的心理准备;选择适当的分娩方式和分娩时机。举办孕妇学校让孕妇及家属了解妊娠生理、心理变化及身心保健内容及方法。做好乳房准备以利于产后哺乳。

（五）产时保健

产时保健是指分娩时的保健，这段时间是整个妊娠安全的关键。提倡住院分娩，高危孕妇应提前入院。要抓好"五防一加强"。

1."五防"

（1）防感染（应严格执行无菌操作规程，防产褥感染及新生儿破伤风等）。

（2）防滞产（注意产妇精神状态，给予安慰和鼓励，密切注意宫缩，定时了解宫颈口扩张情况和胎先露下降，及时识别头位难产）。

（3）防产伤（及时发现和正确处理各种难产，提高接产技术是关键）。

（4）防出血（及时纠正宫缩乏力，及时娩出胎盘，产后出血仍是我国孕产妇第一位死因）。

（5）防窒息（及时处理胎儿窘迫，接产时做好新生儿抢救工作）。

2."一加强"

加强对高危妊娠的产时监护和产程处理。

（六）产褥期保健

产褥期保健通常在初级保健单位进行。产后访视时，访视者应认真观察产妇子宫复旧情况、手术伤口情况、有无乳腺感染及生殖道感染等。产前有并发症者尽量争取在产褥期内治愈。注意心理护理，关心产妇的休养环境，饮食营养丰富，注意外阴清洁，产褥期间产妇应哺育婴儿。

经阴道自然分娩的产妇产后 6～12 小时内即可起床做轻微活动，产后第 2 天可在室内随意活动，再按时做产后健身操。产后健身操的运动量应由小到大，循序渐进。产褥期内忌性交。产后 42 天起应采用避孕措施。

哺乳期是指产后产妇用自己的乳汁喂养婴儿的时期，通常为 10 个月。母乳喂养的好处，母乳是婴儿必需的和理想的营养食品，营养丰富，营养物质搭配最合理，适合婴儿消化吸收；母乳喂育婴儿省时、省力、经济、方便；母乳含多种免疫物质，能增加婴儿的抗病能力，预防疾病；通过母乳喂养，母婴皮肤频繁接触能增强母子感情。

二、产前检查

（一）产前检查的时间、次数及孕周

合理的产前检查时间及次数不仅能保证孕期保健的质量，也能节省医疗卫生资源。针对发展中国家无合并症的孕妇，世界卫生组织（2006 年）建议孕期至少需要 4 次产前检查，孕周分别为妊娠<16 周、24～28 周、30～32 周和 36～38 周。

根据目前我国孕期保健的现状和产前检查项目的需要，推荐产前检查孕周分别是妊娠 6～13^{+6} 周，14～19^{+6} 周，20～24 周，24～28 周，30～32 周，33～36 周，37～41 周。有高危因素者，酌情增加次数。

（二）产前检查的内容

应详细询问病史，进行全面的体格检查、产科检查及必要的辅助检查。

1.病史

（1）年龄：<18 岁或≥35 岁为妊娠的高危因素，≥35 岁者为高龄孕妇。

（2）职业：从事接触有毒物质或放射线等工作的孕妇，增加了母儿不良结局的风险。建议计划妊娠前或妊娠后调换工作岗位。

（3）推算及核对预产期：推算方法是按末次月经第一日算起，月份减 3 或加 9，天数加 7。若孕妇仅记住农历末次月经第一日,应由医师为其换算成公历,再推算预产期。必须指出,有条件者应根据早期超声的结果核对预产期,尤其对记不清末次月经日期或于哺乳期无月经来潮而受孕者,更加需要用超声结果来推算预产期。

(4)月经史及既往孕产史:询问初潮年龄、月经周期。经产妇应了解有无难产史、死胎死产史、分娩方式、新生儿情况及有无产后出血史,了解末次分娩或流产的时间及转归。

(5)既往史及手术史:了解有无高血压、心脏病、结核病、糖尿病、血液病、肝肾疾病等,注意其发病时间及治疗情况,并了解做过何种手术。

(6)本次妊娠过程:了解妊娠早期有无早孕反应、病毒感染及用药史;胎动开始时间;有无阴道流血、头痛、心悸、气短、下肢水肿等症状。

(7)家族史:询问家族有无结核病、高血压、糖尿病、双胎妊娠及其他与遗传相关的疾病。

(8)丈夫健康状况:着重询问有无遗传性疾病等。

2.孕妇身体检查

(1)身体与体态:首次产前检查时均应测身高,观察其发育营养状况。身体矮小者,尤其在1.45 m以下的常常骨骼较小,伴有骨盆狭窄。对矮小的孕妇还应观察其行动步态,注意有无脊柱及下肢畸形。

(2)体重:孕妇每次产前检查时均应准确测量体重,评估体重增长是否合理。

(3)血压:早孕检查时应测血压作为基础血压。正常妊娠孕期血压不应超过 18.7/12.0 kPa(140/90 mmHg)。孕妇应在安静环境中休息 5~10 分钟,取坐位。通常测右上肢血压,右上肢裸露伸直并轻度外展,肘部置于心脏同一水平,将气袖均匀紧贴皮肤缠于上臂,使其下缘在肘窝以上约 3 cm,气袖之中央位于肱动脉表面。至少两次读数取平均值。注意:如果一侧手臂血压的测量值总是高于对侧,则每次测血压均选择该侧臂。最好使用水银血压计来测量血压,如使用电子血压计,因其会低估血压值,尤其是收缩压。

3.产科检查

(1)早孕期检查:早孕时必须常规做阴道检查。检查可确定子宫大小与孕周是否相符,一般早孕时子宫大小与停经时间不应相差 2 周以上,有相差时应复核孕龄。早孕时做阴道检查还可及时发现阴道纵隔或横膈、宫颈赘生物、子宫畸形、子宫肌瘤、卵巢肿瘤、性传播疾病等。对于分泌物多者应做白带检查或培养,可及时发现滴虫、真菌、衣原体、淋菌等感染。孕 5~6 周 B 超可见胚囊;孕 6~7 周见胚芽和胎心搏动;孕 7~8 周可辨别出胚胎形态。用多普勒胎心听诊器于孕12 周左右即可听到胎心音。

(2)中晚孕期检查:孕 12 周后腹部已可扪及子宫,用多普勒胎心听诊仪可以听到胎心音。中晚孕产科检查包括如下内容。

1)测量宫底高度:孕妇应排空膀胱,取仰卧位,用塑料软尺自耻骨联合上缘中点至子宫底,各孕周的宫底高度多数按卓晶如测量的结果作为标准。为了便于记忆,一般孕 22~34 周宫底高度即为相应孕周±2,例如孕 24 周则为 24±2,孕 32 周为 32±2。妊娠 16~36 周,宫底高度平均增长 0.8~1.0 cm/w,妊娠 36 周后平均增长 0.4 cm/w。

2)测量腹围:测量是以塑料软尺经脐绕腹 1 周。大约每孕周腹围平均增长 0.8 cm,孕 16~42 周平均腹围增长 21 cm。孕 20~24 周增长最快为 1.6 cm/w;孕 24~36 周为 0.84 cm/w;孕34 周后增长减缓为 0.25 cm/w。

3)腹部检查:包括以下几种检查方式。①视诊:妊娠晚期腹部有妊娠纹,初孕妇为浅紫红色,经产妇为白色。单胎妊娠腹部呈卵圆形,两侧对称,胎背一侧腹部略突出。宫底高度低于相应孕周者应注意有无胎儿生长受限或孕龄推算错误。若子宫底高度超过相应孕周应考虑巨大儿、双胎、羊水过多等。腹部两侧向外膨出而宫底较低要考虑是否为横位。腹部向前下突出明显(悬垂腹、尖腹)应注意有无骨盆入口平面狭窄。②触诊:触诊可明确胎产式、胎方位、估计胎儿大小及头盆关系。检查前孕妇将膀胱排空,取仰卧位,腹部放松,两腿稍屈曲;检查者立于检查台右侧,按四步触诊法进行检查。第 1 步手法:检查者两手置子宫底部,了解子宫外形并测得宫底高度,估计胎儿大小与妊娠周数是否相符;然后以两手指腹相对轻推,判断宫底部的胎儿部分,胎头硬而圆且有浮球感,胎臀软而宽且形状不规则。第 2 步手法:检查者左右手分别置于腹部左右侧,一手固定,另手轻轻深按检查,触及平坦饱满者为胎背,可变形的高低不平部分是胎儿肢体,有时感到胎儿肢体活动。第 3 步手法:检查者右手拇指与其余 4 指分开,置于耻骨联合上方握住胎先露部,进一步查清是胎头或胎臀,左右推动以确定是否衔接;若胎先露部仍浮动,表示尚未入盆;若已衔接,则胎先露部不能推动。第 4 步手法:检查者左右手分别置于胎先露部的两侧,向骨盆入口方向向下深按,再次核对胎先露部的诊断是否正确,并确定胎先露部入盆的程度。③听诊:胎心在靠近胎背上方的孕妇腹壁上听得最清楚。枕先露时,胎心在脐右(左)下方;臀先露时,胎心在脐右(左)上方;肩先露时,胎心在靠近脐部下方听得最清楚。④骨盆内测量对角径:耻骨联合下缘至骶岬前缘中点的距离。正常值为 12.5～13.0 cm,此值减去 1.5～2.0 cm 为骨盆入口前后径长度,又称真结合径。方法为在孕 24～36 周时,检查者将一手的示、中指伸入阴道,用中指尖触到骶岬上缘中点,示指上缘紧贴耻骨联合下缘,另一手示指固定标记此接触点,抽出阴道内的手指,测量中指尖到此接触点距离即为对角径。

(三)产前检查的具体方案

1.首次产前检查(妊娠 6～13^{+6}周)

(1)健康教育及指导:①流产的认识和预防;②营养和生活方式的指导(卫生、性生活、运动锻炼、旅行、工作);③继续补充叶酸 0.4～0.8 mg/d 至孕 3 个月,有条件者可继续服用含叶酸的复合维生素;④避免接触有毒有害物质(如放射线、高温、铅、汞、苯、砷、农药等),避免密切接触宠物;⑤慎用药物,避免使用可能影响胎儿正常发育的药物;⑥必要时,孕期可接种破伤风或流感疫苗;⑦改变不良的生活习惯(如吸烟、酗酒、吸毒等)及生活方式;避免高强度的工作、高噪声环境和家庭暴力;⑧保持心理健康,解除精神压力,预防孕期及产后心理问题的发生。

(2)常规保健:①建立孕期保健手册。②仔细询问月经情况,确定孕周,推算预产期。③评估孕期高危因素。孕产史,特别是不良孕产史如流产、早产、死胎、死产史,生殖道手术史,有无胎儿的畸形或幼儿智力低下,孕前准备情况,本人及配偶家族史和遗传病史。注意有无妊娠合并症,如:慢性高血压、心脏病、糖尿病、肝肾疾病、系统性红斑狼疮、血液病、神经和精神疾病等,及时请相关学科会诊,不宜继续妊娠者应告知并及时终止妊娠;高危妊娠继续妊娠者,评估是否转诊。④本次妊娠的情况:应了解孕妇年龄、工作性质、家庭经济、营养情况。凡重体力劳动者应考虑到能量消耗较高可能影响胎儿发育。孕期有无疾病发生及其详细病情,服过何种药物。有无接触有害物质。有无吸烟、酗酒史。胎动出现的时间,孕期有无阴道出血、头痛、眼花、心悸、下肢水肿、发热等。⑤婚育史:应询问初婚或再婚、结婚年龄。多年未育者应了解不育原因、经过哪些治疗。35 岁以上高龄初孕妇尤应重视;除曾有流产者外,过去曾分娩过的经产妇应询问过去分娩的次数、各次分娩时的孕周、有无并发症或合并症,产程时间,分娩方式。剖宫产要询问手术指征及手术方式。过去出生婴儿体重,是否存活等。对有过畸形儿、死胎、死产或新生儿死亡史者尤应重视,并将过去孕产时的情况详细记录。凡孕满 28 周无论阴道分娩或剖宫产均作为一次生产,每个孕妇均应确定其孕产次。例如有过 2 次流产,1 次 32 周早产,此次为第 4 次妊娠,可诊断为孕 4 产 1,也可用文字描述其生育情况写为 4-1-2-0,表示孕 4、产 1、流产 2、存活婴儿为 0。⑥身体检查:包括测量血压、体质量,计算 BMI;常规妇科检查(孕前 3 个月未做者);胎心率测定(多普勒听诊,妊娠 12 周左右)。

(3)必查项目:①血常规;②尿常规;③血型(ABO 和 Rh);④肝功能;⑤肾功能;⑥空腹血糖;⑦HBsAg;⑧梅毒螺旋体;⑨HIV 筛查。孕前 6 个月已查的项目,可以不重复检查。

(4)备查项目:①丙型肝炎(HCV)筛查。②抗 D 滴度检查(Rh 阴性者)。③地中海贫血筛查(广东、广西、海南、湖南、湖北、四川、重庆等地)。④甲状腺功能检测。⑤血清铁蛋白。⑥结核菌素(PPD)试验(高危孕妇)。⑦宫颈细胞学检查(孕前 12 个月未检查者)。⑧宫颈分泌物检测淋球菌和沙眼衣原体(高危孕妇或有症状者)。⑨细菌性阴道病(BV)的检测(早产史者)。⑩胎儿染色体非整倍体异常的早孕期母体血清学筛查(妊娠 $10 \sim 13^{+6}$ 周)。注意事项:空腹;超声检查确定孕周;确定抽血当日的体质量。高危者,可考虑绒毛活检或联合中孕期血清学筛查结果再决定羊膜腔穿刺检查。⑪超声检查。在早孕期行超声检查:确定宫内妊娠和孕周,胎儿是否存活,胎儿数目或双胎绒毛膜性,子宫附件情况。在妊娠 $11 \sim 13^{+6}$ 周超声检查测量胎儿颈项透明层;核定孕周。NT 测量按照英国胎儿医学基金会标准进行。⑫绒毛活检(妊娠 10～12 周,主要针对高危孕妇)。⑬心电图检查。

2.妊娠 $14 \sim 19^{+6}$ 周产前检查

(1)健康教育及指导:①流产的认识和预防;②妊娠生理知识;③营养和生活方式的指导;④中孕期胎儿染色体非整倍体异常筛查的意义。

(2)常规保健:①分析首次产前检查的结果;②询问阴道出血、饮食、运动情况;③身体检查:包括血压、体质量,评估孕妇体质量增长是否合理;宫底高度和腹围,评估胎儿体质量增长是否合理;胎心率测定。

(3)必查项目:无。

(4)备查项目:①胎儿染色体非整倍体异常的中孕期母体血清学筛查(妊娠 $15 \sim 20^{+0}$ 周,最佳检测孕周为 16～18 周)。注意事项:同早孕期血清学筛查。②有指征则进行无创产前检查孕周 12～26 周。③羊膜腔穿刺检查胎儿染色体核型(妊娠 16～21 周)(预产期时孕妇年龄≥35 岁或高危人群)。

3.妊娠 20～24 周产前检查

(1)健康教育及指导:①早产的认识和预防;②营养和生活方式的指导;③胎儿系统超声筛查的意义;④血红蛋白<105 g/L,血清铁蛋白<12 μg/L,补充元素铁 60～100 mg/d;⑤开始补充钙剂,600 mg/d。

(2)常规保健:①询问胎动、阴道出血、饮食、运动情况;②身体检查同妊娠 $14 \sim 19^{+6}$ 周产前检查。

(3)必查项目:①胎儿系统超声筛查(妊娠 18～24 周),筛查胎儿的严重畸形;②血常规、尿常规。

(4)备查项目:宫颈评估(超声测量宫颈长度)。

4.妊娠 24～28 周产前检查

(1)健康教育及指导:①早产的认识和预防;②妊娠期糖尿病筛查的意义。

（2）常规保健：①询问胎动、阴道出血、宫缩、饮食、运动情况；②身体检查同妊娠 14～19^{+6} 周产前检查。

（3）必查项目：①妊娠期糖尿病筛查。直接行 75 g OGTT，其正常上限为空腹血糖 5.1 mmol/L，1 小时血糖为 10.0 mmol/L，2 小时血糖为 8.5 mmol/L。②尿常规。

（4）备查项目：①抗 D 滴度检查（Rh 阴性者）；②宫颈阴道分泌物检测胎儿纤维连接蛋白（fFN）水平（早产高危者）。

5.妊娠 30～32 周产前检查

（1）健康教育及指导：①分娩方式指导；②开始注意胎动；③母乳喂养指导；④新生儿护理指导。

（2）常规保健：①询问胎动、阴道出血、宫缩、饮食、运动情况；②身体检查同妊娠 14～19^{+6} 周产前检查；胎位检查。

（3）必查项目：①血常规、尿常规；②超声检查：确定胎儿生长发育情况、羊水量、胎位、胎盘位置。

（4）备查项目：早产高危者，超声测量宫颈长度或宫颈阴道分泌物检测 fFN。

6.妊娠 33～36 周产前检查

（1）健康教育及指导：①分娩前生活方式的指导；②分娩相关知识（临产的症状、分娩方式指导、分娩镇痛）；③新生儿疾病筛查；④抑郁症的预防。

（2）常规保健：①询问胎动、阴道出血、宫缩、皮肤瘙痒、饮食、运动、分娩前准备情况；②身体检查同妊娠 30～32 周产前检查。

（3）必查项目：尿常规。

（4）备查项目：①妊娠 35～37 周 B 族链球菌（GBS）筛查，具有高危因素的孕妇（如合并糖尿病、前次妊娠出生的新生儿有 GBS 感染等），取肛周与阴道口之间分泌物培养；②妊娠 32～34 周肝功能、血清胆汁酸检测[妊娠期肝内胆汁淤积症（ICP）高发病率地区的孕妇]；③妊娠 34 周开始电子胎心监护（无负荷试验，NST）检查（高危孕妇）；④心电图复查（高危孕妇）。

7.妊娠 37～41 周产前检查

（1）健康教育及指导：①分娩相关知识（临产的症状、分娩方式指导、分娩镇痛）；②新生儿免疫接种指导；③产褥期指导；④胎儿宫内情况的监护；⑤妊娠≥41 周，住院并引产。

（2）常规保健内容：①询问胎动、宫缩、见红等；②身体检查同妊娠 30～32 周产前检查；行宫颈检查及 Bishop 评分。

（3）必查项目：①超声检查[评估胎儿大小、羊水量、胎盘成熟度、胎位和脐动脉收缩期峰值和舒张末期流速之比（S/D 比值）等；②NST 检查（每周 1 次）。

（4）备查项目：无。

8.孕期不推荐常规检查的内容

（1）骨盆外测量：已有充分的证据表明骨盆外测量并不能预测产时头盆不称。因此，孕期不需要常规检查骨盆外测量。对于阴道分娩的孕妇，妊娠晚期可测定骨盆出口径线。

（2）弓形虫、巨细胞病毒和单纯疱疹病毒血清学筛查：目前，对这 3 种病原体没有成熟的筛查手段，孕妇血清学特异性抗体检测均不能确诊孕妇何时感染、胎儿是否受累及有无远期后遗症，也不能依据孕妇的血清学筛查结果来决定是否需要终止妊娠。建议孕前筛查或孕期有针对性的筛查，不宜对所有的孕妇进行常规筛查，避免给孕妇带来心理的恐惧和不必要的干预。

（3）BV 筛查：妊娠期细菌性阴道病（BV）的发生率为 10%～20%，与早产发生有关，早产高危孕妇可筛查 BV，但不宜针对所有孕妇进行常规 BV 筛查。

（4）宫颈阴道分泌物检测 fFN 及超声检查评估宫颈：早产高危孕妇，这两项筛查的价值在于阴性结果提示近期内无早产可能，从而减低不必要的干预。但是尚没有足够的证据支持对所有孕妇进行宫颈阴道分泌物 fFN 检测及超声宫颈评估。

（5）每次产前检查时检查尿蛋白和血常规：不需要每次产前检查时进行尿蛋白和血常规检查，但妊娠期高血压疾病和妊娠期贫血的孕妇可反复进行尿蛋白和血常规检查。

（6）甲状腺功能筛查：孕妇甲状腺功能减退影响儿童神经智能的发育，有专家建议筛查所有孕妇的甲状腺功能［游离三碘甲状腺原氨酸（FT$_3$）、游离甲状腺素（FT$_4$）和促甲状腺素（TSH）］，但是目前尚没有足够的证据支持对所有孕妇进行甲状腺功能的筛查，孕期应保证充足的碘摄入。

（7）结核病筛查：目前尚没有足够的证据支持对所有孕妇进行结核病的筛查（包括 PPD 试验和胸部 X 线检查）。高危孕妇（结核病高发区、居住条件差、HIV 感染、药瘾者）可以在妊娠任何时期进行结核病筛查。

三、孕期营养和体重管理

（一）孕期营养的重要性

孕妇怀孕以后，每天所吃的食物除了维持自身的机体代谢所需要的营养物质外，还要供给体内胎儿生长发育所需。研究表明，孕期营养不良与流产、早产、难产、死胎、畸胎、低出生体重、巨大胎儿、妊娠期贫血、钙营养不良、子痫前期、妊娠期糖尿病、产后出血等相关，所以保证孕妇的营养需要，指导孕妇合理摄入蛋白质、脂肪、碳水化合物、维生素和矿物质等，对改善母儿结局和优生优育十分重要。

（二）孕期的营养需要

1.热量

孕期总热量的需要量增加，包括提供胎儿生长，胎盘、母体组织的增长、蛋白质、脂肪的贮存及增加代谢所需要的热量。妊娠早期不需要额外增加能量，妊娠 4 个月后至分娩，在原基础上每天增加能量 837.2 kJ（200 kcal）。我国居民的主要热量来源是主食，孕妇每天应摄入主食200～450 g。

2.蛋白质

孕期对蛋白质的需要量增加，妊娠早期不需要额外增加蛋白质，孕中晚期胎儿生长加速，需要增加蛋白质，中期增加 15 g/d，晚期增加 20 g/d。蛋白质的主要来源是动物性食品如鸡蛋、奶制品等，孕妇每天应摄入 200～300 g 动物性食品，250～500 g 奶制品。

3.碳水化合物

碳水化合物是提供能量的主要物质，宜占总热量的 50%～60%。孕中晚期，每天增加大约35 g 的主食类即可。

4.脂肪

脂肪占总能量的 25%～30%，过多摄入会导致孕妇超重，易引起妊娠并发症，但长链不饱和脂肪酸已经证实对胎儿的脑部和眼睛的发育有帮助，所以应适当多摄入鱼类水产品（尤其是海鱼类）、核桃等食物。

5.维生素

维生素是调节身体代谢及维持多种生理功能所必需的,也是胎儿生长发育所必需的,尤其在胚胎发育的早期,供给不足或过量都可能导致胎儿畸形的风险。孕中晚期胎儿快速成长需要的维生素也增加,因此整个孕期都需要增加维生素的摄入。

6.无机盐和微量元素

无机盐中的钙、镁,微量元素如铁、锌、碘等是胎儿生长发育所必需的营养物质,缺乏易导致胎儿发育不良,早期缺乏还易发生畸形。孕期血容量增大,较容易发生生理性贫血,因此微量元素也是整个孕期都必须增加摄入的。

7.膳食纤维

膳食纤维虽然不被人体吸收,但其可降低糖、脂肪的吸收和减缓血糖的升高,预防和改善便秘和肠道功能,妊娠期应该多吃含膳食纤维丰富的食物如蔬菜、低糖水果、粗粮类。

(三)孕期的膳食指南及膳食宝塔

1.孕早期

(1)膳食清淡、适口:易于消化,并有利于降低怀孕早期的妊娠反应。包括各种新鲜蔬菜和水果、大豆制品、鱼、禽、蛋及各种谷类制品。

(2)少食多餐:进食的餐次、数量、种类及时间应根据孕妇的食欲和反应的轻重及时进行调整,少食多餐,保证进食量。

(3)保证摄入足量富含碳水化合物的食物:怀孕早期应保证每天至少摄入 150 g 碳水化合物(约合谷类 200 g),因妊娠反应严重而不能正常进食足够碳水化合物的孕妇应及时就医,避免对胎儿早期脑发育造成不良影响。

(4)多摄入富含叶酸的食物并补充叶酸:怀孕早期叶酸缺乏可增加胎儿发生神经管畸形及早产的危险。妇女应从计划妊娠开始多摄取富含叶酸的动物肝脏、深绿色蔬菜及豆类,并建议每天补充叶酸 400～800 μg。

(5)戒烟、禁酒:烟草中的尼古丁和烟雾中的氰化物、一氧化碳可导致胎儿缺氧和营养不良、发育迟缓。酒精亦可通过胎盘进入胎儿体内造成胎儿宫内发育不良、中枢神经系统发育异常等。

2.孕中、晚期

(1)适当增加鱼、禽、蛋、瘦肉等优质蛋白质的来源:建议孕中晚期每天增加 50～100 g。海产品可满足孕期碘的需要。

(2)适当增加奶类的摄入:奶类富含蛋白质,也是钙的良好来源。从孕中期开始,每天应至少摄入 250 mL 的牛奶或相当量的奶制品以及补充 300 mg 的钙,或喝 500 mL 的低脂牛奶。

(3)常吃含铁丰富的食物:孕妇是缺铁性贫血的高发人群,给予胎儿铁储备的需要,孕中期开始要增加铁的摄入量,如动物血、肝脏、瘦肉等,并可在医师指导下补充小剂量的铁剂。

(4)适量身体活动,维持体重的适宜增长,每天进行≥30 分钟的中等强度的身体活动,如散步、体操等,有利于体重适宜增长和自然分娩。

(5)禁烟戒酒,少吃刺激性食物如烟草、酒精,对胚胎发育的各个阶段有明显的毒性作用,因此禁烟戒酒是必需的。浓茶、咖啡也应尽量避免,同样,刺激性食物尽量少吃。

(四)体重管理

孕期体重管理关乎母儿的近远期健康。近年来超重与肥胖孕妇的增加,孕期体重增长过多增加了大于胎龄儿、难产、产伤、妊娠期糖尿病等的风险;孕期体重增长过低与胎儿生长受限、早产儿、低出生体重等不良妊娠结局有关。因此要重视孕期体重管理。2009年美国医学研究所(IOM)发表了基于不同体质指数的孕期体重增长建议,尽管该推荐并没有考虑年龄、孕产次、吸烟、种族等因素,对多胎妊娠孕期增重建议的证据也不够充分,但目前该建议仍是临床开展孕期体重管理的基础。应当在第一次产检时确定 BMI[体重(kg)/身高²(m²)],提供个体化的孕期增重、饮食和运动指导,对于超重和肥胖的孕妇只要胎儿生长是合适的,允许低于相应的增重标准,同时要监护产科并发症和胎儿生长情况,为今后提供更多循证证据的临床数据。

四、孕期日常保健

(一)睡眠及休息

孕妇要重视自我感受,想休息就休息,想睡眠就睡眠。睡眠时间应比平时多1小时左右,最低保证8小时,鼓励午睡1~2小时。孕中期常感疲乏,应增加休息时间。且应强调卧床休息,因坐卧往往使下肢受压引起水肿。卧床时采取侧卧位,侧卧位感觉不适时可于腹部下方垫个枕头支持子宫。有流产史或出现先兆流产、前置胎盘、多胎妊娠和早产征象者更应注意休息。

(二)体育锻炼及旅行

适宜的体育锻炼对妊娠和分娩有益。如选择散步、游泳等,只要不过于激烈如跳水、骑马等或引起孕妇胎儿损伤的体育锻炼均可进行。运动量应以不感觉疲劳为标准(有氧锻炼)。孕期应尽量避免长途飞行,长途飞行可引起代谢及生理功能紊乱,静脉瘀滞,水潴留导致下肢水肿。旅行应尽可能安排在孕中期完成,孕早期容易导致流产,而孕晚期特别是临近预产期时旅行,途中如出现异常情况,在无分娩条件下是存在一定危险性的。孕妇乘坐高速公路汽车时应系好安全带,安全带可固定于大腿上方。

(三)工作

孕妇妊娠后是否继续工作、是否更换工作岗位或调整工作时间,应当根据孕妇的工作性质、工作量、身体状况以及经济情况的不同分别决定。孕妇应避免的工作有:①重体力劳动如搬运较重物品、需要频繁弯腰或上下楼梯;②接触有胚胎毒性或致畸危险的化学物质、放射线的工作;③剧烈振动或冲击可能波及腹部的工作;④中途无法休息或高度紧张的流水线工作;⑤长时间站立或寒冷、高温环境下的工作。此外孕妇应避免值夜班或加班,避免单独一个人工作。有些必须进行电脑操作的孕妇,担心电脑对胎儿的不良影响,虽电脑操作不会导致胎儿畸形,但要注意每天操作时间不宜太长,尽量减少接触时间。总之,孕妇的工作量不要达到疲劳的程度,且我国规定女职工产前2周即可休假。

(四)衣着

应较平日衣着宽松、穿脱方便、质地柔软些。孕妇新陈代谢率增加,棉织品宜吸汗,较纤维制品为好。着背带裙以肩部作为支撑,较用裤带缚于腹部舒适。乳房最好选用设计合适、前开式的乳罩将乳房托住。袜子要绷紧的长袜,在晚孕时即感舒适又可减少静脉曲张,紧身短裤或弹力吊袜带影响下肢静脉回流。不宜穿高跟鞋,高跟鞋使腰椎前突,背部过度伸展,容易跌倒,且易造成踝关节损伤。应穿防滑鞋,鞋后跟高度2 cm左右,保持足的弓形,这样走路不容易疲劳、疼痛或抽筋。

(五)洗澡

孕期应当经常洗澡。妊娠晚期由于子宫增大,孕妇容易失去平衡,浴室内应铺上防滑垫,防止摔伤。一般以淋浴为宜,以免水进入阴道。

(六)牙齿保护

孕期注意牙齿清洁卫生。可能出现牙龈出血,可用药液漱口或抗感染治疗。必须拔牙时应避免全麻。有龋齿时可以进行修补,有脓肿的应积极抗感染治疗。

(七)性生活

正常妊娠对性生活虽无禁忌,但孕早期应节制或避免,以防流产的发生。妊娠最后 6 周应避免性生活,以防胎膜早破。要避免强烈刺激孕妇的乳头或子宫。对有反复流产、早产、阴道出血、前置胎盘或严重妊娠合并症者不应性生活。

(八)预防免疫接种

(1)活病毒疫苗和减毒活病毒疫苗:包括麻疹疫苗、流行性腮腺炎疫苗、脊髓灰质炎减毒活疫苗、风疹疫苗、伤寒疫苗、牛痘疫苗、水痘-带状疱疹疫苗、黄热病疫苗,孕期禁忌接种。但是孕期不慎接种了活病毒疫苗和减毒活病毒疫苗的孕妇,没有必要建议孕妇终止妊娠。

(2)灭活病毒疫苗、流感疫苗比较安全,流感期间可以接种。狂犬病疫苗、甲型肝炎疫苗或乙型肝炎疫苗接种指征与非孕期相同。乙型脑炎疫苗的接种要慎重权衡接种与不接种对母儿的影响。孕期存在脊髓灰质炎感染风险时,可以考虑接种灭活脊髓灰质炎疫苗。

(3)脑膜炎双球菌和肺炎双球菌疫苗接种按照非孕期规定进行,霍乱和鼠疫疫苗孕期安全性不确定,接种应权衡利弊。

(4)被动免疫注射:高效免疫球蛋白(乙型肝炎、狂犬病、破伤风、水痘)应在暴露后立即注射。麻疹和甲肝易感者可以注射丙种球蛋白。有破伤风和白喉杆菌感染可能者应注射抗毒素。

(九)吸烟

孕前有些产妇吸烟,妊娠后必须戒烟。丈夫吸烟对胎儿生长发育亦有影响。吸烟对胎儿影响的大小与吸烟量有关,产前检查时要注意询问并告诉孕期主动及被动吸烟的害处。迄今的研究表明吸烟孕妇中 20% 出现低体重儿,体重平均减少 200 g,早产、胎儿死亡、胎盘早剥和前置胎盘发生率升高,其机制在于增加胎儿碳氧血红蛋白水平,减少子宫胎盘血流,导致胎儿缺氧。有些国家甚至在香烟包装盒上警告孕妇"妊娠期吸烟可导致胎儿损害、早产和低出生体重"。此外,近年来临床上偶可见到吸毒(海洛因、大麻、可卡因等)的孕妇,这类孕妇常不愿进行产前检查,多隐瞒病史,对吸毒可疑者,应注意观察精神面貌、眼神和手上有无注射的针眼有助于识别。

(十)饮酒

孕期应当禁止饮用含酒精的饮料。酒精有潜在的致畸效应,可能导致胎儿酒精综合征,其特征为发育迟缓、小头畸形、小眼畸形、腭裂、外生殖器畸形和中枢神经系统异常等。但酒精对妊娠的不良影响在戒酒后可以很快消失。

(十一)药物

绝大部分药物孕期使用的安全性尚不甚清楚,因此孕期应当避免不必要的用药,特别是受孕后 3~8 周更是用药的危险期。孕期使用任何药品要考虑对胎儿的影响,必须使用的药物应权衡利弊,并征得孕妇及家属的同意。用药前仔细阅读药品说明书,查阅美国食品与药品管理局(FDA)孕期药品分类,有助于孕期用药的安全性。

五、孕期常见症状及其处理

(一)消化系统症状

于妊娠早期出现恶心、晨起呕吐者,可给予维生素 B_6 10~20 mg,每天 3 次口服;消化不良者,可给予维生素 B_1 20 mg、干酵母 3 片及胃蛋白酶 0.3 g,饭时服用,每天 3 次。若已属妊娠剧吐,则按该病处理。

(二)贫血

孕妇于妊娠后半期对铁需求量增多,仅靠饮食补充明显不足,应适时补充铁剂,补充元素铁 60～100 mg、维生素 C 300 mg,每天 3 次口服。

(三)腰背痛

妊娠期间由于关节韧带松弛,增大的子宫向前突使躯体重心后移,腰椎向前突使背伸肌处于持续紧张状态,常出现轻微腰背痛。若腰背痛明显者,应及时查找原因,按病因治疗。必要时卧床休息、局部热敷及服止痛片。

(四)下肢及外阴静脉曲张

妊娠末期应尽量避免长时间站立,可穿有压力梯度的弹力袜,晚间睡眠时应适当垫高下肢以利静脉回流。分娩时应防止外阴部曲张的静脉破裂。

(五)下肢肌肉痉挛

下肢肌肉痉挛是孕妇缺钙表现。补充钙剂 600 mg/d;每天 1～2 次口服。

(六)下肢水肿

孕妇于妊娠后期常有踝部及小腿下半部轻度水肿,经休息后消退,属正常现象。若下肢水肿明显,经休息后不消退,应想到妊娠期高血压疾病、合并肾脏疾病或其他合并症,查明病因后及时给予治疗。

(七)痔疮

妊娠晚期多见或明显加重,系因增大的妊娠子宫压迫和腹压增高,使痔静脉回流受阻和压力增高导致痔静脉曲张。应多吃蔬菜,少吃辛辣食物,必要时服缓泻剂软化大便,纠正便秘。

(八)便秘

妊娠期间肠蠕动及肠张力减弱,加之孕妇运动量减少,容易发生便秘。应养成每天按时排便的良好习惯,并多吃纤维素含量高的新鲜蔬菜和水果,必要时口服缓泻剂,睡前口服果导片 1～2 片,或用开塞露、甘油栓,使大便滑润容易排出,但禁用硫酸镁,也不应灌肠,以免引起流产或早产。

(九)仰卧位低血压

妊娠末期,孕妇若较长时间取仰卧姿势,由于增大的妊娠子宫压迫下腔静脉,使回心血量及心排血量减少,出现低血压。此时若改为侧卧姿势,使下腔静脉血流通畅,血压迅即恢复正常。

（沙涟漪）

第十章

产 科 护 理

第一节　妊　娠　剧　吐

妊娠剧吐是指妊娠期恶心,频繁呕吐,不能进食导致脱水,酸、碱平衡失调以及水、电解质紊乱,甚至肝肾功能损害,严重可危及孕妇生命。其发生率为 0.3%～1%。

一、病因

病因尚未明确,可能与下列因素有关。

(一)人绒毛膜促性腺激素(HCG)水平增高

因早孕反应的出现和消失的时间与孕妇血清 HCG 值上升、下降的时间一致。另外多胎妊娠、葡萄胎患者 HCG 值,显著增高,发生妊娠剧吐的比率也增高,而终止妊娠后,呕吐消失,但症状的轻重与 HCG 水平并不一定呈正相关。

(二)精神及社会因素

恐惧妊娠、精神紧张、情绪不稳、经济条件差的孕妇易患妊娠剧吐。

(三)幽门螺旋杆菌感染

近年研究发现妊娠剧吐的患者与同孕周无症状孕妇相比,血清抗幽门螺旋杆菌的 IgG 浓度升高。

(四)其他因素

维生素缺乏,尤其是维生素 B$_6$ 缺乏可导致妊娠剧吐、变态反应。研究发现几种组织胺受体亚型与呕吐有关,临床上抗组胺治疗呕吐有效。

二、病理生理

(1)频繁呕吐导致失水、血容量不足、血液浓缩、细胞外液减少,钾、钠等离子丢失使电解质平衡失调。

(2)不能进食,热量摄入不足,发生负氮平衡,使血浆尿素氮及尿酸升高。由于机体动用脂肪组织供给热量,脂肪氧化不全,导致丙酮、乙酰乙酸及 β-羟丁酸聚集,产生代谢性酸中毒。

(3)由于脱水、缺氧导致血转氨酶值升高,严重时血胆红素升高。机体血液浓缩及血管通透性增加,另外,钠盐丢失,不仅尿量减少,尿中可出现蛋白及管型。肾脏继发性损害,肾小管有退行性变,部分细胞坏死,肾小管的正常排泄功能减退,终致血浆中非蛋白氮、肌酐、尿酸的浓度迅速增加。肾功能受损和酸中毒使细胞内钾离子较多地移到细胞外,出现高钾血症,严重时心脏停搏。

(4)病程长达数周者,可致严重营养缺乏,由于维生素 C 缺乏,血管脆性增加,可致视网膜出血。

三、临床表现

(一)恶心、呕吐

恶心、呕吐多见于年轻初孕妇,一般停经 6 周左右出现恶心、呕吐,逐渐加重直至频繁呕吐不能进食。

(二)水电解质紊乱

严重呕吐、不能进食导致水、电解质紊乱,使氢、钠、钾离子大量丢失,出现低钾血症。营养摄入不足可致负氮平衡,使血浆尿素氮及尿素增高。

(三)酸、碱平衡失调

机体动用脂肪组织供给能量,使脂肪代谢中间产物酮体增多,引起代谢性酸中毒。病情发展,可出现意识模糊。

(四)维生素缺乏

频繁呕吐、不能进食可引起维生素 B_1 缺乏,导致 Wernicke-Korsakoff 综合征。维生素 K 缺乏,可致凝血功能障碍,常伴血浆蛋白及纤维蛋白原减少,增加孕妇出血倾向。

四、辅助检查

(1)尿液检查:患者尿比重增加,尿酮体阳性,肾功能受损时,尿中可出现蛋白尿和管型尿。

(2)血液检查:血液浓缩,红细胞计数增多,血细胞比容上升,血红蛋白值增高;血酮体可为阳性,二氧化碳结合力降低;肝、肾功能受损害时胆红素、转氨酶、肌酐和尿素氮升高。

(3)眼底检查:严重者出现眼底出血。

五、诊断及鉴别诊断

根据病史、临床表现及妇科检查,诊断并不困难。可用 B 超检查排除滋养叶细胞疾病,此外尚需与可引起呕吐的疾病,如急性病毒性肝炎、胃肠炎、胰腺炎、胆管疾病、脑膜炎、脑血管意外及脑肿瘤等鉴别。

六、并发症

(一)Wernicke-Korsakoff 综合征

Wernicke-Korsakoff 综合征发病率为妊娠剧吐患者的 10%,是由于妊娠剧吐长期不能进食,导致维生素 B_1 缺乏引起的中枢系统疾病,Wernicke 脑病和 Korsakoff 综合征是一个病程中的先后阶段。

维生素 B_1 是糖代谢的重要辅酶,参与糖代谢的氧化脱羧代谢,维生素 B_1 缺乏时,体内丙酮酸及乳酸堆积,发生糖代谢的三羧酸循环障碍,使得主要靠糖代谢供给能量的神经组织、骨骼肌和心肌代谢出现严重障碍。病理变化主要发生在丘脑、下丘脑的脑室旁区域、中脑导水管的周围区灰质、乳头体、第四脑室底部,迷走神经运动背核,可出现不同程度的神经细胞和神经纤维轴索或髓鞘的丧失,伴有星形细胞和小胶质细胞的增生。毛细血管扩张,血管的外膜和内皮细胞明显增生,有散在小出血灶。

Wernicke 脑病表现为眼球震颤、眼肌麻痹等眼部症状,躯干性共济失调及精神障碍,可同时出现,但大多数患者精神症状迟发。Korsakoff 综合征表现为严重的近事记忆障碍,表情呆滞、缺乏主动性,产生虚构与错构。部分伴有周围神经病变。严重时发展为永久性的精神、神经功能障碍,出现神经错乱、昏迷甚至死亡。

(二)Mallory-Weis 综合征

胃-食管连接处的纵向黏膜撕裂出血,引起呕血和黑粪。严重时可使食管穿孔,表现为胸痛、剧吐、呕血,需急症手术治疗。

七、治疗与护理

治疗原则:休息,适当禁食,计出入量,纠正脱水、酸中毒及电解质紊乱,补充营养,并需要良好的心理支持。

(一)补液治疗

每天应补充葡萄糖液、生理盐水、平衡液,总量 3 000 mL 左右,加维生素 B_6 100 mg。维生素 C 2～3 g,维持每天尿量≥1 000 mL,肌内注射维生素 B_1,每天 100 mg。为了更好地利用输入的葡萄糖,可适当加用胰岛素。根据血钾、血钠情况决定补充剂量。根据二氧化碳结合力值或血气分析结果,予以静脉滴注碳酸氢钠溶液。

一般经治疗 2 天后,病情大多迅速好转,症状缓解。待呕吐停止后,可试进少量流食,以后逐渐增加进食量,调整静脉输液量。

(二)终止妊娠

经上述治疗后,若病情不见好转,反而出现下列情况,应迅速终止妊娠:①持续黄疸。②持续尿蛋白。③体温升高,持续在 38 ℃以上。④心率＞120 次/分。⑤多发性神经炎及神经性体征。⑥出现Wernicke-Korsakoff 综合征。

(三)妊娠剧吐并发 Wernicke-Korsakoff 综合征的治疗

如不紧急治疗,该综合征的死亡率高达 50%,即使积极处理,死亡率约 17%。在未补给足量维生素 B_1 前,静脉滴注葡萄糖会进一步加重三羧酸循环障碍,使病情加重,导致患者昏迷甚至死亡。对长期不能进食的患者应给予维生素 B_1,400～600 mg 分次肌内注射,以后每天 100 mg 肌内注射至能正常进食为止,然后改口服,并给予多种维生素。同时应对其内分泌及神经状态进行评价,对病情严重者及时终止妊娠。早期大量维生素 B_1 治疗,上述症状可在数天至数周内有不同程度的恢复,但仍有 60%患者不能得到完全恢复,特别是记忆恢复往往需要 1 年左右的时间。

八、预后

绝大多数妊娠剧吐患者预后良好,仅少数病例因病情严重而需终止妊娠。然而对胎儿方面,曾有报道妊娠剧吐发生酮症者,所生后代的智商较低。

(温华丽)

第二节 前置胎盘

妊娠 28 周后,胎盘附着于子宫下段,甚至胎盘下缘达到或覆盖宫颈内口,其位置低于胎先露部,称为前置胎盘。前置胎盘是妊娠晚期严重并发症,也是妊娠晚期阴道流血最常见的原因。其发病率国外报道 0.5%,国内报道 0.24%～1.57%。

一、病因

目前尚不清楚,高龄初产妇(年龄>35 岁)、经产妇及多产妇、吸烟或吸毒产妇为高危人群。其病因可能与下述因素有关。

(一)子宫内膜病变或损伤

多次刮宫、分娩、子宫手术史等是前置胎盘的高危因素。上述情况可损伤子宫内膜,引起子宫内膜炎或萎缩性病变,再次受孕时子宫蜕膜血管形成不良、胎盘血供不足,刺激胎盘面积增大延伸到子宫下段。前次剖宫产手术瘢痕可妨碍胎盘在妊娠晚期向上迁移。增加前置胎盘的可能性。据统计发生前置胎盘的孕妇 85%～95%为经产妇。

(二)胎盘异常

双胎妊娠时胎盘面积过大,前置胎盘发生率较单胎妊娠高 1 倍;胎盘位置正常而副胎盘位于子宫下段接近宫颈内口;膜状胎盘大而薄,扩展到子宫下段,均可发生前置胎盘。

(三)受精卵滋养层发育迟缓

受精卵到达子宫腔后,滋养层尚未发育到可以着床的阶段,继续向下游走到达子宫下段,并在该处着床而发育成前置胎盘。

二、分类

根据胎盘下缘与宫颈内口的关系,将前置胎盘分为 3 类(图 10-1)。

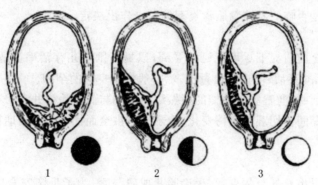

图 10-1 前置胎盘的类型
1.完全性前置胎盘;2.部分性前置胎盘;3.边缘性前置胎盘

(1)完全性前置胎盘又称中央性前置胎盘,胎盘组织完全覆盖宫颈内口。

(2)部分性前置胎盘宫颈内口部分为胎盘组织所覆盖。

（3）边缘性前置胎盘胎盘附着于子宫下段，胎盘边缘到达宫颈内口，未覆盖宫颈内口。

胎盘位于子宫下段，与胎盘边缘极为接近，但未达到宫颈内口，称为低置胎盘。胎盘下缘与宫颈内口的关系可因宫颈管消失、宫口扩张而改变。前置胎盘类型可因诊断时期不同而改变，如临产前为完全性前置胎盘，临产后因宫口扩张而成为部分性前置胎盘。目前临床上均依据处理前最后一次检查结果来决定其分类。

三、临床表现

（一）症状

前置胎盘的典型症状是妊娠晚期或临产时，发生无诱因、无痛性反复阴道流血。妊娠晚期子宫下段逐渐伸展，牵拉宫颈内口，宫颈管缩短；临产后规律宫缩使宫颈管消失成为软产道的一部分。宫颈外口扩张，附着于子宫下段及宫颈内口的胎盘前置部分不能相应伸展而与其附着处分离，血窦破裂出血。前置胎盘出血前无明显诱因，初次出血量一般不多，剥离处血液凝固后，出血自然停止；也有初次即发生致命性大出血而导致休克的。由于子宫下段不断伸展，前置胎盘出血常反复发生，出血量也越来越多。阴道流血发生的时间、反复发生次数、出血量多少与前置胎盘类型有关。完全性前置胎盘初次出血时间早，多在妊娠28周左右，称为"警戒性出血"。边缘性前置胎盘出血多发生于妊娠晚期或临产后，出血量较少。部分性前置胎盘的初次出血时间、出血量及反复出血次数，介于两者之间。

（二）体征

患者一般情况与出血量有关，大量出血呈现面色苍白、脉搏增快微弱、血压下降等休克表现。腹部检查：子宫软，无压痛，大小与妊娠周数相符。由于子宫下段有胎盘占据，影响胎先露部入盆，故胎先露高浮，易并发胎位异常。反复出血或一次出血量过多，使胎儿宫内缺氧，严重者胎死宫内。当前置胎盘附着于子宫前壁时，可在耻骨联合上方听到胎盘杂音。临产时检查见宫缩为阵发性，间歇期子宫完全松弛。

四、处理原则

处理原则是抑制宫缩、止血、纠正贫血和预防感染。根据阴道流血量、有无休克、妊娠周数、胎位、胎儿是否存活、是否临产及前置胎盘类型等综合作出决定。

（一）期待疗法

应在保证孕妇安全的前提下尽可能延长孕周，以提高围生儿存活率。适用于妊娠<34周、胎儿体重<2 000 g、胎儿存活、阴道流血量不多、一般情况良好的孕妇。

尽管国外有资料证明，前置胎盘孕妇的妊娠结局住院与门诊治疗并无明显差异，但我国仍应强调住院治疗。住院期间密切观察病情变化，为孕妇提供全面优质护理是期待疗法的关键措施。

（二）终止妊娠

1.终止妊娠指征

孕妇反复发生多量出血甚至休克者，无论胎儿成熟与否，为了母亲安全应终止妊娠；期待疗法中发生大出血或出血量虽少，但胎龄达孕36周以上，胎儿成熟度检查提示胎儿肺成熟者；胎龄未达孕36周，出现胎儿窘迫征象，或胎儿电子监护发现胎心异常者；出血量多，危及胎儿；胎儿已死亡或出现难以存活的畸形，如无脑儿。

2.剖宫产

剖宫产可在短时间内娩出胎儿,迅速结束分娩,对母儿相对安全,是处理前置胎盘的主要手段。剖宫产指征应包括:完全性前置胎盘,持续大量阴道流血;部分性和边缘性前置胎盘出血量较多,先露高浮,短时间内不能结束分娩;胎心异常。术前应积极纠正贫血、预防感染等,备血,做好处理产后出血和抢救新生的准备。

3.阴道分娩

边缘性前置胎盘、枕先露、阴道流血不多、无头盆不称和胎位异常,估计在短时间内能结束分娩者,可予试产。

五、护理

(一)护理评估

1.病史

除个人健康史外,在孕产史中尤其注意识别有无剖宫产术、人工流产术及子宫内膜炎等前置胎盘的易发因素。此外妊娠中特别是孕 28 周后,是否出现无痛性、无诱因、反复阴道流血症状,并详细记录具体经过及医疗处理情况。

2.身心状况

患者的一般情况与出血量的多少密切相关。大量出血时可见面色苍白、脉搏细速、血压下降等休克症状。孕妇及其家属可因突然阴道流血而感到恐惧或焦虑,既担心孕妇的健康,更担心胎儿的安危,可能显得恐慌、紧张、手足无措。

3.诊断检查

(1)产科检查:子宫大小与停经月份一致,胎儿方位清楚,先露高浮,胎心可以正常,也可因孕妇失血过多导致胎心异常或消失。前置胎盘位于子宫下段前壁时,可于耻骨联合上方听见胎盘血管杂音。临产后检查,宫缩为阵发性,间歇期子宫肌肉可以完全放松。

(2)超声波检查:B超断层相可清楚看到子宫壁、胎头、宫颈和胎盘的位置,胎盘定位准确率达 95％以上,可反复检查,是目前最安全、有效的首选检查方法。

(3)阴道检查:目前一般不主张应用。只有在近临产期出血不多时,终止妊娠前为排除其他出血原因或明确诊断决定分娩方式前考虑采用。要求阴道检查操作必须在输血、输液和做好手术准备的情况下方可进行。怀疑前置胎盘的个案,切忌肛查。

(4)术后检查胎盘及胎膜:胎盘的前置部分可见陈旧血块附着呈黑紫色或暗红色,如这些改变位于胎盘的边缘,而且胎膜破口处距胎盘边缘<7 cm,则为部分性前置胎盘。如行剖宫产术,术中可直接了解胎盘附着的部分并确立诊断。

(二)护理诊断

1.潜在并发症

出血性休克。

2.有感染的危险

有感染的危险与前置胎盘剥离面靠近子宫颈口、细菌易经阴道上行感染有关。

(三)预期目标

(1)接受期待疗法的孕妇血红蛋白不再继续下降,胎龄可达或更接近足月。

(2)产妇产后未发生产后出血或产后感染。

(四)护理措施

根据病情须立即接受终止妊娠的孕妇,立即安排孕妇去枕侧卧位,开放静脉,配血,做好输血准备。在抢救休克的同时,按腹部手术患者的护理进行术前准备,并做好母儿生命体征监护及抢救准备工作。接受期待疗法的孕妇的护理措施如下。

1.保证休息

减少刺激,孕妇需住院观察,绝对卧床休息,尤以左侧卧位为佳,并定时间断吸氧,每天3次,每次1小时,以提高胎儿血氧供应。此外,还需避免各种刺激,以减少出血可能。医护人员进行腹部检查时动作要轻柔,禁做阴道检查和肛查。

2.纠正贫血

除采取口服硫酸亚铁、输血等措施外,还应加强饮食营养指导,建议孕妇多食高蛋白及含铁丰富的食物,如动物肝脏、绿叶蔬菜和豆类等,一方面有助于纠正贫血,另一方面还可以增强机体抵抗力,同时也促进胎儿发育。

3.监测生命体征

及时发现病情变化,严密观察并记录孕妇生命体征,阴道流血的量、色,流血时间及一般状况,检测胎儿宫内状态。按医嘱及时完成实验室检查项目,并交叉配血备用。发现异常及时报告医师并配合处理。

4.预防产后出血和感染

(1)产妇回病房休息时严密观察产妇的生命体征及阴道流血情况,发现异常及时报告医师处理,以防止或减少产后出血。

(2)及时更换会阴垫,以保持会阴部清洁、干燥。

(3)胎儿分娩后,及早使用宫缩剂,以预防产后大出血;对新生儿严格按照高危儿处理。

5.健康教育

护士应加强对孕妇的管理和宣教。指导围孕期妇女避免吸烟、酗酒等不良行为,避免多次刮宫、引产或宫内感染,防止多产,减少子宫内膜损伤或子宫内膜炎。对妊娠期出血,无论量多少均应就医,做到及时诊断、正确处理。

(五)护理评价

(1)接受期待疗法的孕妇胎龄接近(或达到)足月时终止妊娠。

(2)产妇产后未出现产后出血和感染。

(温华丽)

第三节　胎儿窘迫

胎儿窘迫是指孕妇、胎儿、胎盘等各种原因引起的胎儿宫内缺氧,影响胎儿健康甚至危及生命。胎儿窘迫是一种综合征,主要发生在临产过程中,也可发生在妊娠后期。发生在临产过程者,可以是妊娠后期的延续和加重。

一、病因

胎儿窘迫的病因涉及多方面,可归纳为3大类。

(一)母体因素

妊娠妇女患有高血压疾病、慢性肾炎、妊娠高血压综合征、重度贫血、心脏病、肺源性心脏病、高热、吸烟、产前出血性疾病和创伤、急产或子宫不协调性收缩、缩宫素使用不当、产程延长、子宫过度膨胀、胎膜早破等;或者产妇长期仰卧位,镇静药、麻醉药使用不当等。

(二)胎儿因素

胎儿心血管系统功能障碍、胎儿畸形,如严重的先天性心血管疾病、母婴血型不合引起的胎儿溶血、胎儿贫血、胎儿宫内感染等。

(三)脐带、胎盘因素

脐带因素有长度异常、缠绕、打结、扭转、狭窄、血肿、帆状附着;胎盘因素有植入异常、形状异常、发育障碍、循环障碍等。

二、病理生理

胎儿窘迫的基本病理生理变化是缺血、缺氧引起的一系列变化。缺氧早期或者一过性缺氧时。机体主要通过减少胎盘和自身耗氧量代偿,胎儿则通过减少对肾与下肢血供等方式来保证心脑血流量,不产生严重的代偿障碍及器官损害。缺氧严重则可引起严重的并发症。缺氧初期通过自主神经反射兴奋交感神经,使肾上腺儿茶酚胺及皮质醇分泌增多,引起血压上升及心率加快。此时胎儿的大脑、肾上腺、心脏及胎盘血流增加,而肾、肺、消化系统等血流减少,出现羊水减少、胎儿发育迟缓等。若缺氧继续加重,则转为兴奋迷走神经,血管扩张,有效循环血量减少,主要器官的功能由于血流不能保证而受损,于是胎心率减慢。缺氧继续发展下去可引起严重的器官功能损害,尤其可以引起缺血缺氧性脑病甚至胎死宫内。此过程基本是低氧血症至缺氧,然后至代谢性酸中毒,主要表现为胎动减少、羊水少、胎心监护基线变异差、出现晚期减速甚至呼吸抑制。由于缺氧时肠蠕动加快,肛门括约肌松弛引起胎粪排出。此过程可以形成恶性循环,更加重母体及胎儿的危险。不同原因引起的胎儿窘迫表现过程可以不完全一致,所以应加强监护、积极评价、及时发现高危征象并积极处理。

三、临床表现

胎儿窘迫的主要表现为胎心音改变、胎动异常及羊水胎粪污染或羊水过少,严重者胎动消失。根据其临床表现,胎儿窘迫可以分为急性胎儿窘迫和慢性胎儿窘迫。急性胎儿窘迫多发生在分娩期,主要表现为胎心率加快或减慢;宫缩应激试验(CST试验)或者宫缩激素试验(OCT试验)等出现频繁的晚期减速或变异减速;羊水胎粪污染和胎儿头皮血 pH 下降,出现酸中毒。羊水胎粪污染可以分为3度:Ⅰ度羊水呈浅绿色;Ⅱ度羊水呈黄绿色,浑浊;Ⅲ度羊水呈棕黄色,稠厚。慢性胎儿窘迫发生在妊娠末期,常延续至临产并加重,主要表现为胎动减少或消失、NST基线平直、胎儿发育受限、胎盘功能减退、羊水胎粪污染等。

四、处理原则

急性胎儿窘迫者,应积极寻找原因并给予及时纠正。若宫颈未完全扩张、胎儿窘迫情况不严重者,给予吸氧,嘱产妇左侧卧位,若胎心率变为正常,可继续观察;若宫口开全、胎先露部已达坐骨棘平面以下3 cm者,应尽快助产经阴道娩出胎儿;若因缩宫素使宫缩过强造成胎心率减慢者,应立即停止使用,继续观察,病情紧迫或经上述处理无效者立即剖宫产结束分娩。慢性胎儿窘迫者,应根据妊娠周数、胎儿成熟度和窘迫程度决定处理方案。首先应指导妊娠妇女采取左侧卧位,间断吸氧,积极治疗各种并发症,密切监护病情变化。若无法改善,则应在促使胎儿成熟后迅速终止妊娠。

五、护理评估

(一)健康史

了解妊娠妇女的年龄、生育史、内科疾病史如高血压疾病、慢性肾炎、心脏病等;本次妊娠经过,如妊娠高血压综合征、胎膜早破、子宫过度膨胀(如羊水过多和多胎妊娠);分娩经过,如产程延长(特别是第二产程延长)、缩宫素使用不当。了解有无胎儿畸形、胎盘功能的情况。

(二)身心状况

胎儿窘迫时,妊娠妇女自感胎动增加或停止。在窘迫的早期可表现为胎动过频(每24 小时>20 次);若缺氧未纠正或加重,则胎动转弱且次数减少,进而消失。胎儿轻微或慢性缺氧时,胎心率加快(>160 次/分);若长时间或严重缺氧,则会使胎心率减慢。若胎心率<100 次/分则提示胎儿危险。胎儿窘迫时主要评估羊水量和性状。

孕产妇夫妇因为胎儿的生命遭遇危险而产生焦虑,对需要手术结束分娩产生犹豫、无助感。对于胎儿不幸死亡的孕产妇夫妇,其感情上受到强烈的创伤,通常会经历否认、愤怒、抑郁、接受的过程。

(三)辅助检查

1.胎盘功能检查

出现胎儿窘迫的妊娠妇女一般24 小时尿 E_3 值急骤减少30%～40%,或于妊娠末期连续多次测定在每24 小时 10 mg 以下。

2.胎心监测

胎动时胎心率加速不明显,基线变异率<3 次/分,出现晚期减速、变异减速等。

3.胎儿头皮血血气分析

pH<7.20。

六、护理诊断/诊断问题

(一)气体交换受损(胎儿)

气体交换受损(胎儿)与胎盘子宫的血流改变、血流中断(脐带受压)或血流速度减慢(子宫-胎盘功能不良)有关。

(二)焦虑

焦虑与胎儿宫内窘迫有关。

(三)预期性悲哀

预期性悲哀与胎儿可能死亡有关。

七、预期目标

(1)胎儿情况改善,胎心率在 120～160 次/分。

（2）妊娠妇女能运用有效的应对机制控制焦虑。

（3）产妇能够接受胎儿死亡的现实。

八、护理措施

（1）妊娠妇女左侧卧位，间断吸氧。严密监测胎心变化，一般每15分钟听1次胎心或进行胎心监护，注意胎心变化。

（2）为手术者做好术前准备，如宫口开全、胎先露部已达坐骨棘平面以下3 cm者，应尽快阴道助产娩出胎儿。

（3）做好新生儿抢救和复苏的准备。

（4）心理护理。①向孕产妇提供相关信息，包括医疗措施的目的、操作过程、预期结果及孕产妇需做的配合；将真实情况告知孕产妇，有助于减轻焦虑，也可帮助产妇面对现实。必要时陪伴产妇，对产妇的疑虑给予适当的解释。②对于胎儿不幸死亡的父母亲，护理人员可安排一个远离其他婴儿和产妇的单人房间，陪伴他们或安排家人陪伴他们，勿让其独处；鼓励其诉说悲伤，接纳其哭泣及抑郁的情绪，陪伴在旁提供支持及关怀；若他们愿意，护理人员可让他们看看死婴并同意他们为死产婴儿做一些事情，包括沐浴、更衣、命名、拍照或举行丧礼，但事先应向他们描述死婴的情况，使之有心理准备。解除"否认"的态度而进入下一个阶段，提供足印卡、床头卡等作为纪念，帮助他们使用适合自己的压力应对技巧和方法。

九、结果评价

（1）胎儿情况改善，胎心率在120～160次/分。

（2）妊娠妇女能运用有效的应对机制来控制焦虑，叙述心理和生理上的感受。

（3）产妇能够接受胎儿死亡的现实。

（温华丽）

第四节　羊水栓塞

羊水栓塞（amniotic fluid embolism，AFE）是指在分娩过程中，羊水突然进入母体血液循环而引起的急性肺栓塞、休克和弥散性血管内凝血（DIC）、肾衰竭和猝死的严重分娩并发症。其起病急、病情凶险，是造成孕产妇死亡的重要原因之一，发生于足月分娩者死亡率高达70%～80%。也可发生在妊娠早、中期的流产，但病情较轻，死亡率较低。

一、病因

羊水栓塞是由污染羊水中的有形物质（胎儿毳毛、角化上皮、胎脂、胎粪）进入母体血液循环引起。通常有以下几个原因。

（1）羊膜腔内压力增高（子宫收缩过强），胎膜与宫颈壁分离或宫颈口扩张引起宫颈黏膜损伤时，静脉血窦开放，羊水进入母体血液循环。

（2）宫颈裂伤、子宫破裂、前置胎盘、胎盘早剥或剖宫产术中羊水通过病理性开放的子宫血窦进入母体血液循环。

(3)羊膜腔穿刺或钳刮术时子宫壁损伤处静脉窦也可以成为羊水进入母体的通道。

二、病理生理

近年来研究认为,羊水栓塞主要是变态反应。羊水进入母体循环后,通过阻塞肺小血管,引起变态反应而导致凝血机制异常,使机体发生一系列的病理生理变化。

(一)肺动脉高压

羊水内的有形物质如胎儿毳毛、胎脂、胎粪、角化上皮细胞等直接形成栓子。一方面,羊水的有形物质激活凝血系统,使小血管内形成广泛的血栓而阻塞肺小血管,反射性地引起迷走神经兴奋,使肺小血管痉挛加重。另一方面,羊水内有形物质经肺动脉进入肺循环,阻塞小血管,引起肺内小支气管痉挛,支气管内分泌物增加,使肺通气、换气量减少,反射性地引起肺小血管痉挛,肺小管阻塞而引起肺动脉压增高,导致急性右心衰竭,继而发生呼吸和循环功能衰竭、休克,甚至死亡。

(二)过敏性休克

羊水中有形物质成为致敏原,作用于母体,引起变态反应所导致的过敏性休克,多在羊水栓塞后立即出现血压骤降甚至消失,甚至发生心、肺功能衰竭的表现。

(三)弥散性血管内凝血

妊娠时母体血液呈高凝状态。羊水中含有大量促凝物质可激活母体凝血系统,进入母体血液循环后,在血管内产生大量的微血栓,消耗大量的凝血因子和纤维蛋白原,从而导致 DIC。同时纤维蛋白原下降时,可激活纤溶系统,由于大量凝血物质的消耗和纤溶系统的激活,产妇血液系统由高凝状态转变为纤溶亢进,血液不凝固,极易发生严重的产后出血及失血性休克。

(四)急性肾衰竭

由于休克和 DIC,导致肾脏急剧缺血,进一步发生肾衰竭。

三、临床表现

(一)症状

羊水栓塞起病急骤、来势凶险,多发生于分娩过程中,尤其发生在胎儿娩出前后的短时间内。临床经过可分为以下 3 个阶段。

1.急性休克期

在分娩过程中,尤其是刚破膜不久,产妇突感寒战、烦躁不安、气急、恶心、呕吐等先兆症状,继而出现呛咳、呼吸困难、发绀、抽搐、昏迷,迅速出现循环衰竭,进入休克或昏迷状态。病情严重者仅在数分钟内死亡。

2.出血期

患者渡过呼吸、循环衰竭和休克而进入凝血功能障碍阶段,表现为难以控制的大量出血,血液不凝,身体其他部位出血如切口渗血、全身皮肤黏膜出血、血尿、消化道大出血或肾脏出血,产妇可死于出血性休克。

3.急性肾衰竭

后期存活的患者出现少尿、无尿和尿毒症的症状。主要为循环功能衰竭引起的肾脏缺血,DIC 早期形成的血栓堵塞肾内小血管,引起肾脏缺血、缺氧,导致肾脏器质性损害。

（二）体征

心率增快,血压骤降,肺部听诊可闻及湿啰音。全身皮肤黏膜有出血点及瘀斑,阴道流血不止,切口渗血不凝。

四、处理原则

及时处理,立即抢救,抗过敏,纠正呼吸、循环系统衰竭和改善低氧血症,抗休克,防止 DIC 和肾衰竭的发生。

五、护理

（一）护理评估

1.病史

评估发生羊水栓塞临床表现的各种诱因,有无胎膜早破或人工破膜,前置胎盘或胎盘早剥,宫缩过强或强直性宫缩,中期妊娠引产或钳刮术,羊膜腔穿刺术等病史。

2.身心状况

胎膜破裂后,胎儿娩出后或手术中产妇突然出现寒战、呛咳、气急、烦躁不安、尖叫、呼吸困难、发绀、抽搐、出血不凝、不明原因休克等症状和体征,血压下降或消失,应考虑为羊水栓塞,立即进行抢救。

3.辅助检查

（1）血涂片查找羊水有形物质:采集下腔静脉血,镜检见到羊水有形成分可确诊。

（2）床旁胸部 X 线摄片:可见肺部双侧弥漫性点状、片状浸润影,沿肺门分布,伴轻度肺不张和右心扩大。

（3）床旁心电图或心脏彩色多普勒超声检查:提示有心房、心室扩大,ST 段下降。

（4）若患者死亡,行尸检时,可见肺水肿、肺泡出血。心内血液查到有羊水有形物质,肺小动脉或毛细血管有羊水有形成分栓塞,子宫或阔韧带血管内查到羊水有形物质。

（二）护理诊断

（1）气体交换受损:与肺血管阻力增加、肺动脉高压、肺水肿有关。

（2）组织灌注无效:与弥散性血管内凝血及失血有关。

（3）有胎儿窘迫的危险:与羊水栓塞、母体血液循环受阻有关。

（三）护理目标

（1）实施抢救后,患者胸闷、气急、呼吸困难等症状有所改善。

（2）患者心率、血压恢复正常,出血量减少,肾功能恢复正常。

（3）新生儿无生命危险。

（四）护理措施

1.羊水栓塞的预防

加强产前检查,及时注意有无诱发因素,及时发现前置胎盘、胎盘早剥等并发症并予以积极处理。严密观察产程进展情况,正确掌握缩宫素的使用方法,防止宫缩过强。严格掌握人工破膜的指征和时间,宜在宫缩间歇期行人工破膜术,破口要小,并注意控制羊水流出的速度。

2.配合医师,并积极抢救患者

（1）吸氧:最初阶段是纠正缺氧。给予患者半卧位,加压给氧,必要时给予气管插管或者气管切开,减轻肺水肿,改善脑缺氧。

(2)抗过敏:根据医嘱,尽快给予大剂量肾上腺糖皮质激素抗过敏、解除痉挛,保护细胞。可予地塞米松 20～40 mg 静脉推注,以后根据病情可静脉滴注维持。氢化可的松 100～200 mg 加入 5％～10％葡萄糖注射液 50～100 mL 快速静脉滴注,后予 300～800 mg 加入 5％葡萄糖注射液 250～500 mL 静脉滴注,日用上限可达 500～1 000 mg。

(3)缓解肺动脉高压:解痉药物能改善肺血流灌注,预防有心力衰竭所致的呼吸循环衰竭。首选盐酸罂粟碱,30～90 mg 加入 25％葡萄糖注射液 20 mL 缓慢力,能松弛平滑肌,扩张冠状动脉、肺和脑动脉,降低小血管阻力。与阿托品合用扩张小动脉效果更佳。其次使用阿托品,阿托品能阻断迷走神经反射所导致的肺血管和支气管痉挛。1 mg 阿托品加入 10％～25％葡萄糖注射液 10 mL,每 15～30 分钟静脉推注1 次,直至症状缓解,微循环改善为止。然后,使用氨茶碱。氨茶碱具有松弛支气管平滑肌、解除肺血管痉挛的作用,250 mg 氨茶碱加入 25％葡萄糖注射液 20 mL 缓慢静脉推注。最后,酚妥拉明为 α 肾上腺素能抑制剂,能解除肺血管痉挛,降低肺动脉阻力,消除肺动脉高压。可用 5～10 mg 加入 10％葡萄糖注射液100 mL 静脉滴注。

(4)抗休克。①补充血容量、使用升压药物:扩容常使用低分子右旋糖酐静脉滴注,并且补充新鲜的血液和血浆。在抢救过程中,监测中心静脉压,了解心脏负荷情况,并据此调节输液量和输液速度。升压药物可用多巴胺 20 mg 加入 5％葡萄糖溶液 250 mL 静脉滴注,随时根据血压调节滴速。②纠正酸中毒:根据血氧分析和血清电解质结果,判断是否存在酸中毒。一旦发现,5％碳酸氢钠 250 mL 静脉滴注。及时应用可纠正休克和代谢失调,并根据血清电解质,及时纠正电解质紊乱。③纠正心力衰竭消除肺水肿:使用毛花苷 C 或毒毛花苷 K 静脉滴注。同时使用呋塞米静脉推注,有利于消除肺水肿,防止急性肾衰竭。

(5)防治 DIC:DIC 阶段应早期抗凝,补充凝血因子,及时输注新鲜血液和血浆、纤维蛋白原等;应用肝素,尤其在羊水栓塞时其血液呈高凝状态时短期内使用。用药过程中监测出凝血时间,如使用肝素过量(凝血时间＞30 分钟),则出现出血倾向,如伤口渗血、血肿、阴道流血不止等,可用鱼精蛋白对抗。

DIC 晚期纤溶时期,抗纤溶可使用氨基己酸、氨甲苯酸、氨甲环酸抑制纤溶激活酶,使纤溶酶原不被激活,从而抑制纤维蛋白溶解。抗纤溶的同时补充纤维蛋白原和凝血因子,防止大出血。

(6)预防肾衰竭:抢救的同时注意尿量,如补足血容量后仍然少尿或无尿,需要及时使用呋塞米等利尿剂,预防与治疗肾衰竭。

(7)预防感染:使用肾毒性较小的抗生素防止感染。

(8)产科处理:第一产程发病的产妇应立即考虑行剖宫产终止妊娠,去除病因。第二产程发病者,及时行阴道助产结束分娩,并且密切观察出血量、出凝血时间等,如果发生产后出血不止,应及时配合医师,做好子宫切除术的准备。

3.提供心理支持

如果在发病抢救过程中,产妇神志清醒,应给予产妇鼓励,安抚其紧张和恐惧的心理,使其配合医师抢救;对于家属要表示理解和抚慰,向家属解释产妇的病情,争取家属的支持和配合。在产妇病情稳定的情况下,可允许家属探视并且陪伴产妇,同时,病情稳定的康复期,可与产妇和家属一起制定康复计划,适时地给予相应的健康教育。

(温华丽)

第五节 子宫破裂

子宫破裂是指在分娩期或妊娠晚期子宫体部或子宫下段发生破裂,是产科严重的并发症,若不及时诊治,可随时威胁母儿生命。

根据子宫破裂发生的时间可分为妊娠期破裂和分娩期破裂;根据子宫破裂发生的部位可分为子宫体部破裂和子宫下段破裂;根据子宫破裂发生的程度可分为完全性破裂和不完全性破裂。完全破裂是指子宫壁的全层破裂,导致宫腔内容物进入腹腔,破裂常发生于子宫下段。不完全破裂是指子宫内膜、肌层部分或全部破裂,而浆膜层完整,常发生于子宫下段,宫腔与腹腔不相通,而往往在破裂侧进入阔韧带之间,形成阔韧带血肿。

一、病因

(一)梗阻性难产

它是引起子宫破裂最常见的原因。骨盆狭窄、头盆不称、软产道阻塞(发育畸形、瘢痕或肿瘤等)、胎位异常(肩先露、额先露)、胎儿异常(巨大胎儿、胎儿畸形)等,均可以导致胎先露部下降受阻,子宫上段为克服产道阻力而强烈收缩,使子宫下段过分伸展变薄超过最大限度,而发生子宫破裂。

(二)瘢痕子宫

剖宫产、子宫修补术、子宫肌瘤剔除术等都会使术后子宫肌壁留有瘢痕,于妊娠晚期或者临产后因子宫收缩牵拉及宫腔内压力增高而致子宫瘢痕破裂。宫体部瘢痕多于妊娠晚期发生自发破裂,多为完全破裂;子宫下段瘢痕破裂多发生于临产后,为不完全破裂。前次手术后伴感染或愈合不良者,发生子宫破裂概率更大。

(三)宫缩剂使用不当

分娩前肌内注射缩宫素或过量静脉滴注缩宫素,使用前列腺素栓剂及其他子宫收缩药物使用不当,均可导致子宫收缩过强,造成子宫破裂。多产、高龄、子宫畸形或发育不良、多次刮宫史、宫腔感染等都会增加子宫破裂的概率。

(四)手术创伤

手术创伤多发生于不适当或粗暴的阴道助产手术,如宫颈口未开全时行产钳或臀牵引术,强行剥离植入性胎盘或严重粘连胎盘,行毁胎术、穿颅术时器械、胎儿骨片伤及子宫等情况均可导致子宫破裂。

二、临床表现

子宫破裂多发生于分娩期,通常是个逐渐发展的过程,可分为先兆子宫破裂和子宫破裂2个阶段。其症状与破裂发生的时间、部位、范围、出血量、胎儿及子宫肌肉收缩情况有关。

(一)先兆子宫破裂

子宫病理性缩复环形成、下腹部压痛、胎心率异常、血尿,是先兆子宫破裂的4大主要表现。

1.症状

先兆子宫破裂常见于产程长、有梗阻性难产因素的产妇。产妇通常在临产过程中,当宫缩越强,但胎儿下降受阻,产妇表现为烦躁不安、疼痛难忍、下腹部拒按、呼吸急促、脉搏加快,同时膀胱受压充血,出现排尿困难及血尿。

2.体征

因胎先露部下降受阻,子宫收缩过强,子宫体部肌肉增厚变短,子宫下段肌肉变薄拉长,在两者间形成环状凹陷,称为病理性缩复环。可见该环逐渐上升至脐平或脐上,压痛明显(图 10-2)。因子宫收缩过强、过频,胎儿可能触不清,胎心率先加快后减慢或听不清,胎动频繁。

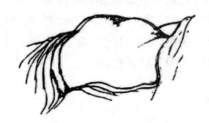

图 10-2 病理性缩复环

(二)子宫破裂

1.症状

产妇突感下腹部撕裂样剧痛,子宫收缩停止,腹部稍感舒适。后因血液、羊水进入腹腔,出现全腹持续性疼痛,伴有面色苍白、冷汗淋漓、脉搏细速、呼吸急促等现象。

2.体征

产妇全腹压痛、反跳痛,腹壁下可扪及胎体,子宫位于侧方,胎心胎动消失。阴道出血可见鲜血流出,下降中的胎儿先露部消失,扩张的宫颈口回缩,部分产妇可扪及子宫下段裂口及宫颈。若为子宫不完全破裂者,上述体征不明显,仅在不全破裂处有压痛、腹痛,若破裂口累及两侧子宫血管,可致急性大出血或形成阔韧带内血肿,查体时可在子宫一侧扪及逐渐增大且有压痛的包块。

三、处理原则

(一)先兆子宫破裂

立即抑制宫缩,使用麻醉药物或者肌内注射哌替啶,即刻行剖宫产终止妊娠。

(二)子宫破裂

在输血、输液、吸氧等抢救休克的同时,无论胎儿是否存活,都尽快做好剖宫产的准备,进行手术治疗。根据产妇全身状况、破裂的部位和程度、破裂的时间、有无感染征象等决定手术方法。

四、护理

(一)护理评估

1.病史

收集产妇既往有无与子宫破裂相关的病史,如子宫手术瘢痕、剖宫产史;此次妊娠有无出现高危因素,如胎位不正、头盆不称等;临产期间有无滥用缩宫素。

2.身心状况

评估产妇目前的临床表现和生命体征、情绪变化,如宫缩的强度、间隔时间、腹部疼痛的性质,有无排尿困难、血尿、出现病理性缩复环,同时监测胎儿宫内情况,了解有无出现胎儿窘迫征象。产妇精神状态有无烦躁不安、恐惧、焦虑、衰竭等现象。

3.辅助检查

(1)腹部检查:可了解产妇腹部疼痛的部位和体征,从而判断子宫破裂的阶段。

(2)实验室检查:血常规检查可了解有无白细胞计数升高、血红蛋白下降等感染、出血征象;同时尿常规检查可了解有无肉眼血尿。

(3)超声检查:可协助发现子宫破裂的部位和胎儿的位置。

(二)护理诊断

1.疼痛

疼痛与产妇出现强直性宫缩、子宫破裂有关。

2.组织灌注无效

组织灌注无效与子宫破裂后出血量多有关。

3.预感性悲哀

预感性悲哀与担心自身预后和胎儿可能死亡有关。

(三)护理目标

(1)及时补充血容量,产妇低血容量予以纠正。

(2)能够抑制强直性子宫收缩,产妇疼痛略有缓解。

(3)产妇情绪能够得到安抚和平稳。

(四)护理措施

1.预防子宫破裂

向孕产妇宣教,做好计划生育工作,避免多次人工流产,减少多产。认真做好产前检查,如有瘢痕子宫、产道异常者提前入院待产。正确处理产程,严密观察产程进展,尽早发现先兆子宫破裂的征象并进行及时处理。严格掌握使用缩宫素的指征和禁忌证,避免滥用,静脉滴注缩宫素时应有专人看护并记录,从小剂量起,逐渐增加,严防发生过强宫缩。

2.先兆子宫破裂的护理

密切观察产程进展,注意胎儿心率变化。待产时,如果宫缩过强、过频,下腹部压痛明显,或出现病理性缩复环时,及时报告医师,停止缩宫素等一切操作,严密监测产妇生命体征,根据医嘱使用抑制宫缩药物。

3.子宫破裂的护理

迅速开放静脉通路,短时间内补充液体、输血,补足血容量,同时吸氧、保暖,纠正酸中毒,进行抗休克处理,根据医嘱做好手术前各项准备,严密监测产妇生命体征和24小时出入量,各种实验室检查结果,评估出血量,根据医嘱使用抗生素防止感染。

4.心理支持

协助医师根据产妇的情况,向产妇及家属解释病情治疗计划,取得家属的支持和产妇的配合。如果出现胎儿死亡的产妇,要努力开解其悲伤的心情,鼓励其说出内心感受,为其提供安静的环境,同时给予关心和生活上的护理,努力帮助其接受现实,调整情绪,为产妇提供相应的产褥期休养计划,做好关于其康复的各种宣教。

(温华丽)

第六节 产褥感染

产褥感染是指分娩时及产褥期生殖道受病原体感染,引起局部和全身的炎性变化。其发病率为1.0%～7.2%,是产妇死亡的四大原因之一。产褥病率是指分娩24小时以后的10天内用口表每天测量4次,体温有2次达到或超过38℃。可见产褥感染与产褥病率的含义不同。虽然造成产褥病率的原因以产褥感染为主,但也包括产后生殖道以外的其他感染与发热,如泌尿系统感染、乳腺炎、上呼吸道感染等。

一、病因

(一)感染来源

1.自身感染

正常孕妇生殖道或其他部位的病原体,当出现感染诱因时使机体抵抗力低下而致病。孕妇生殖道病原体不仅可以导致产褥感染,而且在孕期即可通过胎盘、胎膜、羊水间接感染胎儿,并导致流产、早产、死胎、胎儿宫内发育迟缓或胎儿生长受限、胎膜早破等。有些病原体造成的感染,在孕期只表现出阴道炎、宫颈炎等局部症状,常常不被患者重视,而在产后机体抵抗力低下时发病。

2.外来感染

由被污染的衣物、用具、各种手术器械、物品等接触患者后引起感染,常常与无菌操作不严格有关。产后住院期间探视者、陪伴者的不洁护理和接触,是引起产褥感染极其重要的来源,也是极容易被疏忽的感染因素,应引起产科医师、医院管理者的高度重视。

(二)感染病原体

引起产褥感染的病原体种类较多,较常见者有链球菌、大肠埃希菌、厌氧菌等,其中内源性需氧菌和厌氧菌混合感染的发生有逐渐增高的趋势。需氧性链球菌是外源性感染的主要致病菌,有极强的致病力、毒力和播散力,可致严重的产褥感染。大肠埃希菌属包括大肠埃希菌及其相关的革兰氏阴性杆菌、变形杆菌等,亦为外源性感染的主要致病菌之一,也是菌血症和感染性休克最常见的病原体。在阴道、尿道、会阴周围均有寄生,平常不致病,产褥期机体抵抗力低下时可迅速增殖而发病。厌氧性链球菌存在于正常阴道中,当产道损伤、机体抵抗力下降,可迅速大量繁殖,并与大肠埃希菌混合感染,其分泌物异常恶臭。

(三)感染诱因

1.一般诱因

机体对入侵的病原体的反应,取决于病原体的种类、数量、毒力及机体自身的免疫力。女性生殖器官具有一定的防御功能,任何削弱产妇生殖道和全身防御功能的因素均有利于病原体的入侵与繁殖,如贫血、营养不良和各种慢性疾病,如肝功能不良、妊娠合并心脏病、糖尿病,以及临近预产期前性交、羊膜腔感染。

2.与分娩相关的诱因

(1)胎膜早破:完整的胎膜对病原体的入侵起着有效的屏障作用,胎膜破裂导致阴道内病原体上行性感染,是病原体进入宫腔并进一步入侵输卵管、盆腔、腹腔的主要原因。

（2）产程延长、滞产、多次反复的肛查和阴道检查增加了病原体入侵机会。

（3）剖宫产操作中无菌措施不严格，子宫切口缝合不当，导致子宫内膜炎的发生率为阴道分娩的20倍，并伴随严重的腹壁切口感染，尤以分枝杆菌所致者为甚。

（4）产程中宫内仪器使用不当使用次数过多或、使用时间过长，如宫内胎儿心电监护、胎儿头皮血采集等，将阴道及宫颈的病原体直接带入宫腔而感染。宫内监护超过8小时者，产褥病率可达71%。

（5）各种产科手术操作（产钳助产、胎头吸引术、臀牵引等），以及产道损伤、产前产后出血、宫腔填塞纱布、产道异物、胎盘残留，均为产褥感染的诱因。

二、分型及临床表现

发热、腹痛和异常恶露是最主要的临床表现。由于机体抵抗力不同，炎症反应程度、范围和部位的不同，临床表现有所不同。根据感染发生的部位可将产褥感染分为以下几种类型。

(一)急性外阴、阴道、宫颈炎

此常由于分娩时会阴损伤或手术产、孕前有外阴阴道炎者而诱发，表现为局部灼热、坠痛、肿胀，炎性分泌物刺激尿道可出现尿痛、尿频、尿急。会阴切口或裂伤处缝线嵌入肿胀组织内，针孔流脓。阴道与宫颈感染者其黏膜充血、水肿、溃疡、化脓，日久可致阴道粘连甚至闭锁。病变局限者，一般体温不超过38℃，病情发展可向上或宫旁组织，导致盆腔结缔组织炎。

(二)剖宫产腹部切口、子宫切口感染

剖宫产术后腹部切口的感染多发生于术后3～5天，局部红肿、触痛。组织侵入有明显硬结，并有浑浊液体渗出，伴有脂肪液化者其渗出液可呈黄色浮油状，严重患者组织坏死，切口部分或全层裂开，伴有体温明显升高，超过38℃。剖宫产术后的持续发热主要为腹部切口的感染，尤其是普通抗生素治疗无效者。

据报道，3.97%的剖宫产术患者有切口感染、愈合不良，常见的原因有合并糖尿病、妊娠期高血压疾病、贫血等。剖宫产术后子宫切口感染者则表现为持续发热，早期低热多见，伴有阴道出血增多，甚至晚期产后大出血，子宫切口缝合过紧、过密是其因素之一。妇科检查子宫复旧不良、子宫切口处压痛明显，B超检查显示子宫切口处隆起呈混合性包块，边界模糊，可伴有宫腔积液（血），彩色多普勒超声检查显示有子宫动脉血流阻力异常。

(三)急性子宫内膜炎、子宫肌炎

此为产褥感染最常见的类型，由病原体经胎盘剥离而侵犯至蜕膜所致者为子宫内膜炎，侵及子宫肌层者为子宫肌炎，两者常互相伴随。临床表现为产后3～4天开始出现低热，下腹疼痛及压痛，恶露增多且有异味，如早期不能控制，病情加重，出现寒战、高热、头痛、心率加快、白细胞及中性粒细胞增高，有时因下腹部压痛不明显及恶露不一定多而容易误诊。急性子宫内膜炎的患者100%有发热，61.6%其恶露有恶臭，60%患者子宫压痛明显。最常培养分离出的病原体主要有溶血性葡萄球菌、大肠埃希菌、链球菌等。当炎症波及子宫肌壁时，恶露反而减少，异味亦明显减轻，容易误认为病情好转。感染逐渐发展可于肌壁间形成多发性小脓肿，B超检查显示子宫增大复旧不良、肌层回声不均，并可见小液性暗区，边界不清。如继续发展，可导致败血症甚至死亡。

(四)急性盆腔结缔组织炎、急性输卵管炎

此多继发于子宫内膜炎或宫颈深度裂伤，病原体通过淋巴道或血行侵及宫旁组织，并延及输

卵管及其系膜。临床表现主要为一侧或双侧下腹持续性剧痛,妇科检查或肛查可触及宫旁组织增厚或有边界不清的实质性包块,压痛明显,常常伴有寒战和高热。炎症可在子宫直肠聚积聚形成盆腔脓肿,如脓肿破溃则向上播散至腹腔。如侵及整个盆腔,使整个盆腔增厚呈巨大包块状,不能辨别其内各器官,整个盆腔似乎被冻结,称为"冰冻骨盆"。

(五)急性盆腔腹膜炎、弥漫性腹膜炎

炎症扩散至子宫浆膜层,形成盆腔腹膜炎,继续发展为弥漫性腹膜炎,出现全身中毒症状:高热、寒战、恶心、呕吐、腹胀、下腹剧痛,体检时下腹明显压痛、反跳痛。产妇因产后腹壁松弛,腹肌紧张多不明显。腹膜炎性渗出及纤维素沉积可引起肠粘连,常在直肠子宫陷凹形成局限性脓肿,刺激肠管和膀胱导致腹泻、里急后重及排尿异常。病情不能彻底控制者可发展为慢性盆腔炎。

(六)血栓性静脉炎

细菌分泌肝素酶分解肝素导致高凝状态,加之炎症造成的血流淤滞静脉脉壁损伤,尤其是厌氧菌和类杆菌造成的感染极易导致血栓性静脉炎。可累及卵巢静脉、子宫静脉、髂内静脉、髂总静脉及下腔静脉,病变常为单侧性,患者多在产后 1～2 周,继子宫内膜炎之后出现寒战、高热、反复发作,持续数周,不易与盆腔结缔组织炎鉴别。下肢血栓性静脉炎者,病变多位于一侧股静脉和腘静脉及大隐静脉,表现为弛张热、下肢持续性疼痛、局部静脉压痛或触及硬索状包块,血液循环受阻,下肢水肿,皮肤发白,称为股白肿。可通过彩色多普勒超声血流显像检测确诊。

(七)脓毒血症及败血症

病情加剧则细菌进入血液循环引起脓毒血症、败血症,尤其是当感染血栓脱落时,可致肺、脑、肾脓肿或栓塞死亡。

三、处理原则

治疗原则是抗感染。辅以整体护理、局部病灶处理、手术或中医中药治疗。

(一)支持疗法

纠正贫血与电解质紊乱,增强免疫力。半卧位以利脓液流于陶氏腔,使之局限化。进食高蛋白、易消化的食物,多饮水,补充维生素,纠正贫血和水、电解质紊乱。发热者以物理退热方法为主,高热者酌情给予 50～100 mg 双氯芬酸钠栓剂塞肛门退热,一般不使用安替比林退热,以免体温不升。重症患者应少量多次输新鲜血或血浆、清蛋白,以提高机体免疫力。

(二)清除宫腔残留物

有宫腔残留者应予以清宫,对外阴或腹壁切口感染者可采用物理治疗,如红外线或超短波局部照射,有脓肿者应切开引流,盆腔脓肿者行阴道后穹隆穿刺或切肿引流,并取分泌物培养及药物敏感试验。严重的子宫感染,经积极的抗感染治疗无效,病情继续扩展恶化者,尤其是出现败血症、脓毒血症者,应果断及时地行子宫全切术或子宫次全切除术,以清除感染源,拯救患者的生命。

(三)抗生素的应用

应注意需氧菌与厌氧菌以及耐药菌株的问题。感染严重者,首选广谱高效抗生素,如青霉素、氨苄阿林、头孢类或喹诺酮类抗生素等,必要时进行细菌培养及药物敏感试验,并应用相应的有效抗生素。可短期加用肾上腺糖皮质激素,提高机体应激能力。

(四)活血化瘀

血栓性静脉炎者产后在抗感染同时,加用肝素 48～72 小时,即肝素 50 mg 加 5％葡萄糖溶液静脉滴注,6～8 小时一次,体温下降后改为每天 2 次,维持 4 天左右,并口服双香豆素、双嘧达莫(潘生丁)等。也可用活血化瘀中药及溶栓类药物治疗。若化脓性血栓不断扩散,可考虑结扎卵巢静脉、髂内静脉等,或切开病变静脉直接取栓。

四、护理

(一)护理评估

1.病史

认真进行全身及局部体检,注意有无引起感染的诱因,排除可致产褥病率的其他因素或切口感染等,查血尿常规、C 反应蛋白(CRP)、红细胞沉降率(ESR)则有助于早期诊断。

2.身心状况

通过全身检查,三合诊或双合诊检查,有时可触到增粗的输卵管或盆腔脓肿包块,辅助检查如 B 超、彩色超声多普勒、CT、磁共振等检测手段能对产褥感染形成的炎性包块、脓肿及静脉血栓作出定位及定性诊断。

3.辅助检查

病原体的鉴定对产褥感染诊断与治疗非常重要,方法有以下几种。

(1)病原体培养:常规消毒阴道与宫颈后,用棉拭子通过宫颈管,取宫腔分泌物或脓液进行需氧菌和厌氧菌的双重培养。

(2)分泌物涂片检查:若需氧培养结果为阴性,而涂片中出现大量细菌,应疑厌氧菌感染。

(3)病原体抗原和特异抗体检查:已有许多商品药盒问世,可快速检测。

(二)护理诊断

(1)疼痛:与产褥感染有关。

(2)体温过高:与伤口、宫内等感染有关。

(3)焦虑:与自身疾病有关。

(三)护理目标

(1)产妇疼痛减轻,体温正常。

(2)产妇感染得到控制,舒适感增加。

(3)产妇焦虑减轻或消失,能积极配合治疗。

(四)护理措施

(1)卧床休息:取半卧位,有利于恶露的排出及炎症的局限。

(2)注意观察子宫复旧情况:给予宫缩剂即缩宫素,促使子宫收缩,及时排出恶露。

(3)饮食:增强营养,提高机体抵抗力,高热量、高蛋白、高维生素、易消化饮食。产后 3 天内不能吃过于油腻、汤太多的食物。饮食中必须含足量的蛋白质、矿物质及维生素。少食或不食辛辣刺激性食物。保持精神愉快,心情舒畅,避免精神刺激。

(4)体温升高的护理:严密观察体温、脉搏,每 4 小时测量 1 次,体温在 39 ℃以上者,可采取物理降温(冰帽、温水、酒精擦洗),鼓励患者多饮水。

(5)食欲缺乏者:可静脉补液,注意纠正酸中毒,纠正电解质紊乱,必要时输血。

(6)保持会阴部清洁、干燥:每天消毒、擦洗外阴 2 次。会阴水肿严重者,可用 50％硫酸镁湿热敷；会阴伤口感染扩创引流者每天用消毒液换药或酌情坐浴；盆腔脓肿切开者，注意引流通畅。

（7）抗感染治疗：使用大剂量的抗生素。应用抗生素的原则是早用、快速、足量。对于严重的病例要采取联合用药（氨苄霉素、庆大霉素、卡那霉素、甲硝唑等），必要时取分泌物做药敏试验。

（8）下肢血栓性静脉炎：卧床休息，局部保暖并给予热敷，以促进血液循环而减轻肿胀，注意抬高患肢，防栓子脱落栓塞肺部。急性期过后，指导和帮助患者逐渐增加活动。

（9）做好患者的口腔、乳房护理感染，患者实施床边隔离，尤其是患者使用的便盆要严格隔离，防止交叉感染；及时消毒患者用物，产妇出院后应严格消毒所用物品。

（五）护理评价

（1）产妇疼痛减轻，体温正常。

（2）产妇感染得到控制，舒适感增加。

（3）产妇焦虑减轻或消失，积极配合治疗。

（温华丽）

第十一章

儿科护理

第一节　小儿急性感染性喉炎

急性感染性喉炎是由病毒或细菌等引起的喉部黏膜的急性炎症,多见于 5 岁以下的儿童,冬、春季发病较多。由于小儿喉腔狭小、黏膜下血管淋巴组织丰富,声门下组织疏松等解剖特点,患儿易出现犬吠样咳嗽、声音嘶哑、吸气性喉鸣伴呼吸困难,严重时出现喉梗阻症状,若处理不及时,可危及生命。

一、临床特点

(一)症状

1.发热

患儿可有不同程度的发热,严重时体温可高达 40 ℃以上并伴有中毒症状。

2.咳嗽

轻者为刺激性咳嗽,伴有声音嘶哑,较重的有犬吠样咳嗽。

3.喉梗阻症状

呈吸气性喉鸣、三凹症,重者迅速出现烦躁不安、吸气性呼吸困难、发绀、心率加快等缺氧症状。临床将喉梗阻分为 4 度。

(1)Ⅰ度喉梗阻:安静时如常人,但活动(或受刺激)后可出现喉鸣及吸气性呼吸困难。胸部听诊呼吸音清晰,心率无改变。

(2)Ⅱ度喉梗阻:即使在安静状态下也有喉鸣和吸气性呼吸困难。听诊可闻喉鸣传导或气管呼吸音,呼吸音强度大致正常。心率稍快,一般状况尚好。

(3)Ⅲ度喉梗阻:吸气性呼吸困难严重,除上述表现外,还因缺氧严重而出现明显发绀,患儿常极度不安、躁动、恐惧、大汗,胸廓塌陷,呼吸音明显减低。心率增快,常<140 次/分钟,心音低钝。

(4)Ⅳ度喉梗阻:由于呼吸衰竭及逐渐体力耗竭,患儿极度衰竭,呈昏睡状或进入昏迷,三凹征反而不明显,呼吸微弱,呼吸音几乎消失,胸廓塌陷明显,心率或慢或快,心律不齐,心音微弱,面色由发绀变成苍白或灰白。

(二)体征

咽部充血,肺部无湿啰音。直达喉镜检查可见黏膜充血肿胀,声门下黏膜呈梭状肿胀,黏膜表面有时附有黏稠性分泌物。

二、护理评估

(一)健康史

询问发病情况,病前有无上呼吸道感染现象。

(二)症状、体征

检查患儿有无发热、声音嘶哑、咳嗽、气促、三凹征。

(三)社会-心理因素

评估患儿及家长的心理状态,对疾病的了解程度、家庭环境及经济情况,了解患儿有无住院的经历。

(四)辅助检查

了解病原学及血常规检查结果。

三、常见护理问题

(1)低效性呼吸形态:与喉头水肿有关。

(2)舒适的改变:与咳嗽、呼吸困难有关。

(3)有窒息的危险:与喉梗阻有关。

(4)体温过高:与感染有关。

四、护理措施

(一)改善呼吸功能,保持呼吸道通畅

(1)保持室内空气清新,每天定时通风 2 次;保持室内湿度在 60% 左右,以缓解喉肌痉挛,湿化气道。

(2)适当抬高患儿颈肩部,怀抱小儿使头部稍后仰以保持气道通畅,体位舒适。

(3)Ⅱ度以上喉梗阻患儿应给予吸氧。

(4)吸入用布地奈德混悬液+肾上腺素用生理盐水稀释后雾化吸入,每天 3~4 次,以消除喉水肿,恢复气道通畅。

(5)指导较大患儿进行有效的咳嗽,当患儿剧烈咳嗽时,可嘱患儿深呼吸以抑制咳嗽。

(二)密切观察病情变化

根据患儿三凹征、喉鸣、青紫及烦躁的表现来判断缺氧的程度,及时发现喉梗阻,积极处理,避免窒息。如有喉梗阻先兆,立即通知医师,备好抢救物品,积极配合抢救。

(三)发热护理

监测体温变化,发热时用温水擦浴,解热贴敷前额,必要时按医嘱给予药物降温。

(四)提高患儿的舒适度

卧床休息,减少活动,各种护理操作尽量集中进行,避免哭闹。一般情况下不用镇静剂,若患儿过度烦躁不安,可遵医嘱用地西泮、苯巴比妥肌内注射或 10% 水合氯醛灌肠。因氯丙嗪及吗啡有抑制呼吸的作用,不宜应用。

五、健康教育

(1)向患儿家长讲解疾病的有关知识和护理要点,指导家长耐心细致地喂养,进食易消化的流质或半流质,多饮水,不吃有刺激性的食物,避免患儿进食时发生呛咳。

(2)向家长说明雾化吸入的重要性,鼓励患儿配合治疗。

(3)避免哭闹时间过长,吸入有害气体或进食辛辣食物,刺激损伤喉部。

六、出院指导

(1)注意锻炼身体,合理喂养,增强机体抵抗力。

(2)养成良好卫生和生活习惯,饭后漱口,多饮水,保持口腔清洁。

(3)一旦发生痉挛性喉炎(出现呼吸紧促如犬吠,喉鸣,吸气困难,胸廓塌陷,唇色发绀)应立即送医院治疗,并保持气道通畅(患儿头向后仰,解开衣领)。

(刘　敏)

第二节　小儿急性支气管炎

急性支气管炎是小儿常见的一种呼吸道疾病。本病常继发于上呼吸道感染之后,也常为肺炎的早期表现。也有的是小儿急性传染病如麻疹、百日咳、伤寒、猩红热等疾病的早期症状或并发症。

急性支气管炎由各种病毒和细菌或二者混合感染所引起。另外,小儿年龄小,体格弱,气温变化冷热不均,公共场所或居室空气污浊,都可诱发本病。

疾病开始时表现为上呼吸道感染症状,发热、流鼻涕、咳嗽,咳嗽逐渐加重并且有痰,起初是白色黏痰,几天后变为黄色脓痰。有的小儿嗓子呼噜呼噜作响,早晚咳嗽较重,经常因咳嗽将食物吐出。还常伴有头痛、食欲缺乏、疲乏无力、睡眠不安、腹泻等症状。

另外,有一种特殊型的支气管炎,称为急性毛细支气管炎也叫哮喘性支气管炎。其主要表现为下呼吸道梗阻症状,似支气管哮喘样发作,患儿鼻翼翕动,呈喘憋状呼吸,很快出现呼吸困难、缺氧、发绀。这种类型多见于2岁以内虚胖小儿,往往有湿疹或其他过敏史。

一、护理要点

(1)发热时要注意卧床休息,选用物理降温或药物降温。

(2)室内保持空气新鲜,适当通风换气,但避免对流风,以免患儿再次受凉。

(3)须经常协助患儿变换体位,轻轻拍打背部,使痰液易于排出。

二、注意事项

(1)急性支气管炎一般1周左右可治愈。有部分患儿咳嗽的时间要长些,逐渐会减轻、消失,适当的服些止咳剂即可。不过在患病的早期,对于痰多的患儿,不主张用止咳剂,以免影响排痰。痰稠咳重者可服用祛痰药。

（2）也有部分患儿发展为肺炎，就按护理肺炎患儿的方法精心护理。如果急性支气管炎发作时缺氧、发绀，必须住院治疗，若缺氧得不到及时纠正会发生脑缺氧等并发症。其他最常见的并发症就是心力衰竭。

（3）对于哮喘重的患儿，请参考支气管哮喘的护理方法。在使用氨茶碱等缓解支气管痉挛的药物时，应在医师指导下用药，家长不可乱用。中药麻杏石甘汤或小青龙汤加减治疗急性支气管炎有一定效果，也可采取中西医结合治疗。

（刘　敏）

第三节　小儿心律失常

正常心律起源于窦房结，心激动按一定的频率、速度及顺序传导到结间束、房室束、左右束支及普肯耶纤维网而达心室肌。心激动的频率、起搏点或传导不正常都可造成心律失常。

一、期前收缩

期前收缩是由心脏异位兴奋灶发放的冲动所引起的，为小儿时期最常见的心律失常。异位起搏点可位于心房、房室交界或心室组织，分别引起房性、交界性及室性期前收缩，其中室性期前收缩多见。

（一）病因

期前收缩常见于无器质性心脏病的小儿，可由疲劳、精神紧张、自主神经功能不稳定引起，但也可发生于病毒性心肌炎、先天性心脏病或风湿性心脏病。另外，洋地黄、奎尼丁、锑剂中毒，缺氧，酸碱平衡失调，电解质紊乱，心导管检查，心脏手术等均可引起期前收缩。1%～2%的健康学龄儿童有期前收缩。

（二）症状

年长儿可诉述心悸、胸闷、不适。听诊可发现心律不齐，心搏提前，其后常有一定时间的代偿间歇，心音强弱也不一致。期前收缩常使脉律不齐，若期前收缩发生得过早，可使脉搏短绌。期前收缩的次数因人而异，且同一患儿在不同时期亦可有较大出入。某些患儿于运动后心率加快时期前收缩减少，但也有些患儿运动后期前收缩反而增多，前者常提示无器质性心脏病，后者可能有器质性心脏病。为了明确诊断，了解期前收缩的性质，必须做心电图检查，根据心电图上有无 P 波、P 波形态、P-R 间期的长短以及 QRS 波的形态，来判断期前收缩属于何种类型。

1.房性期前收缩的心电图特征

（1）P 波提前，可与前一心动周期的 T 波重叠，形态与窦性 P 波稍有差异，但方向一致。

（2）P-R 间期＞0.10 秒。

（3）期前收缩后的代偿间歇往往不完全。

（4）一般 P 波、QRS-T 波正常，若不继以 QRS-T 波，称为阻滞性期前收缩；若继以畸形的 QRS-T 波，此为心室差异传导所致。

2.交界性期前收缩的心电图特征

（1）QRS-T 波提前，形态、时限与正常窦性 QRS 波基本相同。

(2)期前收缩所产生的 QRS 波前或后有逆行 P 波,P-R 间期<0.10 秒,如果 P 波在QRS波之后,则 R-P 间期<0.20 秒,有时 P 波可与 QRS 波重叠,辨认不清。

(3)代偿间歇往往不完全。

3.室性期前收缩的心电图特征

(1)QRS 波提前,形态异常、宽大,QRS 波时间>0.10 秒,T 波的方向与主波的方向相反。

(2)QRS 波前多无 P 波。

(3)代偿间歇完全。

(4)有时在同一导联上出现形态不一、配对时间不等的室性期前收缩,称为多源性期前收缩。

(三)治疗

必须针对该病因治疗原发病。一般认为期前收缩次数不多、无自觉症状者可不必用药。若患儿期前收缩次数多于每分钟 10 次,有自觉症状,或在心电图上呈多源性,则应治疗。可选用普罗帕酮(心律平),口服,每次 5～7 mg/kg,每 6～8 小时 1 次。亦可服用 β 受体阻滞剂——普萘洛尔(心得安),每天 1 mg/kg,分 2～3 次服。房性期前收缩患儿若用之无效可改用洋地黄类药物。室性期前收缩患儿必要时可每天应用苯妥英钠 5～10 mg/kg,分 3 次口服;胺碘酮 5～10 mg/kg,分 3 次口服;普鲁卡因胺 50 mg/kg,分 4 次口服;奎尼丁 30 mg/kg,分 4～5 次口服。后者可引起心室内传导阻滞,需心电图随访,在住院观察下应用为妥。对洋地黄过量或引起低血钾者,除停用洋地黄外,应给予氯化钾,口服或静脉滴注。

(四)预后

其预后取决于原发病。有些无器质性心脏病的患儿期前收缩可持续多年,不少患儿的期前收缩最后终于消失,个别患儿可发展为更严重的心律失常,如室性心动过速。

二、阵发性心动过速

阵发性心动过速是异位心动过速的一种,按其发源部位分室上性(房性或房室结性)和室性两种,绝大多数病例属于室上性心动过速。

(一)室上性阵发性心动过速

室上性阵发性心动过速是由心房或房室交界处异位兴奋灶快速释放冲动所产生的一种心律失常。该病虽非常见,但属于对药物反应良好,可以完全治愈的儿科急症之一,若不及时治疗易致心力衰竭。该病可发生于任何年龄,容易反复发作,但初次发病多发生于婴儿时期,个别可发生于胎儿末期(由胎儿心电图证实)。

1.病因

其可在先天性心脏病、预激综合征、心肌炎、心内膜弹力纤维增生症等疾病基础上发生,但多数患儿无器质性心脏病。感染为常见的诱因。该病也可由疲劳、精神紧张、过度换气、心脏手术、心导管检查等诱发。

2.临床表现

临床表现小儿常突然烦躁不安,面色青灰或灰白,皮肤湿冷,呼吸加快,脉搏细弱,常伴有干咳,有时呕吐,年长儿还可自诉心悸、心前区不适、头晕等。发作时心率突然加快,为每分钟160～300 次,多数患儿的心率>每分钟 200 次,一次发作可持续数秒钟至数天。发作停止时心率突然减慢,恢复正常。此外,听诊时第一心音强度完全一致,发作时心率较固定而规则等为该病的特征。发作持续超过 24 小时者容易发生心力衰竭。若同时有感染,则可有发热、外周血白细胞数升高等表现。

3.X 线检查

X 线检查取决于原来有无心脏器质性病变和心力衰竭,透视下见心脏搏动减弱。

4.心电图检查

心电图检查中 P 波形态异常,往往较正常时小,常与前一心动周期的 T 波重叠,以致无法辨认。如能见到 P 波,则 P-R 间期常为 0.08~0.13 秒。虽然根据 P 波和 P-R 间期长短可以区分房性或交界性期前收缩,但临床上常有困难。QRS 波的形态与窦性 QRS 波的形态相同,发作时间持久者,可有暂时 ST 段及 T 波改变。部分患儿在发作间歇期可有预激综合征。

5.诊断

发作的突然起止提示这是心律失常,以往的发作史对诊断很有帮助。通过体格检查发现,心律绝对规律,心音强度一致,心率往往超出一般窦性心律范围,再结合上述心电图特征,诊断不太困难,但需与窦性心动过速及室性心动过速区别。

6.治疗

可先采用物理方法以提高迷走神经张力,如无效或当时有效但很快复发,需用药物治疗。

(1)物理方法:①用浸透冰水的毛巾敷面对新生儿和小婴儿效果较好。用毛巾在 4~5 ℃水中浸湿后,敷在患儿面部,可强烈兴奋迷走神经,每次 10~15 秒。如 1 次无效,可隔 3~5 分钟再用,一般不超过 3 次。②可使用压迫颈动脉窦法,在甲状软骨水平扪得右侧颈动脉搏动后,用大拇指向颈椎方向压迫,以按摩为主,每次时间不超过 5~10 秒,一旦转律,便停止压迫。如无效,可用同法再试压左侧,但禁止两侧同时压迫。③以压舌板或手指刺激患儿咽部使之产生恶心、呕吐。

(2)药物治疗:①对病情较重,发作持续 24 小时以上,有心力衰竭表现者,宜首选洋地黄类药物。此类药物能增强迷走神经张力,减慢房室交界处传导,使室上性阵发性心动过速转为窦性心律,并能增强心肌收缩力,控制心力衰竭。发生室性心动过速或洋地黄引起室上性心动过速,则禁用此药。低钾、有心肌炎、室上性阵发性心动过速伴房室传导阻滞或肾功能减退者慎用此类药物。常用制剂有地高辛(口服、静脉注射)或毛花苷 C(静脉注射),一般采用快速饱和法。②β 受体阻滞剂:可试用普萘洛尔,小儿静脉注射剂量为每次 0.05~0.15 mg/kg,以 5% 的葡萄糖溶液稀释后缓慢静脉推注,推注 5~10 分钟,必要时每 6~8 小时重复 1 次。重度房室传导阻滞,伴有哮喘症及心力衰竭者禁用此类药物。③维拉帕米(异搏定):此药为选择性钙离子拮抗剂,抑制 Ca^{2+} 进入细胞内,疗效显著。不良反应为血压下降,并能加重房室传导阻滞。剂量:每次 0.1 mg/kg,静脉滴注或缓注,每分钟不超过 1 mg。④普罗帕酮:有明显延长传导作用,能抑制旁路传导。剂量为每次 1~3 mg/kg,溶于 10 mL 葡萄糖注射液中,静脉缓注 10~15 分钟;无效者可于 20 分钟后重复 1~2 次;有效时可改为口服维持,剂量与治疗期前收缩的剂量相同。⑤奎尼丁或普鲁卡因胺:这两种药能延长心房肌的不应期和降低异位起搏点的自律性,恢复窦性节律。奎尼丁口服剂量开始为每天 30 mg/kg,分 4~5 次服,每 2~3 小时口服 1 次,转律后改用维持量;普鲁卡因胺口服剂量为每天 50 mg/kg,分 4~6 次服;肌内注射用量为每次 6 mg/kg,每 6 小时 1 次,至心动过速为止或出现中毒反应为止。

(3)其他:对个别药物疗效不佳者可考虑用直流电同步电击转复心律,或经静脉将起搏导管插入右心房行超速抑制治疗。近年来对发作频繁、药物难以满意控制的室上性阵发性心动过速采用射频消融治疗取得成功。

7.预防

发作终止后可以维持量口服地高辛 1 个月,如有复发,则于发作控制后再服 1 个月。奎尼丁对预激综合征患儿预防复发的效果较好,可持续用半年至 1 年,也可口服普萘洛尔。

(二)室性心动过速

发生连续 3 次或 3 次以上的室性期前收缩,临床上称为室性心动过速。它在小儿时期较少见。

1.病因

室性心动过速可由心脏手术、心导管检查、严重心肌炎、先天性心脏病、感染、缺氧、电解质紊乱等原因引起,但不少病例的病因不易确定。

2.临床表现

临床表现与室上性阵发性心动过速相似,唯症状较严重。小儿烦躁不安、苍白、呼吸急促,年长儿可诉心悸、心前区痛,严重病例可有晕厥、休克、充血性心力衰竭等。发作短暂者血流动力学的改变较轻,发作持续 24 小时以上者则可发生显著的血流动力学改变,且很少有自动恢复的可能。体检发现心率加快,常高于每分钟 150 次,节律整齐,心音可有强弱不等现象。

3.心电图检查

心电图中心室率常为每分钟 150～250 次。R-R 间期可略有变异,QRS 波畸形,时限增宽(0.10 秒),P 波与 QRS 波之间无固定关系,心房率较心室率缓慢,有时可见到室性融合波或心室夺获现象。

4.诊断

心电图是诊断室性心动过速的重要手段。有时区别室性心动过速与室上性心动过速伴心室差异传导比较困难,必须结合病史、体检、心电图特点、对治疗的反应等仔细加以区别。

5.治疗

药物治疗可应用利多卡因 0.5～1.0 mg/kg,静脉滴注或缓慢推注,必要时可每 10～30 分钟重复,总量不超过 5.0 mg/kg。此药能控制心动过速,但作用时间很短,剂量过大能引起惊厥、传导阻滞等毒性反应,少数患儿对此药有过敏现象。静脉滴注普鲁卡因胺也有效,剂量为1.4 mg/kg,以 5％的葡萄糖注射液将其稀释成 1％的溶液,在心电图监测下以每分钟 0.5～1.0 mg/kg的速度滴入,如出现心率明显改变或 QRS 波增宽,应停药。此药的不良反应较利多卡因大,可引起低血压,抑制心肌收缩力。口服美西律,每次 100～150 mg,每 8 小时 1 次,对某些利多卡因无效者可能有效;若无心力衰竭,禁用洋地黄类药物。对病情危重、药物治疗无效者,可应用直流电同步电击转复心律。个别患儿采用射频消融治疗后痊愈。

6.预后

该病的预后比室上性阵发性心动过速严重。同时有心脏病存在者病死率可达 50％以上,原无心脏病者也可发展为心室颤动,甚至死亡,所以必须及时诊断,适当处理。

三、房室传导阻滞

心脏的传导系统包括窦房结、结间束、房室结、房室束、左右束支以及普肯耶纤维。心脏的传导阻滞可发生在传导系统的任何部位,当阻滞发生于窦房结与房室结之间,便称为房室传导阻滞。阻滞可以是部分性的(第一度或第二度),也可能为完全性的(第三度)。

(一)第一度房室传导阻滞

第一度房室传导阻滞在小儿中比较常见,大都由急性风湿性心肌炎引起,但也可发生于个别正常小儿。由希氏束心电图证实阻滞可发生于心房、房室交界或希氏束,房室交界阻滞最常见。第一度房室传导阻滞本身对血流动力学并无不良影响。临床听诊除第一心音较低钝外,无其他特殊体征。诊断主要通过心电图检查,心电图表现为 P-R 间期延长,但小儿 P-R 间期的正常值随年龄、心率不同而不同。部分正常小儿静卧后,P-R 间期延长,直立或运动后,P-R 间期缩短至正常,此种情况说明 P-R 间期延长与迷走神经的张力过高有关。对第一度房室传导阻滞应着重病因治疗。其本身无须治疗,预后较好。部分第一度房室传导阻滞可发展为更严重的房室传导阻滞。

(二)第二度房室传导阻滞

发生第二度房室传导阻滞时窦房结的冲动不能全部传到心室,因而造成不同程度的漏搏。

1.病因

产生原因有风湿性心脏病,各种原因引起的心肌炎、严重缺氧、心脏手术及先天性心脏病(尤其是大动脉错位)等。

2.临床表现及分型

临床表现取决于基本心脏病变及由传导阻滞引起的血流动力学改变。心室率过缓可引起胸闷、心悸,甚至产生眩晕和昏厥。听诊时除原有心脏疾病所产生的改变外,尚可发现心律不齐、脱漏搏动。心电图改变可分为两种类型:①第Ⅰ型(文氏型),R-R 间期逐步延长,终于 P 波后不出现 QRS 波;在 P-R 间期延长的同时,R-R 间期往往逐步缩短,而且脱落的前、后两个 P 波的时间小于最短的 P-R 间期的两倍。②第Ⅱ型(莫氏型),此型 P-R 间期固定不变,但心室搏动呈规律地脱漏,而且常伴有 QRS 波增宽。近年来,对希氏束心电图的研究发现第Ⅰ型比第Ⅱ型常见,但第Ⅱ型的预后比较严重,容易发展为完全性房室传导阻滞,导致阿-斯综合征。

3.治疗

第二度房室传导阻滞的治疗应针对原发病。当心室率过缓,心脏搏出量减少时可用阿托品、异丙肾上腺素治疗。病情轻者可以口服阿托品,舌下含用异丙肾上腺素,情况严重时则以静脉输药为宜,有时甚至需要安装起搏器。

4.预后

预后与心脏的病变有关。由心肌炎引起者最后多完全恢复;当阻滞位于房室束远端,有 QRS 波增宽者预后较严重,可能发展为完全性房室传导阻滞。

(三)第三度房室传导阻滞

第三度房室传导阻滞又称完全性房室传导阻滞,在小儿中较少见。发生完全性房室传导阻滞时心房与心室各自独立活动,彼此无关,此时心室率比心房率慢。

1.病因

病因可分为获得性和先天性两种。心脏手术引起的获得性第三度房室传导阻滞最为常见。心肌炎引起的获得性第三度房室传导阻滞也常见。新生儿低血钙与酸中毒也可引起暂时性第三度房室传导阻滞。约有 50% 的先天性房室传导阻滞患儿的心脏无形态学改变,部分患儿合并先天性心脏病或心内膜弹力纤维增生症等。

2.临床表现

临床表现不一,部分小儿并无主诉,获得性第三度房室传导阻滞者和伴有先天性心脏病者病情较重。患儿因心搏出量减少而自觉乏力、眩晕、活动时气短。最严重的表现为阿-斯综合征。

小儿检查时脉率缓慢而规则,婴儿脉率<每分钟 80 次,儿童脉率>每分钟 60 次,运动后仅有轻度或中度增加;脉搏多有力,颈静脉可有显著搏动,此搏动与心室收缩无关;第一心音强弱不一,有时可闻及第三心音或第四心音;绝大多数患儿心底部可听到Ⅰ~Ⅱ级喷射性杂音,为心脏每次搏出量增加引起的半月瓣相对狭窄所致。因为经过房室瓣的血量也增加,所以可闻及舒张中期杂音。可有心力衰竭及其他先天性、获得性心脏病的体征。在不伴有其他心脏疾病的第三度房室传导阻滞患儿中,X 线检查可发现 60% 的患儿有心脏增大。

3.诊断

心电图是重要的诊断方法。因为心房与心室都以其本身的节律活动,所以 P 波与 QRS 波无关。心房率较心室率快,R-R 间期基本规则。心室波形有 2 种形式:①QRS 波的形态、时限正常,表示阻滞在房室束之上。②QRS 波有切迹,时限延长,说明起搏点在心室内或者伴有束支传导阻滞,常为外科手术所引起。

4.治疗

凡有低心排血量症状或阿-斯综合征表现者需进行治疗。少数患儿无症状,心室率又不太缓慢,可以不必治疗,但需随访观察。纠正缺氧与酸中毒可改善传导功能。由心肌炎或手术暂时性损伤引起者,肾上腺皮质激素可消除局部水肿,恢复传导功能。起搏点位于希氏束近端者,应用阿托品可使心率加快。人工心脏起搏器是一种有效的治疗方法,可分为临时性与永久性两种。对急性获得性第三度房室传导阻滞者临时性起搏效果很好;对第三度房室传导阻滞持续存在者并有阿-斯综合征者需应用埋藏式永久性心脏起搏器。有心力衰竭者,尤其是应用人工心脏起搏器后尚有心力衰竭者,需继续应用洋地黄制剂。

5.预后

非手术引起的获得性第三度房室传导阻滞可能完全恢复,手术引起的获得性第三度房室传导阻滞预后较差。先天性第三度房室传导阻滞,尤其是不伴有其他先天性心脏病者,则预后较好。

四、心律失常的护理

(一)护理评估

1.健康史

(1)了解既往史,对患儿情绪、心慌、气急、头晕等表现进行评估。

(2)应注意评估可能存在的诱发心律失常的因素,如情绪激动、紧张、疲劳、消化不良、饱餐、用力过猛、普鲁卡因胺等的毒性作用、低血钾、心脏手术或心导管检查。

2.身体状况

(1)主要表现:①窦性心律失常。窦性心动过速患儿可无症状或有心悸感。窦性心动过缓,心率过慢可引起头晕、乏力、胸痛等。②期前收缩。患儿可无症状,亦可有心悸或心跳暂停感,频发室性期前收缩可致心悸、胸闷、乏力、头晕,甚至晕厥。室性期前收缩持续时间过长,可诱发或加重心绞痛、心力衰竭。③异位性心动过速。室上性阵发性心动过速发作时,患儿大多有心悸、胸闷、乏力。室性阵发性心动过速发作时,患儿多有晕厥、呼吸困难、低血压,甚至抽搐、心绞痛等。④心房纤颤。患儿多有心悸、胸闷、乏力,严重者发生心力衰竭、休克、晕厥及心绞痛发作。⑤心室颤动。心室颤动一旦发生,患儿立即出现阿-斯综合征,表现为意识丧失、抽搐、心跳和呼吸停止。

(2)症状、体征。护理人员应重点检查脉搏频率及节律是否正常,结合心脏听诊可发现:①期前收缩时心律不规则;期前收缩后有较长的代偿间歇,第一心音增强,第二心音减弱;桡动脉触诊有脉搏缺如。②室上性阵发性心动过速心律规则,第一心音强度一致;室性阵发性心动过速心律略不规则,第一心音强度不一致。③以房纤颤时心音强弱不等,心律绝对不规则,脉搏短绌,脉率＜心率。④心室颤动患儿神志丧失,摸不到大动脉搏动,继而呼吸停止、瞳孔散大、发绀。⑤第一度房室传导阻滞,听诊时第一心音减弱;第二度Ⅰ型者听诊有心搏脱漏,第二度Ⅱ型者听诊时,心律可慢而整齐或不齐;第三度房室传导阻滞,听诊心律慢而不规则,第一心音强弱不等,收缩压升高,脉压增大。

3.社会-心理因素

患儿可因心律失常引起的胸闷、乏力、心悸等而紧张、不安。期前收缩患儿易过于注意自己的脉搏,思虑过度。以房纤颤患儿可能因栓塞致残而忧伤、焦虑。心动过速发作时病情重,患儿有恐惧感。严重房室传导阻滞患儿不能自理生活。需使用人工起搏器的患儿对手术及自我护理缺乏认识,因而情绪低落、信心不足。

(二)护理诊断

1.心排血量减少

患儿心排血量减少与严重心律失常有关。

2.焦虑

患儿因发生心绞痛、晕厥、抽搐而焦虑。

3.活动无耐力

活动无耐力与心律失常导致心排血量减少有关。

4.并发症

并发症有晕厥、心绞痛,与严重心律失常导致心排血量降低,脑和心肌血供减少有关。

5.潜在并发症

潜在并发症包括心搏骤停,与心室颤动、缓慢心律失常、心室停搏、持续性室性心动过速使心脏射血功能突然中止有关。

(三)预期目标

(1)血压稳定,呼吸平稳,心慌、乏力减轻或消失。

(2)忧虑、恐惧情绪减轻或消除。

(3)保健意识增强,病情稳定。

(四)护理措施

1.减轻心脏负荷,缓解不适

(1)对功能性心律失常患儿,护理人员应鼓励其正常生活,注意劳逸结合。频发期前收缩、室性阵发性心动过速或第二度Ⅱ型及第三度房室传导阻滞患儿,应绝对卧床休息。护理人员应为患儿创造良好的安静休息环境,协助患儿做好生活护理,关心患儿,减少和避免任何不良刺激。

(2)护理人员应遵医嘱给予患儿抗心律失常药物。

(3)患儿心悸、呼吸困难、血压下降、晕厥时,护理人员应及时做好对症护理。

(4)终止室上性阵发性心动过速发作,可试用兴奋迷走神经的方法:①护理人员用压舌板刺激患儿的腭垂,诱发恶心、呕吐。②患儿深吸气后屏气,再用力做呼气动作。③颈动脉窦按摩:患儿取仰卧位,护理人员先给患儿按摩右侧颈动脉窦5～10秒,如无效再按摩左侧颈动脉窦,不可同时按摩两侧颈动脉窦。按摩的同时听诊心率，当心率减慢时，立即停止按摩。④患儿平卧，闭眼并使眼球向下，护理人员用拇指按摩在患儿一侧眼眶下压迫眼球，每次10秒。对有青光眼或高度近视者禁用此法。

（5）护理人员应嘱患儿当心律失常发作导致胸闷、心悸、头晕等不适时采取高枕卧位、半卧位或其他舒适体位，尽量避免左侧卧位，因左侧卧位时患儿常能感受到心脏的搏动而使不适感加重。

（6）患儿伴有气促、发绀等缺氧指征时，护理人员应给予氧气持续吸入。

（7）护理人员应评估患儿活动受限的原因和体力活动类型，与患儿及其家长共同制定活动计划，告诉他们限制最大活动量的指征。对无器质性心脏病的心律失常患儿，鼓励其正常学习和生活，建立健康的生活方式，避免过度劳累。

（8）保持环境安静，保证患儿充分的休息。患儿应进食高蛋白、高维生素、低钠的食物，多吃新鲜蔬菜和水果，少食多餐，避免刺激性食物。

（9）护理人员应监测其生命体征、皮肤颜色及温度、尿量；监测心律、心率、心电图，判断心律失常的类型；评估患儿有无头晕、晕厥、气急、疲劳、胸痛、烦躁不安等表现；严密心电监护，发现频发、多源性、第二度Ⅱ型房室传导阻滞，尤其是室性阵发性心动过速、第三度房室传导阻滞等，应立即报告医师，协助采取积极的处理措施；监测血气分析结果、电解质及酸碱平衡情况；密切观察患儿的意识状态、脉率、心率、血压等。一旦患儿发生意识突然丧失、抽搐、大动脉搏动消失、呼吸停止等猝死表现，立即进行抢救，如心脏按压、人工呼吸、非同步直流电复律或配合临时起搏等。

2.调整情绪

患儿焦虑、烦躁和恐惧，不仅加重心脏负荷，还易诱发心律失常。护理人员应向患儿及其家长说明心律失常的可治性，稳定的情绪和平静的心态对心律失常的治疗是必不可少的，以消除患儿的思想顾虑和悲观情绪，使其乐于接受和配合各种治疗。

3.协助完成各项检查及治疗

（1）心电监护：对严重心律失常患儿必须进行心电监护。护理人员应熟悉监护仪的性能、使用方法，特别要密切注意有无引起猝死的危险征兆。

（2）特殊检查护理：心律失常的心脏电学检查除常规心电图、动态心电图记录外，还有经食管心脏调搏术等。护理人员应了解这些检查具有无创性、安全、可靠、易操作、有实用性。护理人员应向患儿解释其作用、目的和注意事项，鼓励患儿配合检查。

（3）特殊治疗的护理配合：电复律为利用适当强度的高压直流电刺激，使全部心肌纤维瞬间同时除极，消除异位心律，转变为窦性心律，与抗心律失常药物联合应用，效果更佳。人工心脏起搏器已广泛应用于临床，它能按一定的频率发放脉冲电流，引起心脏兴奋和收缩；安置起搏器后可能发生感染、出血、皮肤压迫坏死等不良反应，护理人员应熟悉起搏器的性能并做好相应护理。介入性导管消融术是使用高频电磁波的射频电流直接作用于病灶区，治疗快速心律失常，不需开胸及全身麻醉。护理人员可告知患儿及其家长大致过程、需要配合的事项及疗效。术前准备除一般基本要求外，需注意检查患儿足背动脉搏动情况，以便与术中、术后的搏动情况相对照；术中、术后加强心电监护，仔细观察患儿有无心慌、气急、恶心、胸痛等症状，及时发现心脏穿孔和心脏压塞等严重并发症的早期征象；术后注意预防股动脉穿刺处出血，局部压迫止血20分钟，再以压力绷带包扎，观察15分钟，然后用沙袋压迫12小时，将患儿术侧肢体伸直制动，并观察足背动脉和足温情况，利于早期发现栓塞症状并及时做溶栓处理，常规应用抗生素和清洁伤口，预防感染。患儿卧床 24 小时后如无并发症可下地活动。

五、健康教育

(1)患儿应积极防治原发病,避免各种诱发因素,如发热、疼痛、寒冷、饮食不当、睡眠不足。患儿应用某些药物后产生不良反应应及时就医。

(2)患儿应适当休息与活动。无器质性心脏病患儿应积极参加体育锻炼,调整自主神经功能;器质性心脏病患儿可根据心功能情况适当活动,注意劳逸结合。

(3)护理人员应教会患儿或患儿家长检查脉搏和听心律的方法(每天至少检查 1 次);向患儿或患儿家长讲解心律失常的常见病因、诱因及防治知识。

(4)护理人员应指导患儿或患儿家长正确选择食谱。饱食、刺激性饮料均可诱发心律失常,应选择低脂、易消化、清淡、富含营养的饮食。合并心力衰竭及使用利尿剂时应限制钠盐摄入及多进含钾的食物,应多食纤维素丰富的食物,保持大便通畅,以减轻心脏负荷和防止低钾血症诱发心律失常。心动过缓患儿避免排便时屏气,以免兴奋迷走神经而加重心动过缓。

(5)护理人员应让患儿或患儿家长认识服药的重要性,患儿要按医嘱继续服用抗心律失常药物,不可自行减量或撤换药物,如有不良反应及时就医。

(6)护理人员应教给患儿或患儿家长自测脉搏的方法,以利于监测病情;教会家长心肺复苏术以备急用;定期随访,经常复查心电图,及早发现病情变化。

(刘　敏)

第四节　小儿病毒性心肌炎

一、概述

病毒性心肌炎是由多种病毒侵犯心脏,引起局灶性或弥漫性心肌间质炎性渗出和心肌纤维变性、坏死或溶解的疾病,有的可伴有心包或心内膜炎症改变,可导致心肌损伤、心功能障碍、心律失常和全身症状。病毒性心肌炎可发生于任何年龄,近年来发生率有增多的趋势,是儿科常见的心脏疾病之一。据全国九省市"病毒性心肌炎协作组"调查,其发病率占住院患儿总数的 5.97%,占门诊患者总数的 0.14%。

(一)病因

近年来由于病毒学及免疫病理学的迅速发展,通过大量动物实验及临床观察,证明多种病毒皆可引起心肌炎。其中柯萨奇病毒 B6(1~6 型)最常见,其他如柯萨奇病毒 A、ECHO 病毒、脊髓灰质炎病毒、流感及副流感病毒、腮腺炎病毒、水痘病毒、单纯疱疹病毒、带状疱疹病毒及肝炎病毒等也可能致病。由于柯萨奇病毒具有高度亲心肌性和流行性,据报道在很多原因不明的心肌炎和心包炎中,约 39% 系由柯萨奇病毒 B 所致。

尽管罹患病毒感染的机会很多,而多数不发生心肌炎,在一定条件下才发病。例如当机体由于继发细菌感染(特别是链球菌感染)、发热、缺氧、营养不良、接受类固醇或放射治疗等,而抵抗力低下时,可诱发发病。

病毒性心肌炎的发病原理至今未完全了解，目前提出病毒学说、免疫学说、生化机制等几种学说。

（二）病理

病毒性心肌炎病理改变轻重不等。轻者常以局灶性病变为主，而重者则多呈弥漫性病变。局灶性病变的心肌外观正常，而弥漫性病变则心肌苍白、松软，心脏呈不同程度的扩大、增重。镜检可见病变部位的心肌纤维变性或断裂，心肌细胞溶解、水肿、坏死。间质有不同程度水肿及淋巴细胞、单核细胞和少数多核细胞浸润。病变以左心室及室间隔最显著，可波及心包、心内膜及传导系统。

慢性病例心脏扩大、心肌间质炎症浸润及心肌纤维化并有瘢痕组织形成，心内膜呈弥漫性或局限性增厚，血管内皮肿胀等变化。

二、临床表现

病情轻重悬殊。轻症可无明显自觉症状，仅有心电图改变。重症可出现严重的心律失常、充血性心力衰竭、心源性休克，甚至个别患者因此而死亡。大约有 1/3 以上的病例在发病前 1～3 周或发病同时呼吸道或消化道病毒感染，同时伴有发热、咳嗽、咽痛、全身不适、腹泻、皮疹等症状，继而出现心脏症状如年长儿常诉心悸、气短、胸部及心前区不适或疼痛、疲乏感等。发病初期常有腹痛、食欲缺乏、恶心、呕吐、头晕、头痛等表现。3 个月以内婴儿有拒乳、苍白、发绀、四肢凉、两眼凝视等症状。心力衰竭者，呼吸急促、突然腹痛、发绀、水肿等；心源性休克者，烦躁不安、面色苍白、皮肤发花、四肢厥冷或外周发绀等；发生窦性停搏或心室纤颤时可突然死亡；高度房室传导阻滞在心室自身节律未建立前，由于脑缺氧而引起抽搐、昏迷称心脑综合征。如病情拖延至慢性期，常表现为进行性充血性心力衰竭、全心扩大，可伴有各种心律失常。

体格检查：多数心尖区第一音低钝。一般无器质性杂音，仅在胸前或心尖区闻及Ⅰ～Ⅱ级吹风样收缩期杂音。有时可闻及奔马律或心包摩擦音。心律失常多见如阵发性心动过速、异位搏动、心房纤颤、心室扑动、停搏等。严重者心脏扩大，脉细数，颈静脉怒张，肝大和压痛，肺部啰音等；或面色苍白、四肢厥冷、皮肤发花、指（趾）发绀、血压下降等。

三、辅助检查

（一）实验室检查

（1）白细胞计数为（10.0～20.0）×10^9/L，中性粒细胞比例偏高。血沉、抗链"O"大多数正常。

（2）血清肌酸磷酸激酶、乳酸脱氢酶及其同工酶、谷草转氨酶在病程早期可增高。超氧化物歧化酶急性期降低。

（3）若从心包、心肌或心内膜分离到病毒，或用免疫荧光抗体检查找到心肌中有特异的病毒抗原，电镜检查心肌发现有病毒颗粒，可以确定诊断；咽洗液、粪便、血液、心包液中分离出病毒，同时结合恢复期血清中同型病毒中和抗体滴度较第 1 份血清升高或下降 4 倍以上，则有助于病原诊断。

（4）补体结合抗体的测定及用分子杂交法或聚合酶链反应检测心肌细胞内的病毒核酸也有助于病原诊断。部分病毒性心肌炎患者可有抗心肌抗体出现，一般于短期内恢复，如持续提高，表示心肌炎病变处于活动期。

(二)心电图检查

心电图在急性期有多变与易变的特点,对可疑病例应反复检查,以助诊断。其主要变化为 ST-T 改变,各种心律失常和传导阻滞。恢复期以各种类型的期前收缩为多见。少数慢性期患儿可有房室肥厚的改变。

(三)X 线检查

心影正常或不同程度的增大,多数为轻度增大。若反复迁延不愈或合并心力衰竭,心脏扩大明显。后者可见心搏动减弱,伴肺淤血、肺水肿或胸腔少量积液。有心包炎时,有胸腔积液征。

(四)心内膜心肌活检

心导管法心内膜心肌活检,在成人患者中早已开展,小儿患者仅是近年才有报道,为心肌炎诊断提供了病理学依据。原因不明的心律失常、充血性心力衰竭患者,经心内膜心肌活检证明约 40％为心肌炎;临床表现和组织学相关性较差。原因是 EMB 取材很小且局限,以及取材时不一定是最佳机会;心内膜心肌活检本身可导致心肌细胞收缩,而出现一些病理性伪迹。因此,对于心内膜心肌活检病理无心肌炎表现者不一定代表心脏无心肌炎,此时临床医师不能忽视临床诊断。此项检查一般医院尚难开展,不作为常规检查项目。

四、诊断与鉴别诊断

(一)诊断要点

1.病原学诊断依据

(1)确诊指标:自患儿心内膜、心肌、心包(活检、病理)或心包穿刺检查,发现以下之一者可确诊心肌炎由病毒引起。①分离到病毒;②用病毒核酸探针查到病毒核酸;③特异性病毒抗体阳性。

(2)参考依据:有以下之一者结合临床表现可考虑心肌炎系病毒引起。①自患儿粪便、咽拭子或血液中分离到病毒,且恢复期血清同抗体滴度较第一份血清升高或降低 4 倍以上。②病程早期患儿血中特异性 IgM 抗体阳性。③用病毒核酸探针自患儿血中查到病毒核酸。

2.临床诊断依据

(1)心功能不全、心源性休克或心脑综合征。

(2)心脏扩大(X 线、超声心动图检查具有表现之一)。

(3)心电图改变以 R 波为主的 2 个或 2 个以上主要导联(Ⅰ、Ⅱ、aVF、V_5)的 ST-T 改变持续 4 天以上伴动态变化,窦房传导阻滞,房室传导阻滞,完全性右束支阻滞或左束支阻滞,成联律、多形、多源、成对或并行性期前收缩,非房室结及房室折返引起的异位性心动过速,低电压(新生儿除外)及异常 Q 波。

(4)肌酸激酶同酶升高或心肌肌钙蛋白(cTnI 或 cTnT)阳性。

3.确诊依据

(1)具备临床诊断依据 2 项,可临床诊断为心肌炎。发病同时或发病前 1～3 周有病毒感染的证据支持诊断者。

(2)同时具备病原学确诊依据之一,可确诊为病毒性心肌炎,具备病原学参考依据之一,可临床诊断为病毒性心肌炎。

(3)凡不具备确诊依据,应给予必要的治疗或随诊,根据病情变化,确诊或除外心肌炎。

(4)应排除风湿性心肌炎、中毒性心肌炎、先天性心脏病、结缔组织病及代谢性疾病的心肌损

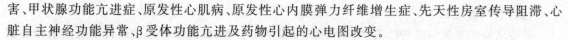

害、甲状腺功能亢进症、原发性心肌病、原发性心内膜弹力纤维增生症、先天性房室传导阻滞、心脏自主神经功能异常、β受体功能亢进及药物引起的心电图改变。

4.临床分期

(1)急性期:新发病,症状及检查阳性发现明显且多变,一般病程在半年以内。

(2)迁延期:临床症状反复出现,客观检查指标迁延不愈,病程多在半年以上。

(3)慢性期:进行性心脏增大,反复心力衰竭或心律失常,病情时轻时重,病程在1年以上。

(二)鉴别诊断

在考虑九省市心肌炎协作组制订的心肌炎诊断标准时,应首先排除其他疾病,包括风湿性心肌炎、中毒性心肌炎、结核性心包炎、先天性心脏病、结缔组织疾病或代谢性疾病或代谢性疾病的心肌损害(包括维生素 B_1 缺乏症)、原发性心肌病、先天性房室传导阻滞、高原性心脏病、克山病、川崎病、良性期前收缩和神经功能紊乱、电解质紊乱及药物等引起的心电图改变。

五、治疗

本症尚无特殊治疗。应结合患儿病情采取有效的综合措施,可使大部分患儿痊愈或好转。

(一)一般治疗

1.休息

急性期至少应卧床休息至热退后3~4周,有心功能不全或心脏扩大者,更应强调绝对卧床休息,以减轻心脏负荷及减少心肌耗氧量。

2.抗生素

虽对引起心肌炎的病毒无直接作用,但因细菌感染是病毒性心肌炎的重要条件因子,故在开始治疗时,均主张适当使用抗生素。一般应用青霉素肌内注射1~2周,以清除链球菌和其他敏感细菌。

3.保护心肌

大剂量维生素C,具有增加冠状血管血流量、心肌糖原、心肌收缩力、改善心功能、清除自由基、修复心肌损伤的作用。剂量为 $100\sim200$ mg/(kg·d),溶于 $10\%\sim25\%$ 葡萄糖液 $10\sim30$ mL内静脉注射,每天1次,15~30天为1个疗程;抢救心源性休克时,第一天可用3~4次。

至于极化液、能量合剂及ATP等均因难进入心肌细胞内,故疗效差,近年来多推荐:①辅酶 Q_{10} 1 mg/(kg·d),口服,可连用1~3个月。②1,6-二磷酸果糖 0.7~1.6 mL/kg 静脉注射,最大量不超过2.5 mL/kg(75 mg/mL),静脉注射速度 10 mL/min,每天1次,10~15天为1个疗程。

(二)激素治疗

肾上腺皮质激素可用于抢救危重病例及其他治疗无效的病例。口服泼尼松 $1\sim1.5$ mg/(kg·d),用3~4周,症状缓解后逐渐减量停药。对反复发作或病情迁延者,依据近年来对本病发病机制研究的进展,可考虑较长期的激素治疗,疗程不少于半年,对于急重抢救病例可采用大剂量,如地塞米松0.3~0.6 mg/(kg·d),或氢化可的松 15~20 mg/(kg·d),静脉滴注。

(三)免疫治疗

动物及临床研究均发现丙种球蛋白对心肌有保护作用。从1990年开始,在美国波士顿及洛杉矶儿童医院已将静脉注射丙种球蛋白作为病毒性心肌炎治疗的常规用药。

(四)抗病毒治疗

动物试验中联合应用利巴韦林和干扰素可提高生存率,目前欧洲正在进行干扰素治疗心肌炎的临床试验,其疗效尚待确定。环孢霉素 A、环磷酰胺目前尚无肯定疗效。

(五)控制心力衰竭

心肌炎患者对洋地黄耐受性差,易出现中毒而发生心律失常,故应选用快速作用的洋地黄制剂如毛花苷 C(西地兰)或地高辛。病重者用地高辛静脉滴注,一般病例用地高辛口服,饱和量用常规的 1/2~2/3 量,心力衰竭不重,发展不快者,可用每天口服维持量法。利尿剂应早用和少用,同时注意补钾,否则易导致心律失常。注意供氧,保持安静。若烦躁不安,可给予镇静剂。发生急性左心功能不全时,除短期内并用毛花苷 C(西地兰)、利尿剂、镇静剂、氧气吸入外,应给予血管扩张剂如酚妥拉明 0.5~1.0 mg/kg 加入 10% 葡萄糖液 50~100 mL 内快速静脉滴注。紧急情况下,可先用半量以 10% 葡萄糖液稀释静脉缓慢注射,然后将其余半量静脉滴注。

(六)抢救心源性休克

镇静、吸氧、大剂量维生素 C、扩容、激素、升压药、改善心功能及心肌代谢等。

近年来,应用血管扩张剂硝普钠取得良好疗效,常用剂量 5~10 mg,溶于 5% 葡萄糖 100 mL 中,开始 0.2 μg/(kg·min)滴注,以后每隔 5 分钟增加 0.1 μg/kg,直到获得疗效或血压降低,最大剂量不超过每分钟 5 μg/kg。

(七)纠正严重心律失常

心律失常的纠正在于心肌病变的吸收或修复。一般轻度心律失常如期前收缩、一度房室传导阻滞等,多不用药物纠正,而主要是针对心肌炎本身进行综合治疗。若发生严重心律失常如快速心律失常、严重传导阻滞都应迅速及时纠正,否则威胁生命。

六、护理

(一)护理诊断

(1)活动无耐力:与心肌功能受损,组织器官供血不足有关。

(2)舒适的改变:胸闷与心肌炎症有关。

(3)潜在并发症:心力衰竭、心律失常、心源性休克。

(二)护理目标

(1)患儿活动量得到适当控制,休息得到保证。

(2)患儿胸闷缓解或消失。

(3)患儿无并发症发生或有并发症时能被及时发现和适当处理。

(三)护理措施

1.休息

(1)急性期卧床休息至热退后 3~4 周,以后根据心功能恢复情况逐渐增加活动量。

(2)有心功能不全者或心脏扩大者应绝对卧床休息。

(3)总的休息时间不少于 3 个月。

(4)创造良好的休息环境,合理安排患儿的休息时间。保证患儿的睡眠时间。

(5)主动提供服务,满足患儿的生活需要。

2.胸闷的观察与护理

(1)观察患儿的胸闷情况,注意诱发和缓解因素,必要时给予吸氧。

(2)遵医嘱给予心肌营养药,促进心肌恢复正常。

(3)保证休息,减少活动。

(4)控制输液速度和输液总量,减轻心肌负担。

3.并发症的观察与护理

(1)密切注意心率、心律、呼吸、血压和面色改变,有心力衰竭时给予吸氧、镇静、强心等处理,应用洋地黄制剂时要密切观察患儿有无洋地黄中毒表现,如出现新的心律失常、心动过缓等。

(2)注意有无心律失常的发生,警惕危险性心律失常的发生,如频发室性期前收缩、多源室性期前收缩、二度以上房室传导阻滞、以房纤颤、心室颤动等。一旦发生,需及时通知医师并给予相应处理。如高度房室传导阻滞者给异丙肾上腺素和阿托品提升心率。

(3)警惕心源性休克,注意血压、脉搏、尿量、面色等变化,一旦出现心源性休克,立即取平卧位,配合医师给予大剂量维生素C或肾上腺皮质激素治疗。

(四)康复与健康指导

(1)讲解病毒性心肌炎的病因、病理、发病机制、临床特点及诊断、治疗措施。

(2)强调休息的重要性,指导患儿控制活动量,建立合理的休息制度。

(3)讲解本病的预防知识,如预防上呼吸道感染和肠道感染等。

(4)有高度房室传导阻滞者讲解安装心脏起搏器的必要性。

七、展望

近年来,由于对心肌炎的病原学进一步了解和诊断方法的改进,心肌炎已成为常见心脏疾病之一,对人类健康构成了不同程度的威胁,因而对此病的诊治研究也正日益受到重视。其中,胸闷、心悸常可提示心脏波及,心脏扩大、心律失常或心力衰竭为心脏明显受损的表现,心电图ST-T改变与异位心律或传导阻滞反映心肌病变的存在。但对于怀疑为病毒性心肌炎的患者,提倡进行心脏活检以行病理学检查。

但分离病毒检查或特异性荧光抗体检查存在以下几个问题。

(1)患者不宜接受。

(2)炎性组织在心肌中呈灶状分布,由于活检标本小而致病灶标本不一定取到。

(3)提取RNA的质量和检测方法的敏感性不同。

(4)心脏上有病毒存在,而血液中不一定有抗原或抗体检出;心脏上无病毒存在,而心脏中有抗原或抗体检出;即使二者构成阳性反应也不足以证实有病毒性心肌炎存在;只有当感染某种病毒并引起相应的心脏损害时,心脏和血液检查呈阳性反应才有意义。在检查血液中抗原或抗体时,也会因检测试剂、检查方法、操作技术的不同而使结果迥异。

因此,病毒性心肌炎的确诊相当困难。由于抗病毒药物的疗效不显著,目前建议采用中西医结合疗法。有人用黄芪、牛磺酸及一般抗心律失常等药物为主的中西医结合方法治疗病毒感染性心肌炎,取得了比较满意的效果,如中药黄芪除具有抗病毒、调节免疫、保护心肌的作用,还可拮抗病毒感染心肌细胞对L型钙通道的增加,抑制内向钠钙交换电流,改善部分心电活动,清除氧自由基,而广泛应用于临床。牛磺酸是心肌游离氨基酸的重要成分,也可通过抑制病毒复制,抑制病毒感染心肌细胞引起的钙电流增加,使受感染而降低的最大钙电流膜电压及外向钾电流趋于正常,使心肌细胞钙内流减少,在病毒性心肌炎动物模型及临床病毒性心肌炎患者中,具有保护心肌、改善临床症状等作用。

(刘　敏)

第五节 小儿惊厥

惊厥的病理生理基础是脑神经元的异常放电和过度兴奋。惊厥是由多种原因所致的大脑神经元暂时性功能紊乱的一种表现。惊厥发作时全身或局部肌群突然发生阵挛或强直性收缩,多伴有不同程度的意识障碍。惊厥是小儿常见的急症,有5%～6%的小儿发生过高热惊厥。

一、病因

小儿惊厥可由众多因素引起,凡能造成脑神经元兴奋性功能紊乱的因素(如脑缺氧、缺血、低血糖、脑炎、水肿、中毒变性、坏死)均可导致惊厥的发生。其病因可归纳为以下几类。

(一)感染性疾病

1.颅内感染性疾病

该类疾病包括细菌性脑膜炎、脑血管炎、颅内静脉窦炎、病毒性脑炎、脑膜脑炎、脑寄生虫病、各种真菌性脑膜炎。

2.颅外感染性疾病

该类疾病包括呼吸系统感染性疾病、消化系统感染性疾病、泌尿系统感染性疾病、全身性感染性疾病、某些传染病、感染性病毒性脑病、脑病合并内脏脂肪变性综合征。

(二)非感染性疾病

1.颅内非感染性疾病

该类疾病包括癫痫、颅内创伤、颅内出血、颅内占位性病变、中枢神经系统畸形、脑血管病、神经皮肤综合征、中枢神经系统脱髓鞘病和变性疾病。

2.颅外非感染性疾病

(1)中毒:如氰化钠、铅、汞中毒,急性酒精中毒及各种药物中毒。

(2)缺氧:如新生儿窒息、溺水、麻醉意外、一氧化碳中毒、心源性脑缺血综合征等。

(3)先天性代谢异常疾病:如苯丙酮尿症、黏多糖病、半乳糖血症、肝豆状核变性、尼曼-皮克病。

(4)水电解质紊乱及酸碱失衡:如低钙血症、低钠血症、高钠血症及严重代谢性酸中毒。

(5)全身及其他系统疾病并发症:如系统性红斑狼疮、风湿病、肾性高血压脑病、尿毒症、肝昏迷、糖尿病、低血糖、胆红素脑病。

(6)维生素缺乏症:如维生素B_6缺乏症、维生素B_6依赖综合征、维生素B_1缺乏性脑病。

二、临床表现

(一)惊厥发作形式

1.强直-阵挛发作

患儿在惊厥发作时突然意识丧失,摔倒,全身强直,呼吸暂停,角弓反张,牙关紧闭,面色青紫,持续10～20秒,转入阵挛期;不同肌群交替收缩,致肢体及躯干有节律地抽动,口吐白沫(若咬破舌头可吐血沫)。患儿呼吸恢复,但不规则,数分钟后肌肉松弛而缓解,可有尿失禁,然后入睡,醒后可有头痛、疲乏,对发作不能回忆。

2.肌阵挛发作

肌阵挛发作是由肢体或躯干的某些肌群突然收缩(或称电击样抽动),表现为头、颈、躯干或某个肢体快速抽搐。

3.强直发作

强直发作表现为肌肉突然强直性收缩,肢体可固定在某种不自然的位置,持续数秒钟,躯干四肢姿势可不对称,有强直表情,眼及头偏向一侧,睁眼或闭眼,瞳孔散大,可伴呼吸暂停、意识丧失。发作后意识较快恢复,不出现发作后嗜睡。

4.阵挛性发作

阵挛性发作时全身性肌肉抽动,左右可不对称,肌张力可升高或降低,有短暂意识丧失。

5.局限性运动性发作

发作时无意识丧失,常表现为下列形式。

(1)某个肢体或面部抽搐:口、眼、手指对应的脑皮层运动区的面积大,因而这些部位易受累。

(2)杰克逊癫痫发作:发作时大脑皮层运动区异常放电灶逐渐扩展到相邻的皮层区。抽搐也按皮层运动区对躯干支配的顺序扩展为面部→手→前臂→上肢→躯干→下肢。若进一步发展,可成为全身性抽搐,此时可有意识丧失。杰克逊癫痫发作常提示颅内有器质性病变。

(3)旋转性发作:发作时头和眼转向一侧,躯干也随之强直性旋转,或一侧上肢上举,另一侧上肢伸直,躯干扭转等。

6.新生儿轻微惊厥

新生儿轻微惊厥是新生儿常见的一种惊厥形式。发作时新生儿呼吸暂停,两眼斜视,眼睑抽搐,有频频的眨眼动作,伴流涎、吸吮或咀嚼样动作,有时还出现上肢下肢类似游泳或蹬自行车样的动作。

(二)惊厥的伴随症状及体征

1.发热

发热为小儿惊厥最常见的伴随症状。例如,单纯性或复杂性高热惊厥患儿,于惊厥发作前均有38.5 ℃甚至 40 ℃以上高热。由上呼吸道感染引起者,还可有咳嗽、流涕、咽痛、咽部出血、扁桃体肿大等表现。如惊厥为其他器官或系统感染所致,绝大多数患儿有发热及其相关的症状和体征。

2.头痛及呕吐

头痛为小儿惊厥常见的伴随症状。年长儿能正确叙述头痛的部位、性质和程度,婴儿常表现为烦躁、哭闹、摇头、抓耳或拍打头部。患儿多伴有频繁的喷射状呕吐,常见于颅内疾病及全身性疾病,如各种脑膜炎、脑炎、中毒性脑病、瑞氏综合征,颅内占位性病变。患儿还可出现程度不等的意识障碍,颈项抵抗,前囟饱满,颅神经麻痹,肌张力升高或减弱,克氏征、布鲁津斯基征及巴宾斯基征呈阳性。

3.腹泻

重度腹泻病可导致水、电解质紊乱及酸碱失衡,出现严重低钠血症或高钠血症,低钙血症、低镁血症。补液不当造成水中毒,也可出现惊厥。

4.黄疸

当出现胆红素脑病时,不仅皮肤、巩膜高度黄染,还可有频繁性惊厥。重症肝炎患儿肝衰竭,出现惊厥前可见到明显黄疸。在瑞氏综合征、肝豆状核变性等的病程中,均可出现黄疸,此类疾病初期或中末期均能出现惊厥。

5.水肿、少尿

各类肾炎或肾病为儿童时期常见多发病。水肿、少尿为该类疾病的首起表现。当部分患儿出现急性、慢性肾衰竭或肾性高血压脑病时,可有惊厥。

6.智力低下

常见于新生儿窒息所致缺氧、缺血性脑病,颅内出血患儿,病初即有频繁惊厥,其后有不同程度的智力低下。智力低下亦见于先天性代谢异常疾病患儿,如未经及时正确治疗的苯丙酮尿症、枫糖尿症患儿。

三、诊断依据

(一)病史

了解惊厥的发作形式、持续时间、伴随症状、诱发因素及有关的家族史,了解患儿有无意识丧失。

(二)体检

给患儿做全面的体格检查,尤其是神经系统的检查,检查神志、头颅、头围、囟门、颅缝、脑神经、瞳孔、眼底、颈抵抗、病理反射、肌力、肌张力、四肢活动等。

(三)实验室及其他检查

1.血尿粪常规

血白细胞数显著升高,通常提示细菌感染。血红蛋白含量很低,网织红细胞数升高,提示急性溶血。尿蛋白含量升高,提示肾炎或肾盂肾炎。粪便镜检可以排除痢疾。

2.血生化等检验

除常规查肝功能、肾功能、电解质外,还应根据病情选择有关检验。

3.脑脊液检查

对疑有颅内病变的惊厥患儿,应做脑脊液常规、脑脊液生化、脑脊液培养或有关的特殊化验。

4.脑电图

阳性率可达 $80\% \sim 90\%$。小儿惊厥患儿的脑电图上可表现为阵发性棘波、尖波、棘慢波、多棘慢波等多种波型。

5.CT 检查

对疑有颅内器质性病变的惊厥患儿,应做脑 CT 扫描。高密度影见于钙化灶、出血灶、血肿及某些肿瘤;低密度影常见于水肿、脑软化、脑脓肿、脱髓鞘病变及某些肿瘤。

6.MRI 检查

MRI 对脑、脊髓结构异常反映较 CT 更敏捷,能更准确地反映脑内病灶。

7.单光子反射计算机体层成像

单光子反射计算机体层成像可显示脑内不同断面的核素分布图像,对癫痫病灶、肿瘤定位及脑血管疾病提供诊断依据。

四、治疗

(一)止惊治疗

1.地西泮

每次 $0.25 \sim 0.5$ mg/kg,最大剂量为 10 mg,缓慢静脉注射,1 分钟$\leqslant$1 mg。必要时可在 15$\sim$

30 分钟后重复静脉注射一次。之后可口服维持。

2.苯巴比妥钠

新生儿的首次剂量为 15～20 mg,给药方式为静脉注射。维持量为 3～5 mg/(kg·d)。婴儿、儿童的首次剂量为 5～10 mg/kg,给药方式为静脉注射或肌内注射,维持量为 5～8 mg/(kg·d)。

3.水合氯醛

每次 50 mg/kg,加水稀释成 5%～10% 的溶液,保留灌肠。惊厥停止后改用其他止惊药维持。

4.氯丙嗪

剂量为每次 1～2 mg/kg,静脉注射或肌内注射,2～3 小时后可重复 1 次。

5.苯妥英钠

每次 5～10 mg/kg,肌内注射或静脉注射。遇到癫痫持续状态时,可给予 15～20 mg/kg,速度≤1 mg/(kg·min)。

6.硫苯妥钠

该药有催眠作用,大剂量有麻醉作用。每次 10～20 mg/kg,稀释成 2.5% 的溶液,肌内注射。也可缓慢静脉注射,边注射边观察,惊厥停止即停止注射。

(二)降温处理

1.物理降温

可用 30%～50% 乙醇擦浴。在患儿的头部、颈、腋下、腹股沟等处放置冰袋,亦可用冷盐水灌肠。可用低于体温 3～4 ℃ 的温水擦浴。

2.药物降温

一般用安乃近,每次 5～10 mg/kg,肌内注射。亦可用其滴鼻,对大于 3 岁的患儿,每次滴 2～4 滴。

(三)降低颅内压

惊厥持续发作引起脑缺氧、缺血,易导致脑水肿;如惊厥由颅内感染引起,疾病本身即有脑组织充血、水肿,颅内压增高,因而应及时降低颅内压。常用 20% 的甘露醇溶液,每次 5～10 mL/kg,静脉注射或快速静脉滴注(10 mL/min),6～8 小时重复使用。

(四)纠正酸中毒

惊厥频繁或持续发作过久,可导致代谢性酸中毒,如果血气分析发现血 pH<7.2,碱剩余为 15 mmol/L,可用 5% 碳酸氢钠 3～5 mL/kg,稀释成 1.4% 的等张溶液,静脉滴注。

(五)病因治疗

对惊厥患儿应通过了解病史、全面体检及必要的化验检查,争取尽快地明确病因,给予相应治疗。对可能反复发作的病例,还应制定预防复发的措施。

五、护理

(一)护理诊断

(1)有窒息的危险。

(2)有受伤的危险。

(3)潜在并发症有脑水肿、酸中毒、呼吸系统衰竭、循环系统衰竭。

(4)患儿家长缺乏关于该病的知识。

（二）护理目标

（1）患儿不发生误吸或窒息。

（2）患儿未发生并发症。

（3）患儿家长情绪稳定，能掌握止痉、降温等应急措施。

（三）护理措施

1.一般护理

（1）护理人员应将患儿平放于床上，取头侧位。保持安静，治疗操作应尽量集中进行，动作轻柔、敏捷，禁止一切不必要的刺激。

（2）护理人员应把患儿的头侧向一边，及时清除呼吸道分泌物；对发绀的患儿供给氧气；患儿窒息时施行人工呼吸。

（3）物理降温可用沾有温水或冷水的毛巾湿敷额头，每 5～10 分钟更换 1 次毛巾，必要时把冰袋放在额部或枕部。

（4）护理人员应注意患儿的安全，预防损伤，清理好周围物品，防止患儿坠床和碰伤。

（5）护理人员应协助做好各项检查，及时明确病因；根据病情需要，于惊厥停止后，配合医师做血糖、血钙、腰椎穿刺、血气分析及血电解质等针对性检查。

（6）护理人员应保持患儿的皮肤清洁、干燥，衣、被、床单清洁、干燥、平整，以防皮肤感染及压疮的发生。

（7）护理人员应关心、体贴患儿，熟练、准确地操作，以取得患儿的信任，消除其恐惧心理；说服患儿及家长主动配合各项检查及治疗，使诊疗工作顺利进行。

2.临床观察内容

（1）惊厥发作时，护理人员应观察惊厥患儿抽搐的时间和部位，有无其他伴随症状。

（2）护理人员应观察病情变化，尤其随时观察呼吸、面色、脉搏、血压、心音、心率、瞳孔大小、对光反射等重要的生命体征，如发现异常，及时通报医师，以便采取紧急抢救措施。

（3）护理人员应观察患儿体温变化，如患儿有高热，及时做好物理降温及药物降温的准备；如体温正常，应注意为患儿保暖。

3.药物观察

（1）护理人员应观察止惊药物的疗效。

（2）使用地西泮、苯巴比妥钠等止惊药物时，护理人员应注意观察患儿呼吸及血压的变化。

4.预见性观察

若惊厥持续时间长，频繁发作，护理人员应警惕有脑水肿、颅内压增高。收缩压升高，脉率减慢，呼吸节律慢而不规则，则提示颅内压增高。如未及时处理，可进一步发生脑疝，表现为瞳孔不等大、对光反射消失、昏迷加重、呼吸节律不整甚至呼吸骤停。

六、康复与健康指导

（1）护理人员应做好患儿的病情观察，准备好急救物品，教会家长正确的退热方法，提高家长的急救技能。

（2）护理人员应加强患儿营养与体育锻炼，做好基础护理等。

（3）护理人员应向家长详细交代患儿的病情、惊厥的病因和诱因，指导家长掌握预防惊厥的方法。

（刘　敏）

第六节　小儿流行性腮腺炎

一、疾病概述

流行性腮腺炎是由腮腺炎病毒引起的小儿时期常见的急性呼吸道传染病。以腮腺肿大、疼痛为特征，各种唾液腺体及其他器官均可受累，系非化脓性炎症。

(一)病因

腮腺炎病毒为 RNA 病毒，人是病毒唯一宿主。

腮腺炎病毒，属副黏液病毒，仅一个血清型，存在于患者唾液、血液、尿液及脑脊液中。此病毒对理化因素抵抗力不强，加热至 56 ℃ 20 分钟或甲醛、紫外线等很容易使其灭活，但在低温条件下可存活较久。

(二)流行病学特点

1. 传染源

早期患者和隐性感染者。病毒存在于患儿唾液中的时间较长，腮肿前 6 天至腮肿后 9 天均可自患者唾液中分离出病毒，因此在这两周内有高度传染性。感染腮腺炎病毒后，无腮腺炎表现，而有其他器官如脑或睾丸等症状者，则唾液及尿亦可检出病毒。在大流行时 30%～40% 的患儿仅有上呼吸道感染的亚临床感染，是重要传染源。

2. 传播途径

本病毒在唾液中通过飞沫传播，其传染力较麻疹、水痘弱。孕妇感染本病可通过胎盘传染胎儿，而导致胎儿畸形或死亡，流产的发生率也增加。

3. 易感性

普遍易感，其易感性随年龄的增加而下降。青春期后发病男多于女。病后可有持久免疫力。

(三)发病机制

多认为该病毒首先侵入口腔黏膜和鼻黏膜在上皮组织中大量增殖后进入血液循环(第一次病毒血症)，经血流累及腮腺及一些组织，并在其中增殖再次进入血液循环(第二次病毒血症)，并侵犯上次未受波及的一些脏器。病程早期时从口腔、呼吸道分泌物、血尿、乳汁、脑脊液及其他组织中可分离到腮腺炎病毒。有人分别从胎盘和胎儿体内分离出本病毒。根据本病患儿在病程中可始终无腮腺肿胀而脑膜脑炎、睾丸炎等可出现于腮腺肿胀之前等事实，也证明腮腺炎病毒首先侵入口鼻黏膜经血流累及各种器官组织的观点，也有人认为病毒对腮腺有特殊亲和性，因此入口腔后即经腮腺导管而侵入腮腺，在腺体内增殖后再进入血液循环形成病毒血症累及其他组织。各种腺组织如睾丸卵巢、胰腺、肠浆液造酶腺、胸腺、甲状腺等均有受侵的机会，脑、脑膜、肝及心肌也常被累及，因此流行性腮腺炎的临床表现变化多端脑膜脑炎是病毒直接侵犯中枢神经系统的后果，自脑脊液中可能分离出病原体。

腮腺的非化脓性炎症为本病的主要病变，腺体呈肿胀发红，有渗出物，出血性病灶和白细胞浸润腮腺导管有卡他性炎症，导管周围及腺体间质中有浆液纤维蛋白性渗出及淋巴细胞浸润，管内充塞破碎细胞残余及少量中性粒细胞腺上皮水肿、坏死，腺泡间血管有充血现象，腮腺周显著水肿,附近淋巴结充血肿胀。唾液成分的改变不多但分泌量则较正常减少。

由于腮腺导管的部分阻塞使唾液的排出受到阻碍,故摄食酸性饮食时可因唾液分泌增加、唾液潴留而感胀痛,唾液中含有淀粉酶可经淋巴系统而进入血液循环,导致血中淀粉酶增高,并从尿中排出胰腺和肠浆液造酶含量。本病病毒易侵犯成熟的睾丸,幼年患者很少发生睾丸炎,睾丸曲精管的上皮显著充血,有出血斑点及淋巴细胞浸润,在间质中出现水肿及浆液纤维蛋白性渗出物胰腺呈充血、水肿,胰岛有轻度退化及脂肪性坏死。

(四)临床表现

临床典型病例以腮腺炎为主要表现,潜伏期为 14～25 天,平均为 18 天。

本病前驱期很短,可有发热、头痛、乏力、肌痛、厌食等。腮腺肿大常是该疾病的首发体征,通常先起于一侧,2～3 天波及对侧,也有两侧同时肿大或始终限于一侧者。肿胀以耳垂为中心,向前、后、下发展,局部不红,边缘不清,轻度压痛,咀嚼食物时疼痛加重,在上颌第 2 磨牙旁的颊黏膜处,可见腮腺管口。腮腺肿大 3～5 天达高峰,1 周左右逐渐消退。颌下腺和舌下腺也可同时受累。不典型病例可无腮腺肿胀而以单纯睾丸炎或脑膜脑炎的症状出现。

腮腺炎病毒有嗜腺体和嗜神经性,故病毒常侵入中枢神经系统、其他腺体或器官而产生下列症状。

1.脑膜脑炎

脑膜脑炎可在腮腺炎出现前、后或同时发生,也可发生在无腮腺炎时。表现为发热、头痛、呕吐、颈项强直,少见惊厥和昏迷。脑脊液呈无菌性脑膜炎样改变。大多预后良好,但也偶见死亡及留有神经系统后遗症。

2.睾丸炎

睾丸炎是男孩最常见的并发症,多为单侧受累,睾丸肿胀疼痛,约半数病例可发生萎缩,双侧萎缩者可导致不育症。

3.急性胰腺炎

急性胰腺炎较少见,常发生于腮腺肿胀数天后。出现中上腹剧痛,有压痛和肌紧张,伴发热、寒战、呕吐、腹胀、腹泻或便秘等。

4.其他

可有心肌炎、肾炎、肝炎等。

(五)流行性腮腺炎诊断标准

1.疑似病例

发热,畏寒,疲倦,食欲缺乏,1～2 天单侧或双侧非化脓性腮腺肿痛或其他唾液腺肿痛。

2.确诊病例

(1)腮腺肿痛或其他唾液腺肿痛与压痛,吃酸性食物时胀痛更为明显。腮腺管口可见红肿。白细胞计数正常或稍低,后期淋巴细胞增加。

(2)发病前 1～4 周与腮腺炎患者有密切接触史。

二、治疗

隔离患儿使之卧床休息直至腮腺肿胀完全消退。注意口腔清洁,饮食以流质或软食为宜,避免酸性食物,保证液体摄入量。

三、护理评估、诊断和措施

(一)健康管理

1.疼痛

疼痛由腮腺炎引起的腮腺肿大引起。

(1)护理诊断:疼痛。

(2)护理措施:缓解疼痛。

2.发热

发热与感染有关。

(1)护理诊断:体温升高。

(2)护理措施:①保证休息,防止过劳,减少并发症的发生。高热者给予物理降温。鼓励患儿多饮水。发热伴有并发症者应卧床休息至热退。②保持口腔清洁,常用温盐水漱口,多饮水,以减少口腔内残余食物,防止继发感染。③给予富有营养、易消化的半流质或软食,忌酸、辣、干、硬食物,以免因唾液分泌及咀嚼使疼痛加剧。④局部冷敷,以减轻炎症充血及疼痛。亦可用中药湿敷。

3.焦虑

焦虑与患儿的疾病发展有关。

(1)护理诊断:焦虑。

(2)护理措施:①缓解家长的焦虑,做好解释沟通。②注意有无脑膜脑炎、睾丸炎、急性胰腺炎等临床征象,并给予相应治疗和护理。发生睾丸炎时可用丁字带托起阴囊,局部间歇冷敷以减轻疼痛。③无并发症的患儿一般在家中隔离治疗,指导家长做好隔离、饮食、用药护理,学会病情观察,若有并发症表现,应及时送医院就诊。做好患儿和家长的心理护理,介绍减轻疼痛的方法,使患儿配合治疗。

(二)预防感染传播

发现腮腺炎患儿后立即采取呼吸道隔离措施,直至腮腺肿大消退后3天,有接触史的易感患儿应观察3周。流行期间应加强幼托机构的晨检。居室应空气流通,对患儿口、鼻分泌物及污染物应进行消毒。易感患儿可接种减毒腮腺炎活疫苗。

（刘　　敏）

第七节　小儿手足口病

一、疾病概述

(一)概念和特点

手足口病是肠道病毒引起的常见传染病之一,以婴幼儿发病为主。多数患儿表现为手、足、口腔等部位的皮疹、疱疹,大多预后良好。但少数患儿可表现为严重的中枢神经系统损害,引起神经源性肺水肿、无菌性脑膜炎、急性迟缓性麻痹等,病情进展迅速,病死率高。

(二)发病机制与相关病理生理

手足口病是肠道病毒包括柯萨奇病毒 A16 和肠道病毒 EV71 引起的小儿急性传染病,发病人群主要为婴幼儿、学龄前儿童,多发生于夏秋季。口腔溃疡性损伤和皮肤斑丘疹为手足口病的特征性病变。光镜下斑丘疹可见表皮内水疱,水疱内有中性粒细胞,嗜酸性粒细胞碎片,水疱周围上皮有细胞间和细胞内水肿,水疱下真皮有多种白细胞的混合型浸润。电镜下可见上皮细胞内有嗜酸性包涵体。脑膜脑炎表现为淋巴细胞性软脑膜炎,脑灰质和白质血管周围淋巴细胞、浆细胞浸润,局灶性出血和局灶性神经细胞坏死及胶质反应性增生。心肌炎表现为局灶性心肌细胞坏死,偶见间质淋巴细胞和浆细胞浸润。肺炎表现为弥漫性间质淋巴细胞浸润、肺泡损伤、肺泡内出血和透明膜形成,可见肺细胞脱落和增生,有片状肺不张。

(三)临床特点

手足口病的潜伏期多为 2～10 天,平均 3～5 天。

1.一般症状

急性起病,发热,口腔黏膜、手、足和臀部出现斑丘疹、疱疹,疱疹周围可有炎性红晕,疱内液体较少。可伴有咳嗽、流涕、食欲缺乏等症状。部分病例仅表现为皮疹或疱疹性咽峡炎。多在一周内痊愈,预后良好。

2.重症病例表现

少数病例(尤其是＜3 岁者)皮疹出现不典型,病情进展迅速,在发病 1～5 天出现脑膜炎、脑炎(以脑干脑炎最为凶险)、脑脊髓炎、肺水肿、循环障碍等,可留有后遗症。极少数病例病情危重,可致死亡。

(1)神经系统表现:精神差、嗜睡、易惊、头痛、呕吐、谵妄甚至昏迷;肢体抖动、肌阵挛、眼球震颤、共济失调、眼球运动障碍;无力或急性弛缓性麻痹;惊厥。查体可见脑膜刺激征、腱反射减弱或消失,巴宾斯基征等病理征阳性。

(2)呼吸系统表现:呼吸浅促、呼吸困难或节律改变,口唇发绀,咳嗽,咳白色、粉红色或血性泡沫样痰液;肺部可闻及湿啰音或痰鸣音。

(3)循环系统表现:面色苍灰、皮肤花纹、四肢发凉、指(趾)发绀、出冷汗、毛细血管再充盈时间延长。心率增快或减慢,脉搏浅速或减弱甚至消失。

(四)辅助检查

1.血常规

白细胞计数正常或降低,病情危重者白细胞计数可明显升高。重症病例白细胞计数可明显升高(＞15×10^9/L)或显著降低(＜2×10^9/L),恢复期逐渐恢复正常。

2.血生化检查

部分病例可有轻度谷丙转氨酶(ALT)、门冬氨酸氨基转移酶(AST)、肌酸激酶同工酶(CK-MB)升高,病情危重者可有肌钙蛋白(cTnI)、血糖升高。C-反应蛋白(CRP)一般不升高。乳酸水平升高。

3.血气分析

轻症患者血气分析在正常范围。重症患者呼吸系统受累时可有动脉血氧分压降低、血氧饱和度下降,二氧化碳分压升高,代谢性酸中毒。

4.脑脊液检查

脑脊液外观清亮,压力增高,白细胞计数增多,多以单核细胞为主,蛋白正常或轻度增多,糖和氯化物正常。脑脊液病毒中和抗体滴度增高有助于明确诊断。

5.病原学检查

用组织培养分离肠道病毒是目前诊断的标准,但 CoxA16、EV71 等肠道病毒特异性核酸是手足口病病原确认的主要方法。咽拭子、气道分泌物、疱疹液、粪便阳性率较高。

6.血清学检查

恢复期与急性期血清手足口病肠道病毒中和抗体 IgG 滴度 4 倍或升高 4 倍以上,证明手足口病病毒感染。

7.胸部放射学检查

胸部放射学检查可表现为双肺纹理增多,网格状、斑片状阴影,部分病例以单侧为著。

8.磁共振

神经系统受累者可有异常改变,以脑干、脊髓灰质损害为主。

9.脑电图

脑电图可表现为弥漫性慢波,少数可出现棘(尖)慢波。

10.心电图

心电图无特异性改变。少数病例可见窦性心动过速或过缓,Q-T 间期延长,ST-T 改变。

(五)治疗原则

1.普通病例

注意隔离,避免交叉感染。适当休息,清淡饮食,做好口腔和皮肤护理。

2.重症病例

(1)控制颅内高压限制入量,积极给予甘露醇降颅压治疗,每次 $0.5\sim1.0$ g/kg,每 $4\sim8$ 小时 1 次,$20\sim30$ 分钟快速静脉注射。根据病情调整给药间隔时间及剂量。必要时加用呋塞米。

(2)保持呼吸道通畅,吸氧;呼吸衰竭者,尽早给予气管插管机械通气。

(3)早期抗休克处理,扩充血容量,$10\sim20$ mL/kg 快速静脉滴入,之后根据脑水肿、肺水肿的具体情况边补边脱,决定再次快速静脉滴入和 24 小时的需要量,及时纠正休克和改善循环。

(4)及时使用肾上腺糖皮质激素,可选用甲泼尼龙,氢化可的松,地塞米松。病情稳定后,尽早停用。

(5)掌握静脉注射免疫球蛋白的指征,建议应用指征:精神萎靡、抽搐、安静状态下呼吸频率超过$30\sim40$ 次/分;出冷汗、四肢发凉、皮肤花纹,心率增快$>140\sim150$ 次/分(按年龄)。

(6)合理应用血管活性药物,常用米力农注射液,维持量 $0.25\sim0.75$ $\mu g/(kg \cdot min)$,一般使用$\leqslant72$ 小时。血压高者,控制血压,可用酚妥拉明 $2\sim5$ $\mu g/(kg \cdot min)$,或硝普钠 $0.5\sim8$ $\mu g/(kg \cdot min)$,一般由小剂量开始逐渐增加剂量,逐渐调整至合适剂量。如血压下降低于同年龄正常下限,停用血管扩张剂,可使用正性肌力及升压药物,如多巴胺、多巴酚丁胺、肾上腺素、去甲肾上腺素等。

(7)注重对症支持治疗:①降温;②镇静、止惊;③保护各器官功能,特别注意神经源性肺水肿、休克和脑疝的处理;④纠正水、电解质失衡。

(8)确保两条以上静脉通道通畅,监测呼吸、心率、血压和血氧饱和度,有条件的情况下监测有创动脉血压。

二、护理评估

(一)流行病学史评估
注意当地流行情况,评估患者病前1周内有无接触史。

(二)一般评估
注意患者有无发热、拒食、流涎、口腔疼痛、呕吐、腹泻等症状,注意皮疹出现部位和演变,有无脑膜炎、脑炎及心肌炎症状。

(三)身体评估
注意手、足、臀及其他体表部位有无斑丘疹及疱疹,形状及大小,周围有无红晕及化脓感染。注意唇、口腔黏膜有无红斑、疱疹及溃疡。有无局部淋巴结肿大。

(四)心理-社会评估
此病的患者多为小儿,评估小儿的状况,家长的关心和支持程度,家庭经济状况。

(五)辅助检查结果评估
白细胞计数及分类,咽拭子培养。疱疹如有继发感染,必要时取其内容物送涂片检查及细菌培养。咽拭子病毒分离;疱疹液以标记抗体染色检测病毒特异抗原,或PCR技术检测病毒RNA。如有神经系统症状应作脑脊液常规、生化及病毒RNA。必要时取血清检测病毒抗体。疑有心肌炎者检查心电图。

三、护理诊断/问题

(一)潜在并发症
潜在并发症如神经源性肺水肿、心力衰竭。

(二)体温升高
体温升高与病毒感染有关。

(三)皮肤完整性受损
皮肤完整性受损与手、足、口腔黏膜、臀部存在疱疹有关。

(四)营养失调
低于机体需要量与口腔存在疱疹不易进食有关。

(五)有传播感染的可能
传播感染与病原体排出有关。

四、护理措施

(一)隔离要求
及时安置在负压隔离病房内进行单间隔离。严格执行消毒隔离措施,操作前后应严格洗手,做好手卫生。病房内每天以600 mg/L的含氯消毒剂对床及地面进行彻底消毒,医疗垃圾放入双层黄色垃圾袋中,外贴特殊标签,直接送至垃圾处理中心,不在其他地方中转。出院或转科后严格执行终末消毒。一旦诊断,医师应立即上报医院感染管理科,并留取大便标本备检。

(二)饮食护理
发热1周内应卧床休息,多饮开水。饮食宜给予营养丰富易消化的清淡、温凉的流质或半流质食物,如牛奶、米粥、面条等,禁食冰冷、辛辣等刺激性食物。意识障碍者暂禁食,逐渐改鼻饲流质,最后过渡到半流质饮食。

(三)病情观察

密切观察患儿的病情变化,24 小时监测心率、血氧饱和度、呼吸及面色,常规监测体温并观察热型和变化趋势。同时注意观察发热与皮疹出现的顺序。评估患儿的意识,大多数患儿神经系统受损发生在病程早期。对持续热不退,早期仅出现皮疹,但 1~2 天后继发高热者需引起重视。

(四)对症护理

1.高热的护理

(1)体温超过 39 ℃且持续不退的患儿除给予布洛芬混悬液等退热药物外,还需以温水擦浴、冰袋或变温毯降温。使用降温毯时严密监测生命体征,观察外周循环,出现异常及时汇报医师。

(2)注意肢体保暖,防止冻伤,勤翻身,检查皮肤有无发红、发紫,衣被有无潮湿,防止压疮。

(3)遵医嘱给予抗病毒的药物。

2.口腔的护理

(1)每天 4 次口腔护理,常规的口腔护理用 0.05％的醋酸氯己定清洗口腔,然后喷活性银喷雾剂(银尔通),经口气管插管的患儿,采用口腔冲洗。

(2)患儿原有口腔疱疹,极易出现口腔溃疡,若出现溃疡,可给予复方维生素 B_{12} 溶液(贯新克)喷溃疡处,促进伤口的愈合。

3.皮肤黏膜的护理

(1)保持皮肤及床单位干燥、清洁,剪短患儿指(趾)甲,必要时包裹患儿双手,避免抓破皮疹,防止感染。

(2)臀部有皮疹时要保持臀部干、燥清洁,避免皮疹感染。皮疹或疱疹已破裂者,局部皮肤可涂抹抗生素药膏或炉甘石洗剂。

(五)并发症的护理

1.神经系统

EV71 具有嗜神经性,病毒在早期即可侵犯枢神经系统,密切观察患儿入院后第 1~3 天的病情变化,重点观察患儿有无惊跳、意识、瞳孔、生命体征、前囟张力、肢体活动情况等,注意有无精神差、嗜睡、烦躁、易呕吐等神经系统病变的早期症状和体征。患儿呕吐时应将其头偏向一侧,保持呼吸的通畅,及时清除口腔内的分泌物,防止误吸;观察呕吐物的性质,记录呕吐的次数、呕吐物的颜色及量。

2.循环系统

持续心电监护,注意有无心率增快或缓慢、血压升高或下降、中心静脉压过高或过低、尿量减少;观察有无面色苍白、四肢发凉、指(趾)甲发绀、毛细血管再充盈时间延长(>2 秒)、冷汗、皮肤花纹;听诊有无心音低钝、奔马律及心包摩擦音等。立即报告医师,遵医嘱给予适当镇静,并遵医嘱给予强心、升压等处理,维持循环系统的稳定。

3.呼吸系统

严密观察呼吸形态、频率、节律,注意有无呼吸浅快、节律不规则、血氧饱和度下降、三凹征、鼻翼扇动等呼吸困难表现。神经源性肺水肿是手足口病常见的死亡原因,临床上以急性呼吸困难和进行性低氧血症为特征,早期仅表现为心率增快、血压升高、呼吸急促等非特异性表现,一旦出现面色苍白、发绀、出冷汗、双肺湿啰音、咳粉红色泡沫痰、严重低氧血症时应及时通知医师,备好各类急救用品,紧急气管内插管辅助呼吸。使用呼吸机可减轻心肺功能,缓解呼吸困难症状,早期的心肺功能支持可改善 EV71 病毒感染患儿的预后。

(六)心理护理

由于患儿患病突然,尤其确诊后家长担心患儿的生命危险和后遗症的发生。患儿住隔离病室,限制探视,病情变化时及时跟家长沟通,评估患儿家长的心理承受能力,帮助家长树立信心,同时帮助家长接受现实,以取得家长的支持与配合。

五、护理效果评估

(1)患者的疱疹、斑丘疹消退,自感舒适。

(2)患者未发生并发症或发生但被及时发现和处理。

(3)患者的家属学会了如何进行皮肤的护理,并对疾病的预防知识有了一定的了解。

(刘　敏)

第八节　小儿水痘

水痘是由水痘-带状疱疹病毒引起的急性出疹性传染病,临床以皮肤黏膜相继出现和同时存在斑疹、丘疹、疱疹及结痂为特征。

一、临床表现

(一)潜伏期
一般为 2 周左右。

(二)前驱期
一般为 1~2 天。婴幼儿多无明显前驱症状,年长儿可有低热、头痛、不适、食欲缺乏等。

(三)出疹期
皮疹先出现于躯干和头部,后波及面部和四肢。其特点有以下几点。

(1)皮疹分批出现,可见斑疹、丘疹、疱疹及结痂同时存在,为水痘皮疹的重要特征。开始为红色斑疹,数小时变为丘疹,再数小时发展成椭圆形水疱疹,疱液先清亮后浑浊,周围有红晕。疱疹易破溃,1~2 天后开始干枯、结痂,脱痂后一般不留瘢痕,常伴瘙痒使患儿烦躁不安。

(2)皮疹呈向心性分布,主要位于躯干,其次头面部,四肢较少,为水痘皮疹的另一特征。

(3)黏膜疱疹可出现在口腔、咽、结膜、生殖器等处,易破溃形成溃疡。

(四)并发症
以皮肤继发细菌感染常见,少数为血小板数减少、肺炎、脑炎、心肌炎等。

水痘多为自限性疾病,10 天左右自愈。除上述典型水痘外,可有疱疹内出血的出血型重症水痘,多发生于免疫功能低下者,常因并发血小板数减少或弥散性血管内凝血而危及生命,病死率高。此外,孕母患水痘可感染胎儿,导致先天性水痘。

二、辅助检查

(一)血常规
白细胞计数正常或稍低,继发细菌感染时可增高。

(二)疱疹刮片
可疱疹刮片发现多核巨细胞和核内包涵体。

(三)血清学检查
补体结合抗体高滴度或双份血清抗体滴度 4 倍以上升高可明确病原。

三、治疗原则

(一)抗病毒治疗
首选阿昔洛韦,但需在水痘发病后 24 小时内应用效果更佳。此外,也可用更昔洛韦及干扰素。

(二)对症治疗
高热时用退热剂,皮疹瘙痒时可局部用炉甘石洗剂清洗或口服抗组胺药,疱疹溃破后可涂 1% 甲紫或抗生素软膏,有并发症时进行相应的对症治疗。水痘患儿忌用肾上腺皮质激素。

四、护理诊断及合作性问题

(一)体温过高
体温过高与病毒血症及继发细菌感染有关。

(二)皮肤完整性受损
皮肤完整性受损与水痘病毒引起的皮疹及继发细菌感染有关。

(三)潜在并发症
皮肤继发细菌感染、脑炎、肺炎等。

(四)有传播感染的危险
有传播感染的危险与患儿排出有传染性的病毒有关。

五、护理措施

(一)维持正常体温
(1)卧床休息至热退,症状减轻;出汗后及时更换衣服,保持干燥。

(2)监测体温,观察热型;高热时可用物理降温或退热剂,但忌用酒精擦浴、口服阿司匹林(以免增加瑞氏综合征的危险);鼓励患儿多饮水。

(二)促进皮肤完整性恢复
(1)室温适宜,衣被不宜过厚,以免增加痒感。

(2)勤换内衣,保持皮肤清洁,防止继发感染。

(3)剪短指甲,婴幼儿可戴并指手套,以免抓伤皮肤。

(4)皮肤瘙痒时,可温水洗浴,口服抗组胺药物;疱疹无溃破者,涂炉甘石洗剂或 5% 碳酸氢钠溶液;疱疹溃破者涂 1% 甲紫或抗生素软膏防止继发感染,必要时给予抗生素。

(三)病情观察

注意观察疱疹溃破处皮肤、精神、体温、食欲,有无咳嗽、气促、头痛、呕吐等,及早发现并发症,予以相应的治疗及护理。

(四)预防感染的传播

1.控制传染源

患儿应隔离至疱疹全部结痂或出疹后 7 天;密切接触的易感儿隔离观察 3 周。

2.切断传播途径

保持室内空气新鲜,托幼机构应做好晨间检查和空气消毒。

3.保护易感人群

避免易感者接触,对体弱、免疫功能低下及应用大剂量激素者尤应加强保护,应在接触水痘后 72 小时内肌内注射水痘-带状疱疹免疫球蛋白,可起到预防或减轻症状的作用。

(五)健康教育

向家长宣传控制传染源的知识,说明患儿隔离的时间;指导切断传播途径的方法,如通风换气、定期消毒、用物暴晒;指导家长对患儿进行皮肤护理,防止继发感染;加强预防知识教育,流行期间避免易感儿去公共场所。

(刘　敏)

第十二章

眼 科 护 理

第一节 泪 囊 炎

一、新生儿泪囊炎

(一)概述

新生儿泪囊炎也是儿童常见眼病之一。其是由于鼻泪管下端先天残膜未开放造成泪道阻塞,致使泪液滞留于泪囊之内,伴发细菌感染引起的。常见致病菌为葡萄球菌、链球菌、假白喉杆菌等。

(二)诊断

1.症状

出生后数周或数天发现患儿溢泪并伴有黏液脓性分泌物。

2.体征

内眦部有黏液脓性分泌物,局部结膜充血,下睑皮肤浸渍或粗糙,可伴有湿疹。指压泪囊区有脓性分泌物从泪小点溢出。

3.辅助检查

分泌物行革兰氏染色,血琼脂培养以确定感染细菌类型。

(三)鉴别诊断

1.累及内眦部眼眶蜂窝织炎

挤压泪囊区无分泌物自泪小点溢出。

2.急性筛窦炎

鼻骨表面疼痛、肿胀,发红区可蔓延至内眦部。

3.急性额窦炎

炎症主要累及上睑,前额部有触痛。

(四)治疗

1.按摩

用示指沿泪囊上方向下方挤压,挤压后滴抗生素滴眼液,2~4 次/天。

2.滴眼液或眼膏

有黏液脓性分泌物时,滴抗生素滴眼液或眼膏,2~4次/天。

3.泪道探通术

对于2~4个月患儿可以施行泪道探通手术,探通后滴抗生素滴眼药1周。

4.泪道插管手术

对于<5个月或者存在反复泪道探通手术失败的患儿可以考虑行泪道插管手术治疗。

5.抗感染治疗

继发急性泪囊炎或眼眶蜂窝织炎时,须及时全身及局部抗感染治疗。

二、急性泪囊炎

(一)概述

急性泪囊炎是儿童比较少见但十分严重的泪道疾病。其常继发于新生儿泪囊炎、先天性泪囊突出、泪囊憩室及先天性骨性鼻泪管发育异常等。常见致病菌为葡萄球菌、链球菌等。

(二)诊断

1.症状

内眦部红肿、疼痛,患眼流泪并伴有黏液脓性分泌物。

2.体征

内眦部充血肿胀,患眼局部结膜充血,可伴有全身症状如发热等。

3.辅助检查

分泌物行革兰氏染色、血琼脂培养以确定感染细菌类型。

(三)鉴别诊断

1.累及内眦部眼眶蜂窝织炎

挤压泪囊区无分泌物自泪小点溢出。

2.急性筛窦炎

鼻骨表面疼痛、肿胀,发红区可蔓延至内眦部。

3.急性额窦炎

炎症主要累及上睑,前额部有触痛。

(四)治疗

(1)全身及局部应用广谱抗生素治疗。根据眼部分泌物细菌培养加药敏试验结果调整用药。

(2)局部脓肿形成,可以先尝试经上、下泪小点引流脓液。如果上述方法无效,则只能行经皮肤的切开引流。

(3)炎症控制后尽快行进一步影像学检查如CT等,明确发病原因。根据不同的发病原因行进一步的治疗。

三、护理措施

(一)慢性期护理重点

1.指导正确使用滴眼药

每次滴眼药前,先用手指按压泪囊区或行泪道冲洗,排空泪囊内的分泌物后,再滴抗生素眼药水,每天4~6次。

2.冲洗泪道

选用生理盐水加抗生素行泪道冲洗,每周1～2次。

(二)急性期护理重点

(1)指导正确热敷和超短波物理治疗,以缓解疼痛,注意防止烫伤。

(2)按医嘱应用有效抗生素,注意观察药物的不良反应。

(3)急性期切忌泪道冲洗或泪道探通,以免感染扩散,引起眼眶蜂窝织炎。

(4)脓肿未形成前,切忌挤压,以免脓肿扩散,待脓肿局限后切开排脓或行鼻内镜下开窗引流术。

(三)新生儿泪囊炎护理重点

指导患儿父母泪囊局部按摩方法,置患儿立位或侧卧位,用一手拇指自下睑眶下线内侧与眼球之间向下压迫,压迫数次后滴用抗生素眼期药水,每天进行3～4次,坚持数周,促使鼻泪管下端开放。操作时应注意不能让分泌物进入患儿气管内。如果保守治疗无效,按医嘱做好泪道探通手术准备。

(四)经皮肤径路泪囊鼻腔吻合术护理

1.术前护理

(1)术前3天滴用抗生素眼药水并行泪道冲洗。

(2)术前1天用1%麻黄碱液滴鼻,以收缩鼻黏膜,利于引流及预防感染。

(3)向患儿家属解释手术目的、意义、注意点。泪囊鼻腔吻合术是通过人造骨孔使泪囊和中鼻道吻合,使泪液经吻合孔流入中鼻道。

2.术后护理

(1)术后患儿置半坐卧位,术后24小时内可行面颊部冷敷,以减少出血及疼痛。

(2)做好鼻腔护理:术后第2天开始给予1%麻黄碱液、雷诺考特喷雾剂等喷鼻,以收敛鼻腔黏膜,利于引流,达到消炎、止血、改善鼻腔通气功能的目的。注意鼻腔填塞物的正确位置,嘱患儿勿牵拉填塞物、勿用力擤鼻及挖鼻腔,以防止填塞物松动或脱落而引起出血。

(3)做好泪道护理:术后患儿眼部滴用抗生素眼液,滴眼时,患儿面部处于水平稍偏健眼位置,有利于药液聚集在患眼内眦部,从而被虹吸入泪道,增强伤口局部药物浓度,促进局部炎症的消退。

(4)术后嘱患儿注意保暖、防止感冒。术后当天进温凉饮食,多吃水果蔬菜,加强营养,忌食酸辣刺激性食物,禁烟、酒,忌喝浓茶、咖啡。

(五)鼻内镜下泪囊鼻腔吻合术护理

(1)加强并发症的观察和护理:术后短时间内鼻腔或口腔的少许血丝不需处理;若有大量鲜血顺前鼻流出或吐出血性分泌物,色鲜红,则可能为伤口活动性出血,应及时通知医师给予处理。

(2)术后3～5天起,每天在鼻内镜下对手术侧腔道进行彻底清理,以减少腔道内结痂、黏膜炎症,加快愈合。

(3)术后应用抗菌药物加地塞米松进行泪道冲洗,每天1次,连续1周。冲洗时注意动作轻柔,应顺着泪道方向缓慢进针。如植入人工泪管,嘱患儿不要用力揉眼、牵拉泪管,以免人工泪管脱落。

(4)教会患儿家属正确滴鼻药和眼药方法,嘱家属带患儿定期随访,坚持复诊。在内镜下彻底清理鼻腔凝血块、分泌物和结痂等;按时冲洗泪道,冲刷泪道内分泌物,避免泪道再次堵塞。

（冯　晨）

第二节 角 膜 炎

角膜炎是我国常见的致盲眼病之一。角膜炎的分类尚未统一,根据病因可分为感染性角膜炎、免疫性角膜炎、外伤性角膜炎、营养不良性角膜炎,其中感染性角膜炎最为常见,其病原体包括细菌、真菌、病毒、棘阿米巴、衣原体等,以细菌和真菌感染最为多见。角膜炎最常见的症状是眼痛、畏光、流泪、眼睑痉挛,伴视力下降,甚至摧毁眼球。其典型体征为睫状充血、角膜浸润、角膜溃疡的形成。

角膜炎病理变化过程基本相同,可以分为如下4期。①浸润期:致病因子侵入角膜,引起角膜边缘血管网充血,随即炎性渗出液及炎症细胞进入,导致病变角膜出现水肿和局限性灰白色的浸润灶,如炎症及时得到控制,角膜仍能恢复透明。②溃疡形成期:浸润期的炎症向周围或深层扩张,可导致角膜上皮和基质坏死、脱落形成角膜溃疡,甚至角膜穿孔,房水从角膜穿破口涌出,导致虹膜脱出、角膜瘘、眼内感染、眼球萎缩等严重并发症。③溃疡消退期:炎症控制、患者自身免疫力增加,阻止致病因子对角膜的损害,溃疡边缘浸润减轻,可有新生血管长入。④愈合期:溃疡区上皮再生,由成纤维细胞产生的瘢痕组织修复,留有角膜薄翳、角膜斑翳、角膜白斑。

一、细菌性角膜炎

(一)概述

细菌性角膜炎是由细菌感染引起的角膜炎症的总称,是临床常见的角膜炎之一。

(二)病因与发病机制

本病常由于角膜外伤后被感染所致,常见的致病菌有表皮葡萄球菌、金黄色葡萄球菌、肺炎双球菌、链球菌、铜绿假单胞菌等。眼局部因素(如慢性泪囊炎、倒睫、戴角膜接触镜等)和导致全身抵抗力低下因素(如长期使用糖皮质激素和免疫抑制剂、营养不良、糖尿病等)也可诱发感染。

(三)护理评估

1.健康史

(1)了解患者有无角膜外伤史、角膜异物剔除史、慢性泪囊炎、眼睑异常、倒睫病史,或长期佩戴角膜接触镜等。

(2)有无营养不良、糖尿病病史,是否长期使用糖皮质激素或免疫抑制剂,以及此次发病以来的用药史。

2.症状与体征

(1)发病急,常在角膜外伤后24～48小时发病,有明显的畏光、流泪、疼痛、视力下降等症状,伴有较多的脓性分泌物。

(2)眼睑肿胀,结膜混合充血或睫状充血,球结膜水肿,角膜中央或偏中央有灰白色浸润,逐渐扩大,进而组织坏死脱落形成角膜溃疡。并发虹膜睫状体炎,表现为角膜后沉着物、瞳孔缩小、虹膜后粘连及前房积脓,是因毒素渗入前房所致。

(3)革兰氏阳性球菌角膜感染表现为圆形或椭圆形局灶性脓肿,边界清楚,基质处出现灰白色浸润。革兰氏阴性球菌角膜感染多表现为快速发展的角膜液化坏死,其中铜绿假单胞菌角膜感染者发病迅猛,剧烈眼痛,严重充血水肿,角膜溃疡浸润灶及分泌物略带黄绿色,前房严重积脓,感染如未控制,可导致角膜坏死穿孔、眼球内容物脱出或全眼球炎。

3.心理-社会状况评估

(1)通过与患者及其家属的交流,了解患者及其家属对细菌性角膜炎的认识程度及有无紧张、焦虑、悲哀等心理表现。

(2)评估患者视力对工作、学习、生活等能力的影响。

(3)了解患者的用眼卫生和个人卫生习惯。

4.辅助检查

了解角膜溃疡刮片镜检和细胞培养是否发现相关病原体。

(四)护理诊断

1.疼痛

疼痛与角膜炎症刺激有关。

2.感知紊乱

感知紊乱与角膜炎症引起的角膜混浊导致的视力下降有关。

3.潜在并发症

角膜溃疡、穿孔、眼内炎等。

4.知识缺乏

患者缺乏细菌性角膜炎相关的防治知识。

(五)护理措施

1.心理护理

向患者介绍角膜炎的病变特点、转归过程及角膜炎的防治知识,鼓励患者表达自己的感受,解释疼痛原因,帮助患者转移注意力,及时给予安慰理解,消除其紧张、焦虑、自卑的心理,正确认识疾病,树立战胜疾病的信心,增加患者对治疗的配合。

2.指导患者用药

根据医嘱积极抗感染治疗,急性期选择高浓度的抗生素滴眼液,每 15~30 分钟滴眼 1 次。严重病例,可在开始 30 分钟内每 5 分钟滴药一次,同时全身应用抗生素,随着病情的控制逐渐减少滴眼次数,白天使用滴眼液,睡前涂眼药膏。进行球结膜下注射时,先向患者解释清楚,并在充分麻醉后进行,以免加重局部疼痛。

3.保证充分休息、睡眠

要提供安静、舒适、安全的环境,病房要适当遮光,避免强光刺激,减少眼球转动,外出者应佩戴有色眼镜或眼垫遮盖。指导促进睡眠的自我护理方法,如睡前热水泡脚、喝热牛奶、听轻音乐等,避免情绪波动。患者活动空间不留障碍物,将常用物品固定摆放方便患者使用,教会患者使用传呼系统,鼓励其寻求帮助。厕所必须安置方便设施,如坐便器、扶手等,并教会患者如何使用,避免跌倒。

4.严格执行消毒隔离制度

换药、上药均要无菌操作,药品及器械应专人专眼专用,避免交叉感染。

5.严密观察

为预防角膜溃疡穿孔,护理时要特别注意如下几点:①治疗操作时,禁翻转眼睑,勿加压眼球。②清淡饮食,多食易消化、富含维生素、粗纤维的食物,保持大便通畅,避免便秘,以防增加腹压。③告知患者勿用手擦眼球,勿用力闭眼、咳嗽及打喷嚏。④球结膜下注射时,避免在同一部位反复注射,尽量避开溃疡面。⑤深部角膜溃疡、后弹力层膨出者,可用绷带加压包扎患眼,配合局部及全身应用降低眼压的药物。嘱患者减少头部活动,避免低头,可蹲位取物。⑥按医嘱使用散瞳剂,防止虹膜后粘连而导致眼压升高。⑦可用眼罩保护患眼,避免外物撞击。⑧严密观察患者的视力、角膜刺激征、结膜充血及角膜病灶和分泌物的变化,注意有无角膜穿孔的症状,若角膜穿孔时,房水从穿孔处急剧涌出,虹膜被冲至穿孔处,可出现眼压下降、前房变浅或消失、疼痛减轻等症状。

6.健康教育

(1)帮助患者了解疾病的相关知识,树立治疗信心,保持良好的心理状况。

(2)养成良好的卫生习惯,不用手或不洁手帕揉眼。

(3)注意劳逸结合,生活规律,保持充足的休息和睡眠,戒烟酒,避免摄入刺激性食物(如咖啡、浓茶等)。

(4)注意保护眼睛,避免角膜受伤,外出要戴防护眼镜。

(5)指导患者遵医嘱坚持用药,定期随访。

二、真菌性角膜炎

(一)概述

为致病真菌引起的感染性角膜病。近年来,随着广谱抗生素和糖皮质激素的广泛应用,其发病率有升高趋势,真菌性角膜炎是致盲率极高的角膜疾病。

(二)病因与发病机制

其常见的致病菌有镰刀菌和曲霉菌,还有念珠菌属、青霉菌属、酵母菌等。它常发生于植物引起的角膜外伤后,有的则发生于长期应用广谱抗生素、糖皮质激素和机体抵抗力下降者。

(三)护理评估

1.健康史

(1)多见于青壮年男性农民,有农作物枝叶或谷物皮壳擦伤眼史。

(2)有长期使用抗生素及糖皮质激素史。

2.症状与体征

疼痛、畏光、流泪等刺激性症状均较细菌性角膜炎轻,病程进展相对缓慢,呈亚急性,有轻度视力下降。体征较重,眼部充血明显,角膜病灶呈灰白色或黄白色,表面微隆起,外观干燥而欠光滑,似牙膏样或苔垢样。溃疡周围抗体与真菌作用,形成灰白色环形浸润即"免疫环"。有时在角膜病灶旁可见"伪足""卫星状"浸润病灶,角膜后可有纤维脓性沉着物。前房积脓为黄白色的黏稠脓液。由于真菌穿透力强,易发生眼内炎。

3.心理-社会状况评估

了解患者职业,评估该病对患者的工作、学习及家庭经济有无影响。评估患者对真菌性角膜炎的认识度,有无紧张、焦虑、悲哀等心理表现。

4.辅助检查

(1)角膜刮片革兰氏染色和吉姆萨染色可发现真菌菌丝,是早期诊断真菌最常见的方法。

(2)共聚焦显微镜检查角膜感染灶,可直接发现真菌病原体。

(3)病变区角膜组织活检,可提高培养和分离真菌的阳性率。

(四)护理诊断

1.疼痛

慢性眼痛与角膜真菌感染刺激有关。

2.焦虑

焦虑与病情反复及担心预后不良有关。

3.感知紊乱

感知紊乱与角膜真菌感染引起的角膜混浊导致的视力下降有关。

4.潜在并发症

角膜溃疡、穿孔、眼内炎等。

5.知识缺乏

缺乏真菌性角膜炎防治知识。

(五)护理措施

(1)由植物引起的角膜外伤史者,长期应用广谱抗生素及糖皮质激素滴眼液或眼药膏者,应严密观察患儿病情,注意真菌性角膜炎的发生。

(2)遵医嘱应用抗真菌药物,同时要观察药物的不良反应,禁用糖皮质激素。

(3)对于药物不能控制或有角膜溃疡穿孔危险者,可行角膜移植手术。

(4)真菌性角膜炎病程长,易引起患者情绪障碍,应对患者做好解释疏导工作,并告知患者真菌复发的表现,如患眼出现畏光、流泪、眼痛、视力下降等,应立即就诊。

三、单纯疱疹病毒性角膜炎

(一)概述

单纯疱疹病毒性角膜炎是指由单纯疱疹病毒所致的严重的感染性角膜病,其发病率及致盲率均占角膜病首位。其特点是复发性强、角膜知觉减退。

(二)病因与发病机制

本病多为单纯疱疹病毒原发感染后的复发,多发生在上呼吸道感染或发热性疾病以后。原发感染常发生于幼儿,单纯疱疹病毒感染三叉神经末梢和三叉神经支配的区域(头、面部皮肤和黏膜),并在三叉神经节长期潜伏下来。当机体抵抗力下降时,潜伏的病毒被激活,可沿三叉神经至角膜组织,引起单纯疱疹病毒性角膜炎。

(三)护理评估

1.健康史

(1)了解患者有无上呼吸道感染史,全身或局部有无使用糖皮质激素、免疫抑制剂。

(2)评估有无复发诱因存在,如过度疲劳、日光暴晒、月经来潮、发热、熬夜、饮酒、角膜外伤等。

(3)了解有无疾病反复发作史。

2.症状与体征

(1)原发感染常见于幼儿,有发热、耳前淋巴结肿大、唇部皮肤疱疹,呈自限性。眼部表现为急性滤泡性或假膜性结膜炎、眼睑皮肤疱疹,可有树枝状角膜炎。

(2)复发感染常在诱因存在下引起的角膜感染复发,多为单侧。患眼可有轻微眼痛、畏光、流泪、眼痉挛,若中央角膜受损,则视力明显下降,并有典型的角膜浸润灶形态。①树枝状和地图状角膜炎:最常见的类型。初起时患眼角膜上皮呈小点状浸润,排列成行或成簇,继而形成小水疱,水疱破裂互相融合,形成树枝状表浅溃疡,称为树枝状角膜炎。随病情进展,炎症逐渐向角膜病灶四周及基质层扩展,可形成不规则的地图状角膜溃疡,称为地图状角膜炎。②盘状角膜炎:炎症浸润角膜中央深部基质层,呈盘状水肿、增厚,边界清楚,后弹力层皱褶。伴发前葡萄膜炎时,可见角膜内皮出现沉积物。③坏死性角膜基质炎:角膜基质层内出现单个或多个黄白色浸润灶、溃疡甚至穿孔,常可诱发基质层新生血管。疱疹病毒在眼前段组织内复制,可引起前葡萄膜炎、小梁网炎。炎症波及角膜内皮时,可诱发角膜内皮炎。

3.心理-社会状况评估

注意评估患者的情绪状况、性别、年龄、职业、经济、文化、教育背景。

4.辅助检查

角膜上皮刮片可见多核巨细胞、病毒包涵体或活化性淋巴细胞,角膜病灶分离培养出单纯疱疹病毒;酶联免疫法发现病毒抗原;分子生物学方法如聚合酶链反应查到病毒核酸,有助于病原学的诊断。

(四)护理诊断

1.疼痛

急性眼痛与角膜炎症反应有关。

2.焦虑

焦虑与病程长、病情反复发作、担心预后不良有关。

3.感知紊乱

感知紊乱与角膜透明度受损导致视力下降有关。

4.潜在并发症

角膜溃疡、穿孔、眼内炎等。

5.知识缺乏

患者缺乏单纯疱疹病毒性角膜炎的防治知识。

(五)护理措施

(1)严密观察患者病情,注意角膜炎症的进展。

(2)指导患者遵医嘱正确用药:①急性期每1～2小时滴眼1次,睡前涂眼药膏。注意观察眼睛局部药物的毒性作用,如出现点状角膜上皮病变和基质水肿。②使用糖皮质激素滴眼液者,要告知患者按医嘱及时用药。停用时要逐渐减量,不能随意增加使用次数和停用,并告知其危害性。注意观察激素的并发症,如出现细菌、真菌的继发感染,出现角膜溶解、青光眼等。③用散瞳药的患者,外出可戴有色眼镜,以减少光线刺激,并加强生活护理。④使用阿昔洛韦者要定期检查肝、肾功能。

(3)鼓励患者参加体育锻炼,增强体质,预防感冒,以降低复发率。

(4)药物治疗无效、反复发作、角膜溃疡面积较大者,有穿孔危险,可行治疗性角膜移植术。

(冯　晨)

第三节　结　膜　炎

结膜表面大部分暴露于外界环境中,容易受各种病原微生物的侵袭和物理、化学因素的刺激。正常情况下,结膜组织具有一定的防御能力。当全身或局部的防御能力减弱或致病因素过强时,将使结膜组织发生急性或慢性的炎症,统称为结膜炎。结膜炎是最常见的眼病之一,根据病因可分为细菌性、病毒性、衣原体性、真菌性和变态反应性结膜炎;细菌性和病毒感染性结膜炎是最常见的结膜炎。

一、急性细菌性结膜炎

(一)概述

急性细菌性结膜炎是指由细菌所致的急性结膜炎症的总称,临床上最常见的是急性卡他性结膜炎和淋球菌性结膜炎,两者均具有传染性及流行性,通常为自限性,病程在2周左右,一般不引起角膜并发症,预后良好。

(二)病因与发病机制

1.急性卡他性结膜炎

以革兰氏阳性球菌感染为主的急性结膜炎症,俗称"红眼病"。常见致病菌为肺炎双球菌、科一韦杆菌和葡萄球菌等。本病多于春、秋季流行,通过面巾、面盆、手或患者用过的其他用具接触传染。

2.淋球菌性结膜炎

本病主要由淋球菌感染所致,是一种传染性极强、破坏性很大的超急性化脓性结膜炎。由于接触患有淋病的尿道、阴道分泌物或患眼分泌物而引起感染。成人主要为淋球菌性尿道炎的自身感染,新生儿则在通过患有淋球菌性阴道炎的母体产道时被感染。

(三)护理评估

1.健康史

(1)了解患者有无与本病患者接触史,或有无淋球菌性尿道炎史。或患儿母亲有无淋球菌性阴道炎史。成人淋球菌性结膜炎潜伏期为10小时至3天,新生儿则在出生后2~3天发病。

(2)了解患者眼部周围组织的情况。

2.症状与体征

(1)起病急,潜伏期短,常累及双眼。自觉眼睛刺痒、异物感、灼热感、畏光、流泪。

(2)急性卡他性结膜炎眼睑肿胀、结膜充血,以睑部及穹隆部结膜最为显著,重者出现眼睑及结膜水肿,结膜表面覆盖一层伪膜,易擦掉。眼分泌物增多,多呈黏液或脓性,常发生晨起睁眼困难,上、下睑睫毛被粘住。科一韦杆菌或肺炎双球菌所致者可发生结膜下出血斑点。

(3)淋球菌性结膜炎病情发展迅速,单眼或双眼先后发病,眼痛流泪、畏光,眼睑及结膜高度水肿、充血,而致睁眼困难,或肿胀的球结膜掩盖角膜周边或突出于睑裂。睑结膜可见小出血点及薄层伪膜。初期分泌物为浆液性或血水样,不久转为黄色脓性,量多而不断溢出,故又称"脓漏眼"。淋球菌侵犯角膜,严重影响视力。重者耳前淋巴结肿痛,为引起淋巴结病变的仅有的细菌性结膜炎。

细菌培养可见相应的细菌,即肺炎双球菌、科一韦杆菌、淋球菌等。

3.心理-社会状况评估

急性结膜炎起病急,症状重,结膜充血、水肿明显且有大量分泌物流出,影响外观,患者容易产生焦虑情绪,同时实行接触性隔离,患者容易产生孤独情绪。护士应评价患者的心理状态、对疾病的认识程度及理解、接受能力。

4.辅助检查

(1)早期结膜刮片及结膜囊分泌物涂片中有大量多形核白细胞及细菌,提示细菌性感染,必要时还可做细菌培养及药物敏感试验。

(2)革兰氏染色,显微镜下可见上皮细胞和中性粒细胞内或外的革兰氏阴性双球菌,提示淋球菌性结膜炎。

(四)护理诊断

1.疼痛

疼痛与结膜炎症累及角膜有关。

2.潜在并发症

角膜炎症、溃疡和穿孔、眼内炎、眼睑脓肿、脑膜炎等。

3.知识缺乏

患者缺乏急性结膜炎的预防知识。

(五)护理措施

(1)向患者解释本病的发病原因、病程进展和疾病预后,解除患者的忧虑,使其树立战胜疾病的信心,配合治疗。

(2)结膜囊冲洗:以清除分泌物,保持清洁。常用的冲洗液有生理盐水、3%硼酸溶液。淋球菌性结膜炎用1:5 000的青霉素溶液冲洗。冲洗时使患者取患侧卧位,以免冲洗液流入健眼。冲洗动作轻柔,以免损伤角膜。如有假膜形成,应先除去假膜再冲洗。

(3)遵医嘱留取结膜分泌物送检细菌培养及药物敏感试验。

(4)药物护理:常用滴眼液有0.25%氯霉素、0.5%新霉素、0.1%利福平,每1~2小时滴眼1次;夜间涂眼药膏。淋球菌感染则局部和全身用药并重,遵医嘱使用阿托品软膏散瞳。

(5)为减轻不适感,建议佩戴太阳镜。炎症较重者,为减轻充血、灼热等不适症状,可用冷敷。禁忌包扎患眼,因包盖患眼,使分泌物排出不畅,不利于结膜囊清洁,反而有利于细菌的生长繁殖,加剧炎症。健眼可用眼罩保护。

(6)严密观察角膜刺激征或角膜溃疡症状。对淋球菌性结膜炎还要注意观察患者有无全身并发症的发生。

(7)传染性结膜炎急性感染期应实行接触性隔离。①注意洗手和个人卫生,勿用手拭眼,勿进入公共场所和游泳池,以免交叉感染。接触患者前后的手要立即彻底冲洗与消毒。②向患者和其家属传授结膜炎预防知识,提倡一人一巾一盆。淋球菌性尿道炎患者,要注意便后立即洗手。③双眼患病者实行一人一瓶滴眼液。单眼患病者,实行一眼一瓶滴眼液。做眼部检查时,应先查健眼,后查患眼。④接触过眼分泌物和患眼的仪器、用具等都要及时消毒隔离,用过的敷料要烧毁。⑤患有淋球菌性尿道炎的孕妇须在产前治愈。未愈者,婴儿出生后,立即用1%硝酸银液或0.5%四环素或红霉素眼药膏涂眼,以预防新生儿淋球菌性结膜炎。

二、病毒性结膜炎

(一)概述

病毒性结膜炎是一种常见的急性传染性眼病,由多种病毒引起,传染性强,好发于夏、秋季,在世界各地引起过多次大流行,通常有自限性。临床上以流行性角结膜炎、流行性出血性结膜炎最常见。

(二)病因与发病机制

1.流行性角结膜炎

流行性角结膜炎由 8 型、19 型、29 型和 37 型腺病毒引起。

2.流行性出血性结膜炎

流行性出血性结膜炎由 70 型肠道病毒引起。

(三)护理评估

1.健康史

(1)了解患者有无与病毒性结膜炎接触史,或其工作、生活环境中有无病毒性结膜炎流行史。

(2)了解患者发病时间,评估其潜伏期。

2.症状与体征

(1)潜伏期长短不一。流行性角结膜炎约 7 天;流行性出血性结膜炎约在 24 小时内发病,多为双眼。

(2)流行性角结膜炎的症状与急性卡他性结膜炎相似,自觉异物感、疼痛、畏光、流泪及水样分泌物。眼睑充血水肿,睑结膜滤泡增生,可有假膜形成。

(3)流行性出血性结膜炎症状较急性卡他性结膜炎重,常见球结膜点状、片状出血,分泌物为水样。耳前淋巴结肿大、压痛。角膜常被侵犯,发生浅层点状角膜炎。

(4)部分患者可有头痛、发热、咽痛等上呼吸道感染症状。

3.心理-社会状况评估

因患者被实行接触性隔离,容易产生焦虑情绪。护士应评价患者的心理状态、对疾病的认识程度和理解、接受能力等。

4.辅助检查

分泌物涂片镜检可见单核细胞增多,并可分离到病毒。

(四)护理诊断

1.疼痛

眼痛与病毒侵犯角膜有关。

2.知识缺乏

患者缺乏有关结膜炎的防治知识。

(五)护理措施

(1)加强心理疏导,告知患者治疗方法、预后及接触性隔离的必要性,消除其焦虑情绪。

(2)药物护理:抗病毒滴眼液以 0.5％利巴韦林、1％碘苷、3％阿昔洛韦等配制,每小时滴眼 1 次;合并角膜炎、混合感染者,可配合使用抗生素滴眼液;角膜基质浸润者可酌情使用糖皮质激素,如0.02％氟米龙等。

(3)生理盐水冲洗结膜囊,眼局部冷敷以减轻充血和疼痛,注意消毒隔离。

(4)做好传染性眼病的消毒隔离和健康教育,防止疾病的传播。

三、沙眼

(一)概述

沙眼是由沙眼衣原体引起的一种慢性传染性结膜角膜炎,因其睑结膜面粗糙不平,形似沙粒,故名沙眼。其并发症常损害视力,甚至失明。

(二)病因与发病机制

沙眼是由 A 抗原型沙眼衣原体、B 抗原型沙眼衣原体、C 抗原型沙眼衣原体或 Ba 抗原型沙眼衣原体感染结膜角膜所致的,通过直接接触眼分泌物或污染物传播。

(三)护理评估

1.健康史

(1)沙眼多发生于儿童及青少年时期,男女老幼皆可患病。其发病率和严重程度与环境卫生、生活条件及个人卫生有密切关系。沙眼在流行地区常有重复感染。

(2)其潜伏期为 5～14 天,常为双眼急性或亚急性发病。急性期过后 1～2 个月转为慢性期,急性期可不留瘢痕而愈。在慢性期,结膜病变被结缔组织所代替而形成瘢痕。

2.症状与体征

(1)急性期有异物感、刺痒感、畏光、流泪、少量黏性分泌物。体征:眼睑红肿、结膜明显充血、乳头增生。

(2)慢性期症状不明显,仅有眼痒、异物感、干燥和烧灼感。体征:结膜充血减轻,乳头增生和滤泡形成,角膜缘滤泡发生瘢痕化改变称为 Herbet 小凹,若有角膜并发症,可出现不同程度的视力障碍及角膜炎症。可见沙眼的特有体征,即角膜血管翳和睑结膜瘢痕。

(3)晚期并发症:发生睑内翻及倒睫、上睑下垂、睑球粘连、慢性泪囊炎、结膜角膜干燥症和角膜混浊。

3.心理-社会状况评估

(1)注意评估患者生活或工作的环境卫生、生活居住条件和个人生活习惯。

(2)评估患者的文化层次、对疾病的认识程度、心理特点。

4.辅助检查

结膜刮片行 Giemsa 染色可找到沙眼包涵体;应用荧光抗体染色法或酶联免疫法,可测定沙眼衣原体抗原,是确诊的依据。

(四)护理诊断

1.疼痛

异物感、刺痛与结膜炎症有关。

2.潜在并发症

倒睫、睑内翻、上睑下垂、睑球粘连、慢性泪囊炎等。

3.知识缺乏

患者缺乏沙眼预防及治疗知识。

(五)护理措施

(1)遵医嘱按时滴用抗生素滴眼液,每天 4～6 次,晚上涂抗生素眼药膏,教会患者及其家属正确使用滴眼液和涂眼药膏的方法,注意随访观察药物疗效。

（2）遵医嘱全身治疗急性沙眼或严重的沙眼，可口服阿奇霉素、多西环素、红霉素和螺旋霉素等。

（3）积极治疗并发症，介绍并发症及后遗症的治疗方法。如倒睫可选电解术，睑内翻可行手术矫正，角膜混浊可行角膜移植术，向患者解释手术目的、方法，使患者缓解紧张心理，积极配合治疗。

（4）健康教育：①向患者宣传沙眼并发症的危害性，做到早发现、早诊断、早治疗，尽量在疾病早期治愈。②沙眼病程长，容易反复，向患者说明坚持长期用药的重要性，一般要用药6～12周，重症者需要用药半年以上。③指导患者和其家属做好消毒隔离，预防交叉感染，接触患者分泌物的物品通常选用煮沸和75％乙醇消毒法。④培养良好的卫生习惯，不与他人共用毛巾、脸盆、手帕，注意揉眼卫生，防止交叉感染。⑤选择公共卫生条件好的地方理发、游泳、洗澡等。

（冯　晨）

第四节　葡　萄　膜　炎

一、概述

葡萄膜炎是一类发生于葡萄膜、视网膜、视网膜血管及玻璃体的炎症统称。多发于青壮年，常合并全身性自身免疫性疾病，反复发作，引起继发性青光眼、白内障及视网膜脱离等严重并发症，是严重的致盲性眼病。按其发病部位可分为前葡萄膜炎（虹膜炎、虹膜睫状体炎和前部睫状体炎）、中间葡萄膜炎、后葡萄膜炎和全葡萄膜炎。

二、病情观察与评估

（一）生命体征
监测生命体征，观察患者有无体温异常。

（二）症状体征
（1）观察患者有无视力减退、视物模糊、畏光、流泪、眼痛、眼前黑影等。

（2）了解患者有无自身免疫性疾病、结核病、消化道溃疡、梅毒等病史。

（三）安全评估
（1）评估患者有无因视力下降导致跌倒或坠床的危险。

（2）评估患者及家属有无担心疾病的预后导致的焦虑、悲观。

三、护理措施

（一）用药护理
（1）散瞳剂可预防和拉开虹膜前后粘连，解除瞳孔括约肌和睫状肌的痉挛，缓解症状，防止并发症。滴药后压迫内眦部2～3分钟，以减少药物经泪道进入鼻腔由鼻黏膜吸收引起的全身毒副反应。如出现心跳加快、面色潮红、口渴等药物反应，症状加重时立即停药，通知医师，协助处理。

（2）糖皮质激素具有抗炎、抗过敏作用。用药过程中注意补钾、补钙，使用胃黏膜保护剂；饮食宜低盐、高钾，适当限制水的摄入；长期用药者应遵医嘱逐渐减量，不能自行突然停止用药。

（3）使用免疫抑制剂患者定期复查血常规、肝及肾功能等。

（4）非甾体抗炎药抑制炎性介质的产生，达到抗炎的作用。

（二）眼部护理

（1）患眼湿热敷，扩张血管，促进血液循环，减轻炎症反应，缓解疼痛。每天 2～3 次，每次 15 分钟。

（2）观察患者视力改善情况及畏光、流泪、眼痛、眼部充血、眼前黑影飘动、遮挡感、闪光感等症状有无减轻。

（3）观察患者有无视力下降、视野缺损、眼压升高等青光眼症状；有无视物模糊、晶体混浊等白内障症状；有无眼前黑影、视物变形、闪光感、视野缺损等视网膜脱离症状。

（三）心理护理

加强与患者沟通，做好心理疏导，消除其焦虑、悲观心理，增强战胜疾病的信心，积极配合治疗。

四、健康指导

（一）住院期

（1）讲解疾病的病因、治疗方法及预后等知识，增强患者依从性，积极配合治疗。

（2）告知患者应生活规律、劳逸结合，适当参加体育锻炼以增强体质，戒烟酒、防感冒，保持心情舒畅、情绪稳定，预防疾病复发。

（二）居家期

（1）本病易反复发作，如有自身免疫性疾病或眼部感染性疾病时应积极治疗。

（2）强调使用糖皮质激素的注意事项，提高药物治疗的依从性。

（3）定期门诊复查，如有病情变化及时就诊。

（冯　晨）

第五节　视神经炎

一、概述

视神经炎是指阻碍视神经传导，引起视功能一系列改变的视神经病变，如炎性脱髓鞘、感染、自身免疫性疾病等。临床上常分为视神经乳头炎及球后视神经炎。视神经乳头炎是指视神经乳头局限性炎症，多见于儿童及青少年，一般预后较好；球后视神经炎则以慢性多见，一般预后较差。

二、病情观察与评估

（一）生命体征

监测生命体征，观察患者有无体温、脉搏、呼吸、血压异常。

(二)症状体征

(1)观察患者视力、瞳孔对光反射、眼球运动情况。

(2)了解患者VEP、眼底及视野的改变,有无眼球压痛、转动痛、色觉减退等。

(3)了解患者近期有无感冒、疲劳、接触有害物质等情况;有无神经系统及自身免疫性疾病;有无局部及全身感染。

(三)安全评估

(1)评估患者有无因视力障碍导致跌倒或坠床的危险。

(2)评估患者对疾病的认知程度,有无焦虑、急躁等表现。

三、护理措施

(一)用药护理

1.用药原则

遵医嘱给予激素、血管扩张剂、活血化瘀、神经营养支持等治疗。

2.使用糖皮质激素注意事项

(1)结核、消化道溃疡史者禁用;糖尿病、高血压患者慎用。

(2)骨质疏松、低钙、低钾、消化道溃疡是常见的药物不良反应,使用过程中注意补钙、补钾、使用胃黏膜保护剂。饮食宜低盐、高钾、适当限制水的摄入。

(3)长期大剂量使用可引起脂肪重新分布从而出现满月脸、水牛背等症状,停药或减量后可逐渐消退。

(4)长期大剂量使用会使机体抵抗力、免疫力下降,应预防感冒、皮肤及口腔感染。

(5)告知患者监测血糖、血压、电解质、眼压及体重变化的目的及重要性。

(6)长期用药者应遵医嘱逐渐减量,不能自行停止用药。

(二)预防跌倒或坠床

根据患者视力障碍程度及自理能力,协助其完成进食、洗漱、如厕等生活护理。将常用的物品置于随手可得之处,保持周围环境无障碍物,晚上使用夜灯,指导患者使用厕所、浴室、通道的扶手,活动及外出时有人全程陪同,避免跌倒或坠床。

(三)心理护理

加强与患者沟通,关心患者,讲解疾病的病因、诱因、治疗方法及预后等知识,消除其紧张、焦虑心理,以增强其战胜疾病的信心,积极配合治疗。

四、健康指导

(一)住院期

(1)告知患者VEP、荧光素眼底血管造影术、头部MRI等检查的目的及配合要点。

(2)告知患者视神经炎常与炎性脱髓鞘、感染、自身免疫性疾病等有关。一旦出现视力急剧下降、视野变小、眼球或眼眶后疼痛、色觉减退时,应立即就医。

(二)居家期

(1)遵医嘱用药,强调使用糖皮质激素的注意事项。

(2)讲解预防视神经炎复发的方法:生活有规律、劳逸结合、保证充足睡眠;饮食合理搭配,营养丰富,戒烟酒;适当参加体育锻炼,增强体质;保持情绪稳定;防感冒。

(3)出院后 1 周门诊复查。

(冯 晨)

第六节 屈 光 不 正

临床上将眼的屈光状态分为两类,即屈光正常(正视眼)、屈光不正(非正视眼)。在眼的调节松弛状态下,外界平行光线进入眼内经眼的屈光系统屈折后,不能聚焦在视网膜黄斑中心凹上称为屈光不正。屈光不正包括近视、远视和散光。外界光线经过眼的屈光系统折射在视网膜上,形成清晰的物像称为眼的屈光作用。眼的屈光作用的大小称为屈光力。单位是屈光度,简写为 D。

一、近视

(一)概述

近视眼是指在眼的调节松弛状态下,平行光线经过眼的屈光系统屈折后,聚焦在视网膜之前,在视网膜上形成一个弥散环,导致看远处目标模糊不清。近视眼按度数可分为 3 类:轻度 <-3.00 D,中度为 $-3.00\sim-6.00$ D,高度 >-6.00 D。

(二)病因与发病机制

1.遗传因素

高度近视可能为常染色体隐性遗传。中低度近视可能为多因子遗传:既服从遗传规律又有环境因素参与,而以环境因素为主。其中高度近视比低度近视与遗传因素的关系更密切。

2.发育因素

婴幼儿时期眼球较小,为生理性远视,随着年龄增长,眼球各屈光成分协调生长,逐步变为正视。若眼轴过度发育,即成为轴性近视。

3.环境因素

青少年学生与近距离工作者中以近视眼较多,主要与长时间近距离阅读、用眼卫生不当有关。此外,营养成分的失调和使用工具不符合学生的人体工程力学要求、大气污染、微量元素的不足等也是形成近视的诱发因素。

(三)护理评估

1.健康史

注意询问患者有无视疲劳、眼外斜视及近视家族史等。了解患者佩戴眼镜史及用眼卫生情况、发现近视的时间及进展程度。

2.症状与体征

(1)视力:近视最突出的症状是远视力减退、近视力正常。

(2)视力疲劳:近视初期常有远视力波动,注视远处物体时喜眯眼,容易产生视疲劳。低度近视者常见,但较远视者轻。

(3)视疲劳外斜视:视疲劳重者可发展为外斜视,是调节与集合平衡失调的结果。为使调节与集合间固有的不平衡能够维持暂时的平衡,故容易产生视疲劳。看近时不用或少用调节,造成平衡紊乱即产生眼位变化。斜视眼为近视度数较高的眼。

（4）眼球前后径变长：多见于高度近视属轴性近视。

（5）眼底高度近视可引起眼底退行性变化和眼球突出，出现豹纹状眼底、近视弧形斑、脉络膜萎缩甚至巩膜后葡萄肿、黄斑出血等变化。周边部视网膜可出现格子样变性和产生视网膜裂孔，增加视网膜脱离的危险。

（6）并发症：如玻璃体异常（液化、混浊、后脱离）、视网膜脱离、青光眼、白内障等，以高度近视者多见。

3.心理-社会状况评估

有部分患者由于佩戴眼镜影响外观而表现为不愿意配合。需要评估患者的学习、生活和工作环境及对近视的认识程度。

4.辅助检查

常用屈光检查方法如下。客观验光法、主觉验光法、睫状肌麻痹验光法。对于高度近视患者有眼底改变者应进行荧光素眼底血管造影或吲哚菁绿血管造影。

（四）护理诊断

1.视力下降

视力下降与屈光介质屈光力过强有关。

2.知识缺乏

患者缺乏近视眼及其并发症的防治知识。

3.潜在并发症

视网膜脱离、术后伤口感染、上皮瓣移位、角膜混浊、高眼压等。

（五）护理措施

1.用眼卫生指导

（1）避免长时间连续用眼，一般持续用眼 1 小时应休息 5～10 分钟。

（2）保持良好的学习、工作姿势、不躺在床上、车厢内阅读，不在太阳直射下或光线昏暗处阅读。双眼平视或轻度向下注视荧光屏，眼睛与电脑荧光屏距离在 60 cm 以上。

（3）高度近视患者避免剧烈运动如打篮球、跳水等，防止视网膜脱落。

（4）饮食以富含蛋白质、维生素的食物为主，如新鲜水果、蔬菜、动物肝脏、鱼等。

（5）定期检查视力，建议半年复查一次，根据屈光检查结果及时调整眼镜度数。

2.配镜矫正护理

向患者及其家长解释近视视力矫正的重要性及可能的并发症，纠正"戴眼镜会加深近视度数"的错误认知。建议在睫状肌麻痹状态下验光，可取得较为准确的矫正度数。

（1）佩戴框架眼镜护理：框架眼镜是最常用和最好的方法，配镜前须先经准确验光确定近视度数，镜片选择以获得最佳视力的最低度数的凹球镜片为宜。指导患者和其家属学会眼镜护理：①坚持双手摘戴眼镜，单手摘戴若力度过大会使镜架变形。②戴眼镜的位置正确，将镜片的光学中心对准眼球中心部位，才能发挥眼镜的正确功能。③镜架沾上灰尘时，用流水冲洗，再用眼镜专用布或软纸拭干。④参加剧烈运动时不要戴眼镜，以免眼镜受到碰撞。

（2）佩戴角膜接触镜护理：①根据不同材料的角膜接触镜的不同特点予以护理指导。软镜验配简单佩戴舒适；角膜塑形镜睡眠时佩戴，起床后取出；硬性透氧性接触镜验配较复杂，必须严格按规范验配，佩戴前须向患者详细交代注意事项，使患者充分了解其重要性，以提高患者的依从性。初次戴镜通常第 1 天戴 5～6 小时,然后每天延长 1～2 小时,1 周左右每天可佩戴 12～16 小时,戴镜期间必须定期复查。②养成良好的卫生习惯,取、戴前均应仔细洗手,定期更换镜片。③避免超时佩戴和过夜佩戴。④戴镜后刺激症状强烈,应摘下重新清洗后再戴,如有异物感、灼痛感马上停戴。⑤游泳时不能戴镜片。

3.屈光手术护理

目前屈光手术治疗的方法如下。

(1)角膜屈光手术:分为非激光手术与激光手术。非激光手术包括放射状角膜切开术、表层角膜镜片术、角膜基质环植入术。激光手术包括准分子激光角膜切削术、激光角膜原位磨镶术、准分子激光角膜上皮瓣原位磨镶术。

角膜屈光手术前护理:按手术常规做好术前准备。①佩戴隐形眼镜者,手术前眼部检查须在停戴48～72 小时后进行;长期佩戴者须停戴 1～2 周;佩戴硬镜者须停戴 4～6 周。②冲洗结膜囊和泪道,如发现感染灶要先治疗后再行手术。按医嘱滴用抗生素滴眼液。③注意充分休息,以免眼调节痉挛。④全面的眼部检查,包括视力、屈光度、眼前段、眼底、瞳孔直径、眼压、角膜地形图、角膜厚度和眼轴测量等。⑤告诉患者术后短时间内视力可能不稳定,会有逐步适应的过程。

角膜屈光手术后护理:①3 天内避免洗头,洗脸洗头时,不要将水溅入眼内。②1 周内不要揉眼睛,最好避免看书报等,外出佩戴太阳镜,避免碰伤,近期避免剧烈运动和游泳。③进食清淡饮食,避免刺激性食物。④遵医嘱用药和复查,如出现眼前黑点、暗影飘动、突然视力下降,应立即门诊复查。

(2)眼内屈光手术:目前已开展的手术治疗方法有白内障摘除及人工晶体植入术、透明晶状体摘除及人工晶体植入术、晶状体眼人工晶体植入术。

(3)巩膜屈光手术如后巩膜加固术、巩膜扩张术等。巩膜屈光手术后注意观察眼球运动障碍、出血、复视、植入物排斥等并发症。

二、远视

(一)概述

远视眼是指在眼的调节松弛状态下,平行光线经眼的屈光系统屈折后,焦点聚在视网膜后面者。远视眼按度数可分为 3 类:轻度＜＋3.00 D,中度为＋3.00～＋5.00 D,高度＞5.00 D。远视按屈光成分分为轴性远视和屈光性远视。

(二)病因与发病机制

1.轴性远视

眼的屈光力正常,眼球前后径较正常眼短,为远视中最常见的原因。初生婴儿有 2～3 D 远视,在生长发育过程中,慢慢减少,约到成年应成为正视或接近正视。如因发育原因,眼轴不能达到正常长度,即成为轴性远视。

2.屈光性远视

眼球前后径正常,由于眼的屈光力较弱所致。其原因:一是屈光间质的屈光指数降低;二是角膜或晶状体弯曲度降低,如扁平角膜;三是晶状体全脱位或无晶状体眼。

(三)护理评估

1.健康史

注意询问患者有无远视家族史,了解患者佩戴眼镜史及用眼卫生情况、发现远视的时间及进展程度。

2.症状与体征

(1)视疲劳:远视最突出的临床症状,表现为视物模糊、头痛、眼球眼眶胀痛、畏光、流泪等。闭目休息后,症状减轻或消失。尤其以长时间近距离工作时明显,这是由于眼调节过度而产生,多见于高度远视和35岁以上患者。

(2)视力障碍:轻度远视青少年,由于其调节力强,远近视力可无影响;远视程度较高,或因年龄增加而调节力减弱者,远视力好,近视力差;高度远视者,远近视力均差,极度使用调节仍不能代偿;远视程度较重的幼儿,常因过度使用调节,伴过度集合,易诱发内斜视。看近处小目标时,内斜加重,称为调节性内斜视。若内斜持续存在,可产生斜视性弱视。

(3)眼底:高度远视眼眼球小,视盘较正常小而色红,边界较模糊,稍隆起,类似视盘炎,但矫正视力正常,视野无改变,长期观察眼底像不变,称为假性视盘炎。

3.心理-社会状况评估

轻度远视眼者不易发现,常在体检时才被发现;部分患者由于佩戴眼镜影响外观而表现为不愿意配合。需评估远视对患者学习、生活和工作环境的影响及患者对远视的认知程度。

4.辅助检查

屈光检查方法:客观验光法、主觉验光法、睫状肌麻痹验光法。

(四)护理诊断

1.知识缺乏

患者缺乏正确佩戴眼镜的知识。

2.舒适改变

舒适改变与过度调节引起的眼球眼眶胀痛、视疲劳有关。

3.视力下降

视力下降与眼球屈光力弱或眼轴过短有关。

(五)护理措施

(1)向患者及其家属介绍远视眼的防治知识:①轻度远视无症状者不需矫正,如有视疲劳和内斜视,虽然远视度数低也应戴镜;中度远视或中年以上患者应戴镜矫正以提高视力,消除视疲劳和防止内斜视发生。②原则上远视眼的屈光检查应在睫状肌麻痹状态下进行,用凸透镜矫正。每半年进行视力复查,根据屈光检查结果及时调整眼镜度数。12周岁以下者或检查中调节能力强者应采用睫状肌麻痹剂散瞳验光配镜。③保持身心健康,生活有规律,锻炼身体,增强体质,保持合理的饮食习惯,避免偏食。

(2)观察患者视力及屈光度的改变,有无眼位改变。

三、散光

(一)概述

散光是指由于眼球各屈光面在各径线(子午线)的屈光力不等,平行光线进入眼内不能在视网膜上形成清晰物像的一种屈光不正现象。

(二)病因与发病机制

本病最常见的病因是由于角膜和晶状体各径线的曲率半径大小不一致,通常以水平及垂直两个主径线的曲率半径差别最大。发病还可能与遗传、发育、环境、饮食、角膜瘢痕等因素有关。

根据屈光径线的规则性,可分为规则散光和不规则散光2种类型。

(1)规则散光是指屈光度最大和最小的两条主子午线方向互相垂直,用柱镜片可以矫正,是最常见的散光类型。规则散光可分为顺规散光、逆规散光和斜向散光。根据各子午线的屈光状态,规则散光也可分为5种:单纯远视散光、单纯近视散光、复性远视散光、复性近视散光和混合散光。

(2)不规则散光是指最大和最小屈光力的主子午线互相不垂直,如圆锥角膜及角膜瘢痕等,用柱镜片无法矫正。

(三)护理评估

1.健康史

了解患者发现散光的年龄及佩戴眼镜史。

2.症状与体征

(1)视疲劳:头痛、眼胀、流泪、看近物不能持久,单眼复视,视力不稳定,看书错行等。

(2)视力:散光对视力影响取决于散光的度数和轴向。散光度数越高或斜轴散光对视力影响越大,逆规散光比顺规散光对视力影响大。低度散光者视力影响不大;高度散光者远、近视力均下降。

(3)眯眼:以针孔或裂隙作用来减少散光。散光者看远看近均眯眼,而近视者仅在看远时眯眼。

(4)散光性弱视:幼年时期的高度散光易引起弱视。

(5)代偿头位:利用头位倾斜和斜颈等自我调节,以求得较清晰的视力。

(6)眼底:眼底检查有时可见视盘呈垂直椭圆形,边缘模糊,用检眼镜不能很清晰地看清眼底。

3.心理-社会状况评估

评估患者的情绪和心理状态。评估患者的年龄、性别、学习、生活和工作环境及对散光的认知程度。

4.辅助检查

屈光检查方法有客观验光法、主觉验光法、睫状肌麻痹验光法。

(四)护理诊断

1.知识缺乏

患者缺乏散光的相关知识。

2.舒适改变

舒适改变与散光引起的眼酸胀、视疲劳有关。

3.视力下降

视力下降与眼球各屈光面在各子午线的屈光力不等有关。

(五)护理措施

(1)向患者及其家属宣传散光的相关知识,若出现视物模糊、视疲劳,发现散光应及时矫正,防止弱视发生。规则散光可戴柱镜矫正,如不能适应全部矫正可先以较低度数矫正,再逐渐增加度数。不规则散光可试用硬性透氧性角膜接触镜矫正,佩戴时需要一定时间的适应期。手术方法包括准分子激光屈光性角膜手术和散光性角膜切开术。

(2)护理要点:①避免用眼过度导致视疲劳。②高度散光常伴有弱视,在矫正散光的同时进行弱视治疗。③定期检查视力,青少年一般每半年检查1次,及时发现视力及屈光度的改变,及时调整眼镜度数。④保持身心健康,生活有规律,锻炼身体,增强体质,保持合理的饮食习惯,避免偏食。⑤注意眼镜和角膜接触镜的护理和保养。

(冯 晨)

第七节 弱 视

一、概述

弱视是指眼部无明显器质性病变,但在视觉发育期间,由于各种原因引起的视觉细胞有效刺激不足,导致单眼或双眼最好矫正视力低于0.8的一种视觉状态。弱视在学龄前儿童及学龄儿童患病率为1.3%~3%,是一种可治疗的视力缺损性常见眼病,越早发现,越早治疗,预后越好。

二、病因与发病机制

按发病机制的不同,弱视一般可分为如下几种。

(一)斜视性弱视

斜视性弱视为消除和克服斜视引起的复视和视觉紊乱,大脑视皮层中枢主动抑制由斜视眼传入的视觉冲动,该眼黄斑功能长期被抑制而形成弱视。

(二)屈光参差性弱视

一眼或两眼有屈光不正,两眼屈光参差较大,使两眼在视网膜上成像大小不等,融合困难,大脑视皮层中枢抑制屈光不正较重的一眼,日久便形成弱视。

(三)屈光性弱视

屈光性弱视多见于双眼高度远视(也可高度近视),在发育期间未能矫正,使所成的像不能清晰聚焦于黄斑中心凹,造成视觉发育的抑制,而形成弱视。

(四)形觉剥夺性弱视

由于先天性或早期获得的各种因素导致视觉刺激降低,如眼屈光间质混浊(如白内障、角膜瘢痕等)、完全性上睑下垂、不恰当的眼罩遮盖眼等,妨碍视网膜获得足够光刺激,而干扰了视觉的正常发育过程,造成弱视。

(五)先天性弱视

先天性弱视包括器质性弱视如新生儿视网膜或视路出血和微小眼球震颤。

三、护理评估

(一)健康史

向家长询问患儿出生时情况,有无眼病,有无不当遮眼史,有无复视和头位偏斜,有无家族史,了解患儿诊治经过。

(二)症状与体征

视力减退,临床上将屈光矫正后视力在0.6~0.8者定为轻度弱视,在0.2~0.5者定为中度弱视,≤0.1者定为重度弱视。但在暗淡光线下,弱视眼的视力改变不大,临床上弱视患儿往往无主诉,常在视觉检查时发现异常。视力测定应在散瞳后检查更准确,常用方法如下。

(1)2岁以内婴幼儿:①观察法,婴幼儿视力检查比较困难,不伴有斜视的弱视则更不易发现。可用临床观察法衡量婴幼儿的视力。交替遮盖法,即先后交替遮盖患儿的一只眼,观察和比较其反应;或用一件有趣的图片或玩具引逗他,连续移动,根据患儿的单眼注视和追随运动估计其视力。②视动性眼球震颤方法,利用能旋转的黑色条纹的眼震鼓,观察眼动状态。

(2)2～4岁儿童:用图形视力表或E视力表检测。检测时应完全遮盖一眼,有拥挤现象(即对单个字体的识别能力比对同样大小但排列成行的字体的识别能力要强)。

(3)5岁以上儿童与成人一样,用E视力表检测。

(三)心理-社会状况评估

由于弱视患者多为年幼患儿,除应评估患者的年龄、受教育水平、生活方式和环境外,还应评估患儿家属接受教育的水平、对疾病的认识和心理障碍程度、社会支持系统的支持程度等。

四、护理诊断

(一)感知改变

感知改变与弱视致视力下降有关。

(二)潜在并发症

健眼遮盖性弱视。

(三)知识缺乏

患者缺乏弱视的防治知识。

五、护理措施

(1)向患儿和其家属详细解释弱视的危害性、可逆性、治疗方法及注意事项等,取得他们的信任与合作。随着弱视眼视力的提高,受抑制的黄斑中心凹开始注视但由于双眼视轴不平行(如斜视等),打开双眼后可出现复视,这是治疗有效的现象,应及时向家属解释清楚。只要健眼视力不下降,就应继续用遮盖疗法。矫正斜视和加强双眼视功能训练,复视能自行消失。

(2)治疗方法的指导:①常规遮盖疗法指导,利用遮盖视力较好一眼,即优势眼,消除双眼相互竞争中优势眼对弱视眼的抑制作用,强迫弱视眼注视,同时让大脑使用被抑制眼,提高弱视眼的固视能力和提高视力,这是弱视患儿最有效的治疗方法。遮盖期间鼓励患儿用弱视眼做描画、写字、编织、穿珠子等精细目力的作业。具体遮盖比例遵照医嘱,遮盖健眼必须严格和彻底,应避免偷看,同时警惕发生遮盖性弱视;定期随访,每次复诊都要检查健眼视力及注视性质。同时因遮盖疗法改变了患者的外形,予以心理疏导。②压抑疗法,利用过矫或欠矫镜片或睫状肌麻痹剂抑制健眼看远和(或)看近的视力;视觉刺激疗法;红色滤光胶片疗法等。③后像疗法指导,平时遮盖弱视眼,治疗时盖健眼,用强光炫耀弱视眼(黄斑中心凹3°～5°用黑影遮盖保护),再于闪烁的灯光下,注视某一视标,此时被保护的黄斑区可见视标,而被炫耀过的旁黄斑区则看不见视标。每天2～3次,每次15～20分钟。

(3)调节性内斜视经镜片全矫后,应每半年至1年检眼1次,避免长期戴远视镜片而引起调节麻痹。为巩固疗效、防止弱视复发,所有治愈者均应随访观察,一直到视觉成熟期,随访时间一般为3年。

(冯　晨)

第八节 白 内 障

一、概述

白内障是指因年龄、代谢、外伤、药物、辐射、遗传、免疫、中毒等因素导致晶状体透明度降低或颜色改变所致光学质量下降的退行性变,是最常见的致盲性眼病。常分为年龄相关性白内障、先天性白内障、外伤性白内障、代谢性白内障等。白内障的治疗目前以手术治疗为主,手术方式主要采用超声乳化联合人工晶状体植入术、飞秒激光辅助白内障超声乳化联合人工晶体植入术。

二、病情观察与评估

(一)生命体征
监测生命体征,观察患者有无血压异常。

(二)症状体征
(1)观察患者有无视力下降、视物模糊、遮挡、变形、眼痛、眼胀等症状。有无眼部外伤史等。

(2)了解患者晶状体混浊部位及程度。

(三)安全评估
评估患者有无因年龄、视力障碍导致跌倒或坠床的危险。

三、护理措施

(一)术前护理
1.完善检查

协助完善术前常规及专科检查。

2.散瞳

术前充分散瞳,增大术野,有利于晶体、晶体核的吸出及人工晶体的植入,避免虹膜损伤,保证手术成功。前房型人工晶体植入者禁止散瞳。

3.访视与评估

了解患者基本信息和手术相关信息,确认术前准备完善情况。

4.患者交接

与手术室工作人员核对患者信息、手术部位标识及患者相关资料,完成交接。

(二)术后护理
1.眼部护理

(1)观察患者术眼敷料有无渗血、渗液,保持敷料清洁干燥。

(2)术眼有无疼痛,有无恶心、呕吐等伴随症状。

(3)勿揉搓、碰撞术眼,避免突发震动引起伤口疼痛及晶体移位。

(4)术后如出现明显头痛、眼胀、恶心、呕吐时,应警惕高眼压的发生,报告医师给予相应处理。

(5)术眼佩戴治疗性角膜接触镜者,手术 2 小时后至睡前遵医嘱滴用抗生素眼液及人工泪液,每 2 小时 1 次,至少 3 次以上;术眼包扎者,术后 1 天敷料去除后遵医嘱滴眼药。

2.用药护理

(1)散瞳剂:防止术后瞳孔粘连,滴药后会出现视物模糊,应睡前使用,预防跌倒。

(2)激素类:严格遵医嘱用药。

3.预防跌倒或坠床

视力不佳者佩戴老花镜,晚上使用夜灯,将常用的物品置于随手可取之处,保持周围环境无障碍物,指导患者使用厕所、浴室的扶手,避免跌倒/坠床。

四、健康指导

(一)住院期

(1)告知患者 ERG、眼 AB 超、角膜曲率、角膜内皮细胞计数等专科检查的目的,积极配合检查。

(2)告知手术的目的、方法、大致过程及注意事项等,积极配合治疗。

(二)居家期

(1)告知患者术后注意事项,指导用眼卫生,避免脏水入术眼。

(2)未植入人工晶体者 3 个月后验光配镜。

(3)出院后 1 周门诊复查,若出现视力突然下降,眼部分泌物增加等应及时就医。

(冯　晨)

第九节　青　光　眼

一、概述

青光眼是病理性高眼压导致视神经损害和视野缺损的一种主要致盲性眼病,具有家族遗传性。高眼压、视盘萎缩及凹陷、视野缺损及视力下降是本病的主要特征。根据前房角形态、病因机制及发病年龄等主要因素,将青光眼分为原发性、继发性及先天性。原发性青光眼又分为开角型和闭角型。

二、病情观察与评估

(一)生命体征

监测生命体征,观察患者有无体温、脉搏、呼吸、血压异常。

(二)症状体征

(1)观察患者有无眼压升高、眼部充血、角膜水肿、瞳孔散大、光反射迟钝或消失等症状。

(2)观察患者有无剧烈头痛、眼胀、虹视、雾视、视力下降、视野变小、恶心、呕吐等症状。

(3)了解患者有无前房浅、房角变窄、虹膜节段萎缩、角膜后沉着物、晶体前囊下混浊等症状。

（三）安全评估

（1）评估患者有无因双眼视力障碍导致跌倒或坠床的危险。

（2）评估患者对疾病的认知程度、心理状态，有无焦虑、恐惧等表现。

三、护理措施

（一）术前护理

1.完善检查

协助完善术前常规及专科检查。

2.卧位

卧床休息，抬高床头 15°～30°。

3.疼痛护理

采用数字分级法进行疼痛评估，分析疼痛的原因，安慰患者，遵医嘱予以降眼压对症处理，观察疼痛缓解情况及眼压的动态变化。

4.用药护理

（1）磺胺类降眼压药物：观察患者有无口唇、四肢麻木等低钾表现，遵医嘱同时补钾。该类药物易引起泌尿道结石，应少量多次饮水、服用小苏打等碱化尿液，磺胺过敏者禁用。

（2）缩瞳剂眼药、β受体阻滞剂眼药：滴药后压迫内眦部 2～3 分钟，防止药物经泪道进入鼻腔由鼻黏膜吸收引起心率减慢、哮喘及呼吸困难等全身毒副反应。有心功能不全、心动过缓、房室传导阻滞、哮喘、慢性阻塞性肺部疾病的患者慎用。

（3）20%甘露醇：快速静脉滴注完毕后平卧 1～2 小时，防止引起直立性低血压及脑疝等，观察神志、呼吸及脉搏的变化。长期输入者，监测电解质的变化。

5.心理护理

加强与患者沟通，做好心理疏导，消除其焦虑、恐惧心理，以免不良情绪导致青光眼急性发作，增强战胜疾病的信心，积极配合治疗。

6.访视与评估

了解患者基本信息和手术相关信息，确认术前准备完善情况。

7.患者交接

与手术室工作人员核对患者信息、手术部位标识及患者相关资料，完成交接。

（二）术后护理

1.卧位

卧床休息，抬高床头 15°～30°，减轻颜面水肿，利于房水引流。

2.眼部护理

（1）观察术眼敷料有无松脱、渗血、渗液、脓性分泌物；有无头痛、眼痛、恶心、呕吐、角膜水肿或角膜刺激症状。

（2）结膜缝线会有术眼异物感，勿揉搓术眼。

（3）观察眼压、视功能的变化。

（4）浅前房患者半卧位休息，加压包扎术眼，促进伤口愈合、前房形成。

3.用药护理

术眼应用散瞳剂防止虹膜粘连，非手术眼禁用散瞳剂。

4.预防青光眼发作

(1)进食清淡、软、易消化饮食,保持大便通畅;戒烟酒,不宜食用浓茶、咖啡及辛辣刺激性食品;不宜暴饮,应少量多次饮水,一次饮水不超过 300 mL。

(2)劳逸结合,保持精神愉快,避免情绪波动;不宜在黑暗环境中久留,衣着宽松,不宜长时间低头弯腰,睡觉时需垫枕,以免影响房水循环导致眼压升高。

(3)原发性青光眼术前禁用散瞳剂。

四、健康指导

(一)住院期

(1)告知患者裂隙灯、房角镜、眼底、眼压、视野、OCT、VEP、角膜内皮细胞计数等检查的目的、重要性,积极配合检查。

(2)强调预防青光眼发作的措施及重要性。

(3)有青光眼家族史者,告知其直系亲属定期门诊检查,做到早发现、早诊断、早治疗。

(二)居家期

(1)告知患者坚持局部滴药,教会患者正确滴眼药方法。

(2)出院后 1 周门诊复查。如发生眼胀、红肿、分泌物增多或突然视物不清,应立即就医。青光眼术后需终身随访。

(冯　晨)

第十节　玻璃体积血

一、概述

玻璃体积血是各种原因造成视网膜、葡萄膜血管或新生血管破裂,血液流出并聚积于玻璃体腔。大量玻璃体积血时,不仅造成视力障碍,还可引起视网膜脱离、青光眼、白内障等并发症。

二、病情观察与评估

(一)生命体征
监测生命体征,观察患者有无血压异常。

(二)症状体征
(1)观察患者视力、眼压情况,眼前有无漂浮物、闪光感等症状。

(2)了解患者有无外伤史、手术史、视网膜血管病变史、高血压、糖尿病、血液病史等。

(三)安全评估
(1)评估患者有无因视力障碍导致跌倒或坠床的危险。

(2)评估患者对疾病的认知程度、心理状态及家庭支持系统。

三、护理措施

（一）术前护理

1.完善检查

协助完善术前常规及专科检查。

2.卧位

半卧位休息，减少活动。

3.用药护理

(1)滴用散瞳剂麻痹睫状肌，保证眼球休息，利于检查，防止术后瞳孔粘连。

(2)滴药后压迫泪囊2～3分钟，以防止药物经泪道进入鼻腔由鼻黏膜吸收引起全身毒副反应。

(3)若出现呼吸加速、神经兴奋症状、全身皮肤潮红等应高度警惕药物中毒，立即停药、吸氧，协助医师处理。

(4)糖尿病、高血压患者坚持治疗，监测血糖、血压变化，观察患者有无并发症。

4.心理护理

加强与患者沟通，了解患者对治疗的预期效果，给予正确的引导。讲解成功案例，增强战胜疾病的信心，积极配合治疗。

5.访视与评估

了解患者基本信息和手术相关信息，确认术前准备完善情况。

6.患者交接

与手术室工作人员核对患者信息、手术部位标识及患者相关资料，完成交接。

（二）术后护理

1.卧位

合并视网膜脱离行玻璃体腔注气或硅油填充者取裂孔处于最高位休息，根据气体吸收及视网膜复位的情况变换体位。

2.眼部护理

(1)勿碰撞揉搓术眼、用力咳嗽、打喷嚏、用力排便，3个月内勿过度用眼、避免剧烈活动，防止再出血及视网膜再脱离。

(2)观察眼压、眼内气体吸收、视网膜复位等情况，若有异常，协助医师处理。

3.预防跌倒或坠床

根据患者视力障碍程度及自理能力，协助患者完成生活护理，落实住院患者跌倒或坠床干预措施，如使用床栏、保持地面干燥、穿防滑鞋、将用物置于易取放处，保持病房和通道畅通等。

四、健康指导

（一）住院期

(1)告知患者眼底、三面镜、眼压、眼底血管造影、OCT、ERG、VEP、眼B超等检查的目的、重要性，积极配合检查。

(2)强调正确体位的重要性，提高患者特殊体位依从性。

(二)居家期

(1)球内注气未吸收者2个月内禁止乘坐飞机或至海拔1 200米以上的地方。硅油填充者3～6个月后取出。

(2)出院后1周门诊复查。如出现视物变形、遮挡感、眼前闪光感等,立即就医。

(冯　晨)

第十一节　视网膜脱离

一、概述

视网膜脱离是指视网膜神经上皮与色素上皮之间的潜在间隙发生分离,根据发病原因可分为孔源性视网膜脱离、牵拉性视网膜脱离和渗出性视网膜脱离。高度近视、糖尿病性视网膜病变、高血压性视网膜病变、外伤等是发病的主要因素。早发现、早诊断、早治疗可有效减少视网膜脱离对视功能的损害。

二、病情观察与评估

(一)生命体征

监测生命体征,观察患者有无体温、脉搏、呼吸、血压异常。

(二)症状体征

(1)观察患者视力、眼压、眼底情况,有无视物变形、眼前黑影、遮挡感、闪光感等症状。

(2)了解患者有无高度近视、眼部外伤史、糖尿病、高血压、玻璃体积血等病史。

(三)安全评估

(1)评估患者有无因视力障碍导致跌倒或坠床的危险。

(2)评估患者对疾病的认知程度、心理状态,有无焦虑、抑郁等表现。

三、护理措施

(一)术前护理

1.完善检查

协助完善术前常规及专科检查。

2.体位与活动

(1)协助患者取视网膜裂孔处于最低位休息,减少视网膜下积液,促进视网膜回帖。如上方裂孔采取低枕卧位、下方裂孔采取高枕卧位。

(2)减少用眼,避免剧烈活动、突然转头、瞬目、咳嗽、打喷嚏、俯卧、埋头等动作,减少玻璃体对视网膜的牵拉,防止视网膜脱离范围扩大。

3.用药护理

(1)遵医嘱散瞳,麻痹睫状肌,保证眼球休息,利于检查,防止术后瞳孔粘连。

(2)滴药后压迫泪囊区2～3分钟,防止药物经泪道进入鼻腔由鼻黏膜吸收出现口干、视物模糊、皮肤潮红、心悸等毒副反应,若症状加重,立即停药,吸氧,协助医师进行处理。

4.预防跌倒或坠床

根据患者视力障碍程度及自理能力,协助其完成进食、洗漱、如厕等生活护理。将常用的物品置于随手可得之处,保持周围环境无障碍物,晚上使用夜灯,指导患者使用厕所、浴室、通道的扶手,活动及外出时有人全程陪同,避免跌倒或坠床。

5.糖尿病患者监测血糖变化,控制血糖在正常范围。

观察患者有无糖尿病足等并发症。

6.心理护理

加强与患者沟通,了解患者对治疗的期望值,给予正确的引导。讲解成功案例,增强战胜疾病的信心,积极配合治疗。

7.访视与评估

了解患者基本信息和手术相关信息,确认术前准备完善情况。

8.患者交接

与手术室工作人员核对患者信息、手术部位标识及患者相关资料,完成交接。

(二)术后护理

1.体位与休息

协助患者正确卧位,眼内注气或硅油填充患者术后取裂孔处于最高位休息,利用气体向上的浮力及硅油表面张力促进视网膜复位。可采取坐卧交替或按摩颈肩背部等方法以缓解手术后被动体位带来的身体不适。

2.眼部护理

(1)勿过度用眼,减少眼球转动,避免揉搓碰撞术眼、剧烈活动、咳嗽、打喷嚏、头部震动。

(2)观察患者眼压、眼内气体吸收、视网膜复位等情况,若有异常,协助医师处理。

3.饮食护理

(1)饮食清淡、软、易消化、富含维生素及蛋白质,保持大便通畅,避免过度咀嚼、用力排便引起视网膜再脱。

(2)巩膜外垫压术或巩膜环扎术的患者,手术牵拉眼肌可引起恶心、呕吐等不适,应少量多餐进食。

4.疼痛护理

巩膜外垫压术或环扎术患者,因手术范围大、牵拉眼肌,术后疼痛明显,采用数字分级法进行疼痛评分,分析疼痛原因,指导患者采取听音乐、默念数字等分散注意力的方法缓解疼痛。NRS≥4分时,遵医嘱用药,观察疼痛缓解情况。

四、健康指导

(一)住院期

(1)告知患者裂隙灯、眼底、三面镜、眼压、眼底血管造影及 OCT、ERG、VEP、眼 B 超等检查的目的、重要性及配合要点。

(2)告知患者视网膜脱离的治疗原则是尽早封闭裂孔,促进视网膜复位。

(二)居家期

(1)告知患者选择适当交通工具避免剧烈颠簸,3 个月内避免剧烈活动。

（2）球内注气或硅油填充者低头位休息，根据气体吸收及视网膜复位情况，确定更换体位时间。

（3）球内注气者2个月内禁止乘坐飞机或到海拔1 200米以上的地方；硅油填充者3～6个月后取出硅油。

（4）出院后1周门诊复查。如出现视力下降、眼前黑影遮挡、闪光感等立即就医。糖尿病性视网膜脱离患者需终身随访。

（冯　晨）

第十二节　视网膜动脉阻塞

一、概述

视网膜动脉阻塞是指视网膜中央动脉或其分支阻塞。当动脉阻塞后，该血管供应的视网膜营养中断，引起视网膜功能障碍，是眼科急危症之一，若处理不及时，最终将导致失明。

二、病情观察与评估

（一）生命体征
监测生命体征，密切观察患者血压情况。

（二）症状体征
（1）观察患者视力、瞳孔对光反射、眼底等情况。

（2）了解患者视力下降时间、程度，有无一过性视力丧失。

（3）了解患者有无糖尿病、高血压、心脏病、动脉粥样硬化等病史。

（三）安全评估
（1）评估患者有无因视力下降导致跌倒或坠床的危险。

（2）评估患者及家属心理状况，对疾病的认知程度，对视力恢复的期望值。

三、护理措施

（一）紧急处理
1.给氧治疗

视网膜缺血超过90分钟光感受器将发生不可逆转的死亡，应争分夺秒积极抢救，给予95%氧气及5%二氧化碳的混合气体吸入，增加脉络膜毛细血管的氧含量，改善视网膜的缺氧状态，必要时行高压氧治疗。

2.药物治疗

立即给予硝酸甘油0.5 mg舌下含化或吸入亚硝酸异戊酯等扩血管治疗。

（二）用药护理
（1）口服降眼压药物，观察患者眼压变化，必要时行前房穿刺等降眼压治疗。

（2）遵医嘱使用视神经营养药物等。

(三)眼部护理

反复按摩放松眼球,使视网膜动脉被动扩张,将血管内的栓子冲到周边的分支血管中,解除阻塞,减少视功能的损伤。

(四)预防跌倒或坠床

视力不佳者佩戴老花镜,晚上使用夜灯,将常用的物品置于随手可取之处,保持周围环境无障碍物,指导患者使用厕所、浴室的扶手,避免跌倒或坠床。

(五)心理护理

加强与患者沟通,关心患者,了解患者心理状况,消除其悲观、恐惧心理,增强战胜疾病的信心,积极配合治疗。

四、健康指导

(一)住院期

(1)讲解疾病的病因、诱因、治疗方法及预后。

(2)告知患者视网膜动脉阻塞发病与糖尿病、高血压、动脉粥样硬化等疾病密切相关,积极治疗糖尿病、高血压、动脉粥样硬化等原发病,定期行眼底检查观察视网膜血管情况。

(二)居家期

(1)告知心脏病、高血压者应随身携带速效救心丸、硝酸甘油等扩血管急救药品。突发视力改变时立即服药并就医。

(2)保持良好生活习惯,避免情绪波动过大,避免用冷水洗头等。

(3)定期门诊复查,如有病情变化及时就诊。

(冯　晨)

第十三节　视网膜静脉阻塞

一、概述

视网膜静脉阻塞是指视网膜中央静脉或分支静脉阻塞,以分支静脉阻塞最为常见,是常见的眼底血管病。主要与高血压、动脉粥样硬化、血液高黏度和血流动力学异常有密切关系。其特征为静脉扩张迂曲、视网膜出血、渗出、水肿等。常导致玻璃体积血、牵拉性视网膜脱离、新生血管性青光眼等并发症。本病比视网膜中央动脉阻塞多见。

二、病情观察与评估

(一)生命体征

监测生命体征,密切观察患者血压情况。

(二)症状体征

(1)观察患者视力情况,有无视网膜水肿、渗出、出血等症状。

(2)了解患者有无高血压、动脉粥样硬化等病史;有无血液黏稠度及血流动力学改变等。

(三)安全评估

评估患者有无因视力障碍导致跌倒或坠床的危险。

三、护理措施

(一)用药护理

遵医嘱行溶栓抗凝治疗,观察患者皮肤黏膜有无出血点、有无瘀斑等症状,定期检查凝血酶原时间及纤维蛋白原。

(二)眼部护理

(1)观察患者视力恢复情况,有无玻璃体积血、牵拉性视网膜脱离、新生血管性青光眼等并发症。

(2)有新生血管或大面积毛细血管无灌注区者行全视网膜光凝治疗。

四、健康指导

(一)住院期

(1)告知患者眼底荧光造影、视网膜电图、视野等检查的目的及配合要点。

(2)告知患者积极治疗原发病,监测血糖、血压及血脂情况,饮食清淡易消化、低脂肪、低胆固醇。

(3)合理安排日常生活,戒烟酒,保持良好的睡眠习惯。

(二)居家期

(1)积极治疗原发病,出院后每半年或一年行体格及眼底检查。

(2)出院后1周门诊复查,若出现视力突然下降、部分视野缺损等情况应及时就医。

(冯　晨)

第十三章

肿瘤科护理

第一节 颅内肿瘤

一、概述

颅内肿瘤即各种脑肿瘤,是常见的神经系统疾病之一。一般分为原发和继发 2 大类。原发性颅内肿瘤可发生于脑组织、脑膜、脑神经、垂体、血管残余胚胎组织等;继发性颅内肿瘤由身体其他部位如肺、子宫、乳腺、消化道、肝脏等的恶性肿瘤转移至脑部,或由邻近器官的恶性肿瘤由颅底侵入颅内。

据统计,就全身肿瘤的发病率而论,颅内肿瘤居第五位(6.31%),仅低于胃、子宫、乳腺、食管肿瘤。颅内肿瘤可发生于任何年龄,以成人多见,其发病年龄、好发部位与肿瘤类型存在相互关联。少儿多发生在幕下及脑的中线部位,主要为髓母细胞瘤、颅咽管瘤及室管膜瘤;成人以大脑半球胶质瘤为最多见,如星形细胞瘤、胶质母细胞瘤、室管膜瘤等,其次为脑膜瘤、垂体瘤及颅咽管瘤、神经纤维瘤、海绵状血管瘤等;老年人以多形性胶质母细胞瘤、脑膜瘤、转移瘤等居多。

(一)病因

颅内肿瘤和其他肿瘤一样,病因尚不完全清楚,可能与以下几种因素有关。

1.遗传因素

神经纤维瘤、血管网状细胞瘤和视网膜母细胞瘤等有明显家庭发病倾向,这些肿瘤常在一个家庭中的几代人出现。胚胎原始细胞在颅内残留和异位生长也是颅内肿瘤形成的一个重要原因,如颅咽管瘤、脊索瘤、皮样囊肿、表皮样囊肿及畸胎瘤。

2.电离辐射

目前已经肯定,X 线及非离子射线的电离辐射能增加颅内肿瘤发病率。颅脑放射(即使是小剂量)可使脑膜瘤发病率增加 10%,胶质瘤发病率增加 3%~7%;潜伏期长,可达放射后 10 年以上。

3.外伤

创伤一直被认为是脑膜瘤或胶质细胞瘤发生的可能因素。在头颅外伤的局部骨折或瘢痕处出现脑膜瘤的生长。

4.化学因素

亚硝胺类化合物、致瘤病毒、甲基胆蒽、二苯蒽等都能诱发脑瘤。

(二)临床表现

1.一般的症状和体征

脑瘤患者颅内压增高症状约占 90％以上。

(1)头痛、恶心、呕吐：头痛多位于前额及颞部，开始为阵发性头痛渐进性加重，后期为持续性头痛阵发性加剧，早晨头痛更重，间歇期正常。颅后窝肿瘤可致枕颈部疼痛并向眼眶放射。幼儿因颅缝未闭或颅缝分离可没有头痛只有头昏。呕吐呈喷射性，多伴有恶心，在头痛剧烈时出现。由于延髓呕吐中枢、前庭、迷走神经受到刺激，故幕下肿瘤出现呕吐要比幕上肿瘤较早而且严重。

(2)视盘水肿及视力减退：是颅内高压的重要客观体征。颅内压增高到一定时期后可出现视盘水肿。它的出现和发展与脑肿瘤的部位、性质、病程缓急有关，如颅后窝肿瘤出现较早且严重，大脑半球肿瘤较颅后窝者出现较晚而相对要轻，而恶性肿瘤一般出现较早，发展迅速并较严重。早期无视力障碍，随着时间的延长，病情的发展，出现视野向心性缩小，晚期视神经继发性萎缩则视力迅速下降，这也是与视神经炎所致的假性视盘水肿相区分的要点。

(3)精神及意识障碍及其他症状：可出现头晕、复视、一过性黑矇、猝倒、意识模糊、精神不安或淡漠等症状，甚至可发生癫痫、昏迷。

(4)生命体征变化：颅内压呈缓慢增高者，生命体征多无变化。中度与重度急性颅内压增高时，常引起呼吸、脉搏减慢，血压升高。

2.局灶性症状和体征

局灶性症状是指脑肿瘤引起的局部神经功能紊乱。主要取决于肿瘤生长的部位，因此可以根据患者特有的症状和体征作出肿瘤的定位诊断。

(1)大脑半球肿瘤的临床症状：肿瘤位于半球的不同部位可产生不同定位症状和体征。①精神症状，常见于额叶肿瘤，多表现为反应迟钝，生活懒散，近期记忆力减退，甚至丧失，严重时丧失自知力及判断力，亦可表现为脾气暴躁，易激动或欣快。②癫痫发作，额叶肿瘤较易出现，其次为颞叶、顶叶肿瘤多见。包括全身大发作和局限性发作，有的病例抽搐前有先兆，如颞叶肿瘤，癫痫发作前常有幻想、眩晕等先兆，顶叶肿瘤发作前可有肢体麻木等异常感觉。

(2)锥体束损害症状：表现为肿瘤对侧半身或单一肢体力弱或瘫痪病理征阳性。

(3)感觉障碍：为顶叶的常见症状，表现为肿瘤对侧肢体的位置觉、两点分辨觉、图形觉、质料觉、失算、失明、左右不分、手指失认，实体觉的障碍。

(4)失语症：见于优势大脑半球肿瘤，分为运动性和感觉性失语。

(5)视野改变：枕叶及颞叶深部肿瘤因累及视辐射，表现为视野缺损，同向性偏盲及闪光、颜色等幻视。

3.蝶鞍区肿瘤的临床症状

早期就出现视力、视野改变及内分泌功能紊乱等症状，颅内压增高症状较少见。

(1)视觉障碍：肿瘤向蝶鞍区上发展压迫视交叉引起视力减退及视野缺损，蝶鞍肿瘤患者常因此原因前来就诊，眼底检查可发现原发性视神经萎缩和不同类型的视野缺损。

(2)内分泌功能紊乱：如性腺功能低下，女性表现为月经期延长或闭经，男性表现为阳痿、性欲减退及发育迟缓。生长激素分泌过盛在发育成熟前可导致巨人症，如相应激素分泌过多，则发育成熟后表现为肢端肥大症。

4.颅后窝肿瘤的临床症状

(1)小脑半球肿瘤:主要表现为患侧肢体协调动作障碍,可出现患侧肌张力减弱或无张力,膝腱反射迟钝,眼球水平震颤,有时也可出现垂直或旋转性震颤。

(2)小脑蚓部肿瘤:主要表现为躯干性和下肢远端的共济失调,行走时步态不稳,步态蹒跚,或左右摇晃如醉汉,站立时向后倾倒。

(3)脑干肿瘤:临床表现为出现交叉性麻痹,如中脑病变,表现为病变侧动眼神经麻痹;脑桥病变,可表现为病变侧眼球外展及面肌麻痹,同侧面部感觉障碍以及听觉障碍;延髓病变,可出现同侧舌肌麻痹、咽喉麻痹、舌后1/3味觉消失等。

(4)小脑脑桥角肿瘤:表现为耳鸣、眩晕、进行性听力减退、颜面麻木、面肌抽搐、面肌麻痹、声音嘶哑、食水呛咳、病侧共济失调及眼球震颤。

5.松果体区肿瘤临床症状

(1)四叠体受压征:瞳孔反应障碍、垂直凝视麻痹和耳鸣、耳聋是其特征性体征。

(2)两侧锥体束征:尿崩症、嗜睡、肥胖、全身发育停顿,男性可见性早熟。

(三)诊断

1.病史与临床检查

病史与临床检查是正确诊断的基础。

(1)需要详细了解发病时间,首发症状和以后症状出现的次序,这些对定位诊断具有重要意义。

(2)临床检查:包括全身与神经系统等方面。神经系统检查注意意识、精神状态、脑神经、运动、感觉和反射的改变。需常规检查眼底,怀疑颅后凹肿瘤,需做前庭功能与听力检查。全身检查按常规进行。

2.辅助检查

原则上应选用对患者痛苦较轻、损伤较少、反应较小、意义较大与操作简便的方法。

(1)X线检查:神经系统的X线检查包括头颅平片、脑脊髓血管造影、脑室、脑池及椎管造影等。脑血管造影可了解颅内肿瘤的供血情况,对血管性肿瘤价值较大。

(2)腰椎穿刺与脑脊液检查:仅作参考,颅内肿瘤常引起一定程度颅内压增高,但压力正常时,不能排除脑瘤。需要注意,已有显著颅内压增高,或疑为脑室内或幕下肿瘤时,腰穿应特别谨慎或禁忌,以免因腰穿特别是不适当的放出脑脊液,打破颅内与椎管内上下压力平衡状态,促使发生脑疝危象。

(3)CT脑扫描与MRI扫描:是当前对颅内瘤诊断最有价值的诊断方法。一般可发现直径3 mm以上的肿瘤。肿瘤CT异常密度和MRI信号变化、脑室受压和脑组织移位、瘤周脑水肿范围,可反映瘤组织及其继发改变如坏死、出血、囊变和钙化等情况,并确定肿瘤部位、大小、数目、血供和与周围重要结构的解剖关系,结合增强扫描对绝大部分肿瘤作出定性诊断。

(4)放射性核素扫描:目前主要有单光子发射计算机断层显像(SPECT)与正电子发射计算机断层显像(PET)两项技术。PET可显示肿瘤影像和局部脑细胞功能活力情况。

(5)内分泌检查:对诊断垂体腺瘤很有价值,此外酶的改变、免疫学诊断亦有一定参考价值,但多属非特异性的。

(6)活检:肿瘤定性诊断困难,影响选择治疗方法时,可利用立体定向和神经导航技术取活检行组织学检查确诊,指导治疗。

(四)治疗

颅内肿瘤治疗可通过手术治疗、化疗、放疗、分子靶向治疗及免疫治疗等方法。目前,综合治疗对大部分中枢神经系统肿瘤来讲,是较为合适的治疗方案。

1.手术治疗

原则是凡良性肿瘤应力争全切除以达到治愈的效果;凡恶性肿瘤或位于重要功能区的良性肿瘤,应根据患者情况和技术条件予以大部切除或部分切除,以达到减压的目的。

2.放射治疗

凡恶性肿瘤或未能全切除而对放射线敏感的良性肿瘤,术后均应进行放射治疗。目前包括常规放射治疗、立体定位放射外科治疗及放射性核素内放射治疗。如肿瘤位于要害部位,无法施行手术切除,而药物治疗效果不好时,可行脑脊液分流术、颞肌下减压术、枕肌下减压术或去骨瓣减压术等姑息性手术。

3.化学治疗

恶性肿瘤,特别是胶质瘤和转移瘤,术后除放射治疗外,尚可通过不同途径和方式给予化学药物治疗。但是由于血-脑屏障的存在,颅内肿瘤不同于其他部位的肿瘤,某些化疗药物难以到达颅内肿瘤细胞而起到杀伤作用。故化疗药物应与减弱血-脑屏障的药物联合应用。

4.免疫治疗

颅内肿瘤抗原的免疫原性弱,不易引起强烈的免疫反应,又由于血-脑屏障的存在,抗癌免疫反应不易落实至脑内。这方面有一些试验研究与药物临床试验,如应用免疫核糖核酸治疗胶质瘤取得一定效果,但尚需进一步观察、总结与发展。

5.对症治疗

(1)抗癫痫治疗:幕上脑膜瘤、转移瘤等开颅手术后发生癫痫的概率较高。术前有癫痫史或术后出现癫痫者,应连续服用抗癫痫药,癫痫停止发作6个月后可以缓慢停药。

(2)降低颅内压:对于发生颅内高压的患者,应使用脱水药、糖皮质激素、冬眠疗法等手段减轻脑组织损伤。

颅内肿瘤患者的预后与肿瘤的性质及生长部位有关。良性肿瘤如能彻底摘除可得到根治;恶性肿瘤预后较差,绝大多数肿瘤在经过综合治疗后仍有可能复发。

二、护理

(一)心理护理

面对肿瘤的威胁,患者通常要经过一个对疾病理解并接受治疗的复杂心理适应过程。护士通过为患者提供关于肿瘤和治疗信息,运用交流技巧,给患者以心理支持,可以促进患者对这一紧张状态的调整适应过程。同时,护士一定要在精神上经常地给予其安慰和鼓励,耐心解释治疗的安全性和有效性,以解除患者的焦虑和不安,这种心理上的支持,会使患者情绪稳定、乐观,有助于减轻治疗反应,使治疗顺利完成。

(二)头痛的护理

(1)密切观察患者病情,包括神志、瞳孔、生命体征的变化。对于躁动的患者需加床栏保护。

(2)给予脱水等对症治疗。

(3)环境要安静,室内光线要柔和。

(4)心理护理,多与患者交流,了解思想状况,进行细致的解释和安慰,同时与家属共同体贴关心患者,减轻患者的精神压力,以利患者积极配合治疗。

(5)指导患者卧床休息,可通过看报纸、听轻柔的音乐等方式分散注意力以减轻疼痛。

(6)饮食护理,指导患者进食清淡、宜消化的软食,可食新鲜的蔬菜、水果,保持大便的通畅,若便秘应指导患者勿用力解大便,以免腹压增高引起颅内压增高。

(三)癫痫的护理

(1)应尽量为其创造安静环境,以避免任何不良刺激,如疼痛、紧张、高热、外伤、过度疲劳、强烈的情绪波动(急躁、发怒)等。另外饮酒、食用刺激和油腻食物等也可诱发癫痫发作,应尽量避免其接触。

(2)仔细观察了解癫痫发作的诱因,及时发现发作前的预兆。当患者出现前驱症状时,预示其可能在数小时或数天内出现癫痫发作,这时要做好患者的心理护理,帮助其稳定情绪,同时与医师联系,在医师指导下调整癫痫药物的剂量和(或)种类,预防癫痫发作。

(3)癫痫发作时的护理,及时移开身边硬物迅速让患者平卧,如来不及上述安排,发现患者有摔倒危险时应迅速扶住患者让其顺势倒下,严防患者忽然倒地摔伤头部或肢体造成骨折。如果癫痫发作时患者的口是张开的,应迅速用缠裹无菌纱布的压舌板或筷子等物品垫在患者嘴巴一侧的上、下牙之间,以防其咬伤舌头。如患者已经咬紧牙关,则使用开口器从白齿处插入,避免使用坚硬物品,以免其牙齿脱落,阻塞呼吸道。发作时呼吸道的分泌物较多,可造成呼吸道的阻塞或误吸窒息而危及生命,应让其头侧向一方使分泌物流出,同时解开衣领及腰带保持呼吸通畅。通知医师,给予对症处理。

(四)预防跌倒的护理

评估患者易致跌倒的因素,创造良好的病室安全环境,地面保持干净无水迹,走廊整洁、畅通、无障碍物、光线明亮。定时巡视患者,严密观察患者的生命体征及病情变化,使用床栏并合理安排陪护。加强与患者及其家属的交流沟通,关注患者的心理需求。给予必要的生活帮助和护理。对使用床栏的患者需告知下床前放下床栏,勿翻越。呼叫器、便器等常用物品放在患者易取处;对患者及其家属进行安全宣教。

(五)放射治疗的护理

(1)做好放疗前的健康宣教:告知患者放疗的相关知识及不良反应,耐心细致地向患者解释,消除患者对放疗的恐惧感。

(2)颅内压增高的观察和护理:当照射剂量达到 1 000~1 500 cGy 时,脑组织由于受到放射线的损伤,细胞膜的通透性发生改变,导致脑水肿而引起颅内压增高。因此,需密切观察患者的意识、瞳孔及血压的变化,如出现剧烈头痛或频繁呕吐,则有脑疝发生的可能,应立即通知医师,做好降压抢救处理。

(3)饮食护理:由于放疗后患者表现食欲差,饮食要保持色、香、味美以刺激食欲。鼓励患者进食高蛋白、高维生素、高纤维的饮食,忌食过热、过冷、油煎及过硬食物。

(4)口腔护理:放射治疗期间保持口腔卫生,积极防治放射性口腔炎。加强口腔护理,每天用软毛牙刷刷牙,每次进食后用清水漱口。放疗期间及放疗后 3 年禁止拔牙,如确须拔牙应加强抗感染治疗,以防放疗后牙床血管萎缩诱发牙槽炎、下颌骨坏死、骨髓炎。

(5)照射野皮肤的护理:放疗中保持照射野部位清洁、干燥,指导患者局部避免搔抓,避免刺激,禁用碘酒、乙醇、胶布,忌用皂类擦洗,夏天外出可戴透气性好的太阳帽或打遮阳伞,防止日光对皮肤的直接照射引起损伤。

(6)观察体温及血常规的变化：体温 38 ℃以上者，报告医师暂停放疗，观察血常规的变化，结合全身情况配合医师做好抗感染治疗。

三、健康教育

(1)注意营养均衡，多吃蔬菜、水果、粗纤维食物及易消化的食物，多饮水，保持大便通畅。
(2)注意休息，避免重体力劳动。
(3)放疗患者出院后一个月内应注意保护照射野皮肤。
(4)定期复查。

（宋德花）

第二节　鼻　咽　癌

放射治疗是鼻咽癌的主要治疗手段，但在治疗肿瘤的同时，可引起急性皮肤反应、张口困难等一系列并发症，对患者的生活质量造成极大影响。早期积极的康复训练及护理干预可减少并发症的发生、减轻患者症状，因此在放射治疗技术发展的同时，应重视患者的早期康复训练及护理干预。通过对患者放射治疗期间的评估，制订相应的护理目标及护理措施，以达到减轻患者症状、顺利完成放射治疗的目的。

一、放射治疗患者的健康教育

（一）颞下颌关节功能锻炼

1.护理评估

鼻咽癌患者接受放射治疗后由于颞下颌关节处于高剂量的照射野内，发生关节硬化，肌肉经过高剂量照射后发生退行性变，出现肌肉萎缩纤维化致颞下颌关节功能障碍，主要表现为张口困难，切牙距缩小，甚至进食困难。根据 LENT SOMA 分级标准进行评定，共分 4 级：Ⅰ级，切牙距 20～30 mm；Ⅱ级，进干食困难，切牙距 11～20 mm；Ⅲ级，进软食困难，切牙距 5～10 mm；Ⅳ级，切牙距<5 mm，需鼻饲或胃造瘘。

2.护理问题

张口受限，进食受影响。

3.护理目标

放射治疗期间及康复出院后能坚持颞下颌关节功能锻炼，切牙距正常。

4.护理措施

(1)颞下颌关节慢节奏运动：张口"小-中-大"各 3 秒为 1 次，每次间歇 5 秒，10 次为一组，共 5 组。

(2)颞下颌关节快节奏运动：张口"小-中-大"各 1 秒为 1 次，每次间歇 5 秒，10 次为一组，共 5 组。

(3)咀嚼肌群运动：在颞下颌关节运动每组间加"浅-中-深"吸吐气动作 1 次，共 10 次；将舌头尽量前伸，然后向上向后尽量卷舌 1 次，共 10 次。

颞下颌关节运动操每天锻炼 300 次以上，分 3 个时间段进行：晨起运动 100 次以上，下午运动100次以上,晚上睡前运动100次以上。在颞下颌关节运动操前后可以用双侧手掌的大鱼际置于同侧颞下颌关节处做环形轻轻按摩10分钟,当出现皮损时要等创面痊愈后再进行。配合颈部肌肉的锻炼,颈部尽量向上、向下拉伸,左右侧弯、旋转,每个动作停留20秒,每次10~15分钟,动作速度宜缓慢,幅度不宜过大。

(二)鼻咽冲洗及滴鼻的正确方法

1.护理评估

鼻咽部黏膜接受照射后充血、水肿,患者自觉鼻塞、鼻腔干燥、鼻腔分泌物增多黏稠等不适。

2.护理问题

鼻塞、鼻腔干燥、鼻腔分泌物增多黏稠。

3.护理目标

鼻腔通畅无脓性分泌物。

4.护理措施

放射治疗期间鼻咽冲洗能起到清洁鼻咽、增强放射敏感性、减轻鼻塞症状、减少鼻甲粘连、鼻道变窄的作用;放射治疗结束后长期冲洗,以保持鼻咽腔的通畅,减少粘连、鼻咽黏膜感染、坏死及鼻咽出血等并发症的发生。可使用简易鼻咽冲洗器、五官科冲洗机进行鼻咽冲洗或使用庆大霉素、复方碘甘油等滴鼻。

(1)简易鼻咽冲洗器使用方法。

1)用物:简易鼻咽冲洗器、瓶装生理盐水或温开水500 mL、水桶1个。

2)操作方法:患者取坐位,身体前倾,水桶置前方接水;将冲洗器的吸管置入瓶装生理盐水或温开水中,挤压橡皮球吸水;患者将冲洗器的橄榄头一端放入一侧鼻孔,侧头(冲洗侧鼻孔在上方),缓慢挤压橡皮球,使水缓缓流入鼻腔,从另一侧鼻孔流出,待冲洗液到一半时,换对侧鼻孔冲洗。

3)注意事项:出现鼻腔新鲜出血时停止冲鼻;忌用力擤鼻,以免鼻咽腔内压增大引发其他部位感染;若鼻咽分泌物多,可增加冲洗液用量至1 000 mL。

(2)五官科冲洗机使用方法。

1)用物:五官科冲洗机、微量雾化器、生理盐水或平衡液100 mL、水桶1个。

2)操作方法:将冲洗液倒入雾化器的储液罐,拧紧,冲洗机管道与雾化器相连,开机,将手指堵住雾化器的泄压孔,此时会看到液体形成均匀的微小水珠由雾化器喷孔喷出。①鼻腔前部冲洗:取坐位,头部自然上仰,鼻子暂停吸气,喷孔对准鼻孔,距离0~0.5 cm,按住泄压孔即可喷出水气,把脏东西从鼻腔冲洗出来,此时会看见从鼻腔流出来的冲洗液是污浊的,冲洗完一个鼻腔再冲洗另外一个鼻腔。②鼻腔后部冲洗:方法与鼻腔前部冲洗一样,此时鼻子吸气,嘴巴呼气,把冲洗液完全吸入鼻腔内,就像倒吸鼻涕一样,然后及时由嘴巴吐出即可。

3)注意事项:如感觉不适,松开泄压孔,调整好姿势和呼吸节奏后再冲洗,鼻腔后部冲洗时,进入鼻腔及咽喉部位的冲洗液要及时吐出。

(3)正确滴鼻方法:鼻咽癌患者的鼻腔局部用药主要为庆大霉素、复方碘甘油等,药物经鼻腔黏膜吸收起到收缩黏膜血管止血、保持鼻腔通畅、湿润鼻腔黏膜防止干燥、清除分泌物抗感染等作用。常用的药物剂型有滴鼻剂及喷雾剂。应用滴鼻剂时常采用仰卧垂头位滴鼻,枕头置于肩胛下,头向后仰,鼻孔朝上,每侧滴3~4滴,每天3~4次,滴后轻捏鼻翼数次。应用喷雾剂时取坐位,头稍抬高,药瓶垂直,喷头置于前鼻孔,嘱患者用鼻子吸气,同时按压喷头,药液均匀喷入鼻腔。在鼻腔局部用药前均应清洁鼻腔,清除鼻内分泌物。

(三)正确保护放射野皮肤

1.护理评估

评估患者皮肤颜色、温度,是否水肿充血。

2.护理问题

放射野皮肤湿性脱皮。

3.护理目标

放射野皮肤Ⅰ度皮炎(干性脱皮)。

4.护理措施

患者颈部放射野皮肤可用温水和柔软的毛巾轻轻沾洗,勿擦洗,勿使用过冷或过热的水刺激;禁止局部热敷;忌使用肥皂或其他碱性沐浴液;禁贴胶布;勿涂擦刺激性或含重金属的药膏或液体,如乙醇、碘酒、风油精等;勿使用普通剃须刀,使用电动剃须刀时避免刮破皮肤;放射治疗期间勿穿高领、硬领上衣,宜穿棉质柔软上衣,领口开大。出现干性脱皮时勿用手撕皮肤以免损伤。外出时避免阳光直接照射放射野皮肤。

(四)含漱的正确方法

1.护理评估

放射治疗期间由于唾液腺受放射线的作用而致分泌功能抑制,口腔分泌唾液减少,患者自觉口干,口腔正常自洁功能减弱。

2.护理问题

患者口腔欠清洁。

3.护理目标

患者口腔清洁湿润。

4.护理措施

指导患者保持口腔清洁,在餐前、餐后、睡前使用软毛刷和含氟牙膏进行刷牙,可用复方硼砂溶液、生理盐水、复方维生素 B_{12} 溶液、中药制剂参果液或金银花、甘草、胖大海等泡水进行含漱,保持口腔湿润无黏液感觉。含漱时鼓动腮部、口腔前庭,让液体在口腔流动与双侧颊部黏膜、上下唇黏膜充分接触,然后头稍后仰,让液体充分接触咽后壁,每次含漱 2～3 分钟。

二、放射治疗期间各种不良反应的观察及护理

(一)口干

由于唾液腺受放射线的作用而致分泌功能抑制,口腔分泌唾液减少,患者自觉口干,在放射治疗开始 1～2 天即可出现,常随着剂量的增加而症状加重。指导患者正确含漱,随身携带水杯,养成少量多次饮水习惯,每天保证摄水量 2 000 mL 左右,可使用甘草、金银花、西洋参、菊花等泡水喝以起到清热生津的作用。

(二)急性腮腺反应

腮腺受放射线作用后出现腮腺区肿胀疼痛,张口困难,于放射治疗开始 1～3 天发生,常见于首次放射治疗后 2～4 小时出现,一般不需特殊处理,指导患者清淡饮食,加强漱口,继续放射治疗 3～4 次后可自行消退。若疼痛影响睡眠,或腮腺区红肿疼痛严重,伴全身发热、腮腺导管口见脓性分泌物等,可予抗感染对症处理。

(三)急性放射性口咽黏膜反应

1.急性放射性口腔黏膜反应的表现

多在放射治疗 DT 20～30 Gy 时出现,主诉咽痛、吞咽时加重,查体可见口腔黏膜充血、水肿,以咽后壁、咽喉部多见。随着放射治疗剂量的增加,局部出现散在白斑,继而出现糜烂、溃疡。美国放射肿瘤学研究组将急性放射性黏膜反应分为 5 级,标准如下。

0 级:无变化。

1 级:充血、可有轻度疼痛,无须止痛药。

2 级:片状黏膜炎,或有炎性血清液分泌物,或有中度疼痛,需止痛药。

3 级:融合的纤维性黏膜炎,可伴重度疼痛,需麻醉药。

4 级:溃疡,出血,坏死。

2.急性放射性口腔黏膜反应的护理

0 级、1 级急性放射性黏膜反应的护理主要是鼓励患者加强含漱,保持口腔清洁、湿润,鼓励进食,多吃温凉半流高蛋白饮食,可适当补充蛋白粉、牛奶等,鼓励多吃含维生素丰富的新鲜水果。2 级黏膜反应的患者除加强含漱外,由于咽痛影响进食,可在进食前含漱 1％普鲁卡因溶液或外喷双氯芬酸钠喷雾剂止痛;予地塞米松、庆大霉素等雾化吸入减轻局部水肿;使用促进黏膜愈合的表皮生长因子(如金因肽);炎症局部可外涂喉风散、西瓜霜、溃疡糊剂等。3 级、4 级的黏膜反应患者疼痛明显,严重影响进食,由主管医师依据患者病情决定是否需暂停放射治疗,予静脉补充营养或停留胃管鼻饲,根据咽拭子细菌培养结果使用抗生素,做好口腔护理。

(四)急性放射性皮肤反应

1.急性放射性皮肤反应的表现

外照射的射线都经过皮肤,随着放射剂量的增加,可出现不同程度的皮肤反应,美国放射肿瘤学研究组将急性放射性皮肤反应分为 5 级。

0 级:无变化。

1 级:滤泡样暗色红斑、脱发、干性脱皮、出汗减少。

2 级:触痛性、鲜色红斑、片状湿性脱皮、中度水肿。

3 级:皮肤皱褶以外部位的融合的湿性脱皮,凹陷性水肿。

4 级:溃疡,出血,坏死。

2.急性放射性皮肤反应的护理

0 级、1 级急性放射性皮肤反应的护理原则是正确保护放射野皮肤,可局部外涂放射治疗皮肤防护剂或冰片滑石粉。2 级皮肤反应出现湿性脱皮时,处理原则是防止感染促进愈合,运用现代伤口愈合理论——湿润、密闭环境可促进伤口愈合,局部可使用美皮康外贴,优拓敷料、康乐宝的皮肤保护粉、重组人表皮生长因子(金因肽、易孚)、湿润烧伤膏等,在局部应用敷料或药物前,应使用无菌生理盐水进行创面的清洁;放射治疗时应将敷料除下以免影响放射治疗效果。3 级、4 级皮肤反应由主管医师依据病情决定是否需要停止放射治疗,予外科换药,清除坏死组织,局部运用抗菌敷料,防止局部伤口感染,必要时依据局部分泌物细菌培养结果使用抗菌药物,鼓励患者加强营养摄入。

三、患者放射治疗期间的饮食指导

鼻咽癌患者放射治疗后普遍存在能量和营养摄入不足、体重下降、贫血、低蛋白和免疫力下降等潜在营养不足,除维生素 C 外,其他营养素摄入达不到平衡膳食要求。OATES 等研究 14 例同期放射化学治疗的鼻咽癌患者发现,即使进行胃饲管营养,患者平均体重仍下降约 7 kg,治疗期间下降最为明显。

(一)护理评估

放射治疗期间由于唾液分泌减少、放射性口腔黏膜炎等原因,患者会出现口干、味觉改变、口腔黏膜溃疡、吞咽困难、疼痛,导致患者不愿喝水、不愿进食,体重下降,营养不良。进而放射性损伤修复慢,加重放射治疗反应。因此,放射治疗期间应评估患者的进食量、食物种类、口咽反应程度及体重改变。

(二)护理问题

口咽黏膜炎导致吞咽疼痛、不愿进食、不愿喝水。

(三)护理目标

通过饮食指导患者能配合坚持进食,保持体重下降不超过 10%～15%。

(四)护理措施

(1)出现Ⅱ级或以上口咽反应时,避免刺激口腔黏膜的食物,如很烫、很辣、很咸或酸的食物(醋、橙子或西红柿)。

(2)指导患者饮稀释的果汁,如芒果、梨子、桃汁,避免橙汁、西柚汁。

(3)避免干燥、脆或粗糙、煎炸的食物,如干果、饼干、烤鸡、烧肉等。

(4)把蔬菜、水果、肉类切碎或用搅拌机打碎,加清汤或奶做成混浆饮食,使食物易于咽下又保证营养。

(5)坚持进食,口腔溃疡伴疼痛时,餐前用普鲁卡因溶液含漱或者喷含有麻醉剂成分的喷剂,然后再进食,也可以尝试用吸管进食。

(6)餐前餐后用漱口水漱口。

(7)可以服用一些营养补充品,如一些癌症患者专用奶粉、蛋白粉、能全素等。

(宋德花)

第三节 喉 癌

一、概述

喉的恶性肿瘤较良性肿瘤多见。恶性肿瘤中以上皮组织变来源的恶性肿瘤多见,90%～95%为鳞状细胞癌。喉癌为仅次于肺癌的呼吸道第二高发癌。在头颈部恶性肿瘤中其发病率仅次于鼻咽癌。喉癌早期病例的 5 年生存率可达 80%以上;晚期采取综合治疗,5 年生存率可达 50%左右。

(一)病因

喉癌的致病原因至今尚不明,可能与以下因素有关。

1.烟、酒刺激

烟、酒刺激与喉癌发生有密切关系。临床上可见 90%以上的喉癌患者有长期吸烟或饮酒史。吸烟可产生烟草焦油,其中苯并芘可致癌。酒精长期刺激黏膜可使其变性而致癌。

2.空气污染

空气污染严重的城市,喉癌发病率高。长期吸入有害气体如二氧化硫和生产性工业粉尘、二氧化硫铬、砷等易致喉癌。

3.癌前病变

慢性喉或呼吸道炎症刺激、喉部角化症如白斑病和喉厚皮病、喉部良性肿瘤如喉乳头状瘤反复发作可发生癌变。

4.病毒感染

病毒感染可能与人类乳头状瘤病毒感染有关。

5.其他因素

如职业因素,有报道喉癌和接触石棉、芥子气、镍等可能有关。遗传因素,芳烃羟化酶的诱导力受遗传因素控制,故喉癌致癌和遗传因素有关。性激素及其受体,喉癌患者雄激素相对升高,雌激素降低,男性显著高于女性。

(二)病理分类

1.组织学分型

喉癌中鳞状细胞癌最为常见,约占喉癌的90%以上,根据组织学分级标准分为高、中、低分化三级,以高、中分化多见。少见肿瘤包括小涎腺来源的肿瘤,其他少见肿瘤包括软组织肉瘤、淋巴瘤、小细胞内分泌癌、浆细胞瘤等。

2.根据肿瘤形态分型

根据肿瘤形态分型分为浸润型、菜花型、包块型、结节型。

3.按原发部位分型

声门上型:约占30%,一般分化较差,早期易发生淋巴结转移,预后亦差。声门型:最为多见,约占60%,一般分化较好,转移较少,晚期声门癌可发生淋巴结转移。声门下型:最少见,约占6%,易发生淋巴结转移,预后较差。

(三)临床表现

1.症状

(1)声音嘶哑:最常见症状,为声门癌的首发症状,声嘶呈持续性且进行性加重。声门上型癌晚期因肿瘤增大压迫声带或肿瘤侵入声门时也会出现声音嘶哑的症状。

(2)咽喉疼痛:多是声门上型癌的症状。肿瘤合并炎症或溃疡时,可有疼痛感及痰中带血。起初仅在吞咽时,特别是在进食初期时有一种"刮"的感觉,多吃几口以后症状消失。肿瘤进展,喉痛可变为持续性,且可向同侧耳部扩散。

(3)咽喉异物感:咽喉部常有吞咽不适及紧迫感,是声门上型癌的首发症状,但常被忽视,而不及时就医容易延误诊断。如出现吞咽障碍时,则为肿瘤的晚期症状。

(4)呼吸困难:为恶性肿瘤晚期症状,表现为吸气性呼吸困难,并呈进行性加重。声门下型癌因病变部位比较隐蔽,早期症状不明显,直至肿瘤发展到相当程度或阻塞声门下腔而出现呼吸困难,声门下型癌患者较常以呼吸困难为首发症状而来诊。

(5)颈部肿块:多为同侧或双侧颈部淋巴结转移,肿块长在喉结的两旁,无痛感,且呈进行性增大。

2.体征

(1)喉镜检查见喉新生物。

(2)声带运动受限或固定:肿瘤增大,导致声带固定或堵塞声门,可引起吞咽障碍和呼吸困难,为肿瘤的晚期症状。

(3)颈部淋巴结肿大:声门上型癌的区域淋巴结转移率高,可因颈部淋巴结肿大来就诊。

(四)辅助检查

1.颈部检查

颈部检查包括对喉外形和颈淋巴结的视诊和触诊。了解喉外形有无增宽,甲状软骨切迹有无破坏,喉摩擦音是否消失,颈部有无肿大淋巴结,有无呼吸困难及三凹征现象。

2.喉镜检查

间接喉镜检查为临床最常用的检查方法,可见喉部清晰的影像及观察声带的运动,了解喉部病变的外观、深度和范围,且操作方便,患者无痛苦。间接喉镜、直接喉镜、纤维喉镜可以看清肿瘤部位、大小、声带活动度及肿瘤侵犯范围。

3.活检

喉癌确诊需病理活检证实,可在间接喉镜、直接喉镜或纤维喉镜下钳取肿瘤组织送检。

4.影像学检查

了解肿瘤范围、有无颈部淋巴结肿大及喉支架软骨破坏。

(1)X线检查:咽喉正侧位片可以明确病变的大体部位、大小、形状及软骨、气管或颈椎前软组织变化情况。晚期可有远处转移,应行常规的胸部X线片和腹部B超检查。

(2)CT、MRI检查:有助于明确肿瘤在喉内生长范围、有无外侵及侵袭程度,以及颈部肿大淋巴结与大血管的关系等。

(五)治疗

手术和放疗在喉癌的治疗中起着重要作用。早期喉癌单独使用放疗和手术切除,都可以获得较好的效果。晚期则以综合治疗——在手术后辅以放疗为佳。

1.手术治疗

手术方式主要分为喉部分切除术及喉全切术。原则是在彻底切除癌肿的前提下,尽可能保留或重建喉功能。

2.放疗

(1)单纯放疗:T_1、T_2早期喉癌都应以放疗为首选。放疗可以取得和手术治疗同样的效果,而且最大优点是能保持说话功能。单纯放疗可获得80%～100%的5年生存期。放疗剂量为60～70 Gy。早期单纯放疗即使效果不佳,还可行手术补救。单纯放疗主要用于早期声带癌及因全身情况不宜手术治疗的患者。

(2)术前放疗:放射剂量一般为40～50 Gy。放疗结束后2～4周内行手术治疗。主要适用于较晚期、肿瘤范围较大的患者。放疗的目的是为了使肿瘤缩小,提高手术切除率,提高肿瘤局部控制率,可以预防或减少因手术而促使肿瘤的转移或扩散。对声门下癌先行放疗后再行喉切除术,可以减少气管造瘘处的肿瘤复发。

(3)术后放疗:目的是提高局部控制率,放射剂量需给予60 Gy以上。喉部分切除术或全喉切除术后2～4周可行放疗。

3.化疗

喉癌95%以上为鳞状细胞癌,对化疗不敏感,多作为综合治疗的一部分。

4.生物治疗

疗效尚不肯定,处于试验阶段。主要方法包括重组细胞因子如干扰素等、免疫细胞疗法、肿瘤疫苗和单克隆抗体及其耦联物。

二、护理

(一)心理支持

由于喉部手术后,患者不能进行正常的语言交流,给患者的心理和形象上造成了双重的恶性刺激。应做好解释工作,多关心和体贴患者,鼓励家属多陪伴,给予情感支持。治疗期间注意加强沟通工作,和患者使用纸笔进行交流,及时了解患者的需要,给予帮助。并告知其成功病例,树立战胜疾病的信心。

(二)饮食护理

注意饮食,进食高蛋白质、高维生素、清淡、易消化的流质或半流质食,禁烟、酒,多喝水。鼓励患者取坐位或半坐位进食,进食后休息15~30分钟再活动,应少食多餐。放疗期间患者感觉精神倦怠、喉口干燥,饮食则以清热解毒、生津润肺为主,出现咽喉疼痛、吞咽疼痛、胸骨后疼痛时进食温凉容易吞咽的流质或半流质饮食,如鱼肉、梨汁、萝卜汁、绿豆汤、西瓜等。汤水宜以清热利咽、润肺生津为原则,如胡萝卜马蹄汤、冬瓜老鸭汤、银耳莲子百合汤等。放疗期间忌食热性食物和热性水果,如羊肉、狗肉、兔肉及橘子、荔枝、龙眼等。特别是放化疗期间,由于口腔黏膜反应及喉头水肿严重导致进食困难时,可给予静脉营养支持。

(三)口腔护理

嘱患者多饮水,常含话梅或维生素C,促进唾液分泌。

(四)放疗的护理

(1)喉癌患者术后如身体恢复良好,2周内可行放疗。放疗前必须将金属气管套管更换为塑料套管,佩带金属气管套管不能进行放疗,防止金属套管影响疗效及可能发生次波射线对局部造成损伤。

(2)气管套管护理:根据患者咳痰量每天清洗内套管1~3次。方法为套管取出后用温开水或生理盐水浸泡(塑料制品的套管如用开水或热水浸泡清洗,可发生变形),清除痰痂后用75%酒精浸泡消毒15分钟后再用温开水或生理盐水冲洗干净。定期更换固定的纱带及气管套纱块,保持气管造口周围皮肤清洁、干燥,气管造口最好用大纱块遮挡,预防感染,污染时及时更换。放疗期间注意观察套管内的痰量、颜色、性质,痰中带血时应多饮水并加强气道湿化。

(3)放疗处皮肤的护理:气管造口处皮肤受射线损伤,易被痰液污染感染,可每天给予生理盐水清洗造口周围皮肤,避免使用酒精及活力碘。

(4)放疗并发症的防护:主要表现为声音嘶哑、咽下疼痛、吞咽困难、口干、味觉改变、体重减轻等症状,喉癌晚期放疗最常见的并发症是喉头水肿、喉软骨炎和喉软骨坏死。护士应密切观察病情变化,指导患者多饮水,禁烟酒,进食清淡温凉饮食。避免用声,尽量减少与患者的语言交流,改用纸笔交流。并注意观察呼吸情况,指导患者有效咳痰,保持呼吸道通畅,床边备好吸痰装置。放疗期间易引起咽部疼痛、充血、喉头水肿或痰液黏稠时,可用生理盐水3~5 mL加庆大霉素1支、α-糜蛋白酶或沐舒坦1支行雾化吸入,每天1次,严重时可行2~3次。必要时可加用抗感染、消肿和激素药物。喉头水肿多于放疗后3个月内消退,对超过半年仍不消退或逐渐加重者应注意有无局部残存、复发或早期喉软骨坏死的发生。

(五)语言康复护理

语言康复护理是全喉切除术后患者的重要康复内容。由于喉部手术后失去发音器官,又因呼吸气道的改变,使患者难以适应。可帮助患者进行食管语言训练、安装人工发音装置和进行发声重建手术,帮助患者重建发音功能。第一食管语言训练,全喉切除术后的患者由于解剖部位的差异,可出现口腔音、咽音、和食管音 3 种语言声音类型。而食管音则是全喉切除术后患者能发出的最好声音,发食管音的生理过程为 2 个阶段,一是空气进入食管阶段。二是食管壁肌肉收缩,使空气振动形成排气发生。训练食管音是全喉切除术后患者最方便、最自然、最好的语言康复方法,经济适用,但并不是每个患者都能训练成功。第二安装人工发音装置,即人工喉是一种人造的发音装置,代替声带的振动发出声音,再通过构语器官形成语言。根据声音传送形式分为经口传声和颈部传声 2 种。经口人工喉已经由气动人工喉发展为电子人工喉,可获得 3 m 以上距离的清晰的发音效果。第三发声重建手术,近年来国内外进行了多种气管食管造瘘发声重建术和气管食管造瘘口安装单向阀门发音管。既可与全喉切除术一期完成,也可施行二期手术,使语言功能得以康复,提高生活质量。对全喉切除术后的患者应及时进行鼓励、诱导,使他们树立信心和勇气,将心理治疗和语言康复相结合,使患者积极配合治疗和训练,可指导患者去专业机构加强语言康复功能训练。

三、健康教育

(1)指导患者注意保护喉咙,避免说话过多,产生疲劳,多采用其他方式进行交流。

(2)指导患者或家属学会清洗、消毒和更换气管内套管的方法。保持造瘘口清洁干燥,及时清理分泌物。外出或淋浴时注意保护造瘘口,防止异物吸入。室内保持一定的湿度。

(3)由于长期戴有气管套管者喉反射功能降低,应嘱患者将痰液及脱落坏死组织及时吐出,以防止吸入性肺炎发生。

(4)湿化气道,预防痂皮。根据情况定时向气道内滴入抗生素湿化液,嘱多饮水,以稀释痰液防止痰液干燥结痂。

(5)帮助患者适应自己的形象改变,鼓励其面对现实,照镜子观察自己的造口。教患者一些遮盖缺陷的技巧如自制围巾、饰品,保持自我形象整洁等。为了保持呼吸道通畅,勿穿高领毛衫。

(6)加强锻炼,增强抵抗力,注意保暖,避免到公共场所,防止上呼吸道感染。禁止游泳、淋浴,防止污物进入气管造口,引起吸入性肺炎。

(7)禁烟酒和刺激性食物,保持大便通畅,气管切开后患者不能屏气,影响肠蠕动,应多吃新鲜蔬菜水果等预防便秘。

(8)发现出血、呼吸困难、造瘘口有新生物或颈部扪及肿块,应及时到医院就诊。定期随诊,治疗结束后第 1~2 年内每 3 个月复查一次。

喉癌的预后与原发肿瘤的部位、肿瘤的大小、有无淋巴结转移、病理类型等相关。声门上型与声门下型分化较差,发展较快,预后较差;声门型分化较好,发展较慢,预后较好。早期喉癌单独使用放疗和手术切除,可以获得 80% 以上的 5 年生存率。

(魏小雨)

第四节　食　管　癌

一、概述

　　食管癌是常见的消化道恶性肿瘤,目前原因不明,与炎症、真菌感染、亚硝胺类化合物摄入、微量元素及维生素缺乏有关。其主要病理类型为鳞癌(90%),少部分为腺癌、肉瘤及小细胞癌等。可分为髓质型、缩窄型、蕈伞型、溃疡型。以胸中段食管癌较多见,下段次之,上段较少。食管癌发生于食管黏膜上皮的基底细胞,绝大多数是鳞状上皮癌(95%),腺癌起源于食管者甚为少见,多位于食管末端。贲门癌多为腺癌,贲门部腺癌可向上延伸累及食管下段。主要通过淋巴转移,血行转移发生较晚。

二、诊断

(一)症状

1.早期

　　常无明显症状,仅在吞咽粗硬食物时有不同程度的不适感,包括①咽下食物哽噎感,常因进食固体食物引起,第一次出现哽噎感后,不经治疗而自行消失,隔数天或数月再次出现;②胸骨后疼痛,常在咽下食物后发生,进食粗糙热食或刺激性食物时加重;③食物通过缓慢并有滞留感;④剑突下烧灼样刺痛,轻重不等,多在咽下食物时出现,食后减轻或消失;⑤咽部干燥与紧缩感,食物吞下不畅,并有轻微疼痛;⑥胸骨后闷胀不适。症状时轻时重,进展缓慢。

2.中、晚期

　　(1)吞咽困难:进行性吞咽困难是食管癌的主要症状。初起时进食固体食物有哽噎感,以后逐渐呈进行性加重,甚至流质饮食亦不能咽下。吞咽困难的严重程度除与病期有关外,与肿瘤的类型亦有关系。缩窄型出现梗阻症状早而严重,溃疡型及腔内型出现梗阻症状较晚。

　　(2)疼痛和呕吐:见于严重吞咽困难病例,多将刚进食的食物伴唾液呕出呈黏液状。疼痛亦为常见症状,多位于胸骨后、肩胛间区,早期多呈间歇性,出现持续而严重的胸痛或背痛,需用止痛药止痛者,为晚期肿瘤外侵的征象。

　　(3)贲门癌:可出现便血、贫血。

　　(4)体重下降及恶病质:因长期吞咽困难,引起营养障碍,体重明显下降,消瘦明显。出现恶病质是肿瘤晚期的表现。

　　(5)邻近器官受累的症状:肿瘤侵及邻近器官可引起相应的症状。癌肿侵犯喉返神经,可发生声音嘶哑;侵入主动脉,溃烂破裂,可引起大量呕血;侵入气管,可形成食管气管瘘;高度阻塞可致食物反流,引起进食时呛咳及肺部感染;持续胸痛或背痛为晚期症状,表示癌肿已侵犯食管外组织。

(二)体征

1.一般情况

　　以消瘦为主,甚至出现恶病质,有的患者有贫血和低蛋白血症的表现。

2.专科检查

病变早期并无阳性体征；病变晚期可扪及锁骨上转移的淋巴结或上腹部有包块，并有压痛。

(三)检查

1.实验室检查

实验室检查主要表现为低血红蛋白、低血浆蛋白，有的患者可有大便隐血试验阳性。

2.特殊检查

(1)钡餐检查：是食管癌诊断最常用、最有效、最安全的方法，可了解病灶的部位及范围，此外还可了解胃和十二指肠的情况，供手术设计参考；在钡餐检查时应采取正位、侧位和斜位不同的体位并应用双重造影技术仔细观察食管黏膜形态及食管运动的状况，以免漏诊早期病变。根据钡餐检查的形态将食管癌分为溃疡型(以食管壁不规则缺损的壁龛影为主)、蕈伞型(病灶如菌状或息肉状突入食管腔)、缩窄型(病变以环状狭窄为主，往往较早出现症状)和髓质型(病变以黏膜下肌层侵犯为主，此型病变呈外侵性生长，瘤体往往较大)。又根据食管癌发生的部位将其分为上段(主动脉弓上缘水平以上的食管段)、中段和下段(左下肺静脉下缘至贲门的食管)食管癌。由于能提取组织做病理定性，因此钡餐与食管镜是不能相互取代的检查；由于钡剂可覆盖的病灶表面造成假象，故钡餐检查最好在组织学检查后再进行。

(2)食管镜检查：可在直视下观察病灶的形态和大小，并采取活体组织做出病理学诊断，对病灶不明显但可疑的部位可用刷取脱落细胞检查。

(3)食管拉网检查：是我国学者发明的极其简便、有效、安全、经济的检查方法，尤其适用于大规模普查及早期食管癌的诊断，其诊断学的灵敏度甚至高于依靠肉眼观察定位的食管镜检查；分段食管拉网结合钡餐检查还可确定病变的部位。

(4)CT 和 MRI 检查：可了解食管癌纵隔淋巴转移的情况及是否侵及胸主动脉、气管后壁。

(5)纤维支气管镜检查：主要观察气管膜部是否受到食管癌侵犯，必要时可做双镜检查(即同时加做食管镜检查)。

(6)内窥镜式食管超声引导下细针穿刺活检：是少数患者在其他方法不能明确诊断但又高度怀疑食管恶性病变时可做此检查，用细针刺入食管壁抽吸少量组织病理检查以明确诊断。

(7)超声检查：主要了解肿瘤有无腹腔转移，尤其是食管下段肿瘤容易造成胃小弯、胰腺及肝脏的转移，对于这样的患者应避免外科手术并及时进行非手术治疗。

(四)诊断要点

(1)进食时有梗阻感或呛咳、咽部干燥紧束感，进行性吞咽困难等症状。

(2)有消瘦、乏力、贫血、脱水、营养不良等恶病质表现。

(3)中晚期患者可出现锁骨上淋巴结肿大，肝转移性肿块、腹水等。

(4)纤维食管癌、食管吞钡 X 线造影等检查结果能明确诊断。

(五)鉴别诊断

1.食管平滑肌瘤

常见的食管平滑肌瘤可出现类似食管癌下咽困难的症状，通常有症状时间较长但无消瘦；在钡餐检查中可见肿块较圆滑突向食管腔，黏膜无损伤，并有特殊的"八字胡"征；食管拉网及食管镜检查均无癌细胞发现。

2.食管良性狭窄

通常有吞服强酸、强碱液病史，化学性灼伤常造成全食管或食管节段性狭窄，发病以儿童和女性患者多见，根据病史不难鉴别。

3.外压性食管梗阻

食管外的某些异常，如巨大的纵隔肿瘤、纵隔淋巴结、胸骨后甲状腺肿等均可压迫食管造成节段性狭窄导致吞咽困难，但通常钡餐检查可见食管黏膜正常，拉网及食管镜检查也无病理学证据。

4.贲门失弛缓症

病史较长，病情可有缓解期，常有呕吐宿食史，有特征性的食管钡餐表现，亚硝酸异戊酯试验阳性，病理学活检无食管癌的证据。

5.食管静脉曲张

常发生在食管中下段，吞咽困难较轻，往往伴有门静脉高压，常见于肝硬化、布-加综合征等。钡餐检查可见食管黏膜紊乱，食管镜下可见黏膜下曲张的静脉，但黏膜表面完整无破坏。绝对禁止活检，以免造成大出血。

三、治疗

一般对较早期病变宜采用手术治疗；对较晚期病变，仍应争取手术治疗。位于中、上段的晚期病变，而年龄较高或有手术禁忌证者，则以放射治疗为佳。

(一)手术疗法

手术是食管癌首选的治疗方法。早期切除常可达到根治效果。手术方法应根据病变大小、部位、病理分型及全身情况而定，原则上应切除食管大部分。中、晚期食管癌常浸润至黏膜下，食管切除范围应在距离癌瘤 5~8 cm。因此，食管下段癌，与代食管器官吻合多在主动脉弓上，而食管中段或上段癌则应吻合在颈部。代食管器官常用的是胃，有时用结肠或空肠。

1.适应证

对病变的大小和部位、病理类型，以及患者的全身情况进行全面分析，在下列情况时，可以考虑外科手术治疗：①早期食管癌（0 期及Ⅰ期），患者一般情况允许，应积极争取手术治疗；②中期内的Ⅱ、Ⅲ期，患者情况许可，无明显远处转移，条件允许时均应采用术前放射与手术切除或手术切除与术后放疗的综合治疗；③放射治疗后复发、穿孔者，病变范围不大，无远处癌转移，周身情况良好，也应争取手术治疗；④食管癌高度梗阻，无明显远处转移，患者周身情况允许，应积极争取开胸手术，不能切除者，可行分流吻合术，然后辅以放疗和化疗。

2.禁忌证

随着手术技巧、围术期处理及癌症综合治疗观念的建立和发展某些手术禁忌证已得以改变。

(1)食管癌伴有锁骨上淋巴结转移的治疗：上段及颈段食管癌的锁骨上淋巴结转移实为局部淋巴结转移，在患者自身情况允许、无其他脏器转移、原发病灶可以切除的情况下，应行病灶切除及淋巴结切除术。术后辅以放、化疗。

(2)并发有其他脏器功能不全或损害的患者，只要病灶能够切除、患者能够耐受剖胸术，均应手术治疗。

3.影响切除率的因素

(1)食管癌病变长度：一般超过 5 cm，大都说明肿瘤较为晚期。但早期食管癌要除外，早期食管癌,病灶表浅,有时范围较长。发现食管癌伴有巨大阴影或突出阴影,多数病例已外侵食管周围脏器并发生粘连。食管癌局部有软组织肿块,亦可说明肿瘤外侵。X线检查,有上述现象出现,可以判断手术切除率较低。

(2)胸背疼痛:胸骨后或背部肩胛区持续性钝痛常揭示肿瘤已有外侵,引起食管周围炎、纵隔炎,也可以是食管深层癌性溃疡所致。下段肿瘤引起的疼痛可以发生在上腹部。疼痛严重不能入睡或伴有发热者,不但手术切除的可能性较小,而且应注意肿瘤穿孔的可能。

(3)出血:有时患者也会因呕血或黑便就诊。肿瘤可浸润大血管特别是胸主动脉而造成致命性大出血。对于有穿透性溃疡患者,特别是 CT 检查显示肿瘤侵犯胸主动脉者,应注意出血的可能。

(4)声音嘶哑:常是肿瘤直接侵犯或转移性淋巴结压迫喉返神经所致。有时也可以是吸入性炎症引起的喉炎所致,间接纤维支气管镜检查有助于鉴别。提示肿瘤外侵及转移严重。

(5)手术径路:常用左胸切口,中、上段食管癌切除术有用右胸切口者。经食管裂孔剥除食管癌法可用于心肺功能差,不能耐受开胸手术者。此法可并发喉返神经麻痹及食管床大出血,应掌握适应证。

对于晚期食管癌,不能根治或放射治疗,进食较困难者,可作姑息性减轻症状手术,如食管腔内置管术、胃造瘘术、食管胃转流或食管结肠转流吻合术。这些减轻症状手术,可能发生并发症,故应严格掌握适应证。

(二)放射治疗

食管癌放射治疗包括根治性和姑息性 2 大类,单独放射治疗食管癌疗效差,故放射治疗一般仅作为综合治疗的一部分。照射方法包括放射和腔内放射、术前放射和术后放射。治疗方案的选择,需根据病变部位、范围、食管梗阻程度和患者的全身状况而定。颈段和上胸段食管癌手术的创伤大,并发症发生率高,而放疗损伤小,放疗优于手术,应以放疗为首选。凡患者全身状况尚可、能进半流质或顺利进流质饮食、胸段食管癌而无锁骨上淋巴结转移及远处转移、无气管侵犯、无食管穿孔和出血征象、病灶长度<8 cm 而无内科禁忌证者,均可做根治性放疗。其他患者则可进行旨在缓解食管梗阻、改善进食困难、减轻疼痛、提高患者生存质量和延长患者生存期的姑息性放疗。放疗源的选择可采取以下原则:颈段及上胸段食管癌选用^{60}Co或 $4\sim8$ mV X线;中胸及下胸段食管癌选用 18 mV 或 18 mV 以上 X线照射,也可选用^{60}Co远距离外照射。根治性放疗每周照射 5 次,每次 $1.8\sim2.0$ Gy,总剂量为 $60\sim70$ Gy/($7\sim8$)周。姑息性放疗也尽量给予根治量或接近根治量。术前放疗主要适用于食管癌已有外侵,临床估计单纯手术切除有困难,但肿瘤在放疗后获得部分退缩可望切除者。术前照射能使癌肿及转移的淋巴结缩小、癌肿周围小血管和淋巴管闭塞,可提高切除率,减少术中癌的播散。术前放疗的剂量为 $30\sim70$ Gy/($4\sim8$)周,放疗后 $4\sim6$ 周再做手术切除。对姑息性切除术后肿瘤有残留、术后病理检查发现食管切端有癌浸润,手术切缘过于狭窄,肿瘤基本切除但临床估计可能有亚临床病灶残留者,应进行术后放疗,以提高 5 年生存率。但是,对术中切除不完全的病变,局部可留置银夹标记,术后 $2\sim4$ 周再做放射治疗,能否提高 5 年生存率尚有争论。术后放疗剂量为 $50\sim70$ Gy。近有学者建议采用食管癌体外三野照射法、超分割分段放疗,以及采用^{60}Co、^{137}Cs、^{192}Yb食管腔内近距离放疗,以减少肺组织及脊髓所受的放射剂量而减轻放射损伤,提高放疗的疗效。

(三)药物治疗

由于全身性扩散是食管癌的特征,应用化疗是合乎逻辑的。然而化疗在永久控制此症的效

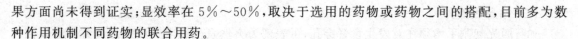

果方面尚未得到证实;显效率在 5%～50%,取决于选用的药物或药物之间的搭配,目前多为数种作用机制不同药物的联合用药。

(四)综合治疗

1.新辅助化疗

又称诱导化疗或术前化疗,目的在于:①控制原发病灶,增加完全性手术切除的机会,也可减少术中肿瘤的播散;②肿瘤血供完整,允许更有效的化疗药物的输送;③早期的全身治疗可以消灭微小的转移病灶;④术前化疗允许更为客观地评价肿瘤反应情况,从而确定有效的化疗药物。

2.食管癌的术后化疗

食管癌的术后化疗即辅助化疗研究较少,但现有资料显示其可以明显提高术后生存率。

3.食管癌的术前化疗和放疗

一般是选用一种或数种化疗药物附加术前放疗,3～4 周后手术切除。有些患者局部病灶可以完全消失。术前化疗加术前放疗目前有逐渐增加的趋势。

4.术前放射治疗

该方法能使癌肿及转移的淋巴结缩小,癌肿周围小血管和淋巴管闭塞,可提高切除率,减少术中癌的播散。对术中切除不完全的病变,局部可留置银夹标记,术后 2～4 周再进行放射治疗。能否提高 5 年生存率尚有争论。

5.食管支架或人工贲门

采用记忆合金做的人工支架可将癌瘤所致的狭窄食管腔撑开,可姑息性地解决患者的进食和营养;用高分子材料做的人工贲门可扩开食管下端贲门癌所致的狭窄,并有一定的抗反流作用。

6.食管癌激光切割术

食管癌激光切割术为姑息性治疗食管癌,用激光在食管腔内切割腔内生长的肿瘤,解决患者的进食和营养问题。

四、病情观察

(一)非手术治疗

(1)放射治疗患者应该注意有无放射性肺炎,气管-食管瘘或食管穿孔发生,尤其是癌肿病变在胸主动脉附近时,要注意患者有无突然呕血、便血增加或有血性胸腔积液出现,以便及时停止照射,防止主动脉穿孔发生。

(2)监测患者的血常规,无论放疗还是化疗均对患者的造血系统有抑制,因此在治疗过程中每周至少查 2 次。

(3)生物制剂治疗应注意药物的不良反应和变态反应。

(4)对癌肿的大小应定期复查,以了解非手术治疗的效果并制订下一步治疗方案。

(二)肿瘤切除性手术治疗

(1)注意观察有无出血和感染这 2 项手术后早期的常见并发症。

(2)吻合口瘘是食管癌手术后最常见、后果最严重的并发症,术后早期较少发生,通常易将术后早期的残胃瘘误诊为吻合口瘘;吻合口瘘常在术后 6～10 天发生,主要表现为突然发热、胸痛、有胸腔积液和血常规增高,口服 60%泛影葡胺或稀钡剂造影可明确诊断。

(三)姑息性治疗

如行激光切割手术须注意发生食管穿孔,可表现为突然发生纵隔气肿或气胸并伴有发热和胸腔积液。食管支架或人工贲门在安放后可出现脱落,患者可恢复手术前的症状,应注意检查确认植入物在位。

五、护理措施

(一)术前护理

1.心理护理

患者对手术的耐受力差,对治疗缺乏信心,同时对手术存在着一定程度的恐惧心理。因此,应针对患者的心理状态进行解释、安慰和鼓励,建立充分信赖的护患关系,使患者认识到手术是重要的治疗方法,使其乐于接受手术。

2.加强营养支持

尚能进食者应给予高热量、高蛋白、高维生素的流质或半流质饮食。不能进食者,应静脉补充水分、电解质及热量。低蛋白血症的患者,应输血或血浆蛋白予以纠正。

3.胃肠道准备

(1)注意口腔卫生。

(2)术前安置胃管和十二指肠管。

(3)术前禁食;有食物潴留者,术前晚用等渗盐水冲洗食管,有利于减轻组织水肿,降低术后感染和吻合口瘘的发生率。

(4)拟行结肠代食管者,术前须按结肠手术准备。

4.术前练习

教会患者深呼吸、有效咳嗽、排痰和床上排便等活动。

(二)术后护理

(1)按胸外科术后常规护理。

(2)术后应重点加强呼吸道护理,必要时,行鼻导管吸痰或气管镜吸痰,清除呼吸道分泌物,促进肺扩张。

(3)保持胃肠减压管通畅:术后 24～48 小时引流出少量血液,应视为正常,若引流出大量血液,应立即报告医师处理。胃肠减压管应保留 3～5 天,以减少吻合口张力,以利于吻合口愈合。

(4)密切观察胸腔引流量及性质:若胸腔引流液为大量血性液体,则提示胸腔内有活动性出血;若引流出浑浊液或食物残渣,应考虑食管吻合口瘘;若有粉红色液体伴有脂肪滴排出,则为乳糜胸。出现以上情况,应采取相应措施,明确诊断,予以认真处理。若无异常,术后 2～3 天即可拔除引流管。

(5)严格控制饮食:由于食管缺乏浆膜层,故吻合口愈合较慢,术后应严格禁食和禁水。禁食期间,每天由静脉补液。安放十二指肠营养管者,可于手术后第 2～3 天肠蠕动恢复后,经导管滴入营养液,可减少输液量。手术后第 5 天,若病情无特殊变化,可经口进食牛奶,每次 60 mL 每 2 小时 1 次,间隔期间可给等量开水。若无不良反应,可逐日增量。术后第 10～12 天改无渣半流质饮食,但应注意防止进食过快及过量。

(6)吻合口瘘的观察及护理:食管吻合口瘘的临床表现为高热、脉快、呼吸困难、胸部剧痛、患侧呼吸音低、叩诊浊音、白细胞计数升高,甚至发生休克。处理原则,行胸膜腔引流促使肺膨胀;

选择有效的抗生素抗感染;补充足够的营养和热量。目前,多选用完全胃肠内营养支持经胃造口灌注治疗,效果确切、满意。

(三)健康教育

胃代食管术后,少量多餐,避免睡前、躺着进食,进食后务必慢走,或端坐半小时,防止反流。裤带不宜系得太紧。进食后避免有低头弯腰的动作。给予高蛋白、高维生素、低脂、少渣饮食,并观察进食后有无梗阻、疼痛、呕吐、腹泻等情况。若发现症状应暂停饮食。

(魏小雨)

第五节 甲状腺癌

一、概述

甲状腺癌是头颈部肿瘤中常见的恶性肿瘤,是最常见的内分泌恶性肿瘤,占全身肿瘤的1%。发病率按国家或地区而异。甲状腺癌可发生于任何年龄阶段,女性多于男性,男女比例为1:3,20～40岁为发病高峰期,50岁后明显下降。

(一)病因

发生的原因不明,相关因素如下。

1.电离辐射

电离辐射是唯一一个已经确定的致癌因素。放射线对人体有明显的癌作用,尤其是儿童及青少年,被照射的小儿年龄越小、发生癌的危险度越高。

2.碘摄入异常

摄碘过量或缺碘均可使甲状腺的结构和功能发生改变,高碘或缺碘地区甲状腺癌发病率升高。

3.性别和激素

甲状腺的生长主要受促甲状腺素(TSH)支配,神经垂体释放的 TSH 是甲状腺癌发生的促进因子。有实验表明,甲状腺乳头状癌组织中女性激素受体含量较高。

4.遗传因素

5%～10%甲状腺髓样癌患者及 3.5%～6.25%乳头状癌患者有明显的家族史,推测这类癌的发生可能与染色体遗传因素有关。

5.甲状腺良性病变

如腺瘤样甲状腺肿和功能亢进性甲状腺肿等一些甲状腺增生性疾病偶尔发生癌变。

(二)病理分型

目前原发性甲状腺癌分为分化型甲状腺癌(乳头状癌、滤泡状癌)、髓样癌、未分化癌等。

1.分化型甲状腺癌

(1)乳头状癌:是甲状腺癌中最常见的类型,约占甲状腺癌的 80%。分化良好,恶性程度低,病情发展缓慢、病程长、预后好。一般以颈淋巴结转移最为多,血行转移较少见,血行转移中以肺转移为多见。

(2)滤泡状癌:较乳头状癌少见,世界卫生组织将嗜酸性细胞癌纳入滤泡状癌中。滤泡状癌占甲状腺癌的10.6%～15%,居第二位,发展缓慢、病程长、预后较好,以滤泡状结构为主要组织学特征。患病年龄比乳头状癌患者大。播散途径主要是通过血液转移到肺、骨和肝,淋巴转移相对较少。在分化型甲状腺癌中,其预后不及乳头状癌好,以嗜酸性细胞癌的预后最差。

2.髓样癌

髓样癌较少见,发生在甲状腺滤泡旁细胞,亦称为C细胞的恶性肿瘤。C细胞的特征主要为分泌甲状腺降钙素及多种物质,并产生淀粉样物等。发病主要为散发性,少数为家族性。女性较多,以颈淋巴结转移较为多见。

3.未分化癌

此类甲状腺癌,较少见,约占甲状腺癌的1%,恶性程度较高,发展快,预后极差。以中年以上男性多见。未分化癌生长迅速,往往早期侵犯周围组织,常发生颈淋巴结转移,血行转移亦较多见。

(三)临床表现

1.症状

(1)颈前肿物:早期缺乏特征性临床表现,但95%以上的患者均有颈前肿块,质地硬而固定,表面不平。乳头状癌、滤泡状癌、髓样癌等类型颈前肿物生长缓慢,而未分化癌颈前肿物发展迅速。

(2)周围结构受侵的表现:晚期常压迫喉返神经、气管、食管而产生声音嘶哑、呼吸困难或吞咽困难等症状。

(3)其他脏器转移的表现,以及耳、枕、肩等处疼痛。

(4)内分泌表现:可伴有腹泻或阵发性高血压,甲状腺髓样癌可出现与内分泌有关的症状,如顽固性腹泻(多为水样便)和阵发性高血压。

2.体征

(1)甲状腺结节:多呈单发,活动受限或固定,质地偏硬且不光滑。

(2)颈淋巴结肿大:乳头状癌、未分化癌、髓样癌等类型颈淋巴结转移率高,多为单侧颈淋巴结肿大。滤泡状癌以血行转移为多见。

(四)辅助检查

1.影像学检查

(1)B超检查:甲状腺B超检查有助于诊断。恶性肿瘤的超声检查可见边界不清,内部回声不均匀,瘤体内常见钙化强回声。

(2)单光子发射计算机断层显像检查:可以明确甲状腺的形态及功能,一般将甲状腺结节分为3种:热结节、温结节、凉(冷)结节,甲状腺癌大多表现为凉(冷)结节。

(3)颈部CT、MRI检查:可提出良、恶性诊断依据。明确显示甲状腺肿瘤的癌肿侵犯范围。

(4)X线检查:颈部正侧位片可观察有无胸骨后扩展、气管受压或钙化等,常规胸片可观察有无转移等。

(5)PET检查:对甲状腺良恶性病变的诊断准确率高。

2.血清学检查

血清学检查包括甲状腺功能检查、血清甲状腺球蛋白(Tg)、血清降钙素等。

3.病理学检查

(1)细胞学检查:细针穿刺细胞学检查是最简便的诊断方法,诊断效果取决于穿刺取材方法及阅片识别细胞的经验。

(2)组织学检查:确诊应由病理组织切片,活检检查来确定。

(五)治疗

以外科手术治疗为主,配合内、外照射治疗、内分泌治疗、化疗等。

1.手术治疗

如确诊为甲状腺癌,应及时行原发肿瘤和颈部转移灶的根治手术。

2.放疗

(1)外放疗:甲状腺癌对放射线的敏感性与甲状腺癌的分化程度成正比,分化越好,敏感性越差;分化越差,敏感性越高。分化型甲状腺癌如甲状腺乳头状癌对放射线的敏感性较差,其邻近组织如甲状软骨、气管软骨、食管及脊髓等,均对放射线耐受性差,照射剂量过大时常造成严重并发症,一般不宜采用外放疗。未分化癌恶性程度高,肿瘤发展迅速,手术切除难以达到根治目的,临床以外放疗为主,放疗通常宜早进行。对于手术后有残余者或手术无法切除者,术后也可辅助放疗。常规放疗照射剂量为大野照射 50 Gy,然后缩野针对残留区加量至 60~70 Gy。如采用强调放疗可以提高靶区治疗剂量,在保护重要器官的情况下,高危区的单次剂量可提高至 2.20~2.25 Gy。

(2)内放疗:分化好的乳头状癌与滤泡状癌具有吸碘功能,特别是两者的转移灶都可能吸收放射性核素[131]碘(^{131}I)。临床上常采用[131]I 来治疗分化型甲状腺癌的转移灶,一般需行甲状腺全切或次全切除术后,以增强转移癌对碘的摄取能力后再行[131]I 治疗。不同组织类型肿瘤吸碘不同,未分化型甲状腺癌几乎不吸碘,其次是髓样癌。

3.化疗

甲状腺癌对化疗敏感性差。分化型甲状腺癌对化疗反应差,化疗主要用于不可手术、摄碘能力差或远处转移的晚期癌,相比而言,未分化癌对化疗则较敏感,多采用联合化疗,常用药物为多柔比星及顺铂、多柔比星、环磷酰胺,加紫杉类等。

4.内分泌治疗

术后长期服用甲状腺素片可以抑制 TSH 分泌及预防甲状腺功能减退,对预防甲状腺癌复发有一定疗效。对生长缓慢的分化型甲状腺癌疗效较好,对生长迅速的未分化甲状腺癌无明显疗效。

甲状腺癌的预后与病理类型、临床分期、根治程度、性别及年龄有关。年龄<15 岁或>45 岁者预后较差,女性好于男性。

二、护理

(一)护理措施

1.饮食护理

饮食营养应均衡,宜进食高蛋白、低脂肪、低糖、高维生素无刺激性软食,除各种肉、鱼、蛋、奶外,多吃新鲜蔬菜、水果等。戒烟禁酒,少食多餐。如出现进食时咳嗽、声音嘶哑者,应减少流质饮食,细嚼慢咽,量宜少,并注意防止食物进入气管。忌食肥腻黏滞食物,油炸、烧烤等热性食物和坚硬不易消化食物。

2.保持呼吸道通畅

指导患者做深呼吸及咳嗽运动,有痰液及时咳出。对声嘶患者多给予生活上的照顾及精神安慰。

3.放疗期间的护理

(1)^{131}I内放疗护理:放射性核素^{131}I是治疗分化型甲状腺癌转移的有效方法,其疗效依赖于肿瘤能否吸收碘。^{131}I对分化型甲状腺癌肺转移及淋巴结转移治疗效果较好。给药前至少2周给予低碘饮食(日摄碘量在20~30 μg),避免食用含碘高的食物如海带、紫菜、海鱼、海参、山药等,碘盐可先在热油中炸烧使碘挥发后食用,同时鼓励患者多吃新鲜蔬菜、水果、蛋、奶、豆制品及瘦肉。并防止从其他途径进入人体的碘剂,如含碘药物摄入、皮肤碘酒消毒、碘油造影等。患者空腹口服^{131}I 2小时后方可进食,以免影响药物吸收。口服^{131}I后应注意以下几点。①2小时后嘱患者口含维生素C含片,或经常咀嚼口香糖,促进唾液分泌,以预防放射性唾液腺炎,并多饮水,及时排空小便,加速放射性药物的排泄,以减少膀胱和全身照射。②注意休息,加强口腔卫生。避免剧烈运动和精神刺激,并预防感染、加强营养。③建立专用粪便处理室,勿随地吐痰和呕吐物,大小便应该使用专用厕所,便后多冲水,严禁与其他非核素治疗的患者共用卫生间,以免引起放射性污染。建立核素治疗患者专用病房。④服药后勿揉压甲状腺,以免加重病情。⑤2个月内禁止用碘剂、溴剂,以免影响^{131}I的重吸收而降低治疗效果。⑥服药后应住^{131}I治疗专科专用隔离病房或住单间7~14天,以减少对周围人群不必要的辐射;指导患者正确处理排泄物和污染物,衣裤、被褥进行放置衰变处理且单独清洗。⑦女性患者1年内避免妊娠。^{131}I治疗后3~6个月定期随访,不适随诊,以便及时预测疗效。

(2)放疗时加强口腔护理,嘱患者多饮水,常含话梅或维生素C,促进唾液分泌,预防或减轻唾液腺的损伤。饭前、饭后及临睡时用复方硼砂溶液漱口。黏膜溃疡者进食感疼痛,可用2%利多卡因漱口或局部喷洒金因肽。

(3)观察放疗期间的咽喉部情况,对放疗引起的咽部充血、喉头水肿应行雾化吸入,根据病情需要在雾化器内可加入糜蛋白酶、地塞米松、庆大霉素等药物,雾化液现配现用,防止污染。每天1次,严重时可行2~3次。出现呼吸不畅甚至窒息时,应立即通知医师,并做好气管切开的准备。

(二)健康教育

1.服药指导

甲状腺癌行次全或全切除者,指导患者应遵医嘱终身服用甲状腺素片,勿擅自停药或增减剂量,目的在于抑制TSH的分泌,使血中的TSH水平下降,使残存的微小癌减缓生长,甚至消失,防止甲状腺功能减退和抑制TSH增高。所有的甲状腺癌术后患者服用适量的甲状腺素片可在一定程度上预防肿瘤的复发。

2.功能锻炼

卧床期间鼓励患者床上活动,促进血液循环和切口愈合。头颈部在制动一段时间后,可开始逐步练习活动,促进颈部的功能恢复。颈淋巴结清扫术者,斜方肌可能受到不同程度损伤,因此,切口愈合后应开始肩关节和颈部的功能锻炼,随时注意保持患肢高于健侧,以纠正肩下垂的趋势。特别注意加强双上肢的活动,应至少持续至出院后3个月。

3.定期复查

复查时间,第1年应为每1~3个月复查1次。第2年可适当延长,每6~12个月复查1次。

5 年以后可每 2～3 年随诊 1 次。指导患者在日常生活中可间断性用双手轻柔触摸双侧颈部及锁骨窝内有无小硬结出现,有无咳嗽、骨痛等异常症状,一旦出现,随时复查及时就医。

（魏小雨）

第六节　乳　腺　癌

乳腺癌是女性最常见的恶性肿瘤之一,发病率逐年上升,部分大城市乳腺癌占女性恶性肿瘤之首位。

一、病因

乳腺癌的病因尚未完全明确,研究发现乳腺癌的发病存在一定的规律性,具有高危因素的女性容易患乳腺癌。

(1)激素作用:雌酮及雌二醇对乳腺癌的发病有直接关系。

(2)家族史:一级亲属患有乳腺癌病史者的发病率是普通人群的 2～3 倍。

(3)月经婚育史:月经初潮早、绝经年龄晚、不孕及初次足月产年龄较大者发病率会增高。

(4)乳腺良性疾病:乳腺小叶有上皮增生或不典型增生可能与本病有关。

(5)饮食与营养:营养过剩、肥胖等都会增加发病机会。

(6)环境和生活方式:北美等发达国家发病率约为发展中国家的 4 倍。

二、临床表现

早期乳腺癌往往不具备典型的症状和体征,不易引起重视,常通过体检或乳腺癌筛查发现。以下为乳腺癌的典型体征。

(一)乳腺肿块

80％的乳腺癌患者以乳腺肿块首诊。

(1)早期:肿块多位于乳房外上象限,典型的乳腺癌多为无痛性肿块,质地硬,表面不光滑,与周围分界不清。

(2)晚期:①肿块固定;②卫星结节;③皮肤破溃。

(二)乳头溢液

非妊娠期从乳头流出血液、浆液、乳汁、脓液,或停止哺乳半年以上仍有乳汁流出者。

(三)皮肤改变

皮肤出现"酒窝征""橘皮样改变"或"皮肤卫星结节"。

(四)乳头、乳晕异常

乳头、乳晕异常表现为乳头皮肤瘙痒、糜烂、破溃、结痂、脱屑、伴灼痛,以致乳头回缩。

(五)腋窝淋巴结肿

初期可出现同侧腋窝淋巴结肿大,肿大的淋巴结质硬、可推动。晚期可在锁骨上和对侧腋窝摸到转移的淋巴结。

三、辅助检查

(一)X 线检查
钼靶 X 线摄片是乳腺癌诊断的常用方法。

(二)超声显像检查
超声显像检查主要用途是鉴别肿块囊性或实性,超声检查对乳腺癌诊断的正确率为80%~85%。

(三)磁共振检查
软组织分辨率高,敏感性高于 X 线检查。

(四)肿瘤标志物检查
(1)癌胚抗原(CEA)。

(2)铁蛋白。

(3)单克隆抗体:用于乳腺癌诊断的单克隆抗体 CA15-3 对乳腺癌诊断符合率为33.3%~57.0%。

(五)活体组织检查
乳腺癌必须确定诊断方可开始治疗,目前检查方法虽然很多,但至今只有活检所得的病理结果方能做唯一确定诊断的依据。

1.针吸活检

其方法简便,快速,安全,可代替部分组织冰冻切片,阳性率较高,在 80%~90%,且可用于防癌普查。

2.切取活检

由于本方法易促使癌瘤扩散,一般不主张用此方法,只在晚期癌为确定病理类型时可考虑应用。

3.切除活检

疑为恶性肿块时切除肿块及周围一定范围的组织即为切除活检。

四、处理原则及治疗要点

(一)外科手术治疗
对早期乳腺癌患者,手术治疗是首选。

(二)辅助化疗
乳腺癌术后辅助化疗和内分泌治疗能提高生存率,降低复发率。辅助化疗方案应根据病情和术后病理情况决定,一般用 CMF(环磷酰胺+甲氨蝶呤+氟尿嘧啶)、CAF(环磷酰胺+阿霉素+氟尿嘧啶)、CAP(环磷酰胺+多柔比星+顺铂)方案,根据具体情况也可选用 NA(长春瑞滨+表柔比星)、NP(长春瑞滨+顺铂)、TA(紫杉醇+阿霉素)或 TC(紫杉醇+环磷酰胺)等方案。

(三)放疗
1.乳腺癌根治术后或改良根治术后辅助放疗

术后病理≥4 个淋巴结转移,或原发肿瘤直径>5 cm,或肿瘤侵犯肌肉者,术后做胸壁和锁骨上区放疗;术后病理检查腋窝淋巴结无转移或有 1~3 个淋巴结转移者,放疗价值不明确,一般

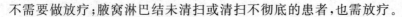

不需要做放疗;腋窝淋巴结未清扫或清扫不彻底的患者,也需放疗。

2.乳腺癌保乳术后放疗

所有保乳手术患者,包括浸润性癌、原位癌早期浸润和原位癌的患者均应术后放疗。但对于年龄≥70岁,$T_1N_0M_0$,且 ER(+)的患者可考虑术后单纯内分泌治疗,不做术后放疗。

(四)内分泌治疗

(1)雌激素受体(ER)(+)和(或)孕激素受体(PR)(+)或激素受体不明显者,不论年龄、月经情况、肿瘤大小、腋窝淋巴结有无转移,术后均应给予内分泌治疗。ER(+)和 PR(+)者内分泌治疗的疗效好(有效率为 60%～70%);(ER)或(PR)1 种(+)者,疗效减半;ER(-)、PR(-)者内分泌治疗无效(有效率为 8%～10%),预后也差。然而人类表皮生长因子(CerbB-2)(+)者,其内分泌治疗效果均不佳,且预后差。

(2)常用药物。①抗雌激素药物:他莫昔芬(三苯氧胺)、枸木缘酸托瑞米芬(法乐通)。②降低雌激素水平的药物:阿那曲唑(瑞宁得)、来曲唑(氟隆)。③抑制卵巢雌激素合成:诺雷得(戈舍瑞林)。

(五)靶向治疗

靶向治疗适用于癌细胞 HER-2 高表达者,可应用曲妥珠单抗,单独使用或与化疗药物联合应用均有一定的疗效,可降低复发转移风险。

五、护理评估

(一)健康史

(1)询问与本病相关的病因、诱因或促成因素。

(2)主要评估的一般表现及伴随症状与体征。

(3)了解患者的既往史、家族史。

(二)身体状况

(1)观察患者的生命体征,有无发热。

(2)有无皮肤瘙痒。

(3)有无乏力、盗汗与消瘦等。

(三)心理-社会状况

(1)评估时应注意患者对自己所患疾病的了解程度及其心理承受能力,以往的住院经验,所获得的心理支持。

(2)家庭成员及亲友对疾病的认识,对患者的态度。

(3)家庭应对能力,以及家庭经济情况,有无医疗保障等。

六、护理措施

(一)心理护理

(1)做好患者及家属的思想工作,减轻焦虑。

(2)向患者解释待治疗结束后可以佩戴假乳或乳房重建术来矫正。

(3)向患者解释脱发只是应用化疗药物暂时出现的一个不良反应,化疗后头发会重新生长出来。

(4)指导患者使用温和的洗发液及软梳子,如果脱发严重,可以将头发剃光,然后佩戴假发或者戴帽子。

(5)坚持患肢的功能锻炼,使患肢尽可能地恢复正常功能,减轻患者的水肿,以免影响美观。

(二)肢体功能锻炼的护理

术后24小时内,活动腕关节,练习伸指、握拳、屈腕运动;术后1~3天,进行前臂运动,屈肘伸臂,注意肩关节夹紧;术后4~7天,可进行肘部运动,用患侧手刷牙、吃饭等,用患侧手触摸对侧肩及同侧耳;术后一周,进行摆臂运动,肩关节不能外展;术后10天,可进行托肘运动及爬墙运动(每天标记高度,直至患肢高举过头)。功能锻炼一般每天锻炼3~4次,每次20~30分钟为宜。

(三)饮食护理

指导患者加强营养支持,为患者提供高蛋白,高维生素,高热量,无刺激性,易消化的食物,如瘦肉、蛋、奶、鱼、橘皮、海带、紫菜、山楂、鱼、各种瓜果等,禁服用含有雌激素的保健品。鼓励患者多饮水,每天饮水量≥2 000 mL。

(四)乳腺癌化疗皮肤护理

乳腺癌的化疗方案中大多数都是发泡性药物,化学性静脉炎的发病率很高,静脉保护尤为重要,护士在进行静脉穿刺过程中应选择粗直,弹性良好的血管,有计划的更换使用血管,并在化疗后指导患者局部涂擦多磺酸黏多糖(喜辽妥)以恢复血管的弹性。

(五)乳腺癌放疗皮肤护理

选择宽大柔软的全棉内衣。照射野可用温水和柔软毛巾轻轻蘸洗,禁止用肥皂和沐浴液擦洗或热水浸浴。局部放疗的皮肤禁用碘酒、乙醇等刺激性药物,不可随意涂抹药物和护肤品。局部皮肤避免粗糙毛巾、硬衣领、首饰的摩擦;避免冷热刺激如热敷、冰袋等;外出时,局部放疗的皮肤防止日光照射,如头部放疗的患者外出时要戴帽子,颈部放疗的患者外出时要戴围巾。放射野位于腋下、腹股沟、颈部等多汗、皱褶处时,要保持清洁干燥,并可在室内适当暴露通风。局部皮肤切忌用手指抓挠,勤修剪指甲,勤洗手。护士应严密观察患者静脉滴注化疗药物时的用药反应,如静脉滴注紫杉醇类药物时,用药前遵医嘱应用地塞米松,用药前半小时肌内注射异丙嗪及苯海拉明等抗过敏药物;用药时给予血压监测,注意观察患者的血压变化,如出现过敏症状,应立即停药,遵医嘱给予对症处置。

七、健康教育

(1)向患者讲解肢体水肿的原因,要避免患肢提重物,避免在患肢静脉输液、测血压等。注意术后患肢的功能锻炼,保持血液通畅。穿衣先穿患侧,脱衣先脱健侧。

(2)护士应做好随访工作,定期检查患者功能锻炼的情况,及时给予指导。

(3)指导患者术后5年内避免妊娠,防止乳腺癌复发。

(4)患者在治疗过程中配合医师监测血常规变化,每周化验血常规一次,定期复查。

(5)内分泌治疗的患者应定期复查子宫内膜,预防子宫内膜癌的发生。

八、乳腺癌自查方法

(一)对镜自照法

首先面对镜子,两手叉腰,观察乳房的外形。然后再将双臂高举过头,观察两侧乳房的形状、轮廓有无变化;乳房皮肤有无红肿、皮疹、浅静脉怒张、皮肤皱褶、橘皮样改变等异常;观察乳头是否在同一水平线上,是否有抬高、回缩、凹陷,有无异常分泌物自乳头溢出,乳晕颜色是否有改变。最后,放下两臂,双手叉腰,两肘努力向后,使胸部肌肉绷紧,观察两侧乳房是否等高、对称,乳头、乳晕和皮肤有无异常。

(二)平卧触摸法

首先取仰卧位,右臂高举过头,并在右肩下垫一小枕头,使右侧乳房变平。然后将左手四指并拢,用指端掌面检查乳房各部位是否有肿块或其他变化。检查方法有 3 种:一是顺时针环形检查法,即用四个手指从乳头部位开始环形地从内向外检查。二是垂直带状检查法,即用四手指指端自上而下检查整个乳房。三是楔形检查法,即用四手指指端从乳头向外呈放射状检查。然后用同样方法检查左侧乳房,并比较两侧乳房有何不同。最后用拇指和示指轻轻挤捏乳头,如有透明或血性分泌物应及时报告医师。

(三)淋浴检查法

淋浴时,因皮肤湿润更容易发现乳房问题。方法是用一手指指端掌面慢慢滑动,仔细检查乳房的各个部位及腋窝是否有肿块。

(魏小雨)

第七节　肺　　癌

一、概述

肺癌大多数起源于支气管黏膜上皮,因此也称支气管肺癌,是肺部最常见的恶性肿瘤。肺癌的发生与环境的污染及吸烟密切相关,肺部慢性疾病、人体免疫功能低下、遗传因素等对肺癌的发生也有一定影响。根据肺癌的生物学行为及治疗特点,将肺癌分为小细胞肺癌、鳞癌、腺癌、大细胞癌。根据肿瘤的位置分为中心型肺癌及周边型肺癌。肺癌转移途径有直接蔓延、淋巴结转移、血行转移及种植性转移。

二、诊断

(一)症状

肺癌的临床症状根据病变的部位、肿瘤侵犯的范围、是否有转移及肺癌副癌综合征全身表现不同而异,最常见的症状是咳嗽、咯血、气短、胸痛和消瘦,其中以咳嗽和咯血最常见,咳嗽的特征往往为刺激性咳嗽、无痰;咯血以痰中夹血丝或混有粉红色的血性痰液为特征,少数患者咯血可出现整口的鲜血,肺癌在胸腔内扩散侵犯周围结构可引起声音嘶哑、霍纳综合征、吞咽困难和肩部疼痛。当肺癌侵犯胸膜和心包时可能表现为胸腔积液和心包积液,肿瘤阻塞支气管可引起阻塞性肺炎而发热,上腔静脉综合征往往是肿瘤或转移的淋巴结压迫上腔静脉所致。小细胞肺癌常见的副癌综合征主要表现恶病质、高血钙和肺性骨关节病或非恶病质患者清/球蛋白倒置、高血糖和肌肉分解代谢增加等。

(二)体征

1.一般情况

以消瘦和低热为常见。

2.专科检查

如前所述,肺癌的体征根据其病变的部位、肿瘤侵犯的范围、是否有转移及副癌综合征全身表现不同而异。肿瘤阻塞支气管可致一侧或叶肺不张而使该侧肺呼吸音消失或减弱,肿瘤阻塞支气管可继发肺炎出现发热和肺部啰音,肿瘤侵犯胸膜或心包造成胸腔积液或心包积液出现相应的体征,肿瘤淋巴转移可出现锁骨上、腋下淋巴结增大。

(三)检查

1.实验室检查

痰涂片检查找癌细胞是肺癌诊断最简单、最经济、最安全的检查,由于肺癌细胞的检出阳性率较低,因此往往需要反复多次的检查,并且标本最好是清晨首次痰液立即检查。肺癌的其他实验室检查往往是非特异性的。

2.特殊检查

(1)X线摄片:可见肺内球形灶,有分叶征、边缘毛刺状,密度不均匀,部分患者见胸膜凹陷征(兔耳征),厚壁偏心空洞,肺内感染,肺不张等。

(2)CT检查:已成为常规诊断手段,特别是对位于肺尖部、心后区、脊柱旁、纵隔后等隐蔽部位的肿瘤的发现有益。

(3)MRI检查:在于分辨纵隔及肺门血管,显示隐蔽部的淋巴结,但不作为首选。

(4)痰细胞学:痰细胞学检查阳性率可达80%,一般早晨血性痰涂片阳性率高,至少需连查3次以上。

(5)支气管镜检查:可直接观察气管、主支气管、各叶、段管壁及开口处病变,可活检或刷检取分泌物进行病理学诊断,对手术范围及手术方式的确定有帮助。

(6)其他:①经皮肺穿刺活检,适用于周围型肺内占位性病变的诊断,可引起血胸、气胸等并发症;②对于有胸腔积液者,可经胸穿刺抽液离心检查,寻找癌细胞;③PET对于肺癌鉴别诊断及有无远处转移的判断准确率可达90%,但目前价格昂贵。

其他诊断方法如放射性核素扫描、淋巴结活检、胸腔镜下活检术等,可根据病情及条件酌情采用。

(四)诊断要点

(1)有咳嗽、咯血、低热和消瘦的病史和长期吸烟史;晚期患者可出现声音嘶哑、胸腔积液及锁骨淋巴结肿大。

(2)影像学检查有肺部肿块并具有恶性肿瘤的影像学特征。

(3)病理学检查发现癌细胞。

(五)鉴别诊断

1.肺结核

(1)肺结核球:易与周围型肺癌混淆。肺结核球多见于青年,一般病程较长,发展缓慢。病变常位于上叶尖后段或下叶背段。在X线片上肿块影密度不均匀,可见到稀疏透光区和钙化点,肺内常另有散在性结核病灶。

(2)粟粒型肺结核:易与弥漫型细支气管肺泡癌混淆。粟粒型肺结核常见于青年,全身毒性症状明显,抗结核药物治疗可改善症状,病灶逐渐吸收。

(3)肺门淋巴结结核:在 X 线片上肺门肿块影可能误诊为中心型肺癌。肺门淋巴结结核多见于青少年,常有结核感染症状,很少有咯血。

2.肺部炎症

(1)支气管肺炎:早期肺癌产生的阻塞性肺炎,易被误诊为支气管肺炎。支气管肺炎发病较急,感染症状比较明显。X 线片上表现为边界模糊的片状或斑点状阴影,密度不均匀,且不局限于一个肺段或肺叶。经抗菌药物治疗后,症状迅速消失。肺部病变吸收也较快。

(2)肺脓肿:肺癌中央部分坏死液化形成癌性空洞时,X 线片上表现易与肺脓肿混淆。肺脓肿在急性期有明显感染症状,痰量多,呈脓性,X 线片上空洞壁较薄,内壁光滑,常有液平面,脓肿周围的肺组织或胸膜常有炎性变。支气管造影空洞多可充盈,并常伴有支气管扩张。

3.肺部其他肿瘤

(1)肺部良性肿瘤:如错构瘤、纤维瘤、软骨瘤等有时需与周围型肺癌鉴别。一般良性肿瘤病程较长,生长缓慢,临床上大多没有症状。X 线片上呈现接近圆形的块影,密度均匀,可以有钙化点,轮廓整齐,多无分叶状。

(2)支气管腺瘤:是一种低度恶性肿瘤。发病年龄比肺癌晚,女性发病率较高。临床表现与肺癌相似,常反复咯血。X 线片表现有时也与肺癌相似。经支气管镜检查,诊断未能明确者宜尽早做剖胸探查术。

4.纵隔淋巴肉瘤

可与中心型肺癌混淆。纵隔淋巴肉瘤生长迅速,临床上常有发热和其他部位浅表淋巴结肿大。在X 线片上表现为两侧气管旁和肺门淋巴结肿大。对放射疗法高度敏感,小剂量照射后即可见到肿块影缩小。纵隔镜检查亦有助于明确诊断。

三、治疗

治疗肺癌的方法主要有外科手术治疗、放射治疗、化学药物治疗、中医中药治疗及免疫治疗等。尽管 80% 的肺癌患者在明确诊断时已失去手术机会,但手术治疗仍然是肺癌最重要和最有效的治疗手段。然而,目前所有的各种治疗肺癌的方法效果均不能令人满意,必须适当地联合应用,进行综合治疗以提高肺癌的治疗效果。具体的治疗方案应根据肺癌的分级和 TNM 分期、病理细胞学类型、患者的心肺功能和全身情况及其他有关因素等,进行认真详细地综合分析后再做决定。

(一)手术治疗

手术治疗的目的是彻底切除肺部原发癌肿病灶和局部及纵隔淋巴结,并尽可能保留健康的肺组织。

肺切除术的范围决定于病变的部位和大小。对周围型肺癌,一般施行肺叶切除术;对中心型肺癌,一般施行肺叶或一侧全肺切除术。有的病例,癌变位于一个肺叶内,但已侵及局部主支气管或中间支气管,为了保留正常的邻近肺叶,避免行一侧全肺切除术,可以切除病变的肺叶及一段受累的支气管,再吻合支气管上下切端,临床上称为支气管袖状、肺叶切除术。如果相伴的肺动脉局部受侵,也可同时做部分切除,端端吻合,此手术称为支气管袖状肺动脉袖状肺叶切除术。

手术治疗效果:非小细胞肺癌、T_1 或 $T_2N_0M_0$ 病例经手术治疗后,约有半数的患者能获得长期生存,有的报道其 5 年生存率可达 70% 以上。Ⅱ期及Ⅲ期病例生存率则较低。据统计,我国目前肺癌手术的切除率为 85%～97%，术后 30 天病死率在 2% 以下，总的 5 年生存率为 30%～40%。

手术禁忌证：①远处转移，如脑、骨、肝等器官转移（即 M_1 患者）；②心、肺、肝、肾功能不全，全身情况差的患者；③广泛肺门、纵隔淋巴结转移，无法清除者；④严重侵犯周围器官及组织，估计切除困难者；⑤胸外淋巴结转移，如锁骨上（N_3）等，肺切除术应慎重考虑。

(二)放射治疗

放射治疗是局部消灭肺癌病灶的一种手段。临床上使用的主要放疗设备有 ^{60}Co 治疗机和加速器等。

在各种类型的肺癌中，小细胞癌对放射疗法敏感性较高，鳞癌次之，腺癌和细支气管肺泡癌最低。通常是将放射疗法、手术与药物疗法综合应用，以提高治愈率。临床上常采用的是手术后放射疗法。对癌肿或肺门转移病灶未能彻底切除的患者，于手术中在残留癌灶区放置小的金属环或金属夹做标记，便于术后放疗时准确定位。一般在术后 1 个月左右患者健康状况改善后开始放射疗法，剂量为 40～60 Gy，疗程约 6 周。为了提高肺癌病灶的切除率，有的病例可手术前进行放射治疗。

晚期肺癌病例，并有阻塞性肺炎、肺不张、上腔静脉阻塞综合征或骨转移引起剧烈疼痛者及癌肿复发的患者，也可进行姑息性放射疗法，以减轻症状。

放射疗法可引起倦乏、胃纳减退、低热、骨髓造血功能抑制、放射性肺炎、肺纤维化和癌肿坏死液化空洞形成等放射反应和并发症，应给予相应处理。

下列情况一般不宜施行放射治疗：①健康状况不佳，呈现恶病质者；②高度肺气肿放射治疗后将引起呼吸功能代偿不全者；③全身或胸膜、肺广泛转移者；④癌变范围广泛，放射治疗后将引起广泛肺纤维化和呼吸功能代偿不全者；⑤癌性空洞或巨大肿瘤，后者放射治疗将促进空洞形成。

对于肺癌脑转移患者，若颅内病灶较局限，可采用 γ 刀放射治疗，有一定的缓解率。

(三)化学治疗

有些分化程度低的肺癌，特别是小细胞癌，疗效较好。化学疗法作用遍及全身，临床上可以单独应用于晚期肺癌病例，以缓解症状，或与手术、放射等疗法综合应用，以防止癌肿转移复发，提高治愈率。

常用于治疗肺癌的化学药物有环磷酰胺、氟尿嘧啶、丝裂霉素、阿霉素、表柔比星、丙卡巴肼、长春碱、甲氨蝶呤、洛莫司汀、顺铂、卡铂、紫杉醇等。应根据肺癌的类型和患者的全身情况合理选用药物，并根据单纯化疗还是辅助化疗选择给药方法、决定疗程的长短及哪几种药物联合应用、间歇给药等，以提高化疗的疗效。

需要注意的是，目前化学药物对肺癌疗效仍然较低，症状缓解期较短，不良反应较多。临床应用时，要掌握药物的性能和剂量，并密切观察不良反应。出现骨髓造血功能抑制、严重胃肠道反应等情况时要及时调整药物剂量或暂缓给药。

(四)中医中药治疗

按患者临床症状、脉象、舌苔等表现，应用辨证论治法则治疗肺癌，一部分患者的症状得到改善，生存期延长。

(五)免疫治疗

近年来，通过实验研究和临床观察，发现人体的免疫功能状态与癌肿的生长发展有一定关系，从而促使免疫治疗的应用。免疫治疗的具体措施如下。

1.特异性免疫疗法

用经过处理的自体肿瘤细胞或加用佐剂后,皮下接种进行治疗。此外尚可应用各种白介素、肿瘤坏死因子、肿瘤核糖核酸等生物制品。

2.非特异性免疫疗法

用卡介苗、短小棒状杆菌、转移因子、干扰素、胸腺素等生物制品,或左旋咪唑等药物以激发和增强人体免疫功能。

当前肺癌的治疗效果仍不能令人满意。由于治疗对象多属晚期,其远期生存率低,预后较差。因此,必须研究和开展以下几方面的工作,以提高肺癌治疗的总体效果:①积极宣传,普及肺癌知识,提高肺癌诊断的警惕性,研究和探索早期诊断方法,提高早期发现率和诊断率;②进一步研究和开发新的有效药物,改进综合治疗方法;③改进手术技术,进一步提高根治性切除的程度和同时最大范围地保存正常肺组织的技术;④研究和开发分子生物学技术,探索肺癌的基因治疗技术,使之能有效地为临床服务。

四、护理措施

(一)做好心理支持,克服恐惧绝望心理

当患者得知自己患肺癌时,会面临巨大的身心应激,而心理应对结果会对疾病产生明显的积极或消极影响,护士通过多种途径给患者及家属提供心理与社会支持。根据患者的性别、年龄、职业、文化程度、性格等,多与其交谈,耐心倾听患者诉说,尽量解答患者提出的问题和提供有益的信息,帮助患者正确估计所面临的情况,让其了解肺癌的有关知识及将接受的治疗、患者和家属应如何配合、在治疗过程中的注意事项,请治愈患者现身说法,增强对治疗的信心,积极应对癌症的挑战,与疾病做斗争。

(二)保持呼吸道通畅,做好咳嗽、咳痰的护理

分析患者病情,判断引起呼吸困难的原因,根据不同病因,采取不同的护理措施。

(1)如肿瘤转移至胸膜,可产生大量胸腔积液,导致气体交换面积减少,引起呼吸困难,要配合医师及时行胸腔穿刺置管引流术。

(2)若患者肺部感染痰液过多、纤毛功能受损、机体活动减少,或放疗、化疗导致肺纤维化,痰液黏稠,无力咳出而出现呼吸困难,应密切观察咳嗽、咳痰情况,详细记录痰液的色、量、质,正确收集痰标本,及时送检,为诊断和治疗提供可靠的依据,并采取以下护理措施。①提供整洁、舒适的环境,减少不良刺激,病室内维持适宜的温度(18~20 ℃)和湿度(50%~60%),以充分发挥呼吸道的自然防御功能;避免尘埃与烟雾等刺激,对吸烟的患者与其共同制订有效的戒烟计划;注意患者的饮食习惯,保持口腔清洁,避免油腻、辛辣等刺激性食物,一般每天饮水1 500 mL以上,可保证呼吸道黏膜的湿润和病变黏膜的修复,利于痰液稀释和排出。②促进有效排痰:指导患者掌握有效咳嗽的正确方法,患者坐位,双脚着地,身体稍前倾,双手环抱一个枕头。进行数次深而缓慢的腹式呼吸,深吸气末屏气,然后缩唇,缓慢地通过口尽可能呼气(降低肋弓、使腹部往下沉)。在深吸一口气后屏气3~5秒,身体前倾,从胸腔进行2~3次短促有力的咳嗽,张口咳出痰液,咳嗽时收缩腹肌,或用自己的手按压上腹部,帮助咳嗽,有效咳出痰液。湿化和雾化疗法,湿化疗法可达到湿化气道、稀释痰液的目的。适用于痰液黏稠和排痰困难者。常用湿化液有蒸馏水、生理盐水、低渗盐水。临床上常在湿化的同时加入药物以雾化方式吸入。可在雾化液中加入痰溶解剂、抗生素、平喘药等,达到祛痰、消炎、止咳、平喘的作用。胸部叩击与胸壁震荡,适用于

肺癌晚期长期卧床、体弱、排痰无力者,禁用于肺癌伴肋骨转移、咯血、低血压、肺水肿等患者。操作前让患者了解操作的意义、过程、注意事项,以配合治疗,肺部听诊,明确病变部位。叩击时避开乳房、心脏和骨突出部位及拉链、纽扣部位。患者侧卧,叩击者两手手指并拢,使掌侧呈杯状,以手腕力量,从肺底自下而上、由外向内、迅速而有节律地叩击胸壁,震动气道,每一肺叶叩击1～3分钟,120～180次/分,叩击时发出一种空而深的拍击音则表明手法正确。胸壁震荡法时,操作者双手掌重叠置于欲引流的胸壁部位,吸气时手掌随胸廓扩张慢慢抬起,不施加压力,从吸气最高点开始,在整个呼气期手掌紧贴胸壁,施加一定的压力并做轻柔的上下抖动,即快速收缩和松弛手臂和肩膀,震荡胸壁5～7次,每一部位重复6～7个呼吸周期,震荡法在呼气期进行,且紧跟叩击后进行。叩击力量以患者不感到疼痛为宜,每次操作时间5～15分钟,应在餐后2小时或餐前30分钟完成,避免治疗中呕吐。操作后做好口腔护理,除去痰液气味,观察痰液情况,复查肺部呼吸音及啰音变化。③机械吸痰:适用于意识不清、痰液黏稠无力咳出、排痰困难者。可经患者的口、鼻腔、气管插管或气管切开处进行负压吸痰,也可配合医师用纤维支气管镜吸出痰液。

(三)咯血或痰中带血患者的护理

应予以耐心解释,消除其紧张情绪,嘱患者轻轻将气管内存留的积血咯出,以保持呼吸道通畅,咯血时不能屏气,以免诱发喉头痉挛,血液引流不畅导致窒息。小量咯血者宜进少量凉或温的流质饮食,多饮水,多食富含纤维素食物,以保持大便通畅,避免排便时腹压增加而咯血加重;密切观察咯血的量、色,大咯血时,护理方法见应急措施。大量咯血不止者,可采用丝线固定双腔球囊漂浮导管经纤支镜气道内置入治疗大咯血的方法;同时做好应用垂体后叶素的护理,静脉滴注速度勿过快,以免引起恶心、便意、心悸、面色苍白等不良反应,监测血压、血氧饱和度;冠心病患者、高血压病患者及孕妇忌用;配血备用,可酌情适量输血。

(四)疼痛的护理

(1)采取各种护理措施减轻疼痛。提供安静的环境,调整舒适的体位,小心搬动患者,避免拖、拉、拽动作,滚动式平缓地给患者变换体位,必要时支撑患者各肢体,指导、协助胸痛患者用手或枕头护住胸部,以减轻深呼吸、咳嗽或变换体位所引起的胸痛;胸腔积液引起的疼痛,可嘱患者患侧卧位,必要时用宽胶布固定胸壁,以减少胸部活动幅度,减轻疼痛;采用按摩、针灸、经皮肤电刺激止痛穴位或局部冷敷等,以降低疼痛的敏感性。

(2)药物止痛,按医嘱用药,根据患者疼痛再发时间,提前按时用药,在应用镇痛药期间,注意预防药物的不良反应,如便秘、恶心、呕吐、镇静和精神紊乱等,嘱患者多进食富含纤维素的蔬菜和水果,缓解和预防便秘。

(3)患者自控镇痛,可自行间歇性给药,做到个体化给药,增加了患者自我照顾和对疼痛的自主控制能力。

(五)饮食支持护理

根据患者的饮食习惯,给予高蛋白、高热量、高维生素、易消化饮食,调配好食物的色、香、味,以刺激食欲,创造清洁舒适、愉快的进餐环境,促进食欲。病情危重者应采取喂食、鼻饲或静脉输入脂肪乳、复方氨基酸和含电解质的液体。对于有大量胸腔积液的患者,应酌情输血、血浆或清蛋白,以减少胸腔积液的产生,补充癌肿或大量抽取胸腔积液等因素所引起的蛋白丢失,增强机体抗病能力。有吞咽困难者应给予流质饮食,进食宜慢,取半卧位以免发生吸入性肺炎或呛咳,甚至窒息。

(六)做好口腔护理

向患者讲解放疗、化疗后口腔唾液腺分泌减少,pH下降,易发生口腔真菌感染和牙周病,使其理解保持口腔卫生的重要性,以便主动配合。患者睡前及三餐后进行口腔护理;戒烟酒,以防刺激黏膜;忌食辛辣及可能引起黏膜创伤的食物,如带刺或碎骨头的食物;用软牙刷刷牙,勿用牙签剔牙,并延期牙科治疗,防止黏膜受损;进食后,用盐水或复方硼砂溶液漱口,控制真菌感染;口唇涂润滑剂,保持黏膜湿润,黏膜口腔溃疡,按医嘱应用表面麻醉剂止痛。

(七)化疗药物毒性反应的护理

1.骨髓抑制反应的护理

化疗后机体免疫力下降,发生感染、出血。护士接触患者之前要认真洗手,严格执行无菌操作,避免留置尿管或肛门指检,预防感染;告知患者不可到公共场所或接触感冒患者;在做全身卫生处置时,要特别注意易感染部位,如鼻腔、口腔、肛门、会阴等,各部位使用毛巾要分开,以免交叉感染;监测体温,观察皮肤温度、色泽、气味,早期发现感染征象;当白细胞总数降至$1\times10^9/L$时,做好保护性隔离;对血小板计数$<50\times10^9/L$时,密切观察有无出血倾向,采取预防出血的措施,避免患者外出活动,防止身体受挤压或外伤,保持口腔、鼻腔清洁湿润,勿用手抠鼻痂、牙签剔牙,尽量减少穿刺次数,穿刺后应实施局部较长时间按压,必要时,遵医嘱输血小板控制出血。

2.恶心呕吐的护理

化疗期间如患者出现恶心、呕吐,按医嘱给予止吐药,嘱患者深呼吸,勿大动作转动身体,给予高营养清淡易消化的饮食,少食多餐,不催促患者进食,忌食辛辣等刺激性食物,戒烟酒,不要摄入加香料、肉汁和油腻的食物,建议平时咀嚼口香糖或含糖果,加强口腔护理去除口腔异味。对已有呕吐患者灵活掌握进食时间,可在其间歇期进食,多饮清水,多食薄荷类食物及冷食等。

3.静脉血管的保护

在给化疗药时,要选择合适的静脉,给化疗药前,先观察是否有回血,强刺激性药物护士应在床旁监护,或采用静脉留置针及中小静脉插管;观察药物外渗的早期征象,如穿刺部位疼痛、烧灼感、输液速度减慢、无回血、药液外渗,应立即停止输注,应用地塞米松加利多卡因局部封闭,24小时内给予冷敷,50%硫酸镁湿敷,24小时后可给予热敷。

4.应用化疗药后

常出现脱发,影响患者形象,增加其心理压力,护士要告诉患者脱发是暂时的,停药后头发会再生,鼓励其诉说自己的感受,帮助其调整外观的变化,让患者戴假发或帽子、头巾遮挡,改善自我形象,夜间睡眠可佩戴发帽,减轻头发掉在床上而至的心理不适;指导患者头发的护理,如动作轻柔减少头发梳、刷、洗、烫、梳辫子等,可用中性洗发护发素。

五、健康教育

(1)宣传吸烟对健康的危害,提倡不吸烟或戒烟,并注意避免被动吸烟。

(2)对肺癌高危人群要定期进行体检,早期发现肿瘤,早期治疗。

(3)改善工作和生活环境,防止空气污染。

(4)给予患者和家属心理上的支持,使之正确认识肺癌,增强治疗信心,维持生命质量。

(5)督促患者坚持化疗或放疗,告诉患者出现呼吸困难、咯血或疼痛加重时应立即到医院就诊。

(6)指导患者加强营养支持,合理安排休息,适当活动,保持良好精神状态,避免呼吸道感染以调整机体免疫力,增强抗病能力。

(7)对晚期癌肿转移患者,要指导家属对患者临终前的护理,告知患者及家属对症处理的措施,使患者平静地走完人生最后一程。

(王　庆)

第八节　胃　癌

一、定义

胃癌为起源于胃黏膜上皮的恶性肿瘤。

二、疾病相关知识

(一)流行病学特征

胃癌是最常见的恶性肿瘤之一,患病率仅次于肺癌。病死率高,发病率存在明显的性别差异,男性约为女性的 2 倍,55～70 岁为高发年龄段。

(二)临床表现

1.早期

早期多无症状,部分患者可出现消化不良表现:食欲缺乏、恶心呕吐、食后胃胀、嗳气、反酸等,是一组常见而又缺乏特异性的胃癌早期信号。

2.进展期

(1)消化系统症状:上腹痛,是进展期最早出现的症状,开始有早饱感(指患者虽饥饿,但进食后即感饱胀不适),而后出现隐痛不适,最后疼痛持续不缓解。

(2)全身症状:食欲缺乏、乏力、食欲缺乏呈进行性加重,消瘦、体重呈进行性下降、贫血。

(3)肿瘤转移症状:肺部——咳嗽、呃逆、咯血;胸膜——胸腔积液、呼吸困难;腹膜——腹水、腹部胀满不适;骨骼——全身骨骼痛;胰腺——持续上腹痛,并向背部放射。

早期胃癌和进展期胃癌均可出现上消化道出血,常为黑便。少部分早期胃癌可表现为轻微的上消化道出血症状,即黑便或持续大便隐血阳性。

(三)治疗

1.手术治疗

手术治疗是唯一有可能根治胃癌的方法。

2.化疗

有转移淋巴结癌灶的早期胃癌及全部进展期胃癌均可化疗,以使癌灶局限、消灭残存癌灶及防止复发和转移。

3.支持治疗

应用高能量静脉营养疗法可增强患者的体质;可应用对胃癌有一定作用的生物抑制剂,以提高患者的免疫力。

(四)康复

(1)主动与医师配合并按医嘱用药。

(2)建立病案卡,定期复查。

(五)预后

胃癌的预后直接与诊断时的分期有关,5年生存率较低,早期胃癌预后佳。

三、专科评估与观察要点

(1)腹痛:观察腹痛的部位、性质、程度变化,判断有无并发症。

(2)营养状况:观察体重、贫血症的变化。

(3)观察止痛药的效果及不良反应。

四、护理问题

(一)疼痛

腹痛与胃癌或其并发症有关。

(二)营养失调

低于机体需要量与摄入量减少及消化吸收障碍有关。

(三)活动无耐力

活动无耐力与疼痛、腹部不适有关。

(四)潜在并发症

消化道出血、穿孔、感染、梗阻。

五、护理措施

(一)疼痛的护理

(1)观察疼痛的部位、性质、是否有严重的恶心、呕吐、吞咽困难、呕血及黑便症状。

(2)遵医嘱使用相应止痛药、化疗药物。注意合理选择静脉,避免药液外渗。评估止痛剂效果。

(二)营养失调的护理

(1)饮食选择:鼓励能进食者尽可能进食易消化,营养丰富的流质或半流质饮食,少量多餐;监测体重,观察营养状况。

(2)建立中心静脉通路,做好相应维护。遵医嘱输注高营养物质,保证营养供给。应用生物抑制剂,以提高患者的免疫力。

(三)活动无耐力的护理

(1)注意休息,给予适量的活动,避免劳累。

(2)评估自理能力,做好基础护理,预防压疮。

(四)潜在并发症的护理

(1)监测生命体征:有无心力衰竭、血压下降、发热等。

(2)观察呕吐物、排泄物的颜色、性质、量,如出现呕咖啡色样物和(或)排黑便考虑发生消化道出血;如有腹痛伴腹膜刺激征时考虑发生穿孔;如持续体温升高,应考虑存在感染,应寻找感染的部位及原因。以上情况均应立即通知医师,做相应处理。

(五)用药指导

1.化疗药

应用前应做好血管的评估,必要时给予中心静脉置管,避免药物外渗;注意观察药物的疗效及不良反应。

2.止痛药

严格遵医嘱用药,观察用药后患者腹痛的改善情况。

(六)晚期患者做好生活护理

生活护理包括口腔、足部、会阴的清洁。观察营养状况,消瘦明显者协助其更换体位,定时翻身,保持皮肤清洁干燥,预防压疮的发生。

六、健康指导

(1)患者生活规律,保证休息,适量活动,增强抵抗力。

(2)注意个人卫生,防止继发感染。

(3)宣传与胃癌发生的相关因素,指导群众注意饮食卫生,避免或减少可致癌的食物,如熏烤、腌渍、发霉的食物。

(4)防治与胃癌有关的疾病,如萎缩性胃炎、胃溃疡等,可定期做胃镜检查,以便及时发现,高危人群应尽早治疗原发病或定期复查。

七、护理结局评价

(1)症状缓解,患者可以进行居家自我护理。

(2)患者营养状况尚可,未发生营养不良。

(3)无并发症的出现。

(4)患者心理健康,可以接受疾病,愿意配合治疗。

(魏小雨)

第九节　原发性肝癌

原发性肝癌是指由肝细胞或肝内胆管上皮细胞发生的恶性肿瘤,是我国常见的恶性肿瘤之一,病死率较高,在恶性肿瘤死亡排位中占第2位。近年来发病率有上升趋势,肝癌的5年生存率很低,预后凶险。原发性肝癌的发病率有较高的地区分布性,本病多见于中年男性,男女性别之比在肝癌高发区中3:1~4:1,低发区则为1:1~2:1。高发区的发病年龄高峰为40~49岁。

一、病因及发病机制

病因及发病机制尚不清楚,根据高发区的流行病学调查结果表明,下列因素与肝癌的发病关系密切。

(一)病毒性肝炎

在我国,乙型肝炎是原发性肝癌发生的最重要病因,原发性肝癌患者中 1/3 曾有慢性肝炎病史。肝癌患者血清中乙型肝炎标志物高达 90% 以上,近年来丙型肝炎与肝癌关系也逐渐引起关注。

(二)肝硬化

原发性肝癌合并肝硬化者占 50%～90%,乙肝病毒持续感染与肝细胞癌有密切关系。其过程可能是乙型肝炎病毒引起肝细胞损害继而发生增生或不典型增生,从而对致癌物质敏感。在多病因参与的发病过程中可能有多种基因发生改变,最后导致癌变。

(三)黄曲霉毒素

在肝癌高发区,尤其南方以玉米为主粮的地方调查提示,肝癌流行可能与黄曲霉毒素对粮食的污染有关,其代谢产物黄曲霉毒素 B_1 有强烈致癌作用。

(四)饮水污染

某些地区的流行病学调查结果发现,饮用池塘水者与饮用井水者的肝癌发病率和病死率有明显差异,可能与池塘水的蓝绿藻产生的微囊藻毒素污染饮用水源有关。

(五)遗传因素

在高发区肝癌有时出现家族聚集现象,尤以共同生活并有血缘关系者的肝癌罹患率高。可能与肝炎病毒垂直传播有关。

(六)其他

饮酒、亚硝胺、农药、某些微量元素含量异常如铜、锌、钼等、肝吸虫等因素也被认为与肝癌有关。吸烟和肝癌的关系还待进一步明确。

二、临床表现

(一)症状

肝癌起病隐匿,早期缺乏典型症状,多在肝病随访中或体检普查中,应用血清甲胎蛋白(alpha fetoprotein,AFP)及 B 超检查偶然发现肝癌,此时患者既无症状,体格检查亦缺乏肿瘤本身的体征,此期称之为亚临床肝癌。一旦出现症状而来就诊者其病程大多已进入中晚期。不同阶段的肝癌,其临床表现有明显差异。

1.肝区疼痛

肝区疼痛最常见,半数以上患者呈间歇性或持续性的钝痛或胀痛,是由于肿块生长迅速、使肝包膜绷紧牵拉所致。当肿瘤侵犯膈肌时,疼痛可向右肩或右背部放射。向右后生长的肿瘤可致右腰疼痛。突然出现剧烈腹痛和腹膜刺激征提示癌结节包膜下出血或向腹腔破溃。

2.消化道症状

食欲缺乏、恶心、呕吐、腹泻、消化不良等,缺乏特异性。

3.全身症状

低热,发热与癌肿坏死物质吸收有关。此外还有乏力、消瘦、贫血、全身衰弱等,少数患者晚期呈恶病质。这是由于癌症所致的能量消耗和代谢障碍所致。

4.转移灶症状

如肺转移可出现咳嗽、咯血;胸膜转移可引起胸痛和血性胸腔积液;癌栓栓塞肺动脉,引起肺梗死,可突然出现严重呼吸困难和胸痛;癌栓栓塞下肢静脉,可出现下肢严重水肿;骨转移和脊柱转移,可引起局部压痛或神经受压症状;颅内转移可出现相应的神经定位症状和体征。

5.伴癌综合征

癌肿本身代谢异常,癌组织对机体发生影响而引起的内分泌或代谢异常的一组综合征称之为伴癌综合征。如自发性低血糖症、红细胞增多症,其他罕见的有高脂血症、高钙血症、类癌综合征等。

(二)体征

1.肝大

进行性肝大是常见的特征性体征之一。肝质地坚硬,表面及边缘不光滑,有大小不等结节,伴不同程度的压痛。如癌肿突出于右肋弓下或剑突下,上腹可出现局部隆起或饱满。

2.脾大

脾大多见于合并肝硬化门静脉高压患者。因门静脉或脾静脉有癌栓或癌肿压迫门静脉引起。

3.腹水

腹水因合并肝硬化门静脉高压、门静脉或肝静脉癌栓所致。当癌肿表面破溃时可引起血性腹水。

4.黄疸

当癌肿浸润、破坏肝细胞时,可引起肝细胞性黄疸;当癌肿侵犯肝内胆管或压迫胆管时,可出现阻塞性黄疸。

5.转移灶相应体征

锁骨上淋巴结肿大、胸腔积液的体征、截瘫、偏瘫等。

(三)并发症

肝性脑病;上消化道出血;肝癌结节破裂出血;血性胸腹水;继发感染。上述并发症可由肝癌本身或并存的肝硬化引起,常为致死的原因。

三、辅助检查

(一)血清甲胎蛋白(AFP)测定

AFP 是目前诊断肝细胞肝癌最特异性的标志物,是体检普查的项目之一。肝癌患者 AFP 阳性率 70%~90%,诊断标准:①AFP>500 $\mu g/L$ 持续 4 周;②AFP 在>200 $\mu g/L$ 的中等水平持续8周;③AFP由低浓度升高后不下降。

(二)影像学检查

(1)超声显像是目前肝癌筛查的首选检查之一,有助于了解占位性病变的血供。

(2)CT 在反映肝癌的大小、形态、部位、数目等方面有突出的优点,被认为是补充超声显像检查的非侵入性诊断的首选方法。

(3)肝动脉造影是肝癌诊断的重要补充方法,对直径 2 cm 以下的小肝癌的诊断较有价值。

(4)MRI 优点是除显示如 CT 那样的横截面外,还能显示矢状位、冠状位及任意切面。

(三)肝组织活检或细胞学检查

在超声或 CT 引导下活检或细针穿刺行组织学或细胞学检查,是目前确诊直径 2 cm 以下小肝癌的有效方法。缺点是易引起近边缘的肝癌破裂,有促进转移的危险。在非侵入性操作未能确诊时考虑使用。

四、诊断要点

有慢性肝炎病史,原因不明的肝区不适或疼痛,或原有肝病症状加重伴有全身不适、明显的食欲缺乏和消瘦、乏力、发热;肝进行性肿大、压痛、质地坚硬、表面和边缘不光滑。对高危人群血清 AFP 的检测及影像学检查。对既无症状也无体征的亚临床肝癌的诊断主要靠血清 AFP 的检测联合影像学检查。

五、治疗要点

早期治疗是改善肝癌预后的最主要的手段,而治疗方案的选择取决于肝癌的临床分期及患者的体质。

(一)手术治疗

首选的治疗方法,是影响肝癌预后的最主要因素,是提高生存率的关键。

(二)局部治疗

1.肝动脉化疗栓塞治疗

肝动脉化疗栓塞治疗为原发性肝癌非手术的首选方案,效果较好,应反复多次治疗。机制为先栓塞肿瘤远端血供,再栓塞肿瘤近端肝动脉,使肿瘤难以建立侧支循环,最终引起病灶缺血性坏死,并在动脉内灌注化疗药物。常用栓塞剂有吸收性明胶海绵和碘化油。

2.无水酒精注射疗法

无水酒精注射疗法是肿瘤直径<3 cm,结节数在 3 个以内,伴肝硬化不能手术患者的首选治疗方法。在 B 超引导下经皮肝穿刺入肿瘤内注入无水酒精,促使肿瘤细胞脱水变性、凝固坏死。

3.物理疗法

局部高温疗法,如微波组织凝固技术、射频消融、高功率聚焦超声治疗、激光等。

(三)其他治疗方法

1.放疗

放疗在肝癌治疗中仍有一定地位。适用于肿瘤较局限,但不能手术者,常与其他治疗方法组成综合治疗。

2.化疗

化疗常用多柔比星及其衍生物、顺铂、氟尿嘧啶、丝裂霉素 C 和甲氨蝶呤等。主张联合用药,单一用药疗效较差。

3.生物治疗

生物治疗常用干扰素、白细胞介素、LAK 细胞、TIL 细胞等,作为辅助治疗之一。

4.中医中药治疗

中医中药治疗用于晚期肝癌患者和肝功能严重失代偿无法耐受其他治疗者,可作为辅助治疗之一。

5.综合治疗

根据患者的具体情况,选择一种或多种治疗方法联合使用,为中晚期患者的主要治疗方法。

六、常用护理诊断

(1)疼痛(肝区痛):与肿瘤迅速增大、牵拉肝包膜有关。

（2）预感性悲哀：与获知疾病预后有关。

（3）营养失调（低于机体需要量）：与肝功能严重损害、摄入量不足有关。

七、护理措施

（一）一般护理

1.休息与体位

给患者创造安静舒适的休息环境，减少各种不良刺激。协助并指导患者取舒适卧位。为患者创造安静、舒适环境，提高患者对疼痛的耐受性。

2.饮食护理

鼓励进食，给予高蛋白、适量热量、高维生素、易消化饮食，如出现肝性昏迷，禁食蛋白质。伴腹水患者，限制水钠摄入。如出现恶心、呕吐现象，做好口腔护理。在化疗过程中患者往往胃肠道反应明显，可根据其口味适当调整饮食。

3.皮肤护理

晚期肝癌患者极度消瘦，严重营养不良，因为疼痛影响，常拒绝体位变动。因此要加强翻身、皮肤按摩，如出现压疮，做好相应处理。

（二）病情观察

监测生命体征，观察有无肝区疼痛、发热、腹水、黄疸、呕血、便血、24小时尿量等，以及实验室各项血液生化和免疫学指标。观察有无转移征象。

（三）疼痛护理

晚期癌症患者大部分有中度至重度的疼痛，多为顽固性的剧痛，严重影响生存质量。通过询问病史、观察或运用评估工具来判断疼痛的部位、性质、程度。

1.三阶梯疗法

目前临床普遍推行WHO推荐的三阶梯疗法，其原则：①按阶梯给药，依药效的强弱顺序递增使用；②无创性给药，可选择口服给药，直肠栓剂或透皮贴剂给药等方式；③按时给药，而不是按需给药；④剂量个体化。按此疗法多数患者能满意止痛。

（1）第一阶梯：轻度癌痛，可用非阿片类镇痛药，如阿司匹林等。

（2）第二阶梯：中度癌痛及第一阶梯治疗效果不理想时，可选用弱阿片类药，如可卡因等。

（3）第三阶梯：重度癌痛及第二阶梯治疗效果不理想者，选用强阿片类药，如吗啡。多采用口服缓释或控释剂型。癌痛的治疗中提倡联合用药的方法，加用一些辅助药以协同主药的疗效，减少其用量与不良反应，常用辅助药物：①弱安定药，如地西泮和艾司唑仑等；②强安定药，如氯丙嗪和氟哌利多等；③抗抑郁药，如阿米替林。

向患者说明接受治疗的效果及帮助患者正确用药，对于已掌握的规律性疼痛，在疼痛发生前使用镇痛剂。疼痛减轻或停止时应及时停药。观察止痛疗效及不良反应。

2.其他方法

（1）放松止痛法：通过全身松弛可以阻断或减轻疼痛反应。

（2）心理暗示疗法：可结合各种癌症的治疗方法，暗示患者进行自身调节，告诉患者配合治疗就一定能战胜疾病。

（3）物理止痛法：可通过刺激疼痛周围皮肤或相对应的健侧达到止痛目的。

（4）转移止痛法：让患者取舒适体位，通过回忆、冥想、听音乐、看书报等方法转移注意力，减轻疼痛反应。

(四)肝动脉栓塞化疗护理

肝动脉栓塞化疗护理是肝癌非手术治疗的首选方法,已在临床上广泛应用,是一种创伤性的非手术治疗。

1.术前护理

(1)向患者和家属解释治疗的必要性、方法、效果。

(2)评估患者的身体状况,必要时先给予支持治疗。

(3)做好各种检查,如血常规、出凝血时间、肝肾功能、心电图、影像学检查等;检查股动脉和足背动脉搏动的强度。

(4)做好碘过敏试验和普鲁卡因过敏试验,如碘过敏试验阳性可用非离子型造影剂。

(5)术前6小时禁食禁饮。

(6)术前0.5小时可给予镇静剂,并测量血压。

2.术中护理

(1)准备好各种抢救用品和药物。

(2)护士应尽量陪伴在患者的身边,安慰及观察患者。

(3)注射造影剂时,应严格控制注射速度,注射完毕后应密切观察患者有无恶心、心悸、胸闷、皮疹等过敏症状,观察血压的变化。

(4)注射化疗药物后应观察患者有无恶心、呕吐,一旦出现应帮助患者头偏向一侧,备污物盘,指导患者做深呼吸,如使用的化疗药物胃肠道反应很明显,可在注入化疗药物前给予止吐药。

(5)观察患者有无腹痛,如出现轻微腹痛,可向患者解释腹痛的原因,安慰患者,转移注意力;如疼痛较剧,患者不能耐受,可给予止痛药。

3.术后护理

(1)预防穿刺部位出血:拔管后应压迫股动脉穿刺点15分钟,绷带包扎后,用沙袋(1～2 kg)压迫6～8小时;保持穿刺侧肢体平伸24小时;术后8小时内,应每隔1小时观察穿刺部位有无出血和渗血,保持敷料的清洁干燥;一旦发现出血,应立即压迫止血,重新包扎,沙袋压迫;如为穿刺点大血肿,可用无菌注射器抽吸,24小时后可热敷,促进其吸收。

(2)观察有无血栓形成:应检查两侧足背动脉的搏动是否对称,患者有无肢体麻木、胀痛、皮肤温度降低等,出现上述症状与体征,应立即报告医师及时采取溶栓措施。

(3)观察有无栓塞后综合征:发热、恶心、呕吐、腹痛。如体温超过39 ℃,可物理降温,必要时用退热药。术中或术后用止吐药,可有效地预防和减轻恶心、呕吐的症状,鼓励患者进食,尽可能满足患者对食物的要求。腹痛是因肿瘤组织坏死、局部组织水肿而引起的,可逐渐缓解,如疼痛剧烈,可使用药物止痛。

(4)密切观察化疗后反应,及时检查肝、肾功能和血常规,及时治疗和抢救。补充足够的液体,鼓励患者多饮水、多排尿,必要时应用利尿剂。

(五)心理护理

肝癌患者的5个阶段的心理反应往往比其他癌症患者更为明显。要充分认识患者的心理反应,对部分出现过激行为,如绝望甚至自杀的患者,要给予正确的心理疏导;同时建立良好的护患关系,减轻患者恐惧。对于晚期患者,特别要维护其尊严,并做好临终护理。

(六)健康教育

1.疾病知识指导

原发性肝癌应以预防为主。临床证明,肝炎-肝硬化-肝癌的关系密切。因此,患病毒性肝炎的患者应及时正确治疗,防止转变为肝硬化,非乙型肝炎病毒携带者应注射乙型肝炎疫苗。加强锻炼,增强体质,注意保暖。

2.生活指导

禁食含有黄曲霉素的霉变食物,特别是发霉的花生和玉米,禁饮酒。肝癌伴有肝硬化者,特别是伴食管-胃底静脉曲张的患者,应避免粗糙饮食。

3.用药指导

在化疗过程中,应向患者做好解释工作,消除紧张心理,并介绍药物性质、毒副作用,使患者心中有数。①药物反应较重者,宜安排在睡前或饭后用药,以免影响进食。呕吐严重者应少食多餐,辅以针刺足三里、合谷、曲池等穴,对减轻胃肠道反应有一定作用。②注意防止皮肤破损,观察皮肤有无瘀斑、出血点,有无牙龈出血、鼻出血、血尿及便血等症状。③鼓励患者多饮水或强迫排尿,使尿液稀释。遵医嘱适量地服用碳酸氢钠以碱化尿液。④常选用1:5 000高锰酸钾溶液坐浴,预防会阴部感染。

4.自我监测指导

出现右上腹不适、疼痛或包块者应尽早到医院检查。肝癌的疗效取决于早发现、早治疗,一旦确诊应尽早治疗,以手术为主的综合治疗可明显延长患者生命。观察肿瘤有无并发症和有无远处转移的表现,应警惕肝癌结节破裂、肝性脑病、消化道出血和感染等。手术后的癌肿患者应观察有无复发,定期复诊。化疗患者应定期检查肝及肾功能、心电图、血常规、血浆药物浓度等,及时了解脏器功能和有无药物蓄积。

(魏小雨)

第十节 胰 腺 癌

一、概述

胰腺癌是消化系统常见的恶性肿瘤之一,恶性程度极高,预后极差,2年总生存率低于20%,5年总生存率低于5%。并且中晚期胰腺癌所引起的顽固性疼痛及带来的消化道和胆道梗阻症状严重影响患者的生存质量。中国是胰腺癌高发区域,国内统计胰腺癌为恶性肿瘤死亡率的第7位。外科根治性切除手术是唯一有可能治愈胰腺癌的治疗方式,但只有5%～20%的患者可以接受根治性切除。无法行根治性切除的患者则只能接受姑息性治疗。放射治疗是胰腺癌姑息性治疗策略之一,对于胰腺癌患者有一定的治疗效果。相关文献报道,对于不能手术切除的胰腺癌患者,行体外放疗能有效提高患者的中位平均存活时间及一年生存率。但体外放疗受到了皮肤、肌肉、内脏层的衰减影响,不能达到很好的疗效,而且不良反应大,影响患者的预后及生活质量。但是体内放疗则不受上述因素的影响,直接将放射粒子(^{125}I粒子)植入肿瘤内能收到优于体外放疗的效果。

有学者对 13 例无法切除的胰腺癌患者进行^{125}I 粒子植入治疗,术后患者生存质量改善,近期效果明显。其中 1 例患者生存期长达 18 个月,没有任何复发转移征象,2 个月 CT 检查肿瘤全部消失。陆健等报道,^{125}I 粒子植入胰腺癌后 1 个月 CT 随访,有效率达 68.4%,3 个月有效率 63.2%,这与放射性粒子产生的射线对肿瘤持续作用,经过足够的剂量和足够的半衰期,使肿瘤细胞失去再生能力有关。胰腺肿块的缩小及肿瘤内部的坏死可以减轻肿块对周围组织的压迫,而且^{125}I 粒子通过腹腔神经丛的照射灭活,起到缓解疼痛的作用。张长宝等对 33 例疼痛Ⅱ～Ⅲ级的胰腺癌患者植入^{125}I 粒子后发现疼痛缓解有效率达 60.6%。

放射性^{125}I 粒子治疗胰腺癌的植入方式有经体表 CT 引导下植入^{125}I 粒子、经体表超声引导下植入^{125}I粒子、开腹方式超声引导下植入^{125}I 粒子以及超声内镜引导下植入^{125}I 粒子 4 种方式。

(一)适应证

(1)不能手术切除的,预计生存期＞3 个月的胰腺癌患者。

(2)胰腺转移灶及局部转移淋巴结。

(3)不愿意接受胰腺癌切除手术的患者。

(4)预计生存期＜3 个月,为缓解持续性上腹部疼痛可慎重选择粒子治疗。

(5)术中肿瘤残留病灶和(或)瘤床位置。

(二)禁忌证

(1)有证据证明肿瘤已经广泛转移。

(2)恶病质,不能接受放射性粒子胰腺癌组织间植入治疗。

(3)对于原发肿瘤最大径＞6 cm 的病例应慎重选择本治疗。

二、术前护理

(一)心理护理

评估患者的焦虑程度及造成其焦虑恐惧的原因。及时向患者列举同类手术康复的病例,鼓励与同类手术患者间相互访视,同时加强与家属及其社会支持系统的沟通和联系,教会患者减轻焦虑的方法。

(二)一般护理

1.术前常规检查

了解患者的肝功能、肾功能、凝血功能、血常规、生化、免疫、血尿淀粉酶、CEA、CA199 及心肺功能等指标。

2.肠道准备

术前 2 天口服抗生素进行肠道准备并进食少渣食物;术前 24 小时禁食;手术前晚清洁洗肠并予以生长抑素皮下注射抑制胰酶分泌。

3.健康教育

(1)呼吸道准备:术前戒烟,并训练做深呼吸、有效咳痰运动。

(2)体位准备:根据手术方式和进针角度进行体位训练。一般为仰卧位。指导患者呼吸训练,以配合术中影像学检查。

(3)饮食护理:禁食期间按医嘱合理安排补液,补充营养物质,纠正水、电解质酸碱失衡,提高机体抵抗力。

(4)术前进行 3D 定位患者,指导其保护体表标志线,务必清晰可见。

(三)专科护理

(1)严密观察患者血糖变化,及时调整胰岛素的用量,将血糖控制在稳定水平。

(2)疼痛患者的护理进行疼痛评估,遵医嘱应用止疼药物。

(四)用物准备

器械和用物准备:无菌手术包、粒子植入器械、放射防护用物(铅制防护衣、围领、铅眼镜、铅手套、巡检仪等)、心电监测仪、急救用品。

三、术中护理

(一)手术配合和病情观察

(1)遵医嘱严密监测生命体征及神志变化,予以低流量吸氧。

(2)保证静脉通路通畅。

(3)协助体位摆放和固定。

(4)心理护理与患者沟通,询问主诉,缓解患者紧张情绪。

(二)术中放射防护

所有参与操作的工作人员需穿戴防护用具,佩戴个人剂量监测剂量块,近距离操作者戴铅手套。手术结束后认真检查工作台和地面是否有遗撒的粒子,用放射巡检仪仔细检查工作区、操作台、患者周围及工作环境,并详细记录放射剂量,确定无粒子丢失。

四、术后的观察与护理

(一)一般护理

(1)术后卧床休息6~8小时,严禁剧烈活动。

(2)密切观察生命体征变化。

(3)遵照医嘱应用抗生素治疗。

(4)做好放射防护。

(二)专科护理

(1)禁食72小时,予以静脉营养支持治疗,并予以生长抑素抑制胰液分泌。

(2)观察腹痛情况。

(3)监测血糖变化。

(三)并发症的观察与护理

1.胰瘘

胰瘘是穿刺过程中损伤胰管所致。主要观察患者腹部体征,有无腹胀、腹痛、发热,有无腹腔引流增多且多呈浑浊液,以及腹腔淀粉酶增高等症状。发现并证实有胰瘘存在后应采用全静脉营养,遵医嘱使用抑制胰腺分泌药物,多可治愈。穿刺过程中避免损伤主胰管是防止胰瘘的最有效手段。

2.胃肠道症状

腹胀、恶心、呕吐、食欲减退等胃肠道症状与传统胰腺癌胆道旁路手术相比症状较重,持续时间较长。其原因为放射性粒子植入区域距胃十二指肠及胆肠吻合口较近,可引起胃十二指肠、小肠放射性炎症。使用胃肠动力药物及胃肠道黏膜保护剂治疗,症状可在短期内缓解。

3.术后腹水

腹水检查排除胰瘘,给予充分营养支持及生长抑素治疗后腹水可逐渐吸收。

4.感染、出血、乳糜瘘等

临床少见,经对症治疗后一般可自愈。

(四)健康教育

(1)术后饮食进食应遵循流质-半流质-少渣,逐渐恢复至正常饮食。避免甜食、油腻食物,切勿暴饮暴食及饮酒,宜清淡,少食多餐,进、高蛋白、高维生素、高热量、易消化食物。

(2)定时监测血糖变化。

(3)放射防护。

五、出院指导

定期复查,应在术后1个月、2个月、6个月复查,进行胰腺CT检查,并检验血清CA199值变化,以了解治疗效果,明确患者是否有局部肿瘤进展、复发、转移等情况。之后的2年内每3个月复查1次,2年后每6个月复查1次。

(王　庆)

第十一节　膀　胱　癌

膀胱癌在我国发病率居泌尿系统肿瘤首位。本病男多于女,约为4∶1,平均发病年龄为65岁。大多数患者的肿瘤仅局限于膀胱,只有少于15%的病例出现远处转移。

一、病因及病理

膀胱癌病因复杂,真正的发病原因尚不完全清楚,可能与下列因素有关。①外源性致癌物质:β-萘胺和联苯胺类化合物对致癌有关,吸烟也是导致膀胱癌的重要因素之一。②内源性致癌物质:色胺酸和烟酸代谢异常,其中间产物邻羟氨基酚类物质,能直接影响细胞的RNA和DNA的合成,具有致癌性能;③其他致癌因素:埃及血吸虫病、膀胱黏膜白斑病、腺性膀胱炎、结石、长期尿潴留、某些病毒感染等也是诱发膀胱癌的病因之一。

膀胱癌大多来源于上皮细胞,占95%以上,而其中90%以上为移行细胞癌。膀胱癌在病理改变上根据细胞大小、形态、染色深浅、核改变、分裂象等分为3级。Ⅰ级为高分化乳头状癌,低度恶性;Ⅱ级为中分化乳头状癌,中度恶性;Ⅲ级为低分化乳头状癌,属高度恶性。

膀胱癌最多分布在膀胱侧壁及后壁,其次为三角区和顶部。膀胱癌的扩散主要是向深部浸润,继则发生远处转移。转移途径以髂淋巴结、腹主动脉旁淋巴结为主,晚期少数患者可经血流转移至肺、骨、肝等器官。膀胱癌的转移发生较晚、扩散较慢。

二、临床表现

(一)血尿

绝大多数膀胱癌患者的首发症状是间歇性无痛性肉眼血尿,若肿瘤位于三角区或其附近,血

463

尿常为终末期出现。

(二)膀胱刺激症状

肿瘤坏死、溃疡、合并炎症及形成感染时,患者可出现尿频、尿急、尿痛等膀胱刺激症状。

(三)其他

肿瘤较大影响膀胱容量、肿瘤发生在膀胱颈部、出血严重形成血凝块等影响尿流排出时,可引起排尿困难甚至尿潴留。膀胱肿瘤位于输尿管口附近,影响上尿路尿液排空时,可造成患侧肾积水。晚期膀胱肿瘤患者有贫血、水肿、下腹部肿块等症状。

三、辅助检查

(一)实验室检查

尿液脱落细胞检查,可查见肿瘤细胞,该检查方法简便,可做血尿患者的初步筛选。但如果肿瘤细胞分化良好者,常难与正常移行细胞相鉴别,故检出的阳性率不高。

(二)影像学检查

B超、CT扫描、静脉肾盂造影等对全面了解本病及排除上尿路有无肿瘤等都有一定价值。

(三)膀胱镜检查

对本病临床诊断具有决定性意义,绝大多数病例通过该项检查,可直接看到肿瘤生长的部位、大小、数目,并可根据肿瘤表面形态,初步估计其恶性程度,进行活检以明确诊断。

四、处理原则

出现无痛性肉眼血尿,特别是终末血尿者,首先应考虑膀胱肿瘤的可能。经膀胱镜活检可进行病理分级和分期,以决定手术方式选择。治疗原则是以手术治疗为主的综合治疗。

(一)手术治疗

根据肿瘤的病理并结合肿瘤生长部位、患者全身情况选择手术方法。常用的手术有经尿道肿瘤切除术、膀胱部分切除术、根治性膀胱全切除术等。其中,膀胱全切除术是膀胱浸润性癌的基本治疗方法,膀胱切除后需进行尿流改道。一般采用非可控性回肠膀胱术或结肠膀胱术等,对年轻患者可选择可控性尿流改道术,以提高术后患者生活质量。

(二)非手术治疗

1.放射治疗

用^{60}Co或电子加速器治疗,对肿瘤切除后预防复发及晚期癌肿控制病情发展有一定帮助。

2.化疗

化疗分全身化疗和局部化疗2种,局部化疗又有经髂内动脉内灌注和经膀胱内灌注等方法。目前较普遍的化疗用药还是多经膀胱内灌注。

3.免疫治疗

卡介苗膀胱内灌注对预防肿瘤复发有明显疗效,干扰素、白介素等全身应用及膀胱内灌注对预防肿瘤术后复发亦有较好作用。

五、护理评估

(一)健康史

了解患者年龄、性别、职业,有无其他伴随疾病。

(二)身体状况

了解血尿程度,肿瘤的位置、大小、数量及浸润程度、癌细胞分化程度;了解重要器官功能状况,有无转移灶的表现及恶性病质;了解术后引流及切口愈合情况,了解膀胱全切后输尿管皮肤造口、回肠代膀胱或可控膀胱术后有无尿瘘、感染。

(三)心理-社会状况

了解患者及家属对病情、拟采取的手术方式、手术并发症、排尿形态改变的认知程度,心理和家庭经济承受能力等。了解患者及家属对健康教育等知识的掌握情况。

六、护理诊断及医护合作性问题

(1)恐惧或焦虑:与对癌症的恐惧、害怕手术有关。

(2)营养失调,低于机体需要量:与长期血尿、癌肿消耗、手术创伤有关。

(3)自我形象紊乱:与膀胱全切除尿流改道、造瘘口或引流装置的存在、不能主动排尿有关。

(4)潜在并发症:出血、感染。

七、护理目标

(1)患者恐惧或焦虑减轻。

(2)患者保持良好的营养状态。

(3)患者能接受自我形象改变的现实。

(4)患者未发生出血、感染等并发症。

八、护理措施

(一)减轻焦虑和恐惧

根据患者的具体情况,做耐心的心理疏导,以消除其恐惧、焦虑、绝望的心理。膀胱癌属中等恶性,一般出现血尿立即就诊的大多数尚属早期,及时手术疗效较好,5年生存率非常高。

(二)改善营养状态

病程长、体质差、晚期肿瘤出现明显血尿者,应卧床休息。给予易消化、营养丰富的饮食,纠正贫血、改善全身营养状况。

(三)帮助患者接受自我形象改变

向患者解释尿流改道的必要性,全膀胱癌切除术虽然改变了正常的排尿生理,但是可避免复发,延长寿命而且有助于治疗的彻底性。

(四)并发症的预防和护理

1.预防感染

准备做膀胱全切除、肠道代膀胱术的患者,按肠切除术准备,以减少术中污染。术后定时测体温及血白细胞变化,保持切口清洁干燥,定时翻身、叩背咳痰,若痰液黏稠给予雾化吸入,预防感染发生。

2.出血

全膀胱切除手术创伤大,应严密观察生命体征及引流物性状。若血压下降、脉搏加快、引流管内引出鲜血,则提示有出血,及时通知医师并保证输血、输液通畅。

(五)尿流改道护理

输尿管末端皮肤造口和回肠代膀胱腹壁造口应保持造口处清洁,敷料渗湿后应及时更换,保证内支撑引流管固定牢靠且引流通畅。回肠膀胱或可控膀胱因肠黏膜分泌黏液,易堵塞引流管,注意及时挤压将黏液排出,有储尿囊者可用生理盐水每 4 小时冲洗 1 次。

(六)健康教育

1.康复指导

适当锻炼,加强营养;禁止吸烟,避免接触联苯胺类致癌物质。

2.自我护理

尿流改道术后腹部佩戴接尿器者,注意避免集尿器的边缘压迫造瘘口。保持清洁,定时更换尿袋。可控膀胱术后,开始每 2~3 小时导尿 1 次,逐渐延长间隔时间至每 3~4 小时导尿 1 次,定期用生理盐水或开水冲洗储尿囊,清除黏液及沉淀物。

3.术后坚持膀胱内灌注化疗药物

膀胱保留术后患者能憋尿者,遵医嘱行膀胱灌注免疫抑制剂卡介苗或抗癌药,可预防或推迟肿瘤复发。每周灌注 1 次,共 6 次,以后每 2 周 1 次、每月 1 次、每 2 月 1 次,持续终身。灌注方法:插导尿管排空膀胱尿,将用蒸馏水或等渗盐水稀释的药液灌入膀胱后,取俯、仰、左、右侧卧位,每 30 分钟轮换体位 1 次,共 2 小时。

4.定期复查

浸润性膀胱癌术后定期全身各系统检查,及早发现转移病灶;放疗、化疗期间,定期常规查血、尿,一旦出现骨髓抑制,应暂停治疗;膀胱癌保留膀胱的术后患者,定期膀胱镜复查。

九、护理评价

(1)患者的恐惧或焦虑是否减轻。

(2)患者营养状况有无改善,体重有无增加。

(3)患者能否接受自我形象紊乱的现实,主动配合治疗和护理。

(4)患者有无血尿、感染并发症,若发生,是否得到及时发现和处理。

(王　庆)

第十二节　前列腺癌

前列腺癌的发病率有明显的地理和种族差异。世界范围内,前列腺癌发病率在男性所有恶性肿瘤中位居第二。在美国前列腺癌的发病率已经超过肺癌,成为第一位危害男性健康的肿瘤。亚洲前列腺癌的发病率远远低于欧美国家,但近年来呈现上升趋势。

我国癌症中心的最新数据显示,前列腺癌自 2008 年起已成为泌尿系统中发病率最高的肿瘤。在我国,城市人口前列腺癌的发病率要高于农村人口。

一、病因

前列腺癌的病因尚未明确,可能与以下方面有关。

(一)年龄、遗传和种族

前列腺癌患者主要是老年男性,随着年龄的增长,发病率也明显升高。有前列腺癌家族史的人群有较高的患病风险。约有9%的前列腺癌患者有家族病史。

与此同时,前列腺癌的发病率有着明显的地区和种族差异,澳大利亚、新西兰、加勒比海及斯堪的维亚地区最高,亚洲及北非地区较低。

(二)性激素

前列腺分泌功能受雄激素睾酮的调节,促性腺激素的黄体生成素发挥间接作用。幼年阉割者不发生前列腺癌。

(三)饮食与环境

长期摄入较多的高动物脂肪是一个重要的危险因素。其他危险因素还包括维生素E、硒、木脂素类、异黄酮的摄入不足;而多食番茄、多晒太阳、多饮绿茶可能成为前列腺癌发病的预防因子。

但是,目前尚无足够的证据证实生活方式的改变(如降低动物脂肪摄入量及增加水果、谷类、蔬菜、红酒的摄入量)会降低发病风险。

二、临床表现

(一)症状

早期一般无明显症状,进展期肿瘤生长阻塞尿道或直接侵犯膀胱颈部、三角区时,患者可出现排尿困难、膀胱刺激症状;骨转移患者可以出现骨痛、病理性骨折、脊髓压迫症状、排便失禁等。

(二)体征

直肠指诊可触及前列腺结节。发生淋巴转移时,患者可出现下肢水肿。发生骨转移脊髓受压时可出现下肢痛、无力等表现。

三、辅助检查

(一)前列腺特异性抗原检查

前列腺特异性抗原作为前列腺癌的标记物在临床上有很重要的作用。正常男性的血清前列腺特异性抗原(prostate-specificantigen,PSA)浓度应<4 ng/mL。PSA检查应在前列腺的直肠指诊后1周,膀胱镜检查、导尿等操作48小时后,射精24小时后,前列腺穿刺1个月后进行。PSA检测时应无急性前列腺炎、尿潴留等疾病。

(二)直肠指检

直肠指检在前列腺癌的早期诊断中极为重要。考虑到直肠指检可能影响PSA值,直肠指检应在抽血查PSA之后进行。

(三)影像学检查

(1)经直肠超声检查:可以初步判断肿瘤的大小。

(2)CT:目的主要是协助临床医师进行肿瘤的临床分期,了解前列腺邻近组织和器官有无肿瘤侵犯及盆腔内有无肿大的淋巴结。

(3)MRI:可以显示前列腺包膜的完整性、肿瘤是否侵犯前列腺周围组织及器官,还可以显示盆腔淋巴结受侵犯的情况及骨转移的病灶,在临床分期上也有较重要的作用。

(4)全身核素骨显像检查:前列腺癌的最常见远处转移部位是骨骼。一旦前列腺癌诊断成立,建议进行全身核素骨显像检查检查。

(四)前列腺穿刺活检

前列腺穿刺活检是诊断前列腺癌最可靠的检查,推荐经直肠 B 超引导下的前列腺穿刺。但是,前列腺穿刺出血可能影响影像学临床分期,因此,应在 MRI 之后进行。

四、治疗要点

前列腺癌的病理分级推荐使用 Gleason 评分系统,前列腺癌分期推荐使用 2002 年美国癌症联合委员会的 TNM 分期系统。

根据血清 PSA、Gleason 评分和临床分期将前列腺癌分为低、中、高危 3 个等级,以便指导治疗和判断预后。

(一)观察、等待

1.观察

适用于不愿意或体弱不适合接受主动治疗的前列腺癌患者,通过密切观察、随诊,直到出现局部或系统症状(下尿路梗阻、疼痛等),才对其采取一些姑息性治疗(如下尿路梗阻的微创手术、内分泌治疗、放疗)来缓解转移病灶症状的保守治疗方法。

2.主动监测

对已明确但又不愿即刻进行主动治疗的前列腺癌患者,选择严密随访,积极监测疾病发展,在达到预先设定的疾病进展阈值时再给予治疗。

(二)前列腺癌根治性手术治疗

根治性前列腺切除术是治愈局限性前列腺癌最有效的方法。主要术式有传统的开放性经会阴、经耻骨后前列腺癌根治术及近年发展的腹腔镜前列腺癌根治术和机器人辅助前列腺癌根治术。

(三)前列腺癌的外放射治疗

外放射治疗可以应用于局限期和局部进展期的前列腺癌患者,也可用于术后辅助治疗。对于转移性前列腺癌的患者,可以延长生存时间,提高生活质量。

与手术治疗相比,外放射治疗的不良反应,如性功能障碍、尿路狭窄、尿失禁的发生率较低,但放射线有二次致癌的风险,可增加患直肠癌和膀胱癌的风险。

(四)前列腺癌近距离照射治疗

前列腺癌近距离照射治疗即放射性粒子的组织间种植治疗。它是通过三维治疗计划系统的准确定位,将放射性粒子植入到前列腺内,提高前列腺的局部剂量,而减少直肠和膀胱的放射剂量。

(五)试验性前列腺癌局部治疗

(1)前列腺癌的冷冻治疗。

(2)前列腺癌的高能聚焦超声治疗。

(3)组织内肿瘤射频消融。

(六)前列腺内分泌治疗

任何去除雄激素和抑制雄激素活性的治疗均可称为内分泌治疗。内分泌治疗途径如下。

1.去势

通过手术或药物去除产生睾酮的器官或抑制产生睾酮器官的功能。

2.阻断雄激素与受体结合

(1)应用药物与雄激素竞争,阻断雄激素与前列腺细胞上雄激素受体的结合。

(2)应用药物抑制来源于肾上腺的雄激素和抑制睾酮转化为双氢睾酮。

(3)应用药物抑制雄激素合成(雄激素生物合成抑制剂阿比特龙)。

(七)前列腺癌的化疗

转移性前列腺癌往往在内分泌治疗中缓解时间 18 个月后逐渐对激素产生非依赖性,而发展为去势抵抗性前列腺癌。

化疗是去势抵抗性前列腺癌的重要治疗手段,通过化疗可以延长去势抵抗性前列腺癌患者的生存时间,控制疼痛,减轻乏力,提高生活质量。常用的化疗药物有紫杉类、米托蒽醌、环磷酰胺等。

五、护理(腹腔镜根治性前列腺切除术)

(一)术前护理

(1)按泌尿外科一般护理常规护理。

(2)心理护理:患者因为担心手术的安全性,惧怕手术疼痛、出血或出现意外,顾虑疾病预后及术后可能会出现性功能障碍、尿失禁等并发症影响日常生活质量,因此而产生恐惧、焦虑等情绪。我们要在护理工作中,做好心理疏导,鼓励患者向家人和医护人员说出自己的忧虑和对于疾病治疗效果的顾虑,耐心倾听患者的倾诉,给予理解、同情和安慰。做好耐心解释工作,指导减轻术后尿失禁的训练方法,讲解手术的大致过程,告知患者腹腔镜的优势,鼓励患者积极配合治疗,提高战胜疾病的信心。

(3)了解患者的排尿形态,对于留置膀胱造瘘管或保留导尿管的患者,术前应嘱患者每天饮水 2 000 mL 以上。

(4)肠道的准备:术前 3 天开始肠道准备。

(5)盆底肌训练:术前指导患者进行盆底肌锻炼,告知患者进行盆底肌训练的意义。

(二)术后护理

1.常规护理

按泌尿外科术后一般护理常规护理。

2.病情观察

严密监测生命体征的变化。

3.管路的护理

(1)导尿管:手术后由于尿道重建,创面渗血,术后早期需要牵拉固定尿管以压迫止血,注意观察固定部位的皮肤,预防发生皮肤损伤。保持尿管通畅,妥善固定防止脱落,避免打折、弯曲受压。观察尿液颜色、性质和量的变化,并做好记录,如尿中出现粪渣有可能是术中损伤了直肠导致的,应立即通知医师并协助处理。术后导尿管保留时间较长,约 3 周,以利于尿道连续性的恢复,防止吻合口狭窄。注意会阴部及尿道口的清洁,预防泌尿系统感染。

(2)伤口引流管:注意保持引流管的通畅,并妥善固定,避免打折。观察引流液的颜色、性质和量的变化,并做好记录。若引流管在较短时间内流出大量鲜红色引流液,患者伴有腹胀、腹痛、腹膜刺激征等症状,则考虑有出血发生,应及时报告医师妥善处置。若引流管引流量大且引流液颜色清亮,则多提示尿瘘或淋巴瘘。同时要注意在无菌操作下,定时更换引流袋。

4.饮食及活动指导

术后 6 小时可取半卧位并指导患者床上活动。术后 24～36 小时遵医嘱协助患者下床活动。待患者排气后鼓励患者多饮水,每天 2 000 mL 以上,之后从流食开始逐渐过渡到普食。

5.疼痛的护理

评估患者疼痛的原因,给予排除,必要时遵医嘱给予解痉镇痛药。

6.盆底肌锻炼

遵医嘱指导患者于术后 1～3 周开始进行盆底肌训练,持续 4～8 周,老年人可能需更长时间,叮嘱患者不可随意停止盆底肌训练,切记坚持训练才能起到有效的效果。及时反馈患者锻炼感受及效果。

7.并发症的观察

(1)术后出血:监测生命体征,观察伤口引流液的颜色、性质和量的变化,并做好记录。如患者出现血压持续降低、面色苍白、脉搏细速等症状,可能有活动性出血,应立即通知医师给予处理。

(2)尿瘘:早期发生多与膀胱尿道吻合欠佳或导尿管引流不畅有关,晚期多与吻合口感染、愈合不良有关。因此,保持各引流管通畅性及对引流液的观察,可早发现、早治疗。

(3)直肠损伤:术前做好肠道准备,术后注意引流液及尿液的颜色和性质是否有异常,一旦发生直肠损伤多需要结肠造口,之后再行二期修补。

(4)尿失禁:是前列腺癌术后的最常见并发症,将会影响患者的生活质量。尿失禁主要是因为尿道外括约肌的损伤或牵拉而出现的永久性尿失禁或暂时性尿失禁,临床上以暂时性尿失禁居多,一般术后 1 年内尿失禁可自愈。要注意观察患者的排尿情况,并正确指导患者进行盆底肌训练。一旦发生尿失禁的患者,应告知患者注意个人卫生,保持会阴部及床单位的干燥。必要时可在阴茎部佩戴尿套或者使用成人纸尿裤,也可在夜间使用尿垫等方法,并指导患者继续进行盆底肌的训练,还可采取生物反馈治疗等措施进行改善。

(5)勃起功能障碍:也是术后常见的并发症,术中保留勃起神经可以降低患者术后性功能障碍的发生率。对于已发生勃起功能障碍的患者,遵医嘱使用西地那非(万艾可)治疗,期间注意观察有无心血管并发症。

(三)出院指导

(1)嘱患者注意观察排尿情况,如出现异常及时到门诊就诊。

(2)生活习惯与饮食指导:多饮水,每天饮水 2 000 mL 以上,以起到内冲洗的作用;注意休息,适当运动;应多进食当季新鲜蔬菜水果、豆制品。保持大便通畅,切忌用力排便,必要时可遵医嘱服用缓泻剂。术后 3 个月内避免剧烈活动,禁止骑车,防止出血。术后 2 个月内禁止性生活,避免久坐、久站,以免腹内压增高引起出血。尿失禁的患者出院后继续进行盆底肌的锻炼。

(3)门诊随诊:告知患者定期复查 PSA 的意义。2 年之内每 1～3 个月复查 1 次,2 年以后每 3～6 个月复查 1 次,5 年以后每年复查 1 次,并需要定期复查 B 超,如出现排尿困难、骨痛等不适症状及时就诊。

(4)建立留置尿管患者登记本,出院 1～2 周对患者进行访问,了解患者有无漏尿、憋尿等现象,并给予相关指导。提醒患者尿管拔除及复查时间,嘱患者拔除尿管时可携带成人纸尿裤,以消除尿管拔除后发生尿失禁带来的不适。

六、护理(放射性粒子植入术)

(一)术前护理

(1)按泌尿外科一般护理常规护理。

(2)心理护理:前列腺癌多为老年患者,应向其耐心讲解植入的放射性粒子与全身放射性治疗的不同,使其消除放射性物质会对身体造成很大损伤的错误认识,树立战胜疾病的信心。

(二)术后护理

(1)按泌尿外科术后一般护理常规护理。

(2)病情观察:定时监测意识状态及生命体征,如有异常及时通知医师。

(3)饮食及活动指导:术后6小时可行床上活动,术后2天内不要剧烈活动。术后6小时进少量流食,多食粗纤维、易消化的食物,忌饮酒及辛辣刺激性食物。

(4)环境的准备:术后患者佩戴铅制防护围裙;粒子治疗后1~2个月,孕妇、儿童和小动物与患者保持1 m以上的距离。

(5)并发症的观察与护理:尿道刺激症状、放射性直肠炎、尿失禁为主要并发症,可给予相应护理。

(6)尿液的观察:确保尿管引流通畅,并观察引流管尿液颜色的变化,有无血凝块等。在拔除尿管后第一次排尿时,嘱患者将尿排到固定的容器中,以防止粒子丢失,如发现粒子,及时用镊子夹起,放入备用的铅罐中,送医院放疗科处理。

(7)医护人员的防护:操作前应穿好防护设备,操作过程中动作熟练、准确、敏捷;近距离治疗、护理时,患者也应佩戴铅制防护围裙;在不影响治疗的情况下,尽量避开粒子植入部位,以减少与放射线接触的时间。

(8)术后进行盆腔X线平片检查,观察粒子数目、分布情况,有无粒子移位、丢失等。

(三)出院指导

1.性生活指导

术后1个月可恢复性生活,但建议使用安全套。

2.生育指导

粒子植入治疗可能损伤生育能力,最好在手术之前储存精子。

3.家庭护理指导

在粒子植入后4个月内,与患者接触时需采取一定的防护措施,儿童、孕妇避免与患者同住一个房间。患者在术后半年内死亡应与医院取得联系,及时收回粒子,避免造成周围环境污染。

4.病情观察指导

出院时继续让患者观察排尿和大便情况,观察远期并发症。如有不适症状及时就诊。

5.术后随访

患者应终生随诊。定期进行胸部X线检查,以排除放射性粒子是否通过前列腺外周静脉丛进入肺内;定期进行前列腺CT扫描,以检查每个粒子在前列腺的精确位置;检查还包括普通的数字型直肠检查和复查PSA,以观察疗效。

(王 庆)

第十三节　急性白血病

一、定义

急性白血病（acute leukemia，AL）是造血干细胞的恶性克隆性疾病，发病时骨髓中异常的原始细胞及幼稚细胞（白血病细胞）大量增殖并抑制正常造血，广泛浸润肝、脾、淋巴结等各种脏器。表现为贫血、出血、感染和浸润等征象。

二、分类

国际上常用的法美英 FAB 分类法将 AL 分为急性淋巴细胞白血病（acute lymphocytic leukemia，ALL））及急性髓系白血病（Acute myeloid leukemia，AML，AML）2 大类。

（一）AML

（1）M0（急性髓细胞白血病微分化型，minimally differentiated AML）骨髓原始细胞＞30％，无嗜天青颗粒及 Auer 小体，核仁明显，光镜下髓过氧化物酶及苏丹黑 B 阳性细胞＜3％；在电镜下，髓过氧化物酶阳性；CD33 或 CD13 等髓系标志可呈阳性，淋系抗原通常为阴性。血小板抗原阴性。

（2）M1（急性粒细胞白血病未分化型，AML without maturation）原粒细胞（Ⅰ型＋Ⅱ型，原粒细胞质中无颗粒为Ⅰ型，出现少数颗粒为Ⅱ型）占骨髓非红系有核细胞（骨髓非红系有核细胞，指不包括浆细胞、淋巴细胞、组织嗜碱细胞、巨噬细胞及所有红系有核细胞的骨髓有核细胞计数）的 90％以上，其中至少 3％以上细胞为髓过氧化物酶阳性。

（3）M2（急性粒细胞白血病部分分化型，AML with maturation）原粒细胞占骨髓骨髓非红系有核细胞的 30％～89％，其他粒细胞＞10％，单核细胞＜20％。

（4）M3（急性早幼粒细胞白血病 acute promyelocytic leukemia，急性早幼粒细胞性白血病）骨髓中以颗粒增多的早幼粒细胞为主，此类细胞在骨髓非红系有核细胞中＞30％。

（5）M4（急性粒-单核细胞白血病，acute myelomonocytic leukemia，AMML）骨髓中原始细胞占骨髓非红系有核细胞的 30％以上，各阶段粒细胞占 30％～80％，各阶段单核细胞≥20％。

（6）M4 Eo（AML，with eosinophilia）除上述 M4 型各特点外，嗜酸性粒细胞在骨髓非红系有核细胞中≥5％。

（7）M5（急性单核细胞白血病 acute monocytic leukemia，AML）骨髓骨髓非红系有核细胞中原单核、幼单核及单核细胞≥80％。如果原单核细胞≥80％为 M5a，＜80％为 M5b。

（8）M6（红白血病，erythroleukemia，EL）骨髓中幼红细胞≥50％，骨髓非红系有核细胞中原始细胞（Ⅰ型＋Ⅱ型）≥30％。

（9）M7（急性巨核细胞白血病，acute megakaryoblastic leukemia，AMeL）骨髓中原始巨核细胞≥30％。血小板抗原阳性，血小板过氧化酶阳性。

（二）ALL

（1）L1：原始和幼淋巴细胞以小细胞（直径≤12 μm）为主。

（2）L2：原始和幼淋巴细胞以大细胞（直径＞12 μm）为主。

（3）L3（Burkitt 型）：原始和幼淋巴细胞以大细胞为主，大小较一致，细胞内有明显空泡，胞质嗜碱性，染色深。

WHO 髓系和淋巴肿瘤分类法（2001）将患者临床特点与形态学（morphology）和细胞化学、免疫学（immunology）、细胞遗传学（cytogenetics）和分子生物学（molecular biology）结合起来，形成 MICM 分型。如急性早幼粒细胞白血病（acute promyelocytic leukemia，急性早幼粒细胞性白血病）的诊断，更强调染色体核型和分子学结果。在 FAB 分类基础上增设了有特定细胞遗传学和基因异常的 AML、伴多系增生异常的 AML 和治疗相关的 AML 等 3 组白血病亚型。

三、临床表现

AL 起病急缓不一。急者可以是突然高热，类似"感冒"，也可以是严重的出血。缓慢者常为脸色苍白、皮肤紫癜，月经过多或拔牙后出血难止而就医时被发现。

（一）起病

起病急骤或缓慢，约半数患者起病急，进展快。以儿童和青壮年尤甚。临床往往以高热、进行性贫血、显著出血倾向或骨关节疼痛为首见症状，常伴齿龈肿胀。约半数患者起病缓慢，于短期内常无明显症状，以渐进性皮肤苍白与无力为主，多见于老年人。部分急性淋巴细胞白血病患者可以颈淋巴结肿大为首发症状。

（二）发热感染

发热是最常见的症状，其原因主要是由于感染。常见的感染为呼吸道炎症，以肺炎、咽峡炎、扁桃体炎多见，也可有耳部发炎、肾盂肾炎、肛周炎、疖痈、肠炎，甚至并发腹膜炎等。

（三）出血

出血部位可遍及全身，以皮下、口腔、鼻腔最为常见。致命出血如颅内出血、消化道或呼吸道大出血。视网膜出血可致视力减退。耳内出血可引起眩晕、耳鸣等。出血的原因一般为血小板明显减少。"急性早幼粒细胞白血病"与"急性单核细胞白血病"易并发弥散性血管内凝血-纤维蛋白溶解综合征，常表现为多部位出血，皮下大片出血，极易发生颅内出血而死亡。

（四）贫血

患者早期即可出现贫血，随病情发展迅速加重，可表现苍白、乏力、心悸、气促、水肿等。

（五）肝、脾大

肝、脾大为较常见的体征，有半数病例可有肝、脾大。小儿肝大发生率高于成人。肿大的肝脾质地均柔软或轻度坚实，表面光滑，多无触痛，通常在肋缘下 4 cm 以内，但也有脾大达到脐水平者。肝脏常有白细胞浸润，但无明显肝损害。

（六）淋巴结肿大

急性白血病常有淋巴结肿大，多为轻度（直径＜3 cm），质地较软，不融合，有别于恶性淋巴瘤。部位多限于颌下、颈部、腋下、腹股沟等处。淋巴结肿大以急性淋巴细胞白血病最多见，可在 90％以上，除体表外，还可有深部淋巴结肿大，如纵隔、腹腔膜后、肝门、脊椎旁，并可压迫邻近器官组织而引起相应的症状。

（七）神经系统表现

中枢神经系统出血多见于白血病原始细胞急剧增多，并发 DIC 或血小板明显减少者。患者可有头痛、眼底出血、癫痫样痉挛、进行性意识障碍。血性脑脊液约占 60％。脑部浸润以脑膜为常见，有颅内压增高表现，如头痛、呕吐、视盘水肿等。会出现视力障碍，瞳孔改变，面肌麻痹和眩晕。脊髓压迫可出现截瘫,神经根及周围神经也可被累。有的患者可有精神症状,以不同程度的意识障碍为多见。

(八)骨骼和关节表现

白血病细胞大量增殖,使骨内张力增高,也可浸润、破坏骨皮质和骨膜而引起疼痛。急性白血病常有胸骨压痛,对诊断有意义。骨痛多为隐痛。急性淋巴细胞白血病多表现肢体骨剧痛,常需强烈镇痛药,但也有自然缓解者。骨关节浸润引起疼痛多见于儿童,可波及肘、腕、膝、髋等关节并呈游走性,表面无红、肿、热现象。

(九)皮肤病变

特异性皮肤损害为白血病细胞浸润所致。可出现斑丘疹、结节肿块、红皮病、剥脱性皮炎等,偶可致毛发脱落。非特异性皮肤表现为瘀点、瘀斑、荨麻疹、带状疱疹、瘙痒、多形性红斑等。

(十)五官和口腔表现

鼻黏膜可因白血病细胞浸润而发生炎症、糜烂、破溃,并引起反复大量鼻衄;鼻旁窦可继发感染;眼睑或眼结膜出血较常见;眼眶为绿色瘤好发部位,常引起突眼;视网膜或玻璃体积血可影响视力。并发中枢神经系统白血病者,常显示神经乳头水肿充血等颅内压升高征象。急性淋巴细胞白血病患者可有泪腺、腮腺及唾液腺肿大。白血病细胞浸润内耳常伴有出血,出现前庭和耳蜗功能障碍,患者可有眩晕、恶心、耳鸣、重听、走路倾跌、眼球震颤等。中耳出血常可并发感染和听力下降。白血病细胞浸润还可引起齿龈肿胀出血、口腔溃疡和咽痛。

(十一)肺、胸膜表现

肺部浸润主要在肺泡壁和肺泡间隙,也可在支气管、胸膜、血管等。X线检查可显示似肺结核或粟粒性结核。胸膜浸润可伴有血性积液。患者肺、胸膜浸润症状有咳嗽、咯血、呼吸困难、胸痛、胸腔积液等。

(十二)胃肠系统表现

患者可表现食欲缺乏、恶心、呕吐、腹胀、腹泻,这些症状也常与贫血、感染、恶病质或抗白血病药物毒性反应有关。胃肠浸润而发生出血较多见,可大量呕血或便血。也有并发阑尾炎、溃疡病或直肠周围感染的病例。

(十三)泌尿生殖系统

泌尿生殖系统表现肾脏被浸润可有蛋白尿、血尿、管型、水肿等。急性白血病活动期或化疗时,可因大量白血病细胞破坏而致高尿酸血症,尿酸排泄增加,如果肾小管内 $pH < 5.5$,则在远端肾小管、集合管、肾实质中结晶沉淀,易发生肾结石或尿酸性肾病,亦可引起急性肾功能衰竭。泌尿系统感染多见肾盂肾炎、膀胱炎。

子宫、卵巢、睾丸、前列腺均可被浸润。女性患者常表现阴道出血和月经周期紊乱。男性患者可有性欲减退的表现。

(十四)心脏表现

心肌、心包膜及心内膜可因白血病细胞浸润,表现为心脏扩大、心动过速、传导阻滞、心力衰竭、心包积液,有时易被误诊为心脏病。

(十五)局部肿瘤形成

局部肿瘤常见于小儿及青年急性粒细胞白血病患者,男多于女。好发于眼眶骨膜之下引起突眼症,也可见于颞骨、鼻旁窦、胸骨、肋骨及骨盆等部位,为向外隆起的结节或肿块。绿色瘤浸润之处皆呈绿色。绿色瘤的绿色是由于含大量骨髓过氧化物酶所致。

四、诊断

(一)临床表现

急性白血病发病急骤,表现为感染发热、出血、贫血、淋巴结肿大、肝大、脾大并伴有全身各系统组织器官的白血病细胞浸润,引起相应症状。

(二)实验室检查

1.血常规

血常规显示贫血、血小板减少及白细胞质和量的变化。红细胞计数和血红蛋白计数减少。严重者红细胞$<1\times10^{12}$/L,血红蛋白计数<30 g/L。血小板计数可$<50\times10^9$/L,甚至有的$<10\times10^9$/L。同时存在血小板质和功能的异常。白细胞计数多至$(300\sim500)\times10^9$/L,个别甚至剧增至$(600\sim700)\times10^9$/L。外周血中出现幼稚型白细胞为诊断白血病的重要依据之一。

2.骨髓象

典型病例骨髓增生极度活跃或明显活跃,白血病细胞极度增生,占有核细胞的$20\%\sim99\%$,多数在50%以上。在白细胞某一系列大量增殖的同时,其他系列及巨核细胞明显减少甚至缺如或伴有发育与成熟障碍。除急性红白血病外,其他各型均表现红系增生明显抑制,各阶段幼红细胞减少,并伴有发育与成熟障碍,原始细胞和幼稚细胞形态发生异常,可在同一涂片上白血病原始细胞大小差异悬殊;核/浆比值增大;胞核形态不规则;核分裂象多见;胞质与胞核发育不平衡,核发育落后于质;变性退化细胞增多,以急性淋巴细胞白血病尤著。少数不典型病例出现骨髓改变较晚,需多次多部位反复穿刺,必要时要行骨髓活检。此外,白血病细胞分型还需采用细胞表面标记和组织化学染色等方法。

五、治疗

白血病确诊后,医师应权衡患者知情权和保护性医疗制度,以适当的方式告知患者和家属。根据患者的 MICM 结果及临床特点,进行预后危险分层,按照患方意愿、经济能力,选择并设计最佳完整、系统的治疗方案。考虑治疗需要及减少患者反复穿刺的痛苦,建议留置深静脉导管。适合行异基因造血干细胞移植(hematopoietic stem-cell transplantation,HSCT)者应抽血做 HLA 配型。

(一)一般治疗

1.紧急处理高白细胞血症

当循环血液中白细胞计数$>200\times10^9$/L,患者可产生白细胞淤滞,表现为呼吸困难、低氧血症、呼吸窘迫、反应迟钝、言语不清、颅内出血等。病理学显示白血病血栓栓塞与出血并存,高白细胞不仅会增加患者早期死亡率,也增加髓外白血病的发病率和复发率。因此当血中白细胞计数$>100\times10^9$/L 时,就应紧急使用血细胞分离机,单采清除过高的白细胞(M3 型不首选),同时给予化疗和水化。可按白血病分类诊断实施相应化疗方案,也可先用所谓化疗前短期预处理:ALL用地塞米松 10 mg/m^2,静脉注射;AML 用羟基脲 1.5~2.5 g/6 h(总量 6~10 g/d)约 36 小时,然后进行联合化疗。需预防白血病细胞溶解诱发的高尿酸血症、酸中毒、电解质紊乱、凝血异常等并发症。

2.防治感染

白血病患者常伴有粒细胞减少,特别在化疗、放疗后粒细胞缺乏将持续相当长时间。粒细胞缺乏期间,患者宜住层流病房或消毒隔离病房。细胞集落刺激因子(Granulocyte Colony－Stimulating Factor,G-CSF)可缩短粒细胞缺乏期及用于 ALL,老年、强化疗或伴感染的 AML。发热应做细菌培养和药敏试验,并迅速进行经验性抗生素治疗。

3.成分输血支持

严重贫血可吸氧、输浓缩红细胞维持血红蛋白＞80 g/L,白细胞淤滞时,不宜马上输红细胞以免进一步增加血黏度;如果因血小板计数过低而引起出血,最好输注单采血小板悬液。存输血时为防止异体免疫反应所致无效输注和发热反应,可以采用白细胞滤器去除成分血中的白细胞。拟行异基因 HSCT 者及为预防输血相关移植物抗宿主病,输注前应将含细胞成分血液辐照 25～30 Gy,以灭活其中的淋巴细胞。

4.防治高尿酸血症肾病

由于白血病细胞大量破坏,特别在化疗时更甚,血清和尿中尿酸浓度增高,积聚在肾小管,引起阻塞而发生高尿酸血症肾病,因此应鼓励患者多饮水。最好 24 小时持续静脉补液。使每小时尿量＞150 mL/m² 并保持碱性尿。化疗同时给予别嘌醇每次 100 mg,3 次/天,以抑制尿酸合成。少数患者对别嘌醇会出现严重皮肤过敏,应予注意。当患者出现少尿和无尿时,应按急性肾衰竭处理。

5.维持营养

白血病为严重消耗性疾病,特别是化疗、放疗的不良反应引起患者消化道黏膜炎及功能紊乱。应注意补充营养,维持水、电解质平衡,给患者高蛋白、高热量、易消化食物,必要时经静脉补充营养。

(二)抗白血病治疗

抗白血病治疗的第一阶段是诱导缓解治疗,化学治疗是此阶段白血病治疗的主要方法。目标是使患者迅速获得完全缓解(complete remission,CR)。所谓 CR,即白血病的症状和体征消失,外周血中中性粒细胞绝对值≥1.5×10⁹/L,血小板计数≥100×10⁹/L,白细胞分类中无白血病细胞;骨髓中原始粒Ⅰ型＋Ⅱ型(原单＋幼单或原淋＋幼淋)≤5%,M3 型原粒＋早幼粒≤5%,无 Auer 小体,红细胞及巨核细胞系列正常,无髓外白血病。理想的 CR 为初诊时免疫学、细胞遗传学和分子生物学异常标志消失。

达到 CR 后进入抗白血病治疗的第二阶段,即缓解后治疗,主要方法为化疗和 HSCT。诱导缓解获 CR 后,体内仍有残留的白血病细胞,称之为微小残留病灶(minimal residual disease,MRD)。此时,AL 体内白血病细胞的数量降低;同时中枢神经系统、眼眶、睾丸及卵巢等髓外组织器官中,由于常规化疗药物不易渗透,仍可有白血病细胞浸润。为争取患者长期无病生存和痊愈,必须对 MRD 进行 CR 后治疗,以清除这些复发和难治的根源。

1.ALL 治疗

随着支持治疗的加强、多药联合方案的应用、大剂量化疗和 HSCT 的推广,成人 ALL 的预后已有很大改善,CR 率可达到 80%～90%。ALL 治疗方案选择需要考虑年龄、ALL 亚型、治疗后的 MRD 和耐药性、是否有干细胞供体及靶向治疗的药物等。

(1)诱导缓解治疗:长春新碱(vincristine,VCR)和(preanisone,P)组成的 VP 方案是急性淋巴细胞白血病诱导缓解的基本方案。VP 方案能使 50% 的成人 ALL 获 CR,CR 期 3～8 个月。VCR 主要毒副作用为末梢神经炎和便秘。VP 加蒽环类药物(如柔红霉素 daunomy cin,DNR)组成 DVP 方案,CR 率可提高至 70% 以上,但蒽环类药物有心脏毒性作用,对儿童尤甚。DNR、阿霉素、去甲氧基柔红霉素(idarubicin,IDA)、表柔比星的累积量分别达 1 000 mg/m²、500 mg/m²、300 mg/m² 和 900 mg/m² 时,心脏毒性风险为 1%～10%。DVP 再加左旋门冬酰胺酶(L-asparaginase,L-ASP)即为 DVLP 方案,L-ASP 提高患者长期无病生存,是大多数 ALL 采用的诱导方案。L-ASP 的主要不良反应为肝功能损害、胰腺炎、凝血因子及清蛋白合成减少和变态反应。

在 DVLP 基础上加用其他药物,包括环磷酰胺或阿糖胞苷,可提高 T-ALL 的 CR 率和长期无病生存。成熟 B-ALL 和 ALL-L3 型采用含大剂量环磷酰胺和大剂量 MTX(甲氨蝶呤)方案反复短程强化治疗,总生存率已由不足 10%达 50%以上。伴有 t(9;22)的 ALL 可以合用伊马替尼进行靶向治疗。

(2)缓解后治疗:缓解后强化巩固、维持治疗和中枢神经系统白血病(CNSL)防治十分必要。如未行异基因 HSCT,ALL 巩固维持治疗一般需 3 年。定期检测 MRD 并根据亚型决定巩固和维持治疗强度和时间。L-ASP 和大剂量 MTX 已广为应用并明显改善了治疗结果。大剂量 MTX 的主要不良反应为黏膜炎,肝、肾功能损害,故在治疗时需要充分水化、碱化和及时甲酰四氢叶酸钙解救。大剂量蒽环类、依托泊苷和阿糖胞苷在巩固治疗中作用,尤其是远期疗效仍待观察。对于 ALL,即使经过强烈诱导和巩固治疗,仍需维持治疗。巯嘌呤和 MTX 联合是普遍采用的有效维持治疗方案。一般控制门细胞在 $3×10^9$/L 以下,以控制 MRD,为预防 CNSl,鞘内注射 MTX 10 mg,每周一次,至少六次。

复发指 CR 后在身体任何部位出现可检出的白血病细胞,多在 CR 后 2 年内发生,以骨髓复发最常见。此时可选择原诱导化疗方案再诱导,如 DVP 方案,CR 率可达 29%～69%。若选用 HD 阿糖胞苷联合米托蒽醌或其他药物如氟达拉滨,效果更好。如复发在首次 CR 期 18 个月后,再次诱导化疗缓解概率相对高。但 ALL 一旦复发,不管采用何种化疗方案和再缓解率多高,总的二次缓解期通常短暂(中位2～3 个月),长期生存率<5%。

髓外白血病中以 CNSL 最常见。单纯髓外复发者多能同时检出骨髓 MRD,血液学复发会随之出现。因此在进行髓外局部治疗的同时,需行全身化疗。对 CNSL 预防有颅脊椎照射和腰穿鞘注 2 种方法。颅脊椎照射疗效确切,但其不良反应:继发肿瘤、内分泌受损、认知障碍和神经毒性限制了应用。现在多采用早期强化全身治疗和鞘注预防 CNSL 发生,以省略颅脊椎照射,将其作为 CNSL 发生时的挽救治疗。一旦发生 CNSL,未接受过照射者采用大剂量 MTX(或大剂量阿糖胞苷)联合 CNS 照射,至少半数病例有效;否则可联合鞘内给药。不过,有照射史的 CNSL,鞘内给药的有效率仅 30%。要注意此类治疗的中枢神经毒性作用。对于睾丸白血病患者,即使仅有单侧睾丸白血病也要进行双侧照射和全身化疗。

HSCT 对治愈成人 ALL 至关重要,异基因 HSCT 可使 40%～65%的患者长期存活,主要适应证:①复发难治 ALL。②CR2 期 ALL。③CR1 期高危 ALL。获 CR 时间>6 周,CR 后 MRD 偏高,在巩固维持期持续存在或仍不断增加。

2.AML 治疗

近年来,由于强烈化疗、HSCT 及有力的支持治疗,60 岁以下 AML 患者的预后有很大改善,30%～50%的患者可望长期生存。

(1)诱导缓解治疗:①DA(3＋7)方案:DNR 45 mg/(m²·d)静脉注射,第 1～3 天;阿糖胞苷 100 mg/(m²·d),持续静脉滴注,第 1～7 天。60 岁以下患者,总 CR 率为 63%。用米托蒽醌 8～12 mg/(m²·d)替代 DNR,效果相等,但心脏毒性低。用去甲氧柔红霉素 12 mg/(m²·d)

代替 DNR,年轻患者中 CR 率增加。IDA＋阿糖胞苷＋VP16 联合应用可使年轻 AML 患者获得 80％CR 率。大剂量阿糖胞苷方案不增加 CR 率,但对延长缓解期有利。剂量增加的诱导化疗能提高一个疗程 CR 率和缓解质量,但相关毒性亦随之增加。国内用 HOAP 或 HA(高三尖杉酯碱 3～6 mg/d,静脉滴注 5～7 天)方案诱导治疗 AML,CR 率为 60％～65％。1 个疗程获 CR 者长期无病生存长,经过 2 个疗程诱导才达 CR 者 5 年长期无病生存仅 10％。达 CR 所用的诱导时间越长则长期无病生存越短,2 个标准疗程仍未 CR 者提示患者原发耐药存在,需换方案或进行异基因 HSCT。

急性早幼粒细胞性白血病患者采用全反式维甲酸(All－trans－retinoic acid,ATRA)25～45 mg/(m²·d)口服治疗直至缓解。ATRA＋化疗的 CR 率为 70％～95％,同时降低"维 A 酸综合征"的发生率和死亡率。维 A 酸综合征多见于急性早幼粒细胞性白血病单用 ATRA 诱导过程中,发生率为 3％～30％。临床表现为发热、体重增加、肌肉骨骼疼痛、呼吸窘迫、肺间质浸润、胸腔积液、心包积液、皮肤水肿、低血压、急性肾衰竭甚至死亡。初诊时白细胞较高及治疗后迅速上升者易发生 ATRA 综合征。治疗包括:暂时停服 ATRA,吸氧,利尿,地塞米松 10 mg 静脉注射,2 次/天,白细胞单采清除和化疗等。ATRA 的其他不良反应为头痛、颅内压增高、骨痛、肝功能损害、皮肤与口唇干燥、阴囊皮炎溃疡等。急性早幼粒细胞性白血病常伴有原发纤溶亢进,合并出血者除服用 ATRA 外,还需抗纤溶治疗,补充凝血因子和血小板。如有 DIC,可酌情应用小剂量肝素。对高白细胞的急性早幼粒细胞性白血病,也可将砷剂作为一线药物。砷剂小剂量能诱导急性早幼粒细胞性白血病白血病细胞分化、大剂量则诱导其凋亡。成人用 0.1％的亚砷酸注射液 10 mL 稀释于 5％葡萄糖溶液或生理盐水 250～500 mL 中静脉滴注 3～4 小时,儿童剂量按体表面积 6 mg/(m²·d),1 次/天,4 周为一个疗程,每疗程可间隔 5～7 天,亦可连续应用,连用 2 个月未 CR 者应停药。

(2)缓解后治疗:诱导 CR 是 AML 长期长期无病生存关键的第一步,但此后若停止治疗,则复发几乎不可避免。复发后不行 HSCT 则生存者甚少。

AML 缓解后治疗的特点:①AML 的 CNSL 发生率仅 2％,初诊高白细胞、伴髓外病变、M4/M5、t(8;21)或 inv(16)、CD7、和 CD56 者应在 CR 后做脑脊液检查并鞘内预防性用药。国内多数单位在 AML CR 后仍将 CNSL 预防列为常规,鞘内注药至少 1 次,但较 ALL 预防次数明显减少。②AML 比 ALL 治疗时间明显缩短,急性早幼粒细胞性白血病用 ATRA 获得 CR 后采用化疗与 ATRA 或砷剂交替维持治疗 2～3 年较妥。③高危组首选异基因 HSCT;低危组(不含急性早幼粒细胞性白血病)首选大剂量阿糖胞苷为主的强烈化疗,复发后再行异基因 HSCT;中危组强化疗、大剂量化疗＋自体 HSCT 或同胞相合 HSCT 均可。④大剂量阿糖胞苷方案巩固强化,每剂阿糖胞苷静脉滴注 3 小时,连用 6～12 个剂量,可单用或与安吖啶、米托蒽醌、DNR、IDA 等联合使用。AML 用大剂量阿糖胞苷巩固强化至少 4 个疗程,或 1 次大剂量阿糖胞苷后行自身 HSCT,长期维持治疗已无必要。大剂量阿糖胞苷的最严重并发症是小脑共济失调,发生后必须停药。皮疹、发热、眼结膜炎也常见,可用糖皮质激素常规预防。因贫困,年龄＞55 岁或有合并症不能采用上述治疗者,也可用常规剂量的不同药物组成化疗方案,每 1～2 个月轮换巩固维持 2 年,但仅 10％～15％的患者能够长期生存。

(3)复发和难治 AML 的治疗:①大剂量阿糖胞苷联合化疗。对年龄 55 岁以下,支持条件较好者,可选用。②新方案,如氟达拉滨、阿糖胞苷和 G-CSF±IDA(FLAG±1)。③对于年龄偏大或继发性 AML,可采用预激化疗,G-CSF 300 μg/d 皮下注射,1～14 天;阿克拉霉素 20 mg/d,静

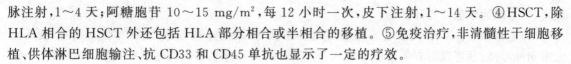

脉注射,1～4 天;阿糖胞苷 10～15 mg/m²,每 12 小时一次,皮下注射,1～14 天。④HSCT,除 HLA 相合的 HSCT 外还包括 HLA 部分相合或半相合的移植。⑤免疫治疗,非清髓性干细胞移植、供体淋巴细胞输注、抗 CD33 和 CD45 单抗也显示了一定的疗效。

3.老年 AL 的治疗

>60 岁,由骨髓增生异常综合征转化而来、继发于某些理化因素、耐药、重要器官功能不全、不良核型者,更应强调个体化治疗。多数患者化疗需减量用药,以降低治疗相关死亡率。少数体质好,支持条件佳者可采用类似年轻患者的方案治疗,有 HLA 相合同胞供体者可行非清髓性干细胞移植。

六、护理措施

(一)一般护理措施

(1)休息和活动:①轻度贫血、疲乏无力者可适当活动。②缓解期的患者,可视体力情况鼓励活动,以不产生疲劳感为宜。③保持病室的安静和整洁,避免受凉,潮湿。④中重度贫血患者,以卧床休息为主。

(2)饮食:①加强营养,增强机体抵抗力。②提供高热量、高蛋白质、维生素丰富饮食,如鱼、鸡、鸭肉、牛奶、瘦肉、新鲜水果和蔬菜等。③化疗期间给予清淡易消化饮食,少量多餐。④注意饮食清洁卫生。

(3)心理支持:①保持安静,精神愉快。②正确对待疾病,消除紧张、恐惧心理。③家属及病友给予鼓励支持,树立战胜疾病的信心。

(二)重点护理措施

1.鞘内化疗

(1)做好解释及准备工作,减轻患者及家属紧张情绪。

(2)协助医师进行腰椎穿刺及鞘内注射化疗。

(3)严密观察生命体征及询问患者主诉。

(4)去枕平卧 6 小时,避免穿刺后脑脊液外漏导致颅低压引起的头痛。

(5)观察穿刺局部皮肤,保持敷贴清洁干燥,24 小时后去除。

(6)观察鞘内注射引起的急性化学性蛛网膜炎,患者有无发热、头痛及脑膜刺激征,并遵医嘱对症处理。

(7)观察鞘内化疗效果。

2.化学治疗

(1)抗生素类:柔红霉素/阿霉素/米托蒽醌,干扰 RNA、DNA、蛋白质的合成,或损伤细胞。主要不良反应为骨髓抑制、心肌损害、消化道反应。使用时注意观察心率、心律变化,使用该药后会发生尿色的变化。该药为腐蚀性化疗药物,需从中心静脉通路进入体内,静脉注射时速度宜慢(>1 小时)。

(2)抗代谢类:阿糖胞苷/甲氨蝶呤,对核酸代谢与酶结合有竞争作用,影响阻断核酸合成。阿糖胞苷作用强度取决于药物浓度和用药时间,严格根据医嘱控制给药时间,大剂量快速静脉滴注时,注意用药时间不超过 2 小时。阿糖胞苷主要不良反应为骨髓抑制和胃肠道黏膜损伤,大剂量用药时,可引起淤积性黄疸、角膜炎。甲氨蝶呤不良反应有引起巨幼红细胞贫血、骨髓抑制、口腔溃疡和黏膜炎等。大剂量化疗时可口含冰块,以减少局部血流,减轻其对局部黏膜的不良反应,其解毒剂为甲基四氢叶酸钙。

(3)生物碱类:VCR/长春地辛,干扰纺锤体形成、使细胞停在有丝分裂中期。主要不良反应为末梢神经炎,注意观察有无四肢端麻木、感觉异常,避免接触过冷或过热的物品,按医嘱使用营养神经的药物。该药为腐蚀性化疗药物,需从中心静脉通路进入体内。

(4)糖皮质激素类:此类药物的抗肿瘤作用机制不明,它们可以溶解淋巴细胞,对增殖期和非增殖期细胞都有效。同时要预防口腔真菌感染。

(5)ATAR:是白血病(M3)的诱导分化剂,一般不良反应为皮肤干燥、脱屑、口角皲裂、恶心呕吐、肝功能损害。最主要的不良反应是维 A 酸综合征,表现为用药后出现发热、呼吸困难、体重增加、肢体远端水肿、胸腔或心包积液及发作性低血压,用皮质激素治疗有效。

3.骨髓及干细胞移植

不同的预处理产生不同的毒性,通常有恶心、呕吐及皮肤红斑。糖皮质激素可减轻放射性胃肠道损伤。口腔黏膜炎常出现在移植后 5～7 天,多需阿片类药物镇痛;继发疱疹感染者应用阿昔洛韦和静脉营养支持,7～12 天"自愈"。高剂量环磷酰胺可致出血性膀胱炎,采用大量补液、碱化尿液、美司钠和膀胱冲洗防治;罕见急性出血性心肌炎。移植后 5～6 天开始脱发,氯硝西泮或苯妥英钠能有效预防白消安所致的药物性惊厥。急性出血性肺损伤可表现为弥漫性间质性肺炎,需用高剂量糖皮质激素治疗。

(1)感染:移植后由于全血细胞减少、粒细胞缺乏、留置导管、黏膜屏障受损、免疫功能低下,导致感染相当常见。常采取以下措施预防感染:①保护性隔离。②住层流净化室。③无菌饮食。④胃肠道除菌。⑤免疫球蛋白定期输注(用至移植后 100 天)。⑥医护人员勤洗手,戴口罩、帽子、手套,穿隔离衣等。

(2)肝静脉闭塞病:其临床特征为不明原因的体重增加、黄疸、右上腹痛、肝大、腹水。发病率约 10%,确诊需肝活检。高峰发病时间为移植后 16 天,一般都在 1 个月内发病。多因进行性急性肝功能衰竭、肝肾综合征和多器官衰竭而死亡。

(3)移植物抗宿主病(grcoft versus host disease,GVHD):GVHD 是异基因 HSCT 后最严重的并发症,产生 GVHD 的 3 个要素:①移植物中含免疫活性细胞。②受体表达供体没有的组织抗原。③受体处于免疫抑制状态不能将移植物排斥掉。

移植后生存期超过 6 个月的患者,20%～50%合并 cGVHD。cGVHD 好发于年龄大、HLA 不相合、无血缘移植、外周血干细胞移植和有 aGVHD 者。cCVHD 的临床表现类似自身免疫病表现,如系统性硬化病、皮肌炎、面部皮疹、干燥综合征、关节炎、闭塞性细支气管炎、胆管变性和胆汁淤积。治疗常用的免疫抑制剂为泼尼松和环孢素 A 分别单用或联合应用,二者隔天交替治疗可减少不良反应。此外,沙利度胺(反应停)、霉酚酸酯、西罗莫司、甲氧沙林(补骨脂素)联合紫外线照射、浅表淋巴结照射也有一定效果。cGVHD 者易合并感染,因此应同时注意预防感染。

4.骨髓穿刺护理

(1)做好解释及准备工作,减轻患者及家属紧张情绪。

(2)协助医师进行骨髓穿刺及活检。

(3)局部压迫 20～30 分钟,观察穿刺局部皮肤有无感染及皮下血肿,保持敷贴清洁干燥,24 小时后去除。

(4)送检标本时需及时、安全。

(三)治疗过程中可能出现的情况及应急措施

1.贫血

(1)严重时要卧床休息,限制活动,避免突然改变体位后发生晕厥,防止跌倒。

(2)胸闷、心悸、气促时应给予吸氧。

(3)给予高热量、高蛋白、高维生素饮食,注意色、香、味烹调,促进食欲。

(4)观察贫血症状如面色、睑结膜、口唇、甲床苍白程度,注意有无头昏眼花、耳鸣、困倦、腿酸等症状,注意有无心悸、气促、心前区疼痛等贫血性心脏病的症状。

(5)输血时护士认真做好查对工作,严密观察输血反应,给重度贫血者输血时速度宜缓慢,以免诱发心力衰竭。

2.出血

(1)做好心理护理,减轻紧张焦虑情绪,保持情绪稳定。

(2)血小板<2万/μL 时应绝对卧床休息,床上大小便。

(3)血小板 2万~5万/μL 患者可轻微活动,避免活动过度及外伤。

(4)严密观察出血部位、出血量,注意有无皮肤黏膜瘀点、瘀斑、牙龈出血、鼻出血、呕血、便血、血尿。

(5)鼻出血时鼻部冷敷,用干棉球填塞压迫止血,严重时请五官科会诊行相应的后鼻道填塞止血处理。

(6)牙龈出血时要保持口腔卫生,饭后漱口,避免刷牙时损伤黏膜,局部可用明胶海绵止血剂贴敷止血。

(7)观察女性患者月经量、颜色、气味及有无血块。

(8)特别注意观察有无头痛、呕吐、视物模糊、意识障碍等颅内出血症状,警惕 M3 患者诱导治疗期容易发生 DIC。

(9)若有重要脏器出血及有出血性休克时应给予急救处理。

(10)按医嘱给予止血药物或配合输注血小板。

(11)各种操作应动作轻柔、防止组织损伤引起出血,避免手术,避免或减少肌内注射,穿刺后应延长局部压迫时间。

(12)应避免刺激性食物、过敏性食物及粗、硬食物,有消化道出血患者必要时应禁食,出血停止后给予温凉流质,以后给予半流质、软食、普食。

(13)保持大便通畅,必要时使用通便药。

(14)避免使用阿司匹林、双嘧达莫、吲哚美辛等任何一种对血小板功能有影响的药物。

3.感染预防

(1)保持病室环境清洁卫生,空气清新,限制探视,防止交叉感染,患者可戴口罩作自我保护,避免呼吸道感染。

(2)白细胞低下时可采取保护性隔离措施,避免接触花草、新鲜蔬菜、水果等带有活的微生物的东西,避免接触传染患者;有条件者入无菌洁净层流室,防止交叉感染。

(3)接触患者前后洗手,防止交叉感染;严格无菌技术操作,防止各种医源性感染。

(4)做好口腔、会阴、肛周护理,防止各种感染。

(5)观察患者有无发热、感染伴随症状及体征。

(6)注意保暖,高热时给予物理或药物降温,鼓励多饮水,警惕感染性休克的发生。

(7)按医嘱给予抗感染治疗,合理配制抗生素,观察药物效果及不良反应。

(8)对患者及家属做好预防感染的卫生宣教工作。

4.预防高尿酸血症护理

(1)遵医嘱给予碳酸氢钠片口服或碳酸氢钠溶液静脉滴注。

(2)遵医嘱给予别嘌醇口服,抑制尿酸生成。

(3)鼓励多饮水,保持尿量＞2 500 mL/d,正确记录进出量。

(4)定期监测血尿酸,肾功能。

(5)出现肾衰竭时,按肾衰处理。

5.疼痛

(1)卧床休息,对疼痛剧烈的患者,给予止痛剂。卧床期间,协助患者洗漱、进食、大小便及个人卫生等。

(2)卧床时协助患者每1～2小时变换体位,保持患者肢体功能位,适当使用气圈、气垫等,每天用温水擦洗全身皮肤,保持皮肤清洁、干燥,预防压疮发生。

(3)截瘫患者要防止下肢萎缩,严密观察肢体受压情况,并予肢体按摩,进行肢体的被动或主动活动锻炼。

(4)鼓励患者咳嗽和深呼吸,如果没有禁忌证,应饮水2 000～3 000 mL/d,采取预防便秘的措施。

6.高热护理

(1)卧床休息,减少不必要的活动。

(2)胸闷、气促时应给予吸氧。

(3)给予高热量、高蛋白、高维生素类食物,注意色、香、味烹调,促进食欲。

(4)鼓励多饮水,保持尿量＞2 500 mL/d,遵医嘱予降温、补液,必要时记录出入量,保持体液电解质平衡。

(5)做好基础护理,避免诱发因素。

(四)健康教育

1.简介疾病知识

白血病的特点是血液和骨髓中白细胞数量和质量发生了异常,异常的白血病细胞可浸润全身组织和器官。临床上主要表现有贫血、发热、感染、出血及肝大、脾大、淋巴结肿大等。有急性白血病和慢性白血病之分。目前认为其病因和发病原理复杂,尚未完全被认识,某些因素如放射物质、化学物质、毒物、病毒及遗传与白血病发病有关。

当今白血病已不是不治之症了。化疗、造血干细胞移植等疗法发展很快,治疗缓解率明显提高,达80％以上。

2.心理指导

(1)对初入院的患者,避免直接谈论"白血病"诊断,而以"难治性贫血"代之。随着患者与同室同种疾病病友的自然交流,将逐步认识和接受患白血病的现实,此时其心理已有所准备,并能在周围患者的影响下积极接受检查和治疗。

(2)指导检查、治疗配合方法的同时,鼓励患者增强对治疗的信心,如介绍目前白血病疗法及疗效并列举疗效好的病例。对患者掌握"报喜不报忧"的心理护理原则,尽量减少其心理压力。

（3）随时与患者沟通交流,注意观察患者心理变化,特别是在病情反复或治疗不良反应明显之时,患者极易发生负面心理,应及时疏导,转变消极情绪,帮助并解决心理需求,鼓励坚持治疗,恢复信心。

（4）与患者家属经常沟通,既可了解患者心态也可指导家属阻断不利于患者疗养的信息干扰,如医药费问题、家中意外等,避免各种外来因素的精神刺激,使患者安心疗养。

3.检查治疗指导

白血病治疗期长,缓解后还要进行巩固、强化、维持治疗。其间随时需监测血常规、骨髓象和脑脊液的变化,同时要检查心、肝、肾等功能情况。故化疗期间每天都要采耳血查血常规。未缓解的患者每一个疗程要做骨髓穿刺 4 次,缓解后做 2 次。腰椎穿刺鞘内注射每一个疗程做 1～2 次,共进行 4～6 次以预防脑膜白血病。穿刺后针眼处有效压迫,保持清洁干燥,防止出血和感染。腰椎穿刺鞘内注射后患者去枕平卧 6 小时,以防头痛、眩晕、呕吐等症状发生。

4.饮食指导

供给足够的营养要素,以补充白血病消耗。应确保蛋白质、热量、矿物质及维生素 C、B 及 E 的供应。化疗期间应选用减轻化疗不良反应的食品,如西瓜、芦笋、黄瓜、绿豆、扁豆、黄豆及豆制品。海参、青鱼、鲫鱼、胡桃、猕猴桃、苹果、无花果等。抗贫血可用猪肝、芝麻、花生、蜂乳、黄鱼、海参、鲍鱼等。抗出血可用木耳、香菇、金针菜、葡萄、藕、荠菜等。发热或口腔溃疡疼痛影响吞咽时改为半流食或流食。食物烹调尽量适合个人口味,但注意宜清淡,避免辛辣、过热、过酸等刺激性。消化道出血严重者应禁食。

化疗期间,指导患者多饮水或果汁饮料,保证液体摄入量,利于降低血液和尿液的尿酸浓度,保护肾脏。发热汗多丢失水分明显,应指导多进水分,防止虚脱。

5.休息活动指导

贫血较重或有严重出血倾向的患者应绝对卧床休息,以减少耗氧量,防止晕厥,并避免诱发出血。轻症患者或缓解期患者可适当活动,但防止过度疲劳。完全缓解的患者可视体力恢复的情况出病室小范围活动,如花园内晒太阳、做早操等,以不疲劳为度。

6.预防感染护理指导

（1）患者应用化疗药物后处于骨髓抑制期白细胞减少,抵抗力低下而易并发各种感染,应保持病室环境的清洁,定时通风并每天紫外线空气消毒 2 次,使空气新鲜,阳光充足。床单用物简洁,尤其床头柜内不要堆放过多的携带物品,随时清理废弃垃圾。减少陪护及探视,一般病情允许的情况下,不必留陪人在院,有利于住院环境保护及卫生管理。当白细胞计数<0.5×10^9/L时,最好进行保护性隔离（住单间层流床或住无菌层流室）,室内严格消毒,谢绝探视。

（2）患者因体虚无力和怕受凉常常拒绝洗澡、洗头等躯体清洁措施实施,应向患者及家属说明皮肤清洁的必要性,因为发热、出汗,皮脂腺丰富处易发生疖肿而成为感染灶,故保持皮肤的清洁非常重要。勤洗澡,及时更换内衣,勤理发和剃须,以免毛囊皮脂腺管发生阻塞致感染发生。洗浴时,注意适当的温度和关好门窗保持室温,避免拖延时间过久,引起受凉感冒。长期卧床患者按时翻身和行床上擦浴,对经常受压处可涂抹赛肤润,改善局部血液循环,预防压疮的发生。

（3）保持口腔清洁,减少口腔感染的机会。口腔无出血者可用软毛牙刷于晨起、睡前刷牙。每饭后用盐水或新净界漱口液或口泰含漱液漱口,每天晨起、三餐后及睡前漱口,漱口前先用温开水将口腔内食物残渣漱洗净然后再用漱口液含漱。口腔血泡、牙龈渗血或形成溃疡的改为盐水和漱口液漱口,随时进行,餐后由护士进行特殊口腔护理,可以根据口腔的 pH 值选用不同的漱口液。

(4)注意肛门、外生殖器的清洁,每次便后用温水冲洗,大便后用 1∶5 000 高锰酸钾液坐浴 15～20 分钟,每天更换内裤。女性尤应注意经期卫生。

7.出血防治方法指导

(1)不要用力擤鼻涕和挖鼻。宜用软毛牙刷,口腔如已有出血改用漱口液漱口,防止因刷牙加重出血。

(2)活动时避免损伤,进行各种穿刺检查后要局部施压 5～7 分钟。

(3)内衣应柔软、宽大、舒适,避免粗糙、紧束的衣着。勤修剪指(趾)甲,防止自搔时抓伤。

(4)保持大便通畅,预防呼吸道疾病,避免因便秘和剧烈咳嗽而诱发和加重出血。

(5)注意观察大小便颜色、性状,皮肤、黏膜出血征象,出现头痛、视物模糊、喷射性呕吐等情况,立即报告医护人员处理,谨防颅内出血。

8.出院指导

(1)为巩固疗效,防止复发,达到长期存活(存活时间＞5 年)和临床痊愈(停止化疗 5 年或无病生存达 10 年)的目的,完全缓解出院后坚持按时治疗为根本保证。患者应遵医嘱定期来院复查血常规、骨髓象及心、肝、肾功能等,根据医师的治疗方案坚持化疗,万不能半途而废,否则病情很容易复发。

(2)嘱患者避免过度劳累、感染等诱发因素的影响,注意充分合理地休息,防止受凉感冒,保持良好的个人卫生习惯,少去公共场所,防止交叉感染。

（王　庆）

参 考 文 献

[1] 王岩.护理基础与临床实践[M].北京:化学工业出版社,2021.

[2] 刘爱杰,张芙蓉,景莉,等.实用常见疾病护理[M].青岛:中国海洋大学出版社,2021.

[3] 尹玉梅.实用临床常见疾病护理常规[M].青岛:中国海洋大学出版社,2020.

[4] 王艳.常见病护理实践与操作常规[M].长春:吉林科学技术出版社,2020.

[5] 姜雪.基础护理技术操作[M].西安:西北大学出版社,2021.

[6] 叶丹.临床护理常用技术与规范[M].上海:上海交通大学出版社,2020.

[7] 孙丽博.现代临床护理精要[M].北京:中国纺织出版社,2020.

[8] 袁越,宋春梅,李卫,等.临床常见疾病护理技术与应用[M].青岛:中国海洋大学出版社,2021.

[9] 王丹丹.现代护理学理论与基础医学研究[M].汕头:汕头大学出版社,2020.

[10] 刘玉春,牛晓琳,何兴莉.临床护理技术及管理[M].北京:华龄出版社,2020.

[11] 高正春.护理综合技术[M].武汉:华中科学技术大学出版社,2021.

[12] 魏凌.临床护理实践[M].北京:化学工业出版社,2020.

[13] 王婷,王美灵,董红岩,等.实用临床护理技术与护理管理[M].北京:科学技术文献出版社,2020.

[14] 刘涛.临床常见病护理基础实践[M].哈尔滨:黑龙江科学技术出版社,2020.

[15] 赵静.新编临床护理基础与操作[M].开封:河南大学出版社,2021.

[16] 潘洪燕,龚姝,刘清林,等.实用专科护理技能与应用[M].北京:科学技术文献出版社,2020.

[17] 陈素清.现代实用护理技术[M].青岛:中国海洋大学出版社,2021.

[18] 程娟.临床专科护理理论与实践[M].开封:河南大学出版社,2020.

[19] 任潇勤.临床实用护理技术与常见病护理[M].昆明:云南科技出版社,2020.

[20] 吴欣娟.临床护理常规[M].北京:中国医药科技出版社,2020.

[21] 王林霞.临床常见病的防治与护理[M].北京:中国纺织出版社,2020.

[22] 吴旭友,王奋红,武烈.临床护理实践指引[M].济南:山东科学技术出版社,2021.

[23] 马秀芬,王婧.内科护理[M].北京:人民卫生出版社,2020.

[24] 赵安芝.新编临床护理理论与实践[M].北京:中国纺织出版社,2020.

[25] 万霞.现代专科护理及护理实践[M].开封:河南大学出版社,2020.

[26] 曾菲菲,张绍敏.护理技术[M].北京:北京大学医学出版社,2020.

[27] 丁明星,彭兰,姚水洪.基础医学与护理[M].北京:高等教育出版社,2021.

[28] 雷颖.基础护理技术与专科护理实践[M].开封:河南大学出版社,2020.

[29] 窦超.临床护理规范与护理管理[M].北京:科学技术文献出版社,2020.

[30] 陈艳琼.新编专科护理理论与护理实践[M].开封:河南大学出版社,2020.

[31] 屈庆兰.临床常见疾病护理与现代护理管理[M].北京:中国纺织出版社,2020.

[32] 张翠华,张婷,王静,等.现代常见疾病护理精要[M].青岛:中国海洋大学出版社,2021.

[33] 王庆秀.内科临床诊疗及护理技术[M].天津:天津科学技术出版社,2020.

[34] 豆欣蔓.基础护理操作技能[M].兰州:兰州大学出版社,2020.

[35] 刘峥.临床专科疾病护理要点[M].开封:河南大学出版社,2021.

[36] 王非凡,屈红,刘晓轶.医联体合作模式下链式管理在延续护理中的实践[J].护理学杂志,2021,36(19):1-4.

[37] 宋先敏,刘晶,马洪,等.基于多学科协作的延续护理在卡培他滨联合奥沙利铂方案治疗老年结直肠癌患者中的效果分析[J].肿瘤药学,2022,12(2):256-262.

[38] 张和妹,陈晓玲,何宁宁,等.建设区域性专科护理联合体的模式及运行机制探索[J].中国医院,2021,25(3):30-32.

[39] 李莞,田凌云,粟亚男,等.护理缺失现状及对策的研究进展[J].解放军护理杂志,2020,37(10):65-67.

[40] 董艳平,孙庆霞,吴丽红,等.基于正性激励模式的护理对直肠癌术后患者情绪及自护能力的影响[J].现代中西医结合杂志,2022,31(3):412-415.